NAHRUNG
die schadet

NAHRUNG
die heilt

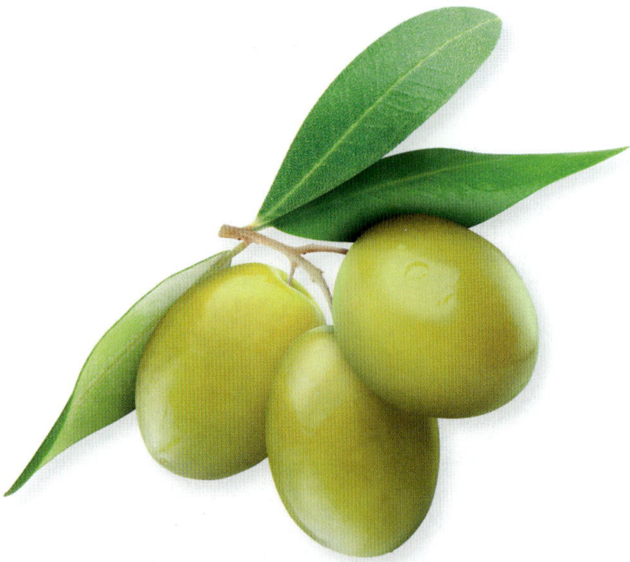

NAHRUNG
die schadet

NAHRUNG
die heilt

DER UNENTBEHRLICHE RATGEBER VON **A–Z**

Reader's Digest

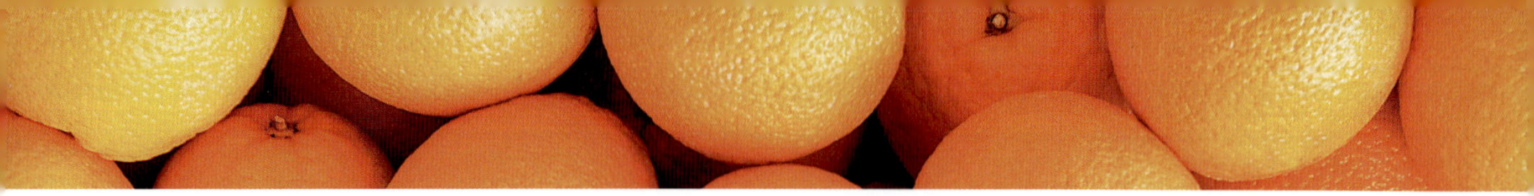

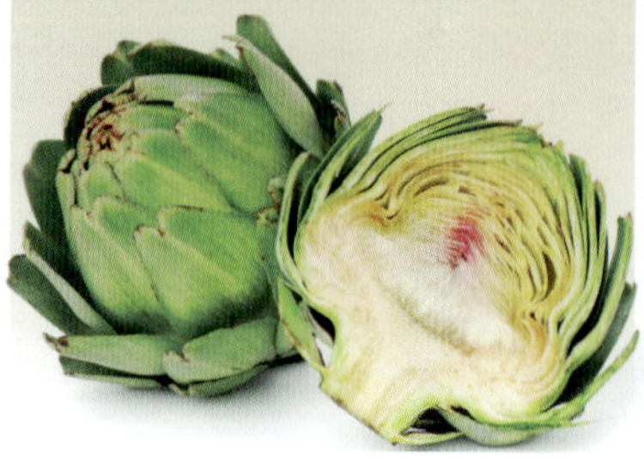

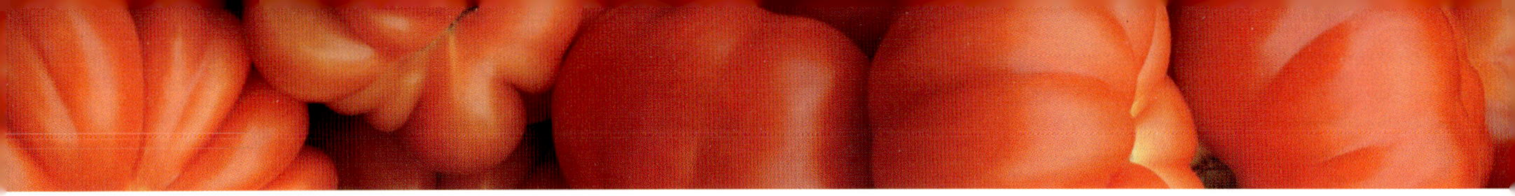

TEIL 2 NAHRUNG

SONDERTHEMEN

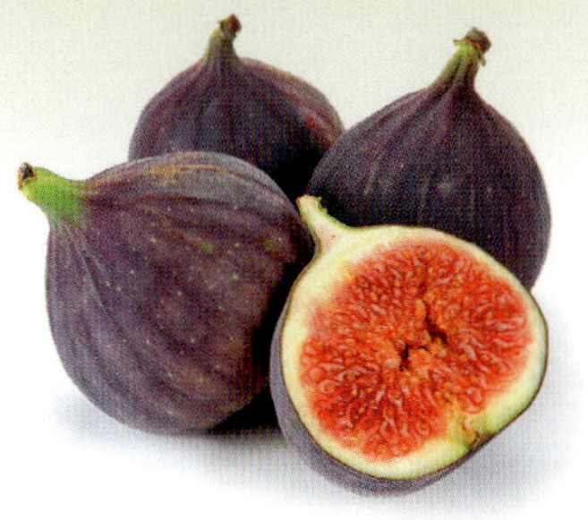

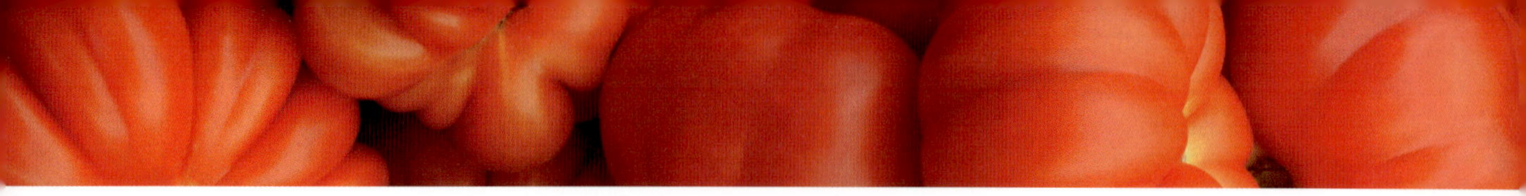

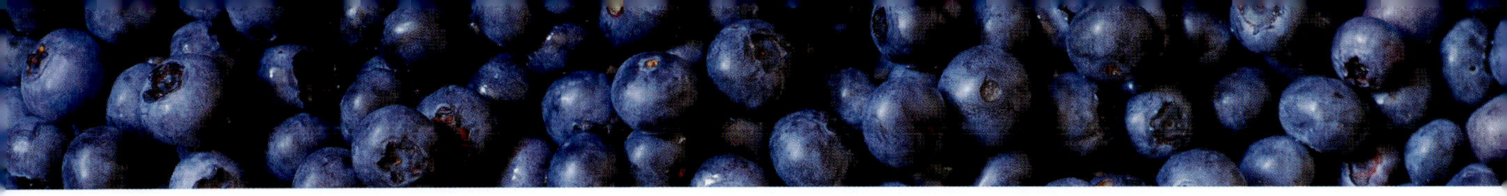

TEIL 3 KRANKHEITEN UND BESCHWERDEN

Welche Nahrung schadet bzw. heilt, bei welcher Krankheit oder Beschwerde 222

SONDERTHEMEN

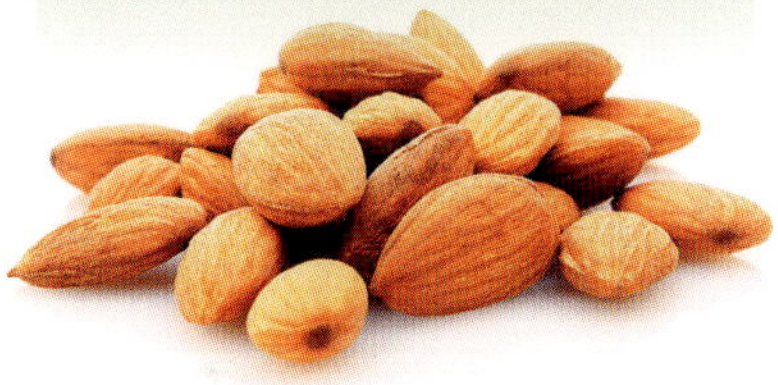

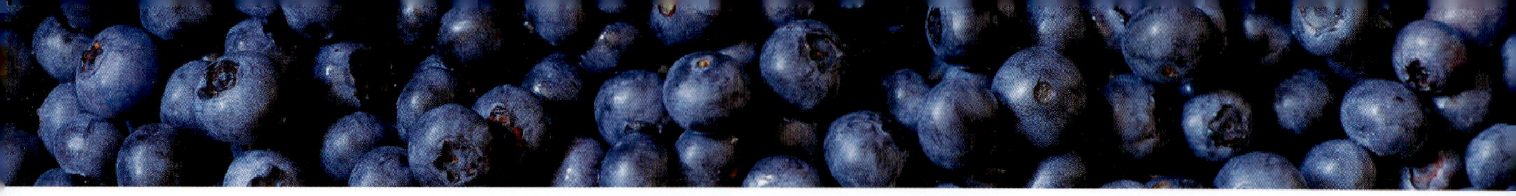

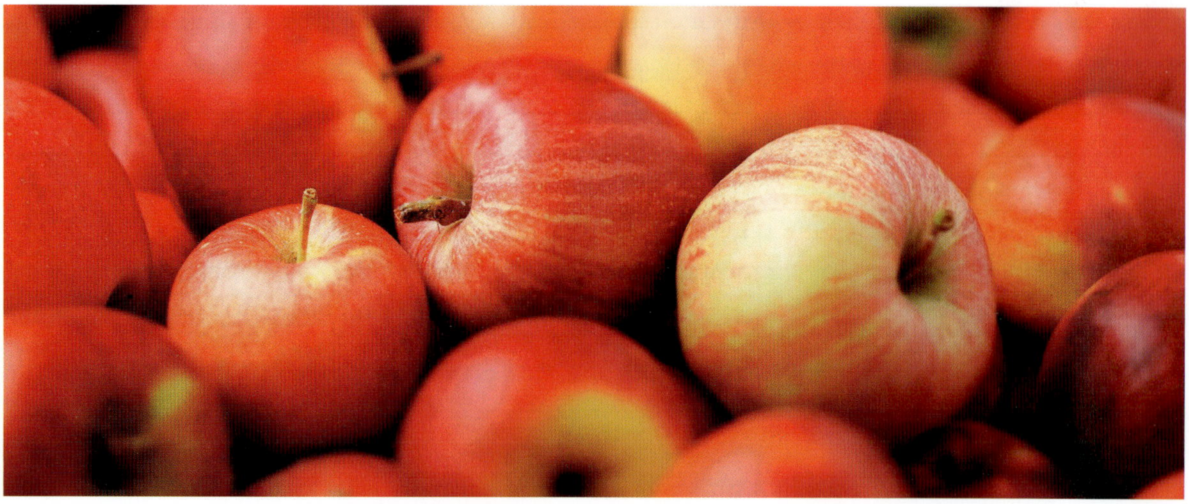

ÜBER DIESES BUCH

Eine aktualisierte Ausgabe über Nahrungsmittel und deren mögliche Auswirkung auf unsere Gesundheit.

Willkommen zur neuen Ausgabe von *„Nahrung, die schadet – Nahrung, die heilt“*. Für die erste Auflage dieses bahnbrechenden Titels wurden seinerzeit Unmengen wissenschaftlicher Erkenntnisse über die Zusammenhänge zwischen Ernährung und Gesundheit gesammelt und vor allem die Vorteile von frischen, vollwertigen Nahrungsmitteln betont. Was hat sich seitdem geändert?

Nun gut, ein Apfel ist immer noch ein Apfel. Doch die Erkenntnisse zu den Vorzügen bestimmter Lebensmittel und der Wirkungsweise von Nährstoffen ist immer im Fluss. Seit längerem wissen wir, dass Äpfel aufgrund ihres Ballaststoffgehalts dazu beitragen können, den Cholesterinspiegel zu senken. Doch mittlerweile wurden in Äpfeln auch noch mehrere Antioxidanzien identifiziert, die möglicherweise den Schutz vor Dickdarmkrebs und sogar Demenz erhöhen können.

Die Nahrungsmittel an sich und deren Angebot sind ständig im Wandel. So werden inzwischen zahlreiche Nahrungsmittel mit bestimmten Nährstoffen angereichert und Lebensmittel, die vor ein paar Jahren noch als exotisch eingestuft wurden, findet man heute selbstverständlich in den Supermarktregalen.

Aus diesen Gründen haben wir dieses Buch aktualisiert und weitere Lebensmittel aufgenommen, die unserer Gesundheit guttun. Dazu gehören beispielsweise Chiasamen, die reich an Omega-3-Fettsäuren sind. Genauso wurden Beschwerden bzw. Krankheiten ergänzt, die durch bestimmte Lebensmittel gelindert bzw. deren Entstehung möglicherweise verhindert werden kann.

Die vorliegende vollständig überarbeitete Ausgabe ist in drei Kapitel unterteilt: Ernährung, Nahrung sowie Krankheiten und Beschwerden.

Im ersten Kapitel erfahren Sie, was Sie über gesunde Ernährung wissen sollten. Informieren Sie sich hier darüber, wie viele Kohlenhydrate, Fette und Proteine Sie brauchen und ob Sie Nährstoffergänzungen wie ein Multivitaminpräparat benötigen. Ebenso finden Sie unter anderem Wissenswertes zum Thema Pestizide oder wie Sie Essen nährstoffschonend zubereiten können.

Im zweiten Kapitel sind mehr als 150 Nahrungsmittel von A–Z aufgeführt. Im Vordergrund stehen dabei deren gesundheitsfördernde und -schützende Eigenschaften. Darüber hinaus gibt es viele praktische Informationen wie Einkaufs-, Verzehr- und Aufbewahrungstipps.

Im dritten Kapitel finden Sie fast 100 Beschwerden bzw. bekannte und weniger bekannte Erkrankungen in alphabetischer Reihenfolge. Das Spektrum reicht von einer gewöhnlichen Erkältung bis zu schweren Erkrankungen wie Krebs. Innerhalb jedes Eintrags werden Lebensmittel vorgestellt, die den entsprechenden Krankheitszustand mit auslösen bzw. verschlechtern können und solche, die vor der entsprechenden Beschwerde/Krankheit möglicherweise schützen bzw. sie lindern können.

Über das ganze Buch verteilt finden Sie Sonderartikel zu speziellen Themen. Wollten Sie schon immer wissen, was Sie auf Reisen essen sollten, ob Probiotika gut für Sie sind oder was hinter Energieriegeln steckt? Die Antworten dazu lesen Sie auf den folgenden Seiten.

Diese neue Ausgabe von *„Nahrung, die schadet – Nahrung, die heilt“* bietet Ihnen aktuelle Informationen rund um die gesunde Ernährung und damit gute Voraussetzungen für ein besseres Leben.

Die Redaktion

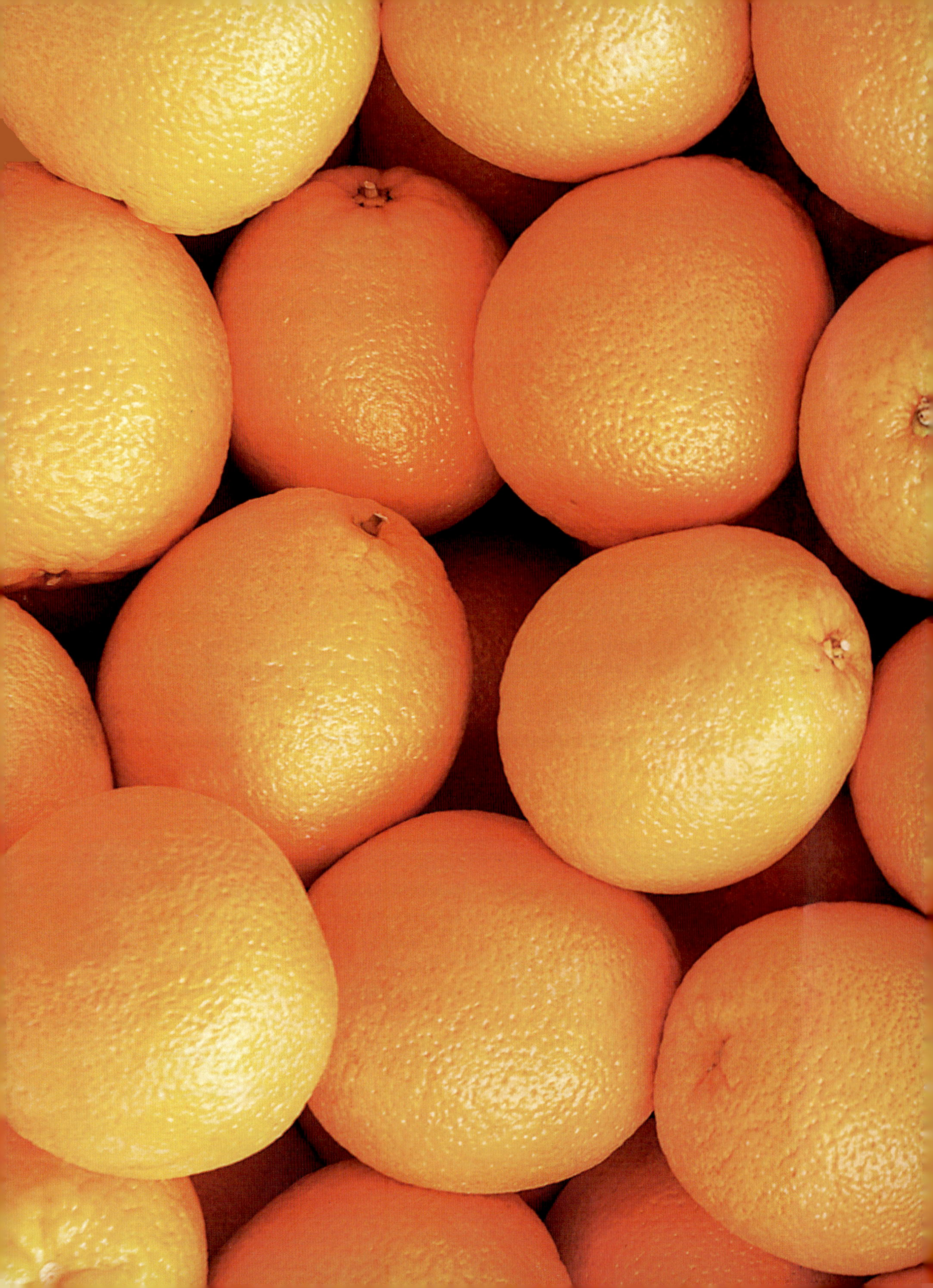

1

ERNÄHRUNG

Wie Nahrung schaden und wie sie nutzen kann

„LASS NAHRUNG DEINE MEDIZIN und Medizin deine Nahrung sein." Dieser Rat von Hippokrates ist heute noch so aktuell wie vor 2000 Jahren. Doch welche Nahrungsmittel sind es eigentlich, die man essen sollte, um gesund zu bleiben?

Nun, die Antwort auf diese Frage ist recht komplex, denn wie ein Nahrungsmittel unseren Organismus beeinflusst, hängt nicht nur davon ab, wann, in welcher Menge und womit es gegessen wird, sondern auch davon, woher es stammt, wie es gelagert und wie es zubereitet wurde. Auch, ob jemand Medikamente einnimmt, spielt eine Rolle.

Ein Beispiel: Wird Spinat gegart, werden die Antioxidanzien Lutein und Zeaxanthin für den Körper besser verfügbar, was das Risiko für eine altersbedingte Makuladegeneration senken kann. Damit man das Eisen aus Spinat verwerten kann, ist es klug, das Gemüse mit Vitamin-C-reichen Lebensmitteln zu kombinieren. Spinat sollte auch immer gründlich gewaschen werden – so lässt sich eine Infektion mit Kolibakterien vermeiden. Und wer gerinnungshemmende Medikamente einnimmt, sollte wissen, dass er Spinat nicht in rauen Mengen konsumieren darf, weil es Wechselwirkungen geben kann. Doch keine Sorge: Trotz dieser vielen Variablen ist es gar nicht so kompliziert, sich gut und gesund zu ernähren.

In diesem Kapitel erfahren Sie zu allererst, was die Inhaltsstoffe der Lebensmittel für Ihre Gesundheit und Ihr Wohlbefinden tun können – welche Nährstoffe Energie liefern, welche Vitamine Geist und Körper in Schwung halten, welche Antioxidanzien am wirksamsten vor Angriffen freier Radikale schützen und noch sehr viel mehr. Darüber hinaus finden Sie Informationen darüber, ob z. B. Low-Carb-Diäten empfehlenswert sind und auf welche Nährstoffe Sie setzen sollten, damit Sie gesund und leistungsfähig bleiben.

Anschließend geht es um Lebensmittelsicherheit, etwa darum, ob Pestizide, Lebensmittelzusatzstoffe und genetisch veränderte Lebensmittel tatsächlich schädlich sind, oder darum, ob sich die höheren Ausgaben für Bio-Lebensmittel wirklich lohnen. Am Ende erfahren Sie noch, welche Lebensmittel Ihnen helfen, in Topform zu gelangen oder zu bleiben, bekommen Tipps zur optimalen Lagerung von Lebensmitteln und lernen Zubereitungsmethoden kennen, mit denen sich der Nährwert von Lebensmitteln erhalten oder sogar noch verbessern lässt.

ERNÄHRUNGSWISSEN

Nahrung kann schaden, und Nahrung kann heilen – dass dem so ist, weiß eigentlich jeder. Wie es genau funktioniert, beschäftigt Wissenschaftler auf der ganzen Welt mehr denn je. Doch einander widersprechende oder missverständliche Forschungsergebnisse sorgen bei Laien häufig eher für Verwirrung als für Klarheit.

Um die Bedeutung der Ernährung für die Gesundheit zu verstehen, sollte man sich zuerst ihre Grundbestandteile ansehen: die Makro- und die Mikronährstoffe. Makronährstoffe sind jene Bestandteile der Nahrungsmittel, die wir in relativ großen Mengen benötigen und die Energie liefern – Kohlenhydrate, Fette und Proteine (Eiweiß). Und als Mikronährstoffe bezeichnet man diejenigen, von denen nur kleine und kleinste Mengen gebraucht werden, also v. a. Vitamine und Mineralstoffe. Eine gute Ernährung zeichnet sich dadurch aus, dass sie alle wichtigen Nährstoffe in der richtigen Menge und der richtigen Mischung zur Verfügung stellt. Auf den folgenden Seiten finden Sie einen Überblick darüber, welche es gibt und welche Sie wirklich brauchen.

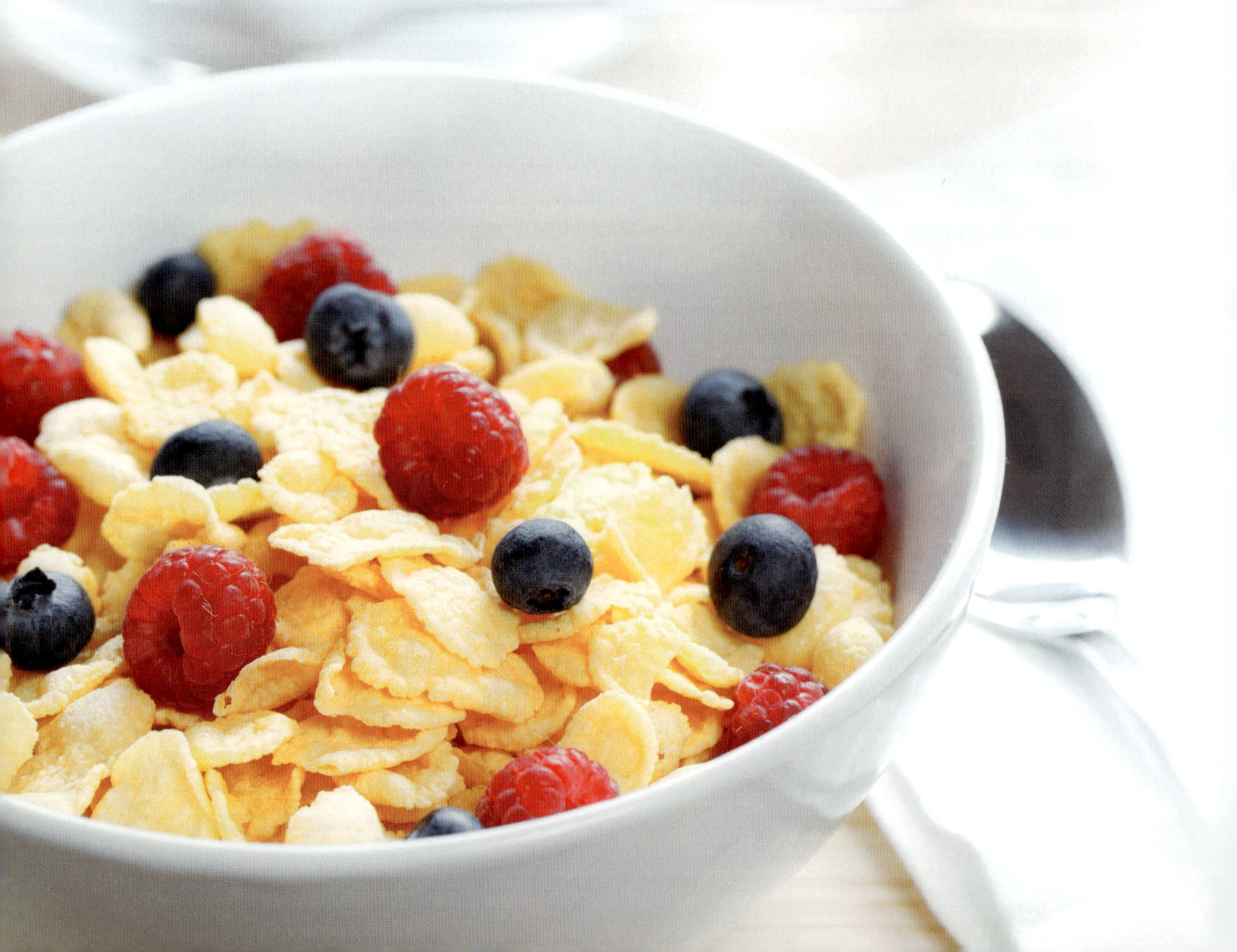

Kohlenhydrate: Wie sie nutzen, wie sie schaden

In den letzten Jahren wurden Kohlenhydrate (englisch: carbohydrates, kurz „carbs") intensiv erforscht und sind vor allem im Zusammenhang mit Low-Carb-Diäten wie der Atkins-, South-Beach- oder Logi-Diät in den Fokus geraten. Das Ergebnis: Viele Leute meinen, Kohlenhydrate seien von Natur aus schlecht. Aber das ist falsch! Tatsächlich sind Kohlenhydrate die besten Energielieferanten für unseren Organismus.

Alle Kohlenhydrate bestehen aus Zucker(molekülen). Bekannte Zucker sind z. B. Fruktose (in Obst) und Laktose (in Milch und Milchprodukten). Der Körper bildet daraus Glukose (Traubenzucker), die im Blut zu den Zellen transportiert wird. Glukose ist lebenswichtig für die Funktion von allen Zellen in den Organen.

Ernährungswissenschaftler empfehlen, dass mindestens 50 % der Energie (Kalorien) in Form von Kohlenhydraten aufgenommen werden sollten. Also: Bei einer Aufnahme von 2000 kcal am Tag sollten mindestens 1000 kcal aus Kohlenhydraten stammen. Das entspricht ca. 250 g Kohlenhydraten, wobei der größte Anteil aus Getreide, Obst und Gemüse (einschließlich Hülsenfrüchte) bezogen werden sollte, weniger aus gesüßten Getränken, süßem Gebäck und Süßigkeiten. Kohlenhydrate werden in Zucker und Stärken eingeteilt. Auch Ballaststoffe sind Kohlenhydrate.

Zucker

Sie bestehen aus ein oder zwei Zuckermolekülen und werden als Einfach- bzw. Zweifachzucker (Mono- bzw. Disaccharide) oder auch als einfache Zucker bezeichnet. Zucker bilden Kristalle, die in Wasser löslich und leicht verdaulich sind. Von Natur aus sind einfache Zucker z. B. in Früchten, Milch und Milchprodukten, manchem Gemüse und in Honig enthalten. Produkte wie Haushaltszucker, brauner Zucker oder Zuckersirup sind verarbeitete Zucker.

Zu viel natürlichen Zucker kann man kaum aufnehmen – dazu müsste man beispielsweise Obst und Gemüse in sehr großen Mengen essen. Ganz anders ist das mit verarbeiteten Zuckern: Man nimmt sie, ohne es zu merken, meist in viel zu hoher Menge auf. Sie werden in der Lebensmittelindustrie zahlreichen Produkten zugesetzt – nicht nur süßen, sondern auch pikanten wie Wurst und Fertigprodukten.

Zucker schädigt die Zähne und kann die Blutfettwerte ansteigen lassen. Die WHO empfiehlt, täglich nur 25 g bzw. 6 Teelöffel Zucker zu sich zu nehmen, um Gesundheitsschäden vorzubeugen. Meidet man gesüßte Fertigprodukte und solche mit verstecktem Zucker, ist das WHO-Ziel gut zu schaffen.

Hinweise auf versteckte Zucker liefert die Zutatenliste mit Begriffen wie Saccharose u. a. Begriffen mit der Endung -ose (z. B. Glukose, Maltose, Dextrose) sowie Sirup, Honig oder Fruchtdicksaft.

WISSENSWERT **Fruktose-Glukose-Sirupe**

In den USA werden Sirupe mit hohem Fruktoseanteil als High Fructose Corn Syrup (HFCS) bezeichnet und überwiegend aus Mais hergestellt. In der dortigen Industrie wird er anstelle von Zuckern z. B. Erfrischungsgetränken zugesetzt. In den USA ist der Pro-Kopf-Verbrauch an HFCS genauso hoch wie der an Zucker. In Europa setzt die Lebensmittelindustrie ebenfalls Fruktose-Glukose-Sirupe (auch unter der Bezeichnung Isoglukose) ein. Allerdings ist die Verwendung dieser Sirupe im Rahmen der EU-Zuckermarktverordnung noch bis 2017 auf 5 % des Zuckerverbrauchs beschränkt. Danach wird auch hier vermutlich die Verwendung zunehmen.

BESONDERE KOHLENHYDRATANSPRÜCHE

Bestimmte Krankheiten erfordern evtl. eine veränderte Kohlenhydratzufuhr:

Diabetes Zucker verursacht keinen Diabetes, und Diabetiker brauchen auch nicht vollständig auf Zucker zu verzichten. Doch sie müssen Menge und Art der Kohlenhydrate, die sie essen, im Auge behalten. Der glykämische Index oder die glykämische Last (siehe S. 264) können dabei hilfreich sein.

Herzerkrankungen Menschen mit Herzerkrankungen sollten ballaststoffreiche Nahrungsmittel (v. a. Vollkornprodukte) essen. Die löslichen Ballaststoffe in Haferkleie und Beta-Gerste genau wie das Pektin aus Früchten tragen dazu bei, einen erhöhten Cholesterinspiegel zu senken.

Krebs Krebspatienten wird oft empfohlen, mehr Kohlenhydrate und weniger Fett aufzunehmen. Das gilt vor allem für Brust-, Darm-, Gebärmutter-, Prostata- und Hautkrebs. Die Kohlenhydrate sollten aus Vollkornprodukten, Obst und Gemüse stammen. Einige Studien weisen darauf hin, dass raffinierte Kohlenhydrate, die den Blutglukosespiegel nach oben schießen lassen, Futter für Krebszellen sein könnten.

Stärke und Ballaststoffe

Die beiden Kohlenhydratarten bestehen aus mehr oder weniger langen Zuckermolekülketten, weshalb sie als Mehrfachzucker (Polysaccharide) oder auch als komplexe Kohlenhydrate bezeichnet werden.

Überholt
Weniger Kohlenhydrate sind gesünder.

Aktuell
Besser für die Gesundheit ist es, die richtigen Kohlenhydrate zu wählen: überwiegend aus Vollkorngetreide.

Das menschliche Verdauungssystem kann Stärke in einzelne Zuckermoleküle spalten, die vom Körper aufgenommen werden können. Bei Ballaststoffen versagt es, weil die erforderlichen Enzyme fehlen. Dennoch sind sowohl Stärke als auch Ballaststoffe für die Gesundheit notwendig. Während Stärke dem Körper Glukose für die Energiegewinnung liefert, unterstützen die unverdaulichen Ballaststoffe die Darmperistaltik und erhöhen vermutlich den Schutz vor Krankheiten wie beispielsweise Krebs und Herzinfarkt.

Stärke und Ballaststoffe kommen von Natur aus in Getreide, Gemüse und Obst vor. Vollkorngetreide ist die beste Quelle für Stärke und Ballaststoffe in Kombination mit B-Vitaminen, Eisen u. a. Mineralstoffen. Mehrere große Studien zeigen, dass bei Frauen und Männern, die mehr Vollkorngetreide essen, 20–30 % seltener Herzerkrankungen auftreten. Darüber hinaus stellte sich heraus, dass Erwachsene, die besonders viel Vollkorngetreide aßen, ein niedrigeres Körpergewicht hatten.

Ein erhöhter Verbrauch von raffiniertem Getreide z. B. in Form von Weißbrot, Nudeln oder weißem Reis wird mit einem erhöhten Risiko für Herzinfarkt, Insulinresistenz und Bluthochdruck in Zusammenhang gebracht. Beim Raffinierungsprozess werden Ballaststoffe und wertvolle Nährstoffe entfernt, wodurch Getreide leichter verdaulich und der Körper schnell mit Glukose geflutet wird, was den Blutzucker rasch in die Höhe treibt.

Ernährungsgesellschaften (D-A-CH) empfehlen, reichlich Gemüse (dazu zählen auch Hülsenfrüchte) und Obst sowie Vollkornprodukte wie Vollkornbrot, Vollkornnudeln oder Naturreis zu essen, um die täglich empfohlene Aufnahme von 30 g Ballaststoffen zu erreichen. Das ist machbar, wenn man den Tag z. B. mit einem Früchtemüsli beginnt, sich mittags ein Geschnetzeltes mit Gemüse und Vollkornreis, abends einen Bohnensalat mit Vollkornbrot und zwischendurch Obst gönnt.

Wirbt ein Hersteller für ein Produkt mit dem Wort „Ballaststoffquelle“ o. ä., müssen mindestens 3 g Ballaststoffe pro 100 g bzw. 1,5 g pro 100 kcal enthalten sein; wirbt er mit „Hoher Ballaststoffgehalt“, muss das Produkt mindestens 6 g Ballaststoffe in 100 g bzw. 3 g pro 100 kcal liefern.

Fette: Wie sie nutzen, wie sie schaden

Fette liefern mehr Energie als Kohlenhydrate und Proteine. Nicht verbrauchte Energie wird als Depotfett im Körper gespeichert, und eine zu fettreiche Ernährung kann zu Übergewicht führen.

Fette sind unentbehrlich für die Gesundheit. So können das Fett mancher Fische sowie Pflanzenöle das Risiko für Herzkrankheiten senken und sogar dabei helfen, Gewicht zu verlieren. Dass bestimmte Fette mit einem erhöhten Risiko für Herzinfarkt, Diabetes u. a. Krankheiten einhergehen, entspricht nicht uneingeschränkt der Erkenntnis neuerer Studien.

Fette steuern bei Speisen Geschmack und eine angenehme Konsistenz bei. Weil Fette eine längere Verdauungszeit als Proteine und Kohlenhydrate haben, halten sie länger satt als diese. Zudem regen Fette die Ausschüttung des appetithemmenden Hormons Cholecystokinin an, das im Darm gebildet wird.

Fette enthalten Fettsäuren, denen zahlreiche Funktionen im Körper zukommen. So sind sie für das Wachstum und die Entwicklung von Kindern sowie für die Produktion von Sexualhormonen und Prostaglandinen (eine Art Gewebshormone) notwendig. Auch sind Fettsäuren Bestandteil von Zellmembranen und am Transport von Molekülen in die und aus den Zellen beteiligt.

Darüber hinaus werden Fette für den Transport und die Aufnahme der fettlöslichen Vitamine A, D, E und K benötigt.

Ernährungsgesellschaften (D-A-CH) empfehlen Jugendlichen (ab 15 Jahre) und Erwachsenen, den täglichen Kalorienbedarf zu 30 % aus Fett zu decken. (Säuglinge und kleine Kinder benötigen mehr Fett.) Bei einem täglichen Bedarf von 2000 kcal sollten also 600 kcal aus Fett stammen, das entspricht 65–70 g Fett am Tag.

Wie bei Kohlenhydraten unterscheidet man auch bei Fetten verschiedene Arten. Entscheidend ist nämlich nicht nur, wie viel Fett man isst, sondern vor allem, um welche Art von Fett es sich dabei handelt. Die meisten Nahrungsmittel enthalten von Natur aus gesättigte und ungesättigte Fette. Im Gegensatz dazu stecken in etlichen verarbeiteten Produkten Transfette, die natürlicherweise nur selten in Nahrungsmitteln vorkommen.

Gesättigte Fette

Meist kommen gesättigte Fettsäuren in Fett tierischen Ursprungs wie fettes Fleisch, Wurst, Schmalz, Talg und Milchfett (z. B. in Sahne, Butter, Käse) vor. Doch es gibt auch pflanzliche Fette mit gesättigten Fettsäuren wie Kokos- und Palmöl. Gesättigte Fette sind in der Regel bei Raumtemperatur fest.

Bis vor einiger Zeit nahm man an, dass gesättigte Fette gesundheitsschädlich, da entzündungsfördernd, seien. Inzwischen konnten Forscher nachweisen, dass gesättigte Fettsäuren gesundheitsförderliche Funktionen haben. Entscheidend ist jedoch ihr Anteil in der Ernährung: Ist er zu hoch, kann das z. B. das Risiko für Herzerkrankungen erhöhen und möglicherweise auch das für bestimmte Krebsarten.

Experten empfehlen, dass maximal ein Drittel der Fettzufuhr aus gesättigten Fetten bestehen sollte.

Ungesättigte Fette

Die meisten ungesättigten Fette sind bei Raumtemperatur flüssig. Einige ungesättigte Fettsäuren scheinen sich positiv auf den Cholesterinspiegel, den Blutzucker und den Blutdruck auszuwirken.

Bei den ungesättigten Fetten unterscheidet man zwischen Fetten mit einfach ungesättigten und Fetten mit mehrfach

*Alle **Fette** enthalten gleich viele Kalorien: pro Gramm ca. 9 kcal.*

In den meisten Industriestaaten werden 35–40 % der täglich benötigten Energie aus Fett bezogen. Bei einem Bedarf von 2000 kcal entspricht das rund 90 g purem Fett. Das ist weit mehr, als der Körper braucht.

NAHRUNGSFETT KONTRA KÖRPERFETT

Das Fett, das mit der Nahrung aufgenommen wird, ist anders als das, was im Körper zirkuliert oder im Fettgewebe gespeichert wird. Selbst bei fettfreier Ernährung wandelt der Körper überschüssige Kohlenhydrate und Proteine in Fett um und speichert es.

Der Körper einer Frau besteht durchschnittlich zu 20–25 % aus Fett, der eines Mannes zu 15 %. Der größere Fettanteil bei der Frau ist eine evolutionäre Anpassung, damit Extrakalorien für Schwangerschaft, Geburt und Stillen zur Verfügung stehen.

Die meisten Körperzellen können nur begrenzt Fett speichern. Eine Ausnahme sind die Fettzellen (Adipozyten): Sie dehnen sich bei erhöhter Fettaufnahme aus. Die Fettzellen eines fettleibigen Menschen können bis zu 100-mal größer sein als die eines schlanken. Übergewichtige Kinder und Kleinkinder bilden mehr Fettzellen als ihre schlankeren Altersgenossen. Einmal entstanden, bleiben die Fettzellen an Ort und Stelle und schrumpfen lediglich, wenn ihr Fett für die Energiegewinnung benötigt wird.

ungesättigten Fettsäuren. Die mehrfach ungesättigten Fette werden in Omega-3- und Omega-6-Fette eingeteilt.

Einfach ungesättigte Fette verbessern Cholesterin- und evtl. auch Insulinspiegel. Das Risiko für Herzerkrankungen und Typ-2-Diabetes sinkt. Gute Quellen sind Oliven, Nüsse und Avocados sowie Oliven- und Rapsöl.

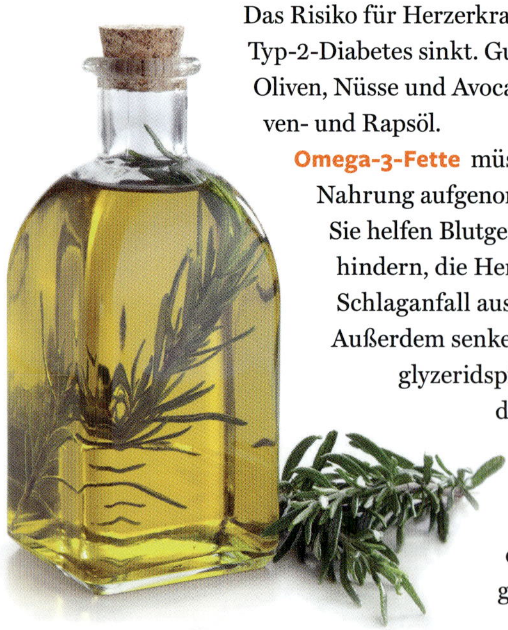

Omega-3-Fette müssen mit der Nahrung aufgenommen werden. Sie helfen Blutgerinnsel zu verhindern, die Herzinfarkt und Schlaganfall auslösen können. Außerdem senken sie den Triglyzeridspiegel und damit das Risiko für Herzkrankheiten. 30 groß angelegte Studien auf der ganzen Welt lassen den Schluss zu, dass Menschen, die nur ein- oder zweimal pro Woche Omega-3-reichen Fisch essen, ihr Risiko für einen erneuten und dann tödlichen Herzinfarkt um durchschnittlich 36 % senken können. Und es gibt immer mehr Hinweise darauf, dass Omega-3-Fettsäuren die Gehirnfunktion unterstützen. Omega-3-Fette stecken vor allem in Fischen (z. B. Lachs, Makrele, Hering und Sardinen), aber auch in Leinsamen, Walnüssen und Rapsöl. Weitere Quellen sind Produkte wie Omega-3-Eier.

Omega-6-Fette sind ebenfalls essenziell, können aber in zu großer Menge Entzündungen fördern. Reich an Omega-6-Fettsäuren sind Distel- und Sonnenblumenöl sowie einige Nüsse und Samen.

Experten sind unterschiedlicher Meinung darüber, in welchem Verhältnis Omega-3- und Omega-6-Fettsäuren aufgenommen werden sollten, doch sind sich darin einig, dass zu viele Omega-6-Fette und zu wenig Omega-3-Fette gegessen werden.

Transfettsäuren

Sie sind in geringer Menge natürlicherweise in tierischen Lebensmitteln wie Butter enthalten, entstehen aber auch bei der industriellen Härtung von Pflanzenölen. Dadurch verbessern sich Haltbarkeit und Stabilität der Fette. Solche Transfettsäuren findet man vor allem in:

- Fertigbackwaren (v. a. Blätterteiggebäck)
- Pommes frites u. a. frittiertem Fast Food
- Kartoffelchips

Margarine enthält mittlerweile wenig oder keine Transfette mehr.

Natürliche Transfettsäuren werden im Körper mithilfe von Enzymen abgebaut. Die künstlichen machen jedoch Zellmembranen undurchlässig, lassen den LDL-Cholesterinspiegel ansteigen und den HDL-Spiegel sinken, was das Risiko für

Herz-Kreislauf-Erkrankungen erhöht. In den USA sind seit 2015 Transfette in Lebensmitteln verboten und in einigen Ländern (Österreich, Schweiz, Dänemark) gibt es Obergrenzen. Das Europaparlament plant eine Abstimmung zur Obergrenze.

Proteine: Wie sie nutzen, wie sie schaden

Jede Körperzelle benötigt für Wachstum und Reparatur Proteine (Eiweiß). Auch die Antikörper, die vor Krankheitserregern schützen, die Verdauungs- und Stoffwechselenzyme sowie Hormone wie Insulin sind Proteine. Cholesterin wird gebunden an Lipoproteine im Blut transportiert. Bindegewebe besteht aus Proteinen und bildet die Knochenmatrix (die Grundsubstanz der Knochen). Da Proteine derart viele Aufgaben haben, sollte man annehmen, dass sie den Großteil der Nahrung ausmachen sollten; dem ist aber nicht so.

Bei einer ausgewogenen Ernährung sollten nur 10–12 % der täglich aufgenommenen Kalorien aus Proteinen stammen. Ein gesunder Erwachsener benötigt täglich nur 0,8 g Eiweiß pro kg Körpergewicht. Das ergibt für einen 70 kg schweren Menschen einen täglichen Bedarf von 56 g Eiweiß. 100 g Fleisch, Fisch oder Geflügel enthalten ca. 20 g Protein, 250 ml Vollmilch ca. 8 g, 100 g gekochte Linsen 8 g und ein Ei liefert ca 6 g.

Proteine sind aus Aminosäuren zusammengesetzt. Der menschliche Körper benötigt 20 Aminosäuren, um alle erforderlichen Eiweiße aufzubauen. Davon können elf vom Körper hergestellt werden, die anderen neun sind unentbehrliche (früher: essenzielle) Aminosäuren und müssen mit der Nahrung zugeführt werden. Wie die verschiedenen Buchstaben des Alphabets zu Wörtern zusammengesetzt werden, sind auch bei den Aminosäuren fast unendlich viele Kombinationen möglich, sodass die mehr als 50 000 Eiweiße des Körpers gebildet werden können. Die DNS (Desoxyribonukleinsäure; engl. DNA von *deoxyribonucleic acid*), das genetische Material im Kern aller Körperzellen, liefert die Vorlage für die Anordnung der Aminosäuren zu dem jeweiligen Protein.

Tierische Proteine

Abgesehen von Zucker und Ölen enthalten alle Nahrungsmittel zumindest etwas Protein. Die jeweilige Proteinqualität ist abhängig von den vorhandenen Aminosäuren und kann sehr unterschiedlich sein. Tierisches Protein (außer Gelatine) liefert alle neun unentbehrlichen Aminosäuren in dem vom Körper benötigten Verhältnis und wird daher als biologisch hochwertig bezeichnet. Doch nimmt man mit wertvollen tierischen Proteinen oft auch kalorienreiches Fett zu sich.

Pflanzliche Proteine

Im Gegensatz zu tierischen Proteinen fehlen pflanzlichen (außer Soja und Quinoa) eine oder mehrere unentbehrliche Aminosäuren. Das bedeutet jedoch nicht, dass Vegetarier einen Mangel an wertvollen Proteinen befürchten. Es kommt nur darauf an, Aminosäuren optimal miteinander zu kombinieren, um sich wertvolle Proteine gewissermaßen zusammenzubauen. Beispielsweise enthält Getreide reichlich von der unentbehrlichen Aminosäure Methionin, aber kein Lysin. Diese unentbehrliche Aminosäure ist dafür in Hülsenfrüchten vorhanden, denen wiederum fehlt aber Methionin.

Isst man also Getreide und Hülsenfrüchte gemeinsam, erhält man alle unentbehrlichen Aminosäuren und damit genauso wertvolles Protein, wie es in Fleisch zur Verfügung steht.

B-Vitamine
ist ein Sammelbegriff für chemische Verbindungen, die auf unterschiedliche Weise dazu beitragen, Nahrung in Energie umzuwandeln

- *B_1 (Thiamin)*
- *B_2 (Riboflavin)*
- *B_6 (Pyridoxin); kommt in diversen Formen vor.*
- *B_{12} (Cobalamin); kommt in diversen Formen vor*
- *Biotin*
- *Folsäure*
- *Niacin*
- *Pantothensäure*

Proteinpulver
Konzentrierte Eiweiß- und Aminosäurepulver oder -tabletten werden oft als hochenergetische, muskelaufbauende Ergänzungspräparate für Ausdauer- und Kraftsportler sowie als Hilfsmittel zum Abnehmen angepriesen. Doch es gibt keine Belege dafür, dass Sportler von einer hohen Eiweißzufuhr wirklich profitieren; eine Nahrungsergänzung mit Aminosäuren kann sogar die Proteinsynthese durcheinanderbringen. Eine ausgewogene Ernährung liefert alle erforderlichen Proteine, die ein gesunder Mensch benötigt. Überschüssiges Eiweiß wird ausgeschieden.

In allen fleischarmen Landesküchen der Welt gibt es traditionelle Gerichte mit einander ergänzenden Proteinen:

- Bohnen und Maistortillas in Mexiko
- Reis und Linsen in Indien
- Tofu, Reis und Gemüse in Südostasien
- Kichererbsen und Bulgur in orientalischen Ländern

Kombiniert man pflanzliche Nahrungsmittel geschickt, liefert auch eine vegetarische Ernährung genügend wertvolles Eiweiß. Sofern eine unentbehrliche Aminosäure im Körper fehlt, baut der Körper Muskelmasse ab, um sie zu gewinnen.

Vitamine und Mineralstoffe: Wie sie nutzen, wie sie schaden

Wer sich über Vitaminpräparate informiert, wird staunen, mit welchen Aussagen sie beworben werden: So können sie angeblich z. B. „die Energie steigern", die „Hirnfunktion verbessern" oder auch „die Libido fördern". Diese und weitere Versprechen können eine Erklärung dafür sein, warum jedes Jahr Millionen für Vitaminpräparate ausgegeben werden. Doch neuere Studien konnten viele dieser Aussagen entkräften und sogar nachweisen, dass einige Vitaminpräparte tatsächlich schädlich sein können, wenn sie in größerer Menge eingenommen werden.

Der Begriff Vitamin leitet sich von vita (lat. für Leben) ab. Zu Recht, denn Vitamine sind lebenswichtig. Doch entscheidend ist, sie aus der richtigen Quelle und in richtiger Menge zu beziehen. Ähnlich verhält es sich mit den Mineralstoffen: Sie sind essenziell für Körper- und Gehirnfunktionen, doch viele können in zu großer Menge hochgiftig wirken.

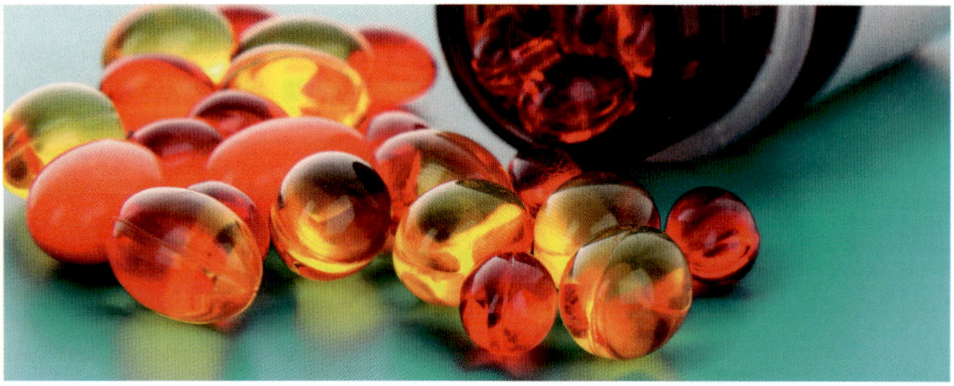

Vitamine

Bis heute wurden 13 Vitamine (siehe Kasten S. 20) entdeckt. Sie werden danach eingeteilt, wie sie aufgenommen und im Körper gespeichert werden.

Die fettlöslichen Vitamine A, D, E und K können nur in Verbindung mit Fett über den Verdauungstrakt ins Blut gelangen. Somit kann bei Menschen mit einer Fettverdauungsstörung ein Mangel an fettlöslichen Vitaminen auftreten, auch wenn sie genügend dieser Vitamine mit der Nahrung aufnehmen. Beispielsweise haben Zöliakie-Patienten, bei denen die Fettverdauung eingeschränkt ist, oft niedrige Vitamin-D-Spiegel.

Andererseits können die fettlöslichen Vitamine (weil sie in der Leber und im Fettgewebe gespeichert werden) Vergiftungen verursachen, wenn sie in Form von zu hoch dosierten Präparaten eingenommen werden.

Die B-Vitamine und Vitamin C sind wasserlöslich und werden leichter aufgenommen als die fettlöslichen. Sie werden nur in sehr geringer Menge im Körper gespeichert, und überschüssige Mengen werden mit dem Urin ausgeschieden. Der Körper benötigt deshalb regelmäßig Nachschub an diesen Vitaminen. Eine Überdosierung ist sehr unwahrscheinlich.

Mineralstoffe

Der menschliche Körper besteht zu 4 % aus Mineralstoffen, die nach ihrer jeweils empfohlenen Tageszufuhr in Mengen- und Spurenelemente eingeteilt werden.

- Zu den Mengenelementen zählen: Natrium, Chlor, Kalium, Kalzium, Phosphor und Magnesium.
- Zu den Spurenelementen zählen: Eisen, Jod, Fluor, Zink, Selen, Kupfer, Mangan, Chrom und Molybdän.

Alle Mineralstoffe (dazu gehören die Mengenelemente) bilden in Flüssigkeiten Ionen (elektrisch geladene Teilchen) und werden als Elektrolyte bezeichnet. Sie sind in der Lage, elektrische Impulse weiterzugeben (z. B. Informationen von Nerven zu Muskeln zu transportieren) und halten das Gleichgewicht zwischen intra- und extrazellulärer Flüssigkeit im Körper aufrecht. Alle Mineralstoffe sind lebensnotwendig und müssen mit der Nahrung zugeführt werden.

WISSENSWERT Diät-Trends

Wenig Kohlenhydrate (Low-Carb-Diät), wenig Fett (Low-Fat-Diät) oder viel Protein (Eiweißdiät) – was hilft wirklich, um abzunehmen?

In einer australischen Studie untersuchten Forscher an übergewichtigen Männern und Frauen die Effekte einer Low-Carb- und einer Low-Fat-Diät. Ein Jahr lang erhielten zwei Gruppen (eine Low-Fat- und eine Low-Carb-Gruppe) täglich gleich viele Kalorien. Am Ende führten beide Diäten zu ähnlichen Ergebnissen: Alle Probanden verloren etwa gleich viel Körperfett und ca. 10 kg Gewicht.

Tatsache ist, dass immer ein Gewichtsverlust eintritt, wenn man weniger Kalorien aufnimmt, als man verbraucht. Doch manche Diäten sind sicherer als andere, und einige lassen sich leichter umsetzen. Bei Low-Carb-Diäten wird z. B. oft vermehrt rotes Fleisch gegessen; über einen längeren Zeitraum kann das aufgrund der hohen Zufuhr an Protein und Fett zu Schäden an Nieren, Herz-Kreislauf-System und Knochen führen sowie das Krebsrisiko erhöhen. Weil Fette ein angenehmes Sättigungsgefühl hervorrufen, verlangt der Körper danach. Low-Fat-Diäten sind deshalb nur schwer länger durchzuhalten.

Diäten, die auf sehr wenig Kalorien setzen, haben meist einen Mangel an Nährstoffen zur Folge, was zu irreparablen Gesundheitsschäden führen kann.

Mit ballaststoffreichen Nahrungsmitteln wie Obst, Gemüse und Getreide sowie magerem Fleisch kann man ohne gesundheitsschädigende Nebenwirkungen Pfunde verlieren und ein gesundes Körpergewicht halten.

VITAMINE AUF EINEN BLICK

VITAMIN	BESTE NAHRUNGSQUELLEN	BEDEUTUNG FÜR DIE GESUNDHEIT
FETTLÖSLICHE VITAMINE		
Vitamin A (Retinol) wird aus Betakarotin im Körper gebildet	**Retinol:** Leber; Lachs und andere Kaltwasserfische; Eigelb **Betakarotin:** orangefarbenes oder gelbes Obst und Gemüse, z. B. Möhren, Kürbis, Mais, Pfirsiche, Aprikosen, Mango; grüne Blattgemüse.	Wird für Zellwachstum und -entwicklung benötigt; ist am Sehvorgang beteiligt; sorgt für gesunde Haut, Haare und Nägel; schützt möglicherweise vor Lungenkrebs.
Vitamin D (Kalziferol)	Eigelb; Margarine; fettreicher Fisch; Lebertran; Avocado (als Provitamin; daraus wird unter Einwirkung von UV-Strahlen vom Körper Vitamin D gebildet).	Wird für den Kalziumstoffwechsel benötigt; hilft, gesunde Knochen aufzubauen und zu erhalten.
Vitamin E (Tocopherole)	Eigelb, Pflanzenöl, Margarine, Mayonnaise; Avocado, Fenchel, Kichererbsen; Nüsse und Samen.	Schützt die Fettsäuren sowie Muskeln und rote Blutkörperchen; wichtiges Antioxidans.
Vitamin K	Sauerkraut, Spinat, Kohl u. a. grüne Blattgemüse; Weizenkeime; Schweinefleisch, Leber; grüner Tee.	Unentbehrlich für eine normale Blutgerinnung.
WASSERLÖSLICHE VITAMINE		
Biotin	Leber; Eigelb; Sojabohnen; Vollkorn; Bäckerhefe.	Energiestoffwechsel.
Folat (Folsäure, Vitamin B_9)	Leber; Bäckerhefe; Brokkoli u.a. Kreuzblütler-Gemüse; Avocados; Hülsenfrüchte.	Erforderlich für die Produktion von DNA, RNA und roten Blutkörperchen sowie für die Synthese bestimmter Aminosäuren.
Niacin	Mageres Fleisch, Geflügel, Meeresfrüchte; Milch; Eier; Hülsenfrüchte; einige Pilze; Getreide.	Für Energiestoffwechsel; sorgt für normales Wachstum; senkt in hoher Dosis den Cholesterinspiegel.
Pantothensäure (Vitamin B_5)	Fast alle Nahrungsmittel.	Unterstützt den Energiestoffwechsel; normalisiert den Blutzucker; ist an der Produktion von Antikörpern, Cholesterin, Hämoglobin und Hormonen beteiligt.
Riboflavin (Vitamin B_2)	Vollkorn, mageres Fleisch, Geflügel; Milch und Milchprodukte; Soja- und Reisdrinks; rohe Pilze.	Unentbehrlich für den Energiestoffwechsel; unterstützt die Nebennierenfunktion.
Thiamin (Vitamin B_1)	Schweinefleisch; Hülsenfrüchte; Nüsse und Samen; Vollkorn.	Energiestoffwechsel; sorgt für normale Verdauung, gesunden Appetit und korrekte Nervenfunktion.
Vitamin B_6 (Pyridoxin)	Fleisch, Fisch, Geflügel; Getreide, Vollkorn; grüne Blattgemüse, Kartoffeln, Sojabohnen.	Unterstützt Eiweiß- und Kohlenhydratstoffwechsel sowie die Energiefreisetzung; korrekte Nervenfunktion; Produktion von roten Blutkörperchen.
Vitamin B_{12} (Cobalamine)	Alle tierischen Nahrungsmittel.	Wird für die Produktion von DNA, RNA, roten Blutkörperchen und Myelin (für Nervenzellen) benötigt.
Vitamin C (Ascorbinsäure)	Zitrusfrüchte und -saft; Melonen, Beeren, anderes Obst; Paprikaschoten, Rosenkohl, Brokkoli, Kartoffeln und viele andere Gemüsesorten.	Stärkt die Wände der Blutgefäße; fördert die Wundheilung; verbessert die Eisenaufnahme; kann Arteriosklerose vorbeugen.

Die angegebenen Werte basieren auf den D-A-CH Referenzwerten für die Nährstoffzufuhr aus dem Jahr 2015.

EMPFOHLENE TAGESZUFUHR FÜR ERWACHSENE MÄNNER 19+	FRAUEN 19+	MANGELERSCHEINUNGEN	SYMPTOME BEI ÜBERDOSIERUNG
1 mg	0,8 mg	Nachtblindheit; Wachstumsverzögerung bei Kindern; trockene Haut und Augen; erhöhte Infektionsneigung.	Kopfschmerzen, Sehstörungen; Müdigkeit; Knochen- und Gelenkschmerzen; Appetitlosigkeit, Durchfall; trockene, rissige Haut, Ausschlag, Juckreiz, Haarausfall; Fetalschäden.
20 mcg	20 mcg	Schwache Knochen; führt bei Kindern zu Rachitis, bei Erwachsenen zu Osteomalazie.	Kopfschmerzen, Appetitlosigkeit, Durchfall; möglicherweise Kalkablagerungen im Herz, in Blutgefäßen und in den Nieren.
15 mg* (19–25 J.) 14 mg* (25–51 J.) 13 mg* (51–65 J.) 12 mg* (ab 65 J.)	12 mg* (19–51 J.) 11 mg* (ab 65 J.)	Unbekannt.	Blutungen, insb. in Verbindung mit Acetylsalicylsäure u. a. Blutgerinnungshemmern.
70 mcg* (19–51 J.) 80 mcg* (ab 51 J.)	60 mcg* (19–51 J.) 65 mcg* (ab 51 J.)	Starke Blutungen; Neigung zu Blutergüssen.	Senkt die Wirkung von Blutgerinnungshemmern; möglicherweise Gelbsucht.
30–60 mcg*	30–60 mcg*	Schuppige Haut; Haarausfall; Depression; erhöhte Cholesterinspiegel.	Vermutlich keine.
300 mcg	300 mcg 550 mcg (Schwangere) 450 mcg (Stillende)	Veränderte rote Blutkörperchen und Zellteilung; Anämie; Gewichtsverlust, Verdauungsstörungen; Fetalschäden.	Hemmt evtl. die Aufnahme von Phenytoin und kann so bei Epileptikern, die dieses Medikament nehmen, Anfälle auslösen.
16 mg (19–25 J.) 15 mg (25–51 J.) 14 mg (ab 65 J.)	13 mg (19–25 J.) 12 mg (25–51 J.) 11 mg (ab 51 J.)	Durchfall, Mundgeschwüre; Pellagra (in extremen Fällen).	Hitzewallungen; Leberschäden; erhöhter Blutzucker- und Harnsäurespiegel.
6 mg*	6 mg*	Unbekannt.	Bei extrem hoher Dosierung evtl. Durchfall und Ödeme.
1,4 mg (19–51 J.) 1,3 mg (ab 51 J.)	1,1 mg (19–51 J.) 1,0 mg (ab 51 J.)	Sehstörungen, Lichtempfindlichkeit; Mund- und Nasengeschwüre; Schluckbeschwerden.	Im Allgemeinen keine; kann aber eine Chemotherapie bei Krebs stören.
1,2 mg (19–65 J.) 1,1 mg (ab 65 J.)	1,0 mg	Depression, Stimmungsschwankungen; Appetitlosigkeit, Übelkeit; Muskelkrämpfe; in schweren Fällen Muskelschwund, Beriberi.	Mangel an anderen B-Vitaminen.
1,5 mg (19–51 J.) 1,4 mg (ab 65 J.)	1,2 mg	Depression, Verwirrtheit; juckende, schuppende Haut; rote Zunge; Gewichtsverlust.	Schädigung der Sinneszellen.
3,0 mcg	3,0 mcg	Perniziöse Anämie; Nervenprobleme und Schwäche; glatte oder wunde Zunge.	Vermutlich keine.
110 mg	90 mg	Zahnfleischbluten; Blutergüsse; Appetitlosigkeit; trockene Haut; schlechte Wundheilung; selten Skorbut, innere Blutungen.	Durchfall; Nierensteine; Harnwegsreizung; erhöhter Eisenspiegel; Knochenerweichung.

*Schätzwerte für eine angemessene Tageszufuhr.
Abkürzungen: mg = Milligramm; mcg = Mikrogramm.

MINERALSTOFFE AUF EINEN BLICK

MINERALSTOFF	BESTE NAHRUNGSQUELLEN	BEDEUTUNG FÜR DIE GESUNDHEIT
MENGENELEMENTE		
Kalium	Vorwiegend in pflanzl. Lebensmitteln wie Bananen, Trockenfrüchte; Kartoffeln, Spinat, Champignons.	Reguliert mit Natrium den Flüssigkeitshaushalt; wichtig für Stoffwechsel und Muskelfunktion.
Kalzium	Milch und Milchprodukte; Mineralwässer mit >150 mg Kalzium/l; Brokkoli; angereicherte Soja- und Reisgetränke, angereicherter Fruchtsaft.	Baut starke Knochen und Zähne auf; unerlässlich für Muskel- und Nervenfunktion, Blutgerinnung und Stoffwechsel.
Magnesium	Vollkorn; Milch und Milchprodukte; Leber; Geflügel; Fisch; Kartoffeln; viele Gemüsearten; Sojabohnen; Beeren; Orangen und Bananen.	Unterstützt die Neubildung der Knochen; wichtig für die Reizübertragung in Muskeln und Nerven sowie den Energiestoffwechsel.
Natrium	Speisesalz, Gewürzmischungen; Milchprodukte; Fischkonserven; Wurstwaren; Fertiggerichte.	Reguliert mit Kalium den Flüssigkeitshaushalt; wichtig für einwandfreie Nerven- und Muskelfunktion.
Phosphor	Fleisch, Geflügel, Fisch, Eidotter; Milch, Milchprodukte.	Wichtig für kräftige Knochen und Zähne; Bestandteil einiger Enzyme; unerlässlich für den Stoffwechsel.
SPURENELEMENTE		
Chrom	Fleisch, Leber, Eier; Haferflocken; Tomaten, Kopfsalat; Kakao; Pilze.	Ist am Kohlenhydratstoffwechsel beteiligt.
Eisen	Brot; Fleisch, Wurstwaren; Gemüse, Hülsenfrüchte; Nüsse und Samen.	Wird für die Produktion von Hämoglobin benötigt, das Sauerstoff zu den Körperzellen transportiert.
Fluor	Fluoridiertes Speisesalz; grüner und schwarzer Tee.	Hält Knochen und Zähne gesund.
Jod	Jodiertes Speisesalz; Fisch, Meeresfrüchte, Algen; je nach Futter bzw. Bodenzusammensetzung enthalten tierische und pflanzliche Nahrungsmittel Jod.	Wichtig für die Produktion von Schilddrüsenhormonen.
Kupfer	Getreideprodukte; Innereien (Leber), Fisch, Schalentiere; grüne Gemüse; Kakao, Schokolade; Kaffee, Tee.	Unterstützt die Eisenaufnahme; wichtig für rote Blutkörperchen, Bindegewebe, Nervenfasern und Hautpigmente; Bestandteil diverser Enzyme.
Mangan	Schwarzer und grüner Tee; Lauch, Kopfsalat, Spinat; Erdbeeren; Haferflocken.	Bestandteil vieler für den Stoffwechsel wichtiger Enzyme; für Knochen- und Sehnenbildung erforderlich.
Molybdän	Hülsenfrüchte; Getreide.	Bestandteil stoffwechselrelevanter Enzyme; spielt eine Rolle bei der Speicherung von Eisen im Körper.
Selen	Fleisch, Fisch, Eier; Linsen; Spargel, Pilze; Paranüsse (je nach Selengehalt des Bodens bzw. Futters).	Schützt als Antioxidans zusammen mit Vitamin E die Zellen vor oxidativen Schäden.
Zink	Rind- und Schweinefleisch, Geflügel, Eier; Milch, Käse.	Bestandteil oder Aktivator zahlreicher Enzyme und Hormone; wichtig für Wachstum, Fruchtbarkeit und Immunsystem; unterstützt die Insulinspeicherung.

EMPFOHLENE TAGESZUFUHR FÜR ERWACHSENE MÄNNER 19+	FRAUEN 19+	TOLERIERBARE TÄGLICHE GESAMTZUFUHR
4000 mg*	4000 mg*	keine Angaben
1000 mg	1000 mg	2500 mg**
400 mg (19–25 J.); 350 mg (ab 25 J.)	310 mg (19–25 J.) 300 mg (ab 65 J.)	250 mg**
1500 mg*	1500 mg*	Keine Angaben.
700 mg	700 mg	3500 mg
30–100 mcg*	30–100 mcg*	Keine Angaben.
10 mg	15 mg (19–51 J.) 10 mg (ab 51 J.)	Keine Angaben.
3,8 mg*	3,1 mg*	0,1 mg/kg Körpergewicht**
180 mcg (D, A) 150 mcg	180 mcg (D, A)	600 mcg**
1,0–1,5 mg*	1,0–1,5 mg*	5 mg**
2,0–5,0 mg*	2,0–5,0 mg*	Keine Angaben.
50–100 mcg	50–100 mcg	600 mcg**
70 mcg	60 mcg	300 mcg**
10 mg	7 mg	25 mg**

*Schätzwerte für eine angemessene Tageszufuhr.

**Der angegebene Wert stammt von der EFSA (Europäische Behörde für Lebensmittelsicherheit). Bei Magnesium bezieht er sich auf Mengen, die über Nahrungsergänzungsmittel, Wasser und angereicherte Lebensmittel zugeführt werden; nicht auf Magnesium aus naturbelassenen Lebensmitteln.

Abkürzungen: mg = Milligramm; mcg = Mikrogramm.

Die angegebenen Werte basieren auf den D-A-CH Referenzwerten für die Nährstoffzufuhr aus dem Jahr 2015.

Wie Antioxidanzien und sekundäre Pflanzenstoffe nutzen

Wer aufmerksam Nachrichten aus der Ernährungs- und Gesundheitsforschung verfolgt, wird immer wieder von verblüffenden, gesundheitsfördernden Wirkungen von Antioxidanzien, Polyphenolen, Flavonoiden und anderen chemischen Verbindungen hören. All diese Substanzen entstehen in Pflanzen. Es handelt sich dabei nicht um Nährstoffe wie Vitamine und Mineralstoffe, sondern um sog. sekundäre Pflanzenstoffe, die ebenfalls eine große Rolle für unsere Gesundheit spielen. Man unterscheidet folgende große Gruppen von sekundären Pflanzenstoffen:

- **Polyphenole** Zu ihnen gehören die Flavonoide wie Resveratrol, Quercetin, Hesperidin und Anthocyane, die in Obst und Gemüse wie Weintrauben, Beeren, Brokkoli, Grünkohl vorkommen. Flavonoide beugen möglicherweise Herzerkrankungen und Krebs vor, können evtl. den Blutdruck senken und auch bestimmte Bakterien in Nahrungsmitteln unschädlich machen. Soja enthält Isoflavone, die auch Phytoöstrogene heißen, da sie ähnlich wie Östrogene wirken. Ihr Einsatz wird z. B. zur Linderung von Wechseljahresbeschwerden und zur Vorbeugung von Brustkrebs diskutiert.
- **Karotinoide,** wie Betakarotin, Lykopin, Lutein und Zeaxanthin, die in Möhren, Tomaten und Wassermelone stecken, sind in der Lage, das Risiko für bestimmte Krebsarten zu senken und haben stark antioxidative Eigenschaften.
- **Allylsulfide** kommen in Knoblauch und Zwiebeln vor; sie sind für ihre immunstärkende Wirkung bekannt.

Die sekundären Pflanzenstoffe haben ein vielfältiges Wirkungsspektrum im Körper. Doch der Forschungsschwerpunkt liegt in diesem Bereich auf den Antioxidanzien – Molekülen, die in der Lage sind, freie Radikale zu stabilisieren. Freie Radikale sind instabile Moleküle, die nur ein einzelnes Elektron anstelle eines Elektronenpaares besitzen (Elektronen liegen vorzugsweise als Paar vor). Freie Radikale sind deshalb auf der Suche nach einem stabilen Molekül (z. B. in einer gesunden Zelle), von dem sie sich ein Elektron stehlen können. Das

WISSENSWERT **Vitamin D**

Die bekannteste Aufgabe von Vitamin D ist vermutlich, die Knochen zu stärken. Forscher haben entdeckt, dass dieses Vitamin wahrscheinlich noch weit mehr gesundheitsschützende Funktionen hat. Derzeit untersuchen Wissenschaftler die Bedeutung von Vitamin D im Hinblick auf:

- Prävention von Stürzen; vor allem bei älteren Menschen.
- Vorbeugung und Behandlung von Muskelschmerzen bei Menschen, die choletserinsenkende Statine einnehmen.
- Risikominimierung bei multipler Sklerose.
- Abwehr von Depressionen.
- Vorbeugung und Kontrolle von Asthma.
- Krebsprävention, einschließlich Darm- und Brustkrebs.

Auch wenn diese Aufzählung sehr beeindruckend ist: Vitamin D ist kein Allheilmittel. Seine Bedeutung für die Gesundheitsprophylaxe muss noch intensiv erforscht werden. Doch fest steht: Wer älter ist, Übergewicht hat, sich vegetarisch ernährt, eine dunkle Hautfarbe hat, nur wenig Sonnenlicht ausgesetzt ist oder Morbus Crohn, Mukoviszidose oder Zöliakie hat, könnte zu wenig Vitamin D aufnehmen. Möglicherweise sind in diesen Fällen Vitamin-D-Präparate sinnvoll. Für die meisten anderen Menschen genügt es, sich im Sommer einmal am Tag ca. 15 Minuten lang in der Sonne aufzuhalten, um den Vitamin-D-Spiegel auf gesundem Niveau zu halten. Der Körper kann das Vitamin nämlich speichern und im Winter davon zehren.

ANTIOXIDANZIEN

ANTIOXIDATIVE WIRKSTOFFE	FUNKTION	GUTE NAHRUNGSQUELLEN
Coenzym Q10	Ist evtl. am Schutz vor Herzkrankheiten beteiligt.	Innereien; Lachs und Thunfisch; Vollkorn.
Selen	Senkt möglicherweise das Risiko für Darm-, Lungen- und Prostatakrebs. Beugt evtl. der Koronaren Herzkrankheit vor.	Paranüsse u. a. Nüsse; Fisch und Meeresfrüchte; Vollkorn; Zwiebeln und Knoblauch; Pilze; Naturreis; Innereien.
Vitamin C	Senkt vermutlich das Risiko für Herz-Kreislauf-Erkrankungen und bestimmte Krebsarten. Schützt evtl. vor grauem Star und Gicht; fördert Wundheilung und Eisenaufnahme; stärkt das Immunsystem.	Zitrusfrüchte und -säfte; Melonen und Beeren; rote Paprikaschoten, Brokkoli und Kartoffeln; zahlreiche andere Früchte und Gemüse.
Vitamin E	Trägt vermutlich zum Schutz vor Herzinfarkt und Schlaganfall bei; senkt evtl. das Risiko für einen wiederkehrenden, nicht invasiven Blasenkrebs.	Pflanzenöle, Margarine; Nüsse und Samen. Vitamin E kommt zusammen mit ungesättigten Fettsäuren vor.
KAROTINOIDE		
Betakarotin	Kann evtl. Nachtblindheit und altersbedingter Makuladegeneration vorbeugen. Erhöht möglicherweise den Schutz vor bestimmten Krebsarten, vor allem Lungenkrebs; fördert die Gesundheit von Haut, Haar, Nägeln, Knochen und Zähnen.	Orange, gelb und dunkelgrün gefärbtes Obst und Gemüse, einschließlich Möhren, Süßkartoffeln, Kürbisse, Brokkoli, Grünkohl und Spinat; Aprikosen, Pfirsiche und Honigmelonen.
Lutein, Zeaxanthin	Unterstützt den Schutz vor grauem Star und altersbedingter Makuladegeneration.	Dunkelgrüne Blattgemüse; grüne Erbsen, Brokkoli, Mais.
Lykopin	Erhöht möglicherweise den Schutz vor verschiedenen Krebsarten.	Tomaten, rosa Grapefruits, Wassermelonen und rosa Guaven.
FLAVONOIDE		
Anthocyane	Schützen evtl. vor Krebs und Herzerkrankungen; vielleicht verzögern sie den Alterungsprozess.	Heidelbeeren, Kirschen, Cranberrys, Brombeeren, Schwarze Johannisbeeren, Pflaumen und rote Weintrauben.
Hesperidin	Senkt evtl. das Risiko für Herzkrankheiten und Krebs.	Zitrusfrüchte und-säfte.
Isoflavone	Tragen vermutlich zu einem niedrigeren Risiko für Herzkrankheiten, Brustkrebs und Osteoporose bei.	Hülsenfrüchte wie Sojabohnen und Erdnüsse.
Quercetin	Könnte ebenfalls das Risiko für Herzkrankheiten und Krebs senken. Wirkt wahrscheinlich blutdruck- und cholesterinspiegelsenkend.	Zwiebeln; Äpfel, Zitrusfrüchte; Rotwein; Tee.

bestohlene Molekül wurde „oxidiert“ und macht sich nun selbst auf die Suche nach einem neuen Elektron – eine Kettenreaktion wird in Gang gesetzt, bei der immer mehr freie Radikale entstehen.

Extrem viele freie Radikale können zu Schäden an DNA/RNA und Zellmembranen führen. Das Immunsystem hat die Aufgabe, beschädigte Zellen zu beseitigen. Je schwächer es ist, desto mehr Schäden richten freie Radikale an. Krankheiten wie Krebs, Herzinfarkt oder Schlaganfall können die Folge sein.

Sekundäre Pflanzenstoffe, aber auch Vitamine und Mineralstoffe können antioxidativ wirken. Sie helfen Herz-Kreislauf-Erkrankungen und Krebs vorzubeugen, indem sie freie Radikale neutralisieren.

Probiotika:

NÜTZLICHE DARMBAKTERIEN

Neugeborene haben noch keine Darmflora. Doch das ändert sich schnell: Innerhalb der ersten zwei Lebenswochen siedeln sich zahlreiche Bakterienstämme im Darm an und nehmen Einfluss auf die Verdauung.

Probiotika sind Bakterien, manchmal auch Hefepilze, die dazu beitragen, den Darm und das Verdauungssystem gesund zu halten. Sinkt ihre Anzahl, z. B. durch die Einnahme von Antibiotika, können sich schädliche Bakterien (die ebenfalls natürlicherweise im Darm leben) im Darm vermehren. Das kann zu Verdauungs- und anderen Gesundheitsstörungen führen.

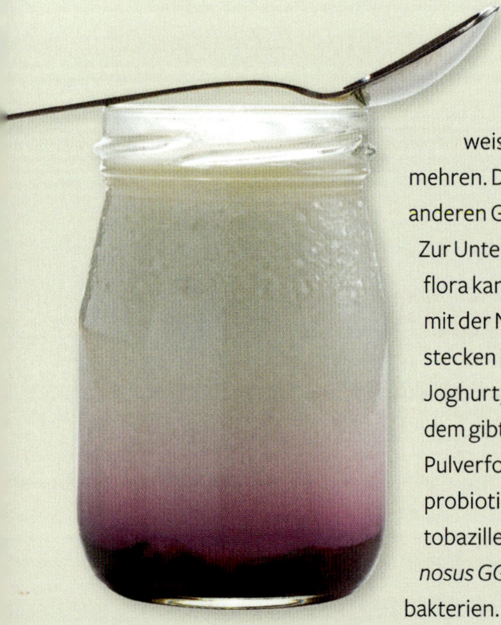

Zur Unterstützung der gesunden Darmflora kann man probiotische Bakterien mit der Nahrung aufnehmen. Sie stecken in Sauermilchprodukten wie Joghurt, Kefir oder Buttermilch. Außerdem gibt es Präparate in Kapsel- oder Pulverform. Zu den besser erforschten probiotischen Bakterien gehören Laktobazillen wie *L. acidophilus*, *L. rhamnosus GG*, *L. casei* und einige Bifidusbakterien. Wissenschaftler haben zudem herausgefunden, dass einige Nahrungsmittel Substanzen enthalten, die den probiotischen Bakterien als Nährstoffe dienen – die Prebiotika (auch Präbiotika). Dazu gehören vor allem Ballaststoffe aus Zwiebeln, Knoblauch, Lauch, Topinambur, Hülsenfrüchten und Vollkorn.

Unbestritten wirken Probiotika gesundheitsfördernd. Inwieweit sie das Immunsystem stärken, bei Verstopfung helfen, Allergien lindern oder das Darmkrebsrisiko senken können, ist jedoch noch ungeklärt. Wer dennoch Probiotika zur Linderung bestimmter Beschwerden einnehmen möchte, sollte Folgendes bedenken:

Spezifische Aufgaben Jedes Probiotikum scheint eine spezifische Funktion zu haben. So wirkt das Milchsäurebakterium *L. rhamnosus GG* positiv auf Durchfall von Kindern, aber nicht auf Durchfall bei Morbus Crohn. Wer sich die Linderung einer Beschwerde durch ein Präparat erhofft, sollte dies mit seinem Arzt besprechen.

Milliarden an Bakterien Damit Probiotika im Darm wirken können, sind Milliarden von Bakterien erforderlich. Die Zusammenstellung der Bakterien bestimmt, was sie bewirken . Bakterien, die nicht auf der Zutatenliste aufgeführt sind, sind im Präparat vermutlich auch nicht enthalten.

Kühl und trocken Probiotika im Kühlschrank aufbewahren.

Von Natur aus gut Joghurt mit lebenden Bakterien liefert Probiotika plus wertvolle Nährstoffe wie Kalzium und Proteine.

FAZIT

- Probiotika sind Bakterien, die die Darmgesundheit unterstützen.
- Sie kommen natürlicherweise in milchsauer vergorenen Produkten wie Joghurt und Sauerkraut vor.
- Beim Kauf von Nahrungsmitteln oder Präparaten mit Probiotika auf lebende Kulturen achten und daran denken, dass die Wirkung von der Bakterienzusammensetzung abhängt.
- Prebiotika wie z. B. Ballaststoffe sind Nährstoffe für Probiotika.

Nährstoffergänzung:
WER BRAUCHT SIE?

Nährstoffpräparate werden millionenfach gekauft. Sind sie wirklich erforderlich oder könnte man stattdessen nicht eigentlich alle notwendigen Nährstoffe aus der Nahrung beziehen?

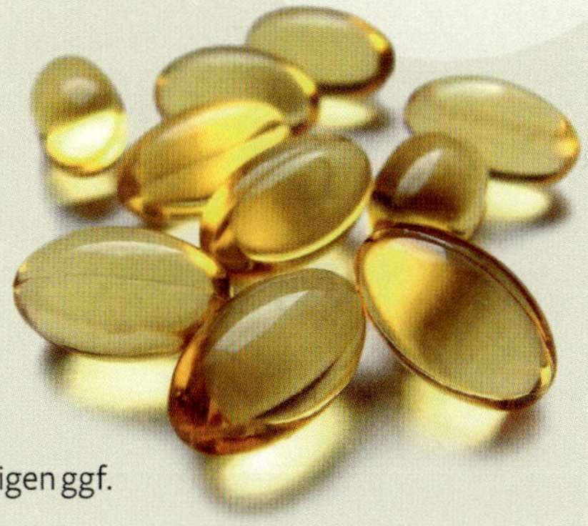

Die Wirksamkeit von Nahrungsergänzungsmitteln nachzuweisen, ist hochkompliziert. Sie hängt davon ab, wie viel vom jeweiligen Nährstoff bereits aus der Nahrung aufgenommen wurde, und von Faktoren, die dessen Aufnahme und Verstoffwechselung beeinflussen.

Auch wenn diese Präparate frei verkäuflich sind, heißt das noch lange nicht, dass man sie unbegrenzt aufnehmen und sich damit keinen Schaden zufügen könnte. Das Zusammenspiel der Nährstoffe aus natürlichen Lebensmitteln ist äußerst komplex. Führt man dem Körper zusätzlich isolierte Nährstoffe in Form von Ergänzungsmitteln zu, kann dieses empfindliche System durcheinandergeraten. Außerdem muss man bedenken, dass Medikamente und Nährstoffe auf die gleiche Weise vom Körper aufgenommen und abgebaut werden – isolierte Nährstoffe könnten also die Wirkung von Medikamenten beeinflussen. Dennoch: Nährstoffpräparate können in bestimmten Lebenssituationen eine sinnvolle Möglichkeit sein, die Nährstoffzufuhr zu sichern. Experten befürworten Nährstoffpräparate für folgende Personengruppen:

- Schwangere Frauen und Frauen mit Kinderwunsch benötigen mehr Folsäure, um vorgeburtlichen Schädigungen vorzubeugen.
- Ältere Menschen, vor allem Frauen nach den Wechseljahren, brauchen möglicherweise mehr Vitamin D und Kalzium.
- Über 50-jährige Personen könnten von einem Vitamin-B_{12}-Präparat profitieren.
- Junge Frauen mit Anämie benötigen ggf. Eisenpräparate.
- Wer sich sehr kalorienarm ernährt oder an Nahrungsmittelunverträglichkeiten bzw. -allergien leidet, kann mit Ergänzungsmitteln einen Nährstoffmangel ausgleichen..
- Menschen mit altersbedingter Makuladegeneration könnten den Krankheitsverlauf mit Antioxidanzien und Zinkpräparaten verlangsamen.

Nährstoffe aus Ergänzungsmitteln wirken weniger effektiv als Nährstoffe, die der Körper aus der Nahrung bezieht. Forschungsergebnisse belegen, dass Antioxidanzienpräparate der Gesundheit nicht nutzen, sondern (im Gegenteil) sogar schaden. Unbestritten ist: Natürliche Nahrung liefert zahlreiche wertvolle Nährstoffe in einer optimalen Zusammensetzung.

FAZIT

- Am besten sind natürliche Nährstoffe aus der Nahrung.
- Ein gesunder Erwachsener, der sich ausgewogen ernährt, benötigt selten Ergänzungspräparate.
- Wer meint, Nährstoffergänzung zu benötigen, sollte darüber mit dem Arzt sprechen und sich dabei auch über mögliche Wechselwirkungen mit Medikamenten informieren.

BASISWISSEN LEBENSMITTELSICHERHEIT

Jährlich erleiden allein in Europa bis zu 23 Millionen Menschen eine sog. Lebensmittelvergiftung und etwa 5000 Menschen sterben in Europa jährlich an den Folgen.

Doch es sind nicht nur Keime, die unser Essen belasten und uns krank machen können. Auch Pestizide, Umweltgifte und Zusatzstoffe, die in die Nahrung gelangen sowie Chemikalien, mit denen die Verpackungen für Lebensmittel hergestellt werden, könnten das Risiko, durch Nahrung krank zu werden erhöhen. Außerdem werden gentechnisch veränderte pflanzliche und tierische Lebensmittel häufig als mögliche Gefahr für die Gesundheit erachtet.

Wie Sie Ihr Risiko und das Ihrer Familie durch den Verzehr belasteter Nahrungsmittel krank zu werden senken und wie Sie sich vor krankmachenden Keimen schützen können, erfahren Sie auf den folgenden Seiten.

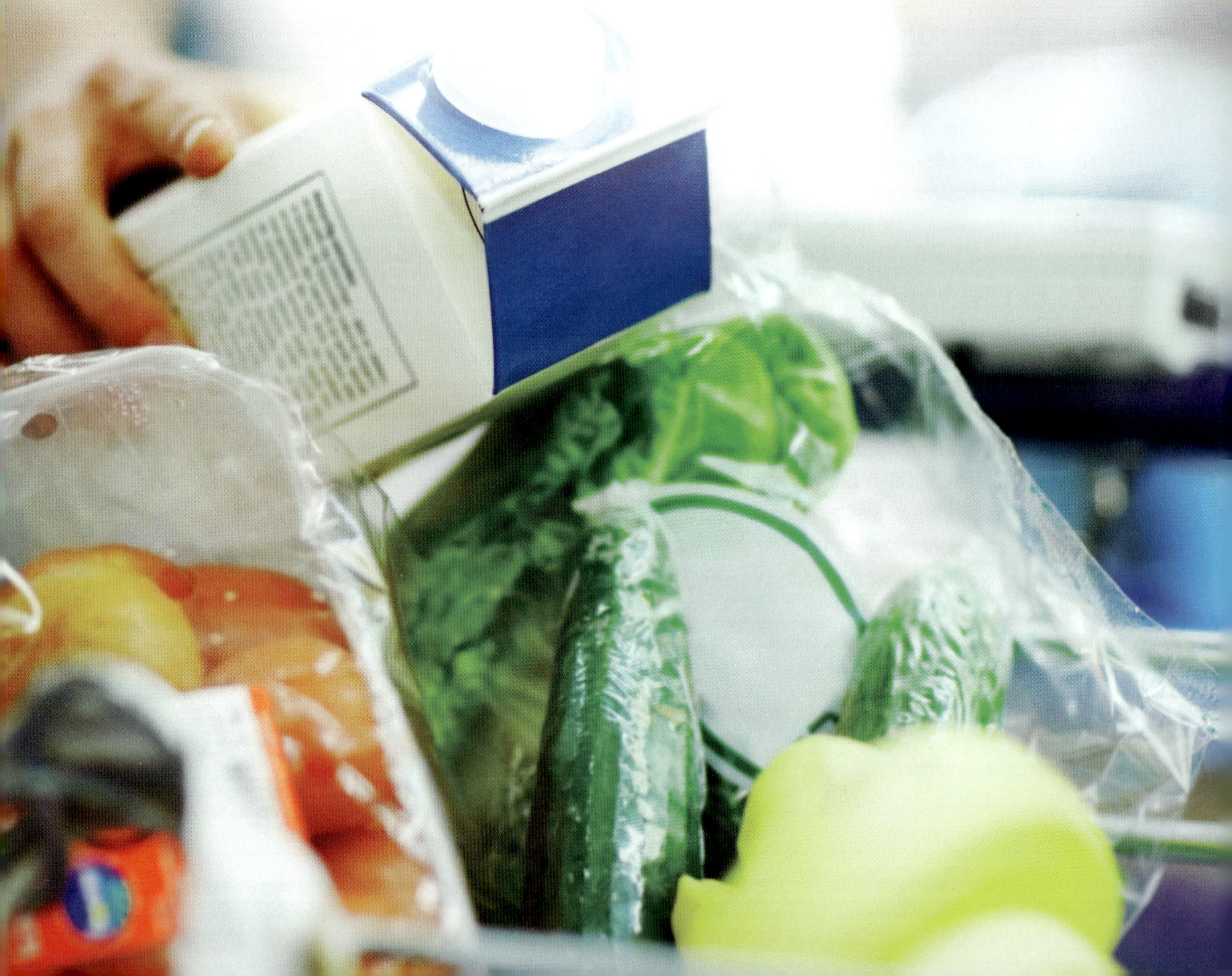

Pestizide und andere Chemikalien: Wie schädlich sind sie?

Die enorme Produktivität der modernen Landwirtschaft ist zu einem großen Teil auf den Einsatz von Chemikalien zurückzuführen. Dazu gehören Dünger und Pestizide, die auf den Feldern ausgebracht werden, Medikamente wie Antibiotika und Hormone, die man Tieren verabreicht, sowie Zusatzstoffe, die dem Futter beigemengt werden. Nur so ist es möglich, dass Lebensmittel reichlich und preiswert angeboten werden können. Andererseits ist es unvermeidlich, dass Spuren dieser Substanzen in den Nahrungsmitteln zurückbleiben. Weil hohe Dosen bestimmter Pestizide bei Tieren zu Gesundheitsproblemen führen, stellt sich die Frage, inwiefern diese Rückstände beim Menschen vorgeburtliche Schädigungen, neurologische Auffälligkeiten oder sogar Krebserkrankungen verursachen können.

Auch Schwermetalle wie Quecksilber und toxische Verbindungen wie PCB (polychlorierte Biphenyle) und Dioxine können – über Luft, Wasser und Boden – den Weg in unsere Nahrung finden.

Allerdings bedeutet die bloße Anwesenheit einer Substanz nicht gleich, dass sie Schaden anrichten wird. Wie hoch das Risiko für die Gesundheit ist, hängt nicht allein von der Toxizität eines Stoffs ab, sondern auch davon, wie lange und auf welche Weise man ihm ausgesetzt ist. Zudem ist unser Organismus in der Lage, viele giftige Substanzen unschädlich zu machen, bevor sie überhaupt wirken können. Bedenklich wird die Sache, wenn mehrere Substanzen zusammenkommen – wie schädlich ein solcher Mix sein kann, erschließt sich nicht, wenn man die Substanzen einzeln untersucht.

Einige Personengruppen sind stärker gefährdet, etwa Kleinkinder, weil sie im Verhältnis zu ihrem Gewicht mehr Nahrung aufnehmen als Erwachsene. Eine Gruppe von Pflanzenschutzmitteln, die Phosphorsäureester, gilt als besonders bedenklich.

Hier sind ein paar Ratschläge, wie man sein Belastungsrisiko so gering wie möglich halten kann:

Abwechslungsreich essen So lässt sich das Risiko senken, zu viel von einer Nahrungsmittelgruppe zu verzehren, die typischerweise mit großen Mengen von Schadstoffen belastet ist.

WISSENSWERT **Quecksilber**

Quecksilber gelangt hauptsächlich durch Kohlekraftwerke in die Atmosphäre. Seine Toxizität nimmt zu, wenn es in Seen und Meeren von Bakterien in Methylquecksilber umgewandelt wird. Nehmen Fische, Muscheln, Krebstiere u.a. diese Substanz auf, wird sie in deren Gewebe gespeichert. Je größer ein Raubfisch (z.B. ein Schwertfisch) ist, desto mehr Methylquecksilber dürfte er enthalten.

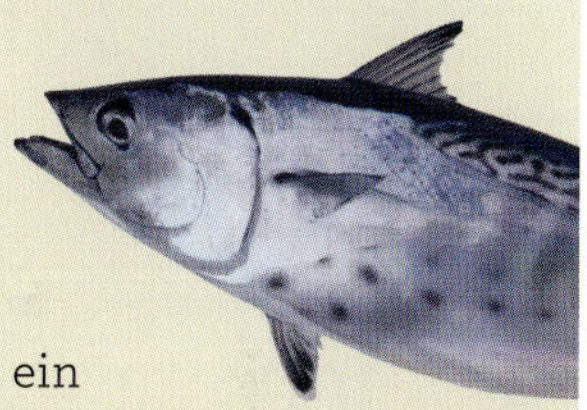

Methylquecksilber ist speziell für Ungeborene, gestillte Säuglinge und für Kleinkinder gefährlich. Bereits geringste Mengen beeinträchtigen die geistige Entwicklung und können neuronale Defekte und Verhaltensstörungen verursachen. Bei Erwachsenen kann Methylquecksilber das Risiko für Herzkrankheiten erhöhen.

Fisch und Meeresfrüchte sind nährstoffreich – sie liefern wertvolles Protein und herzgesunde Omega-3-Fettsäuren – und sollten laut Ernährungsgesellschaften (D-A-CH) ein- bis zweimal pro Woche verzehrt werden. Jedoch sollten Frauen im fortpflanzungsfähigen Alter, insbesondere mit Kinderwunsch, sowie Schwangere und Stillende auf den Genuss von großen Raubfischen wie Schwertfisch und Thunfisch verzichten. Darüber hinaus liefern auch planzliche Öle wie Lein- und Hanföl Omega-3-Fettsäuren.

Bio-Produkte:

SIND SIE WIRKLICH BESSER?

Bis vor einigen Jahren konnte man Nahrungsmittel aus biologischem Anbau nur in Bioläden, auf Bauernmärkten oder direkt vom Erzeuger erwerben. Das hat sich geändert. Heute bieten Supermärkte und sogar Discounter Bio-Ware an.

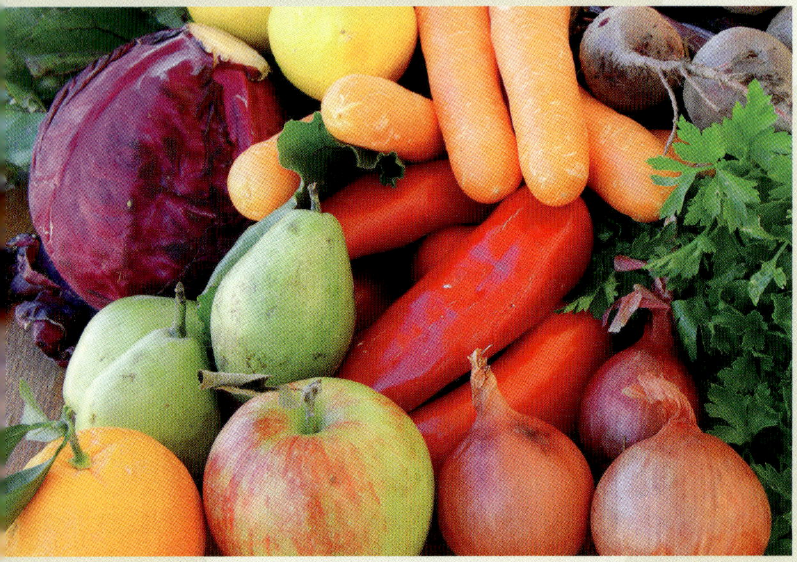

In den vergangenen Jahren ist der Umsatz mit Bio-Produkten weltweit deutlich gestiegen. Das darf jedoch nicht darüber hinwegtäuschen, dass der Anteil am Gesamtumsatz für Nahrungsmittel noch relativ niedrig ist.

Was bedeutet „Bio"?

Bio-Obst und -Gemüse werden von Landwirten erzeugt, die zum Umweltschutz beitragen, indem sie nach der Fruchtwechselmethode vorgehen, was die Böden schont und die biologische Vielfalt begünstigt. Außerdem betreiben diese Landwirte aktiven Wasserschutz. Die Felder werden ohne künstliche Dünger, Pestizide und Herbizide bewirtschaftet und die Erzeugnisse ohne künstliche Zutaten und Konservierungsstoffe hergestellt. Hersteller dürfen ein Produkt mit dem EU-Bio-Siegel versehen, wenn es gentechnisch nicht verändert ist, nicht mit chemischen synthetischen Pflanzenschutzmitteln und leicht löslichen, mineralischen Düngern behandelt und nicht bestrahlt wurde. In der Tiermast werden eine flächengebundene, artgerechte Haltung und eine Fütterung mit ökologisch produzierten Futtermitteln ohne Zusatz von Antibiotika und Wachstumshormonen verlangt. Neben dem EU-Bio-Siegel, das die Einhaltung der EU-Bio-Verordnung garantiert, gibt es weitere Bio-Siegel, beispielsweise solche, die von einzelnen Naturkost-Verbänden vergeben werden. Die Vergabe dieser Siegel basiert auf deutlich strengeren Maßgaben als die Vergabe des EU-Bio-Siegels.

Bieten Bio-Lebensmittel mehr Nährstoffe?

Ein internationales Wissenschaftlerteam veröffentlichte im Jahr 2014 im „British Journal of Nutrition" die Ergebnisse der bislang größten Metastudie zu der umstrittenen Frage, ob Bio-Lebensmittel im Vergleich zu konventionell erzeugten nährstoffreicher seien. Mehr als 300 Studien wurden zu diesem Thema ausgewertet. Herauskam, dass in Obst und Gemüse aus Bio-Anbau deutlich höhere Gehalte an sekundären Pflanzenstoffen nachgewiesen werden konnten. Das liegt daran, dass Bio-Pflanzen von Natur aus mehr sekundäre Pflanzenstoffe bilden müssen, um sich vor

Schäden z. B. durch Krankheitserreger zu schützen – beim konventionellen Anbau übernehmen Pestizide diesen Schutz.

Auch bei tierischen Bio-Produkten stellten Wissenschaftler Vorteile gegenüber konventionell erzeugten Produkten fest. Bio-Milch weist z. B. ein günstigeres Fettsäuremuster auf als konventionelle Milch. Das lässt sich auf das Futter zurückführen – Kraftfutter wird von Rindern anders verwertet als Gras und Heu. Entsprechend weist das Fleisch von Tieren, die artgerecht und auf der Weide gehalten wurden, deutlich höhere Mengen an Omega-3-Fettsäuren auf als das Fleisch von Tieren aus anderer Haltung..

Sind Bio-Lebensmittel sicherer?

Von Natur aus sind Bio-Gemüse und -Obst weniger mit Pestiziden und anderen landwirtschaftlichen Chemikalien belastet als ihre konventionell angebauten Schwestern. Das haben Untersuchungen eindeutig ergeben. Doch strittig ist die Frage, ob konventionell angebaute Produkte tatsächlich gesundheitsschädlicher sind als Bio-Produkte, denn die gemessenen Mengen an Pestiziden und anderen Chemikalien liegen meist im Rahmen der gesetzlich vorgeschriebenen Grenzwerte.

Für Kinder kann es nützlicher sein, wenn sie vor den Pestizidresten geschützt werden: Sie sind kleiner und ernähren sich weniger abwechslungsreich. Die Wirkung von Pestiziden auf ungeborene Kinder ist bislang noch nicht hinreichend erforscht. Insgesamt gibt es weder Belege dafür, dass konventionelle Nahrungsmittel gefährlich sind, noch dafür, dass Bio-Nahrungsmittel gesünder wären. Fest steht, Bio-Produkte sind meist weniger stark verarbeitet als konventionelle und sie sind weniger stark belastet von Umweltgiften. Außerdem: Ökologische Landwirtschaft verhindert Erosion, schützt das Grundwasser und schont die Natur.

Aber: Bio-Lebensmittel können wie alle anderen Nahrungsmittel auch mit schädlichen Keimen belastet sein und Lebensmittelvergiftungen verursachen.

FAZIT

- Bio-Gemüse und -Obst werden ohne Verwendung von Pestiziden, Fungiziden, Herbiziden und anderen Chemikalien angebaut.
- Bio-Rindfleisch (von Weidetieren) und Bio-Milchprodukte haben einen höheren Gehalt an Omega-3-Fettsäuren.
- Der Pestizidgehalt von Bio-Obst und -Gemüse ist nachweislich niedriger als der von konventionell angebauten.
- Der Gehalt an Antioxidanzien ist in Bio-Obst und -Gemüse vermutlich höher als in konventionell angebauten.
- Kinder könnten am meisten von einer Ernährung mit Bio-Produkten profitieren.

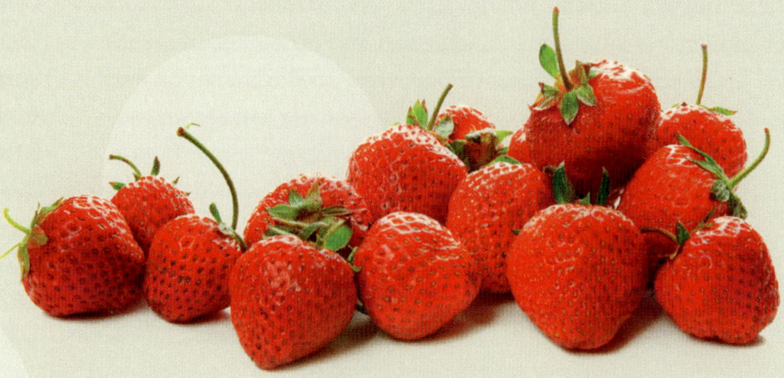

Oft zu frischem Obst und Gemüse greifen Beides ist reich an Ballaststoffen und Antioxidanzien, die den Körper vor krebserregenden Stoffen schützen können. Gemüse aus der Kreuzblütler-Familie (Kohlarten, aber auch z. B. Brunnenkresse, Rucola, Rettich und Radieschen) enthalten Stoffe, die Isothiocyanate freisetzen. Diese wiederum regen die Leber zur Produktion von Enzymen an, die krebserregende Substanzen unschädlich machen können.

Augen auf bei tierischem Fett Eine Substanz, die chemisch oder biologisch nicht abgebaut werden kann, reichert sich im Körper-, vor allem im Fettgewebe an. Die höchste Belastung weisen große Tiere auf, die am Ende der Nahrungskette stehen. Es spricht also vieles dafür, sich fettarm zu ernähren und sichtbares Fett vom Fleisch abzuschneiden.

Bio-Produkte wählen Bio-Obst und -Gemüse werden ohne den Einsatz synthetischer Pflanzenschutz- und Düngemittel erzeugt. Für die ökologische Tierhaltung gelten strengere Regeln als für die konventionelle – allerdings können auch natürliche Pflanzenschutzmittel giftig sein.

WISSENSWERT Functional Food

Nicht alle Lebensmittelzusätze dienen nur dazu, Nahrungsmittel bunter oder aromatischer zu machen – einige werden wegen ihres gesundheitlichen Nutzens hinzugefügt. Grundsätzlich raten Experten zwar, Nährstoffe aus den Lebensmitteln aufzunehmen, in denen sie von Natur aus vorkommen. Doch Functional Food, auch Nutraceuticals genannt – also Nahrungsmittel, denen bestimmte Nährstoffe im Lauf der Produktion zugesetzt werden –, ist immer noch eine bessere Nährstoffquelle als Ergänzungspräparate. Zu den meistverwendeten Zusätzen gehören:

- **Folsäure** Frauen im fortpflanzungsfähigen Alter sollten dieses B-Vitamin vor einer geplanten Schwangerschaft und im Frühstadium einer Schwangerschaft reichlich zu sich nehmen, um einem Neuralrohrdefekt (z. B. Spina bifida) beim Kind vorzubeugen. Industriell hergestellte Folsäure wird Speisesalz und Multivitaminsäften zugesetzt.
- **Kalzium** Dieser Mineralstoff ist unerlässlich für die Knochengesundheit. Von Natur aus ist er in Milch und Milchprodukten sowie in Brokkoli, Grünkohl und bestimmten Mineralwässern enthalten. Wer Milch nicht mag oder verträgt, kann zu mit Kalzium angereicherten Milchersatzprodukten wie Soja- oder Reismilch oder zu angereicherten Frühstückscerealien greifen.
- **Omega-3-Fettsäuren** Sie gelten als herzgesund und kommen von Natur aus in Lachs und einigen anderen Fischarten sowie u.a. in Leinsamen, Lein- und Rapsöl vor. Aus Fischen gewonnene Omega-3-Fettsäuren werden in der Lebensmittelindustrie inzwischen so unterschiedlichen Produkten wie Brot, Margarine, Frühstückscerealien oder Fischstäbchen zugesetzt. Omega-3-Eier sind Eier von Hühnern, deren Futter mit Algen oder Leinsamen angereichert wird.

Zusatzstoffe: Nutzen oder schaden sie?

Seit Jahrhunderten verändern Menschen ihre Nahrung mit Aroma-, Konservierungs- und Farbstoffen. Heutzutage findet man vor allem auf den Zutatenlisten von Fertig- und Halbfertigprodukten oft endlose Reihen von E-Nummern und etliche unaussprechbare Zusatzstoffe. Kaum ein Fertigprodukt ist frei von Zusatzstoffen, also von Substanzen, die von Natur aus nicht in Nahrungsmitteln vorhanden sind, aber aus einer Vielzahl von Gründen hinzugefügt werden. Dazu gehören u. a. Gelier- und Verdickungsmittel, Konservierungsmittel und Emulgatoren – letztere sorgen dafür, dass Fett und Wasser sich nicht trennen. Aber auch Vitamine und Mineralstoffe werden ersetzt (wenn sie bei der Verarbeitung verloren gegangen sind) oder hinzugefügt (um das Produkt aufzuwerten). Ebenso helfen natürliche und künstliche Süßungsmittel sowie Aroma- und Farbstoffe, ein Produkt attraktiver zu machen. Lebensmittelerzeuger und -verarbeiter haben die Wahl unter hunderten von Zusatzstoffen, deren Verwendung vom Gesetzgeber streng geregelt ist.

In Europa bewertet ein Sachverständigengremium der EFSA (European Food Safety Authority) die Sicherheit von Lebensmittelzusatzstoffen wie Antioxidanzien, Stabilisatoren usw. Nur ein Stoff, der als für den Verbraucher gesundheitlich unbedenklich und technologisch notwendig eingestuft wird, bekommt eine E-Nummer (das E steht übrigens für Europa) und ist somit für den europäischen Markt zugelassen. Allerdings ist nur der Einsatz von ca. 100 Lebensmittelzusatzstoffen mit E-Nummern uneingeschränkt erlaubt. Für andere gelten Höchstmengen, oder sie dürfen nur bestimmten Produkten bzw. nur eingeschränkt zugesetzt werden, das gilt beispielsweise bei Kinder- und Säuglingsnahrung.

Nun verwendet die Lebensmittelindustrie aber in großen Mengen auch noch andere Zusätze, z. B. Zucker, Kochsalz und Transfette. Diese können die Entstehung von Fettsucht, Bluthochdruck, Herzerkrankungen und vielen weiteren gesundheitlichen Problemen begünstigen. Daher ist es empfehlenswert, wann immer möglich, auf natürliche Nahrungsmittel wie frisches Obst und Gemüse, Vollkorngetreide, Hülsenfrüchte und Nüsse zurückzugreifen und selbst zu kochen. Bei der Auswahl von Fertiggerichten sollte man darauf achten, dass die Liste der Zusatzstoffe möglichst kurz ist.

Auch wenn Lebensmittelzusätze und -zusatzstoffe allgemein als unbedenklich eingestuft werden, gibt es einige, auf die man aus verschiedenen Gründen besser verzichten sollte.

Acesulfam K Dieser künstliche Süßstoff (E 950) steht immer wieder im Verdacht, krebsfördernd zu sein. Die Studienlage ist jedoch nicht eindeutig. Tatsache ist allerdings, dass E 950 wie Saccharin unverändert über die Nieren ausgeschieden wird, in Kläranlagen nicht entfernt werden kann und somit eine Belastung für die Umwelt darstellt.

BHA (Butylhydroxyanisol) Bei Nagetieren löste dieses Antioxidationsmittel (E 320) in sehr hohen Dosen Magen- und Leberkrebs aus.

Kalium- und Natriumnitrit und -nitrat Diese Substanzen (E 249–252) werden zur Konservierung von Fleisch- und Wurstwaren eingesetzt. Weil aus Nitraten Nitrit entstehen kann und aus Nitrit krebserregende Nitrosamine gebildet werden können, gelten damit versetzte Lebensmittel als bedenklich.

Künstliche Farbstoffe Die sog. Azofarbstoffe können Pseudoallergien auslösen. Außerdem besteht der Verdacht, sie könnten krebserregend sein. Werden die Azofarbstoffe E 102, 110, 122, 129 oder 124 sowie der Farbstoff E 104 Lebensmitteln zugesetzt, muss auf der Verpackung die Warnung zu finden sein, dass sie „Aktivität und Aufmerksamkeit von Kindern beeinträchtigen" können. Für Säuglings- und Kleinkindernahrung sind künstliche Farbstoffe nicht zugelassen.

Propylgallat Wird häufig zusammen mit BHA eingesetzt. Einigen Studien zufolge kann auch dieses Antioxidationsmittel (E 310), genau wie BHA, bei Tieren Krebs verursachen.

Saccharin Der künstliche Süßstoff (E 954) führte in Versuchen mit Mäusen zu erheblicher Gewichtszunahme.

Überholt
Natriumglutamat in chinesischem Essen kann Kopfschmerzen verursachen.

Aktuell
Wahrscheinlicher ist eine Reaktion auf Histamin, Tyramin und Phenylethylamin.

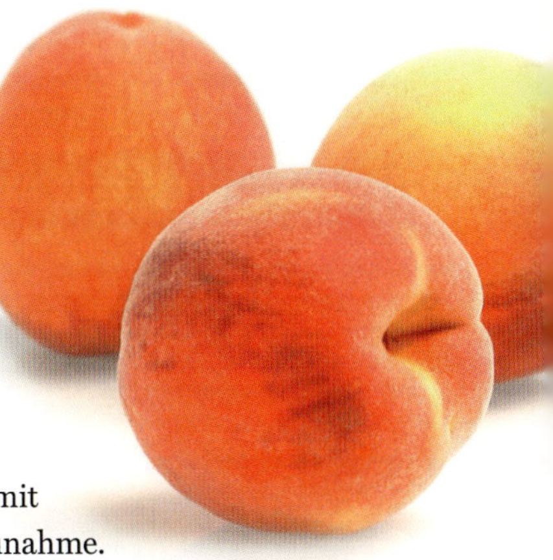

GEBRÄUCHLICHE ZUSATZSTOFFE

ZUSATZSTOFF	VERWENDUNG (BEISPIELE)	FUNKTION
KONSERVIERUNGSSTOFF		
Ascorbinsäure (Vitamin C; E 300–304)	Fruchtsäfte, Konfitüren, Obstkonserven, säurehaltige Lebensmittel und fettreiche Produkte, die ranzig werden können.	Schützt Farbe und Geschmack; erhöht den Vitamingehalt.
Benzoesäure, Benzoate (E 210–219)	Erfrischungsgetränken, Bier, Salatdressings, Feinkostsalate, Fischkonserven.	Schützt vor Verderb.
Butylhydroxyanisol, Butylhydroxytoluol (BHA, BHT; E 320–321)	Beispielsweise in Backmischungen, Knabbererzeugnissen aus Getreide, Tütensuppen und Würzsaucen. Häufig auch in Kaugummi (als Aromaschutz).	Erhalt des Aromas und Schutz vor Oxidation (Ranzigwerden).
Nitrite und Nitrate (E 249–252)	Gepökelte Fleisch- und Wurstwaren, teilweise in Hartkäse, Schnittkäse oder eingelegten Heringen/Sprotten.	Schützt vor Verderb; erhält die Farbe und verstärkt den Geschmack.
Schwefeldioxid und Sulfite (E 220–228)	Getrocknete Früchte und getrocknetes Gemüse, Tafelmeerrettich, Würzmittel, eingelegte Kirschen, Essig, Wein, Konfitüren, Gelees und Fertiggerichte.	Schützt die Farbe; verhindert Bakterienwachstum.
Tocopherol (Vitamin E; E 306–309)	Öle, Margarine, Bratfette.	Schützt Fette davor, ranzig zu werden.
FARBSTOFFE		
Betenrot (E 162) Chinolingelb (E 104) Curcumin (E 100) Gelborange S (E 110) Tartrazin (E 102) Zuckerkulör (E 150 a–d)	Viele verarbeitete Nahrungsmittel; vor allem Süßigkeiten, Konfekt, Fruchtkonzentrate, Erfrischungsgetränke, Konfitüren und Gebäck.	Appetitlicheres und den Erwartungen entsprechendes Aussehen der Lebensmittel.
GESCHMACKSVERSTÄRKER		
Natriumguanylat (E 627)	In salzhaltigen Halbfertig- und Fertigprodukten wie Suppen und Saucen.	Intensiviert den vorhandenen Geschmack.
Hydrolisiertes pflanzliches Eiweiß (HVP)	In Halbfertig- und Fertigprodukten wie Suppen, Saucen und Instantbrühen.	Intensiviert den vorhandenen Geschmack.
Natriumglutamat (MSG; E 621)	In Halbfertig- und Fertigprodukten wie Suppen und Saucen; in asiatischen (chinesischen) Gerichten.	Verbessern den Geschmack.
EMULGATOREN, STABILISATOREN UND VERDICKUNGSMITTEL		
Agar-Agar (E 406) Carrageen (E 407) Fettsäuren (E 570) Guarkernmehl (E 412) Gummi arabicum (E 414) Lecithine (E 422) Pektine (E 440) Xanthan (E 415)	In Halbfertig- und Fertigprodukten wie Suppen, Saucen und Salatdressings, aber auch in Produkten wie Sahne, Joghurt, Pudding, Eiscreme und Ketchup.	Verbessern Struktur und Konsistenz, sorgen für mehr Glätte, Cremigkeit und Volumen; binden Flüssigkeit und verhindern, dass sich Wasser und Öl voneinander trennen.

Zuckerkulör E 150 a–d färbt u. a. Colagetränke dunkelbraun und wird auch Balsamico-Essigen zugesetzt. Der Farbstoff E 150 d kann Imidazole enthalten, die von vielen Experten als krebserregend eingestuft werden.

Einige andere weit verbreitete Lebensmittelzusätze können für Menschen mit bestimmten gesundheitlichen Voraussetzungen problematisch sein:

- Menschen mit Hämochromatose (Eisenspeicherkrankheit) sollten mit Eisen angereicherte Frühstückscerealien und Säfte meiden.
- Sulfite können u. a. in Trockenobst und Meerrettich-Fertigprodukten, aber auch in Wein, Schaum- und Likörwein enthalten sein. Bei empfindlichen Personen können Sulfite und Schwefeldioxid Asthmaanfälle auslösen.
- Manche Menschen bekommen nach dem Verzehr von nitrithaltigen Nahrungsmitteln Kopfschmerzen. Und Kinder mit ADHS könnten negativ auf bestimmte Lebensmittelfarbstoffe reagieren.

WISSENSWERT Bisphenol A (BPA)

Konserven- und Getränkedosen sind innen beschichtet, damit das Metall, aus dem sie bestehen, nicht mit dem Inhalt reagieren und korrodieren kann. In fast allen Fällen enthält diese Schutzschicht Bisphenol A (BPA), das herausgelöst werden und in das betreffende Lebensmittel übergehen kann; auch die Schraubdeckel von Gläsern sind meist so beschichtet.

Haushaltsartikel wie Vorratsbehälter oder Mikrowellengeschirr sind häufig aus Polycarbonat. Erhitzt man diesen Kunststoff (indem man heiße Nahrungsmittel oder Getränke in den Behälter füllt oder sie darin im Mikrowellengerät erwärmt), wird ebenfalls BPA freigesetzt.

BPA kann diversen Studien zufolge u. a. die Fruchtbarkeit beeinträchtigen und das Risiko für Typ-2-Diabetes erhöhen. Besonders bedenklich ist die Substanz für Kinder, weil ihr Hormonhaushalt sich noch entwickelt und diese Entwicklung beträchtlich gestört werden kann.

Zwar ist durch Vorschriften geregelt, welche Höchstmengen Lacke oder Kunststoffe an Lebensmittel abgeben dürfen. Unklar ist jedoch, welche Mengen in welchem Zeitraum in den Organismus gelangen müssen, um ihre Wirkung zu zeigen. Als Vorsichtsmaßnahme wurde die Verwendung von BPA-haltigem Kunststoff für Babyfläschchen per EU-Regelung untersagt.

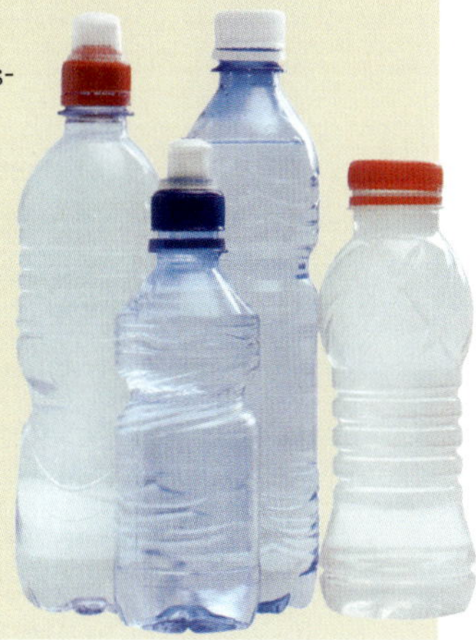

Genetisch veränderte Lebensmittel: Wie problematisch sind sie?

Seit Jahrhunderten haben sich Nahrungsmittelerzeuger die Genetik von Pflanzen und Tieren zunutze gemacht. Sie kreuzten bestimmte Spezies miteinander und konnten so erwünschte Eigenschaften verbessern und unerwünschte ausmerzen. Die Verfeinerung dieser Techniken ermöglicht immer höhere landwirtschaftliche Erträge.

Inzwischen hat die Biotechnologie bei Lebensmitteln dank gentechnischer Veränderungen eine weitere Dimension hinzubekommen. Die Gentechnik ermöglicht Pflanzenforschern, fast jede Pflanze um wünschenswerte Erbmerkmale zu ergänzen. Möglich sind beispielsweise nährstoffreichere Nahrungsmittel, etwa Mais mit biologisch besonders hochwertigem Eiweiß oder eine Rapsform, die noch mehr ungesättigte Fettsäuren enthält als die ursprüngliche Form.

Agrarforscher versuchen außerdem, Pflanzen so zu verändern, dass sie unter ungünstigeren Bedingungen wachsen

WISSENSWERT Massentierhaltung

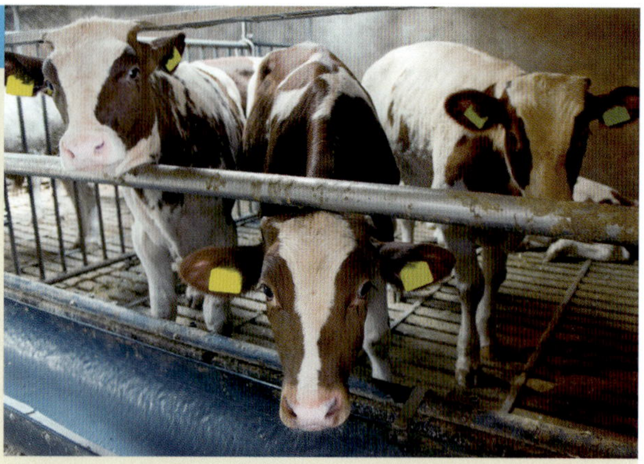

Auch wenn Werbung und Verpackung Bauernhofatmosphäre suggerieren – das meiste Fleisch, das wir essen, stammt aus Massentierhaltung. Oft werden tausende von Tieren auf engem Raum und ohne Tageslicht gehalten. Die Fütterung geschieht automatisch, und damit sich der „Stall" leichter ausmisten lässt, stehen die Tiere auf Gitterböden. Um die Verbreitung von Krankheiten zu verhindern, wird häufig der gesamte Tierbestand mit Antibiotika behandelt, und um das Wachstum zu beschleunigen, verabreicht man Hormone. Beides kann beim Verzehr in den menschlichen Organismus geraten und später, nachdem es ausgeschieden wurde, in die Umwelt.

Allerdings gibt es auch Betriebe, die Rinder, Schweine und Geflügel artgerecht halten. Das bedeutet, den Tieren Zugang zu Tageslicht zu gewähren, für Einstreu im Stall zu sorgen und die Medikamentengabe einzuschränken. Noch strenger sind die Kriterien für die ökologische Tierhaltung. Hier müssen die Tiere jederzeit Zugang zu Freiflächen haben, das Futter muss biologisch erzeugt sein und größtenteils aus demselben Betrieb stammen. Medikamente gibt es nur im Einzelfall. Die gesundheitlichen Vorteile für den Menschen sind noch nicht hinreichend belegt, doch es schadet sicher nicht, zugunsten von Tiergesundheit und Umwelt auf die Herkunft des Fleisches zu achten.

können, z. B. bei Dürre. Auch können Pflanzen so verändert werden, dass sie resistenter gegen Insekten sind.

Ungeachtet der Vorteile der Gentechnik werden unerwünschte Konsequenzen bei dieser Form der Nahrungsmittelmanipulation befürchtet. So könnten z. B. Insekten resistent auf Pestizide reagieren, die von Pflanzen nach genetischer Manipulation produziert werden. Auch könnte die Herbizidresistenz einer genetisch veränderten Pflanze auf die entsprechende Wildpflanze übertragen werden.

Die potenziellen Vorteile der Gentechnik für die weltweite Versorgung mit Nahrungsmitteln sind enorm. Die weitere Entwicklung wird man genau beobachten müssen. Wer garantiert gentechnikfreie Lebensmittel wünscht, kann zu Bio-Produkten greifen; für sie ist gemäß der EU-Öko-Verordnung der Einsatz von Gentechnik nicht erlaubt.

Schädliche Keime in Lebensmitteln

Kolibakterien in Wurst, Listerien in Käse, Salmonellen in Mayonnaise – Lebensmittelvergiftungen können jeden Menschen treffen und jedes Lebensmittel kann mit schädlichen Keimen belastet sein.

Zahlreiche Bakterien, Viren, Pilze und Gifte können viele unterschiedliche Symptome auslösen. Eine Verunreinigung der Nahrungsmittel mit schädlichen Keimen ist jederzeit möglich – von der Ernte über Transport und Lagerung bis zum Verkaufsregal. Obwohl Erzeuger, verarbeitende Betriebe, Handel und Gaststätten behördlicherseits auf die Einhaltung von Hygienevorschriften überprüft werden, lässt sich eine Kontamination nie ganz ausschließen. Zu Hause sollte man Nahrungsmittel sachgerecht lagern und zubereiten, um das Risiko zu begrenzen.

Fast Food:

KANN ESSEN AUF DIE SCHNELLE GESUND SEIN?

Vielerorts findet man an fast jeder Ecke ein Fast-Food-Restaurant oder einen Schnellimbiss. Fast Food – mit seinem hohen Fett- und Kaloriengehalt – wird oft als Ursache für Übergewicht verantwortlich gemacht.

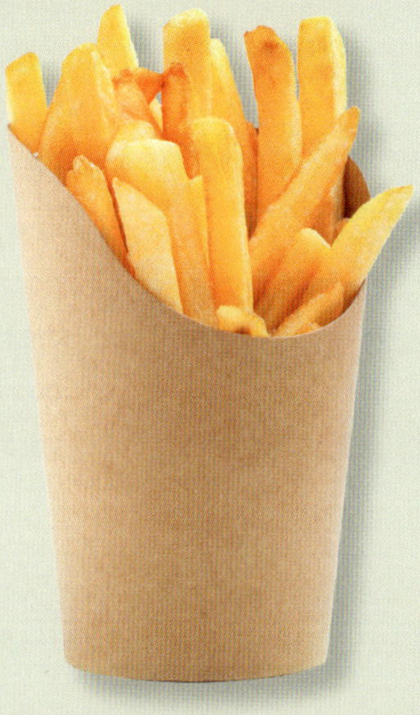

Auch wenn die meisten Fast-Food-Ketten auch kalorienärmere, gesündere Produkte im Angebot haben, liefern die meisten Fast-Food-Gerichte wie Hamburger, Pommes frites, Bratwurst, Backhuhn und Pizza exorbitante Mengen an Fett, Salz und Kalorien. Selbst Optionen, die auf den ersten Blick gesünder scheinen, z. B. Salate oder Smoothies, können mehr Kalorien und Fett enthalten, wenn sie mit cremigem Dressing, Käse, Fleischstückchen oder reichlich Zucker daherkommen.

Wer kann, sollte Fast-Food-Restaurants und Imbissbuden also möglichst meiden. Wenn man dennoch einmal auf die Schnelle etwas Essbares braucht, können folgende Tipps hilfreich sein.

Hamburger Ohne Käse, Mayonnaise und Speck ist er immer eine gute Wahl. Als Extras kann man Senf, Gewürzgurke, frische Zwiebel, Tomaten und Blattsalat bestellen. So ein Hamburger enthält dann 200–300 kcal und 10–20 g Fett. Ein Super-Cheeseburger mit allem Drum und Dran kann es dagegen locker auf 1000 kcal bringen und dabei 26 g Fett (oder mehr) liefern.

Pommes frites Eine mittlere Portion Pommes frites liefert etwa 300 kcal und etwa 15 g Fett, eine große kommt auf über 400 kcal und mehr als 20 g Fett. Wenn es unbedingt Pommes sein müssen, sollte man die kleinste Portionsgröße wählen. Vorsicht mit gitterförmig geschnittenen Pommes, sie haben pro Portion fast 600 kcal, weil die Oberfläche, an der das Fett haftet, relativ groß ist.

Bratwurst, Currywurst Eine Rostbratwurst (120 g) mit etwas Senf im Brötchen bringt es auf gute 500 kcal, eine Portion Currywurst (120 g Schweinebratwurst mit Currysauce) auf knapp 400 kcal. Kommen noch Pommes dazu, sind 700–800 kcal schnell zusammen.

Pizza Das beliebteste Fast Food liefert jede Menge Fett. Eine durchschnittliche Pizza Margherita, sei es aus der Tiefkühltruhe oder vom Lieferservice, kann locker mit 32 g Fett und stattlichen 1000 kcal aufwarten. Wer also Lust auf Pizza hat, sollte sich auf ein Stück beschränken mit einem Belag aus Gemüse, evtl. magerem Fleisch und nur etwas Käse. Das enthält am wenigsten Kalorien, kaum Fett und die meisten Nährstoffe.

FAZIT

- Vermeintlich gesunde Fast-Food-Angebote können durch Zutaten wie Dressings, Fleisch und Käse üppige Kalorienmengen liefern.
- Bei einem Hamburger können Zutaten wie Mayonnaise und Käse den Fett- und Kaloriengehalt in die Höhe treiben.
- Bei Pommes frites die kleinste Portion wählen.
- Wer auf Currywurst nicht verzichten möchte, kann zumindest bei Pommes Kalorien einsparen.

GESUNDE ERNÄHRUNG: SO SIEHT SIE AUS

Jeden Tag werden neue Forschungsergebnisse zum Thema Ernährung veröffentlicht, doch die meisten bestätigen die altbewährten Grundsätze: häufig zu Obst, Gemüse (und Vollkorn) greifen, Junkfood meiden und nicht zu viel essen. Wer sich daran hält, ist auf dem richtigen Weg zu einer gesunden Ernährung, die ausreichend Energie und den richtigen Nährstoff-Mix liefert. Unnötige Zutaten wie Zucker, Kochsalz (Natrium) und Transfette, die dem Organismus schaden können, kommen darin nicht vor.

Betrachtet man einige Einträge im dritten Kapitel (Krankheiten), wo es um Empfehlungen bestimmter Nahrungsmittel bei speziellen gesundheitlichen Problemen geht, erkennt man schnell ein Hauptthema: Im Vordergrund stehen frisches Obst und Gemüse und Vollkorn sowie gute Protein- und Fettquellen. Diese Nahrungsmittel haben den höchsten Gehalt an Vitaminen, Mineralstoffen, Antioxidanzien und anderen Substanzen, die für Vorbeugung und Heilung von Krankheiten unabdingbar sind. Generell gilt: Die beste Ernährung ist diejenige, die abwechslungsreich ist und vollwertige und wenig verarbeitete, einfach zubereitete Lebensmittel bietet.

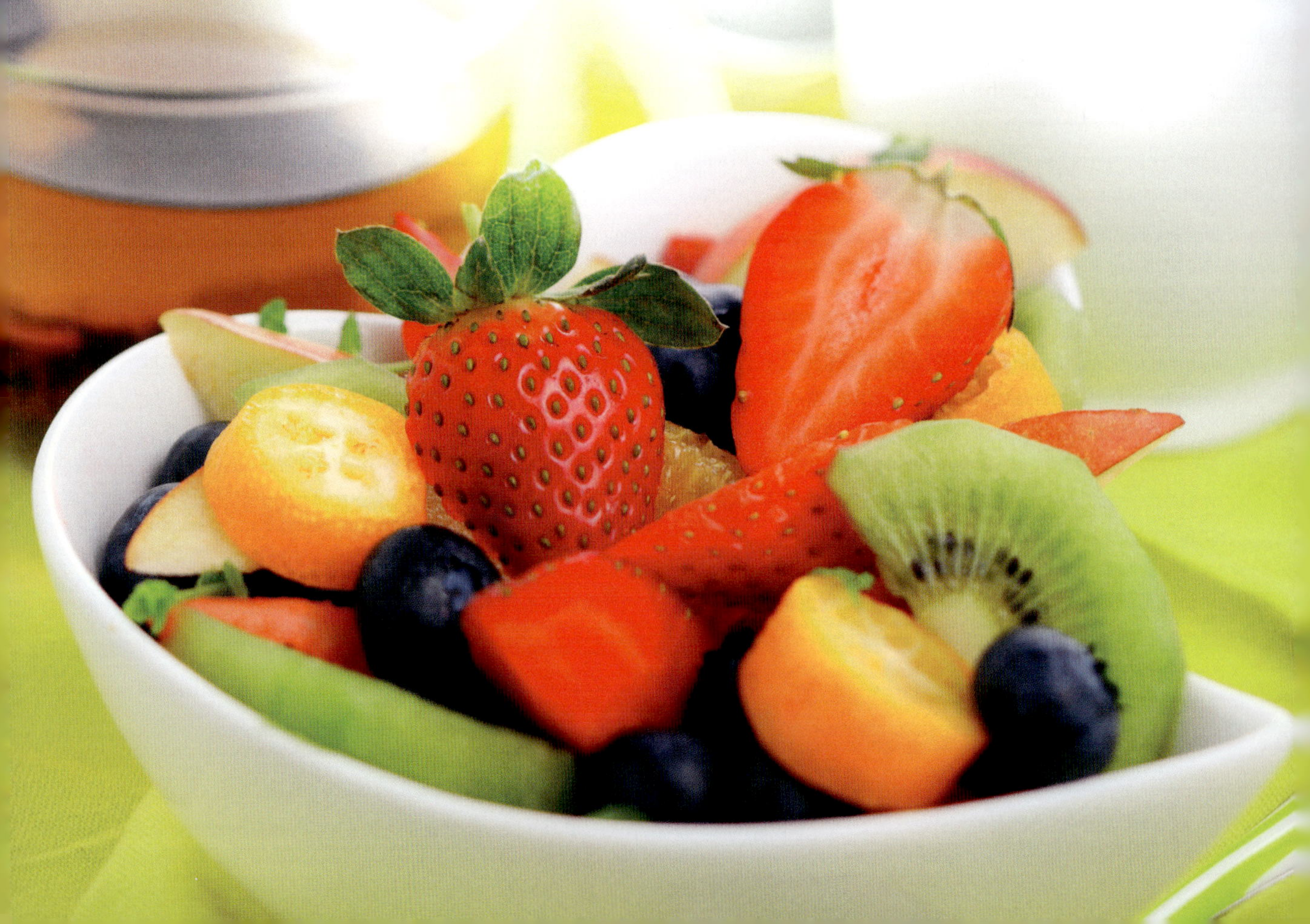

Wie viel für die Gesundheit?

Alles, was am Tag gegessen oder getrunken wird, lässt sich in Lebensmittelgruppen einteilen. Zur Veranschaulichung haben Gesundheitsministerien und Ernährungsverbände Diagramme entworfen, etwa eine Ernährungspyramide, einen Ernährungskreis oder auch den „gesunden Teller". Jede der sieben Lebensmittelgruppen ist dort durch ein Farbfeld dargestellt. Je größer ein Feld ist, desto höher sollte der Anteil dieser Lebensmittelgruppe an der Ernährung sein. Man unterscheidet zwischen folgenden Gruppen:

Obst und Gemüse sollte man fünfmal am Tag essen (2 Portionen Obst und 3 Portionen Gemüse). Eine Portion entspricht einer Handvoll.

Stärkereiche Produkte Grundnahrungsmittel wie (Vollkorn-)Brot, Müsli, Reis, Nudeln und Kartoffeln sollten mehr als 50 % der täglichen Nahrung ausmachen.

Milch und Milchprodukte wie Käse, Joghurt und Quark sollten täglich auf dem Speiseplan stehen. Sie liefern hochwertiges Protein, leicht verdauliches Fett und (für die meisten Menschen) gut verwertbare Laktose. Außerdem enthalten sie wichtige Nähstoffe wie Kalzium, Vitamine der B-Gruppe (v. a. Vitamin B_2) sowie die fettlöslichen Vitamine A und D.

Fleisch, Wurst, Fisch und Eier Beim Genuss von Fleisch und Wurst ist Zurückhaltung gefragt: zwei- bis dreimal pro Woche sind genug. Fisch kann ein- bis zweimal pro Woche auf den Tisch kommen. Eier stecken in vielen Gerichten „von Haus aus" drin, weshalb nur 2 Frühstückseier pro Woche empfohlen werden.

Öle und Fette Fett ist lebensnotwendig, sollte aber nicht mehr als 30 % der täglichen Kalorien ausmachen. Entscheidend für die Gesundheit ist die Zusammensetzung der Fette (siehe S. 15 f.).

Getränke Pro Tag sollte man mindestens 1,5 l Flüssigkeit zu sich nehmen. Am besten Wasser, Saftschorle oder ungesüßten Kräuter- oder Früchtetee.

Essen gesund planen

In den vergangenen Jahrzehnten wurde von Forschern viel dazu herausgefunden, wie die Ernährung unser Leben beeinflusst. Inzwischen weiß man, dass Nahrung nutzen, aber auch schaden kann.

Gesunde Ernährung heißt, Nahrungsmittel so zuzubereiten und zu essen, dass sie einem guttun und sogar noch Krankheiten vorbeugen können. Hier sind einige Empfehlungen, wie man sich ein Leben lang gesund ernähren kann.

Frühstücken und keine Mahlzeit auslassen Isst man häufiger, wird der Magen nie völlig leer, und man vermeidet, bei der nächsten Mahlzeit zu viel zu essen. Statt Mahlzeiten auszulassen, besser 4–6 kleine (Zwischen-)Mahlzeiten im Abstand von 3–5 Stunden einplanen.

Auf „gute" Kohlenhydrate setzen Auch wenn die Medien oft anderes berichten – es ist nicht erforderlich, ganz auf Kohlenhydrate zu verzichten. Meiden sollte man allerdings raffinierte Kohlenhydrate wie Zucker, Weißmehl oder polierten Reis. Diese Produkte werden im Körper rasch in Glukose umgewandelt, was zur Mehrproduktion des Hormons Insulin führt. Seine Aufgabe ist es, Glukose aus dem Blut in die Zellen zu leiten. Die Folge:

Portionen verkleinern

Mit einem einfachen Trick, isst man weniger, ohne es zu merken: Geben Sie Ihr Essen auf einen kleineren Teller als sonst. Sie werden feststellen: Wenn er leer gegessen ist, sind Sie wahrscheinlich schon angenehm gesättigt.

Auf einen schnellen Anstieg des Insulinspiegels folgt ein starker Abfall des Blutzuckerspiegels, und man ist im Nu wieder hungrig. Die bessere Wahl dagegen sind unverarbeitete, ballaststoffreiche Kohlenhydratquellen wie beispielsweise Vollkornprodukte, Obst und Gemüse. Sie lassen den Blutzucker langsam ansteigen und wieder sinken und sorgen so für ein länger anhaltendes Sättigungsgefühl.

Voluminöse Nahrungsmittel wählen Nahrungsmittel, die viele Fasern, viel Wasser oder viel Luft enthalten, sind voluminös und sättigen länger. Dazu gehören ballaststoffreiches Obst und Gemüse sowie Hülsenfrüchte. Statt eine Handvoll Rosinen zu essen, sollte man zu wasserreichen Trauben greifen. In einen Gemüsetopf kann man kleine Linsen geben – so wird er sättigender, enthält aber kaum zusätzliche Kalorien. Studien zeigten, dass Menschen, die eine Mahlzeit mit einer klaren oder ungebundenen Suppe beginnen, danach weniger essen.

Fettverzehr einschränken Fett enthält von allen Nährstoffen die meisten Kalorien. Wird fettreiches Fleisch z. B. durch magereres Geflügelfleisch ersetzt und werden Nahrungsmittel fettarm gegart, spart das Fett. Außerdem lässt sich Fett einsparen, indem man sichtbares Fett von Fleisch abschneidet und Fett von Suppen und Saucen abschöpft. Tabu sind fettreiche Wurstsorten und fetter Speck.

Aber nicht ganz auf Fett verzichten Auf keinen Fall sollte auf Fett ganz verzichtet werden. Studien zufolge halten Personen, die in ihre Ernährung Lebensmittel mit gesunden Fetten einbeziehen, nach einer Schlankheitskur leichter ihr Gewicht. Nüsse, Samen, Avocados, Olivenöl und andere Öle sind gute Quellen für solche Fette.

Viel trinken Vor allem mit Wasser sollte man den täglichen Flüssigkeitsbedarf von 1,5 l decken. Mit Zucker gesüßte Erfrischungsgetränke liefern Energie, aber keine Nährstoffe, und den Durst löschen sie auch nicht. Ein Glas Fruchtsaft am Tag liefert wertvolle Inhaltsstoffe wie Vitamine, Mineralstoffe und sekundäre Pflanzenstoffe, aber ebenfalls Kalorien und keine Ballaststoffe. Kaffee oder schwarzer Tee sind in Ordnung. Und gelegentlich darf man sich durchaus Wein oder Bier in moderater Menge gönnen.

Mehr Kalziumreiches essen Forschungsergebnisse legen den Schluss nahe, dass Kalzium die Gewichtsabnahme fördert. Es unterdrückt die Hormone, die dafür sorgen, dass Fett im Körper eingelagert statt verbrannt wird. Kalziumreiche Lebensmittel wie Milch, Joghurt und andere Milchprodukte könnten es dem Körper erleichtern, Fettreserven zu mobilisieren und Fett zu verbrennen.

Sich nichts verbieten Ab und zu sollte man seine kalorienreichen Lieblingsspeisen oder Süßigkeiten genießen, damit es nicht zu frustbedingten Fressanfällen kommt. Kleine Portionen reichen völlig. Nicht vergessen: Fasten kann der Gesundheit schaden, und ein durch Fasten erzielter Gewichtsverlust wird selten gehalten, sobald wieder normal gegessen wird.

Nahrungsmittel gesund lagern

Werden Nahrungsmittel sachgerecht geputzt, gelagert und vorbereitet, wirkt sich das nicht nur auf Geschmack, Konsistenz und Nährwert aus, es hilft auch, vorzeitigem Verderb und Lebensmittelvergiftungen vorzubeugen. Mit den richtigen Zubereitungs- und Lagermethoden bleiben Lebensmittel bekömmlich, nährstoffreich und appetitlich. Und: Weil weniger weggeworfen werden muss, kann man auch noch Geld sparen.

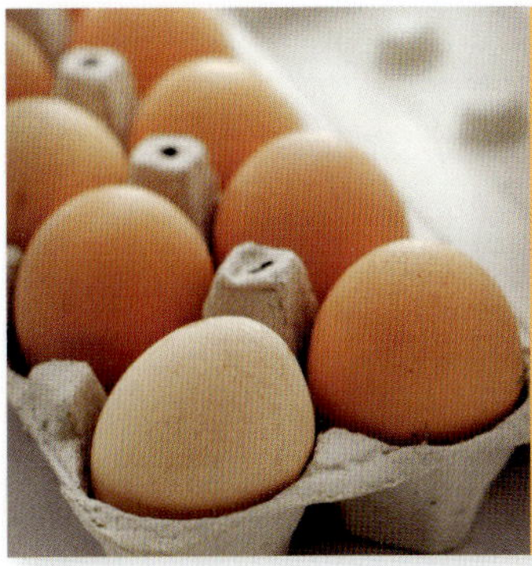

Eier im Karton lagern

Eierschalen sind porös, was Kühlschrankgerüche ins Ei gelangen lässt. Deshalb: Eier im Karton im Kühlschrank (nicht in der Tür) aufbewahren.

Schon beim Einkauf gibt es einiges zu beachten. So sollten alle leicht verderblichen Lebensmittel (z. B. Frischfisch oder Hackfleisch) zu Hause gleich gekühlt oder eingefroren werden, an heißen Tagen innerhalb von einer Stunde. Bei hochsommerlichen Temperaturen – und generell bei sehr langen Einkaufswegen – ist es ratsam, empfindliche Nahrungsmittel wie Fleisch, Fisch und Meeresfrüchte, Geflügel, Eier, Milchprodukte und Mayonnaisehaltiges in kleineren Mengen einzukaufen und sie in einer Kühltasche (mit Kühlakkus darin) zu transportieren.

Nahrungsmittel gesund vorbereiten

Selbst wenn man die frischesten Lebensmittel erworben und sachgemäß gelagert hat, kann es zu einer Lebensmittelvergiftung kommen, wenn diese Zutaten falsch vorbereitet wurden. Deshalb: Nach dem Hantieren mit rohem Fleisch, Geflügel oder Fisch sollte man die Hände mindestens 20 Sekunden mit warmem Wasser und Seife waschen; Ringe dafür abnehmen und auf saubere Fingernägel achten.

Weitere Maßnahmen sind: Arbeitsflächen und Schneidebretter, auf denen Lebensmittel lagen bzw. bearbeitet wurden, mit heißem Seifenwasser reinigen. Geschirr und Gerätschaften, die mit rohem Fleisch oder Geflügel Kontakt hatten, abwaschen, bevor sie für gegartes Fleisch oder andere Lebensmittel verwendet werden. Schwamm und Spültuch nach jedem Gebrauch in heißem Seifenwasser auswaschen bzw. gegen frische austauschen. Gegarte Lebensmittel nicht mit Oberflächen in Berührung kommen lassen, die Spuren von rohen Lebensmitteln aufweisen. So können Kreuzkontaminationen und die Ausbreitung von Bakterien verhindert werden. Außerdem:

- Geflügel und Fisch unter fließendem Wasser abspülen, dann mit Küchenpapier trocken tupfen.
- Obst und Gemüse (auch Mangos, Melonen und Zitrusfrüchte) vor dem Essen unter fließendem Wasser waschen.
- Gemüse, das mit der Schale gegart werden soll (z. B. Kartoffeln), wie anderes Gemüse oder Obst waschen.

1–3 Tage nach dem Verzehr **kontaminierter Lebensmittel** machen sich die ersten Symptome bemerkbar.

- Angedrücktes oder leicht beschädigtes Obst und Gemüse lässt sich bedenkenlos essen, wenn man die Stellen großzügig wegschneidet. An diesen könnten sich Keime vermehren.

NAHRUNGSMITTEL LAGERN

ZUTAT	TIPPS ZUR AUFBEWAHRUNG
GETREIDE, NÜSSE, ÖLE UND ANDERES	• Wärme und Feuchtigkeit erhöhen das Verderbnisrisiko. Deshalb Nahrungsmittel, die weder gekühlt noch tiefgefroren gelagert werden müssen, stets an einem trockenen Platz zwischen 10 und 21 °C aufbewahren. • Getreidekörner und -produkte wie Mehl in luftdicht verschlossenen Behältern lagern. • Vollkornmehle und Nusskerne (vor allem gemahlene) können bei Raumtemperatur innerhalb einiger Wochen ranzig werden. Im Kühlschrank oder Tiefkühlgerät halten sie sich länger. • Speiseöle luftdicht verschlossen an einem dunklen, kühlen Platz aufbewahren. Licht und Wärme zerstören die Vitamine A und E. Nussöle, Sesam- und Leinöl sollten nach Anbruch im Kühlschrank gelagert werden.
OBST, GEMÜSE	• Frisches Obst und Gemüse verliert bei Raumtemperatur nach und nach Vitamine; es sollte kühl gelagert werden. Ausnahme: Tropische Früchte erleiden schnell einen Kälteschock, weshalb sie bei Raumtemperatur aufbewahrt werden sollten. • Möglichst bei 10°C lagern; im Kühlschrank ins Gemüsefach legen. • Nicht über einen längeren Zeitraum in Plastiktüten lassen; die Luftmenge ist darin begrenzt, was den Verderb fördert. Papiertüten sind luftdurchlässig und deshalb besser geeignet als Plastiktüten. • Beeren im Kühlschrank lagern, bis zur Verwendung die Blütenblätter belassen; Erbsen in den Schoten im Kühlschrank aufbewahren. Das Grün von Möhren und anderem Wurzelgemüse abschneiden; es würde während der Lagerung Nährstoffe aus den Wurzeln ziehen. • Tiefkühlware nicht auftauen lassen, sondern gefroren in kochendes Wasser oder Dampf geben. Auftauen fördert die Aktivität von noch vorhandenen zerstörerischen Enzymen und Mikororganismen. Aufgetautes nicht wieder einfrieren.
FLEISCH, GEFLÜGEL, FISCH, MEERES-FRÜCHTE	• Im kältesten Bereich des Kühlschranks lagern. Zum Einfrieren in einen Gefrierbeutel geben und diesen luftdicht verschließen, damit kein Gefrierbrand entstehen kann. • Fisch und Meeresfrüchte halten sich nur ein paar Stunden im Kühlschrank, allerdings kann man sie 2–3 Tage auf bzw. zwischen Eis gelagert oder bei Temperaturen unter 0 °C aufbewahren. • Fleisch, Geflügel, Fisch und Meeresfrüchte niemals bei Raumtemperatur auftauen lassen, sondern langsam im Kühlschrank.
MILCH, MILCH-PRODUKTE	• Milch, Sahne, Frischkäse, Quark und Butter fest verschlossen bzw. gut abgedeckt im Kühlschrank lagern. Käse in Käsepapier wickeln, dann in eine fest verschließbare Frischhaltedose legen und diese in den Kühlschrank stellen.
KRÄUTER, GEWÜRZE	• Luft, Licht, Feuchtigkeit und Wärme beschleunigen den Geschmacks- und Farbverlust der würzenden Zutaten. Deshalb gehören sie in dunkle, fest verschließbare Behälter und an einen kühlen Platz. • Frische Kräuter in ein Glas mit Wasser stellen, über die Kräuter einen Gefrierbeutel stülpen und das Ganze im Kühlschrank aufbewahren.

- Verdorbenes oder verschimmeltes Obst und Gemüse auf keinen Fall essen. Sie können mit schädlichen Mikroorganismen besiedelt sein.

Gesund garen

Auf der Arbeitsfläche liegt eine Fülle von nahrhaften Lebensmitteln: mageres Fleisch, frisches Gemüse (vielleicht sogar aus dem eigenen Garten), saftiges Obst und kernig-nussiges Vollkorngetreide.

Mit Schale essen

Wenn man Gemüse, insbesondere Möhren und Kartoffeln, nicht schält, bleiben beim Garen mehr Nährstoffe erhalten. Häufig sitzen die meisten Vitamine und Mineralstoffe in oder direkt unter der Schale. Wichtig: ungeschältes Obst und Gemüse immer gründlich unter Wasser abspülen und säubern.

Doch mit den Vorzügen all dieser gesunden Produkte kann es schon vorbei sein, bevor sie serviert werden. Einige Garmethoden können die Zutaten mit gesättigten Fetten überziehen oder wichtige Nährstoffe zugrunde richten. Wer sich gesund ernähren möchte, sollte die Zutaten so garen, dass die wertvollen Inhaltsstoffe weitestgehend erhalten bleiben. Hier sind Tipps für gesundes Garen:

Kochen und Dämpfen Mit beiden Methoden kann man Gemüse, Fleisch und Fisch schnell und ohne Fett garen. Möglichst wenig salzen – stattdessen Kräuter und Gewürze verwenden – und nicht übergaren! Gemüse im Ganzen oder in großen Stücken in möglichst wenig Wasser garen, damit die wasserlöslichen Vitamine nicht im Kochwasser und dann im Ausguss landen.

Pfannenrühren Aroma, Farbe und Nährstoffe bleiben bei dieser Garmethode weitestgehend erhalten. Das verwendete Öl sollte hoch erhitzbar sein (z. B. Mais-, Sesam- oder Rapsöl). Alle Zutaten im Voraus in gleich große Stücke schneiden; Fleisch und Geflügel zuerst marinieren, damit es zart und ohne zu viel Salz aromatisch wird.

Backen und im Ofen braten Fleisch, Geflügel, Fisch und Gemüse lassen sich im Ofen wunderbar rösten; damit sie nicht austrocknen, sollte man sie gelegentlich mit etwas Flüssigkeit oder wenig Fett bestreichen. Bei Kuchen und Keksen kann man etwas Fett durch Apfelmus oder anderes püriertes Obst ersetzen und weniger Zucker verwenden, als im Rezept angegeben ist. Für den besonderen Geschmack lässt sich der Teig mit Zimt oder anderen Gewürzen aromatisieren.

In der Mikrowelle garen Feinschmecker finden es unmöglich, und manche Menschen macht es nervös, doch das Gerät kommt wie gerufen, wenn es schnell gehen muss. Wichtig: nur geeignetes Geschirr verwenden und die Speisen immer abgedeckt im Mikrowellengerät garen.

Grillen Nicht nur im Sommer, auch im Winter kann man grillen. Hierbei werden Fleisch, Gemüse und Obst mit kurzer Garzeit aromatisch. Es reicht, das Grillgut dünn mit Öl zu bestreichen, damit es nicht am Rost kleben bleibt, und mit Kräutern und Gewürzen zu bestreuen.

WISSENSWERT Grillen und Krebs

Wenn Fett auf heiße Kohlen tropft und danach durch den Rauch wieder auf das Grillgut gelangt, können krebserregende Substanzen entstehen. Um das Risiko zu minimieren, kann man folgende Vorsichtsmaßnahmen ergreifen:

- **Fett abschneiden** Zu magerem Fleisch greifen und dieses von sichtbarem Fett befreien. Kleinere Stücke garen auf dem Grill schneller als größere.
- **Vorgaren** Das Grillgut im Backofen anrösten, anschließend für ein paar Minuten auf den Grill legen, damit es außen knusprig wird und innen saftig bleibt.
- **Grillplatte verwenden** Auf dem Grillrost eine perforierte Grillplatte oder -pfanne aus Eisen oder Edelstahl verwenden. Sie schützt das Grillgut vor Rauch und Flammen.
- **Mit indirekter Hitze grillen** Das Fleisch nicht direkt über die Hitzequelle legen. Besser ist es, vorher die Kohlen etwas zur Seite zu schieben, damit das Fett nicht darauftropfen kann.
- **Flammenbildung vermeiden** Brennender Fleischsaft oder brennendes Fett produzieren schädlichen Rauch. Wenn heruntergetropftes Fett zu stark raucht, das Grillgut auf einen anderen Bereich des Rosts legen oder einfach die Hitze reduzieren
- **Verkohltes entfernen** Fleisch garen, bis es durch, aber nicht verbrannt ist. Verkohlte Stellen entfernen – nicht essen, sie könnten krebserregende Stoffe enthalten.
- **Vorsicht mit Aluminium** Bei gesalzenem oder gesäuertem Grillgut sollte man besser keine Alufolie verwenden. Salz und Säure lösen Aluminiumionen aus der Folie, die auf die Lebensmittel übergehen und dann mitgegessen werden. Zwar ist Aluminium an sich nicht giftig, es sammelt sich aber im Lauf des Lebens im Körper an.

Vegetarisch, vegan, laktose- oder glutenfrei:

WORAUF KOMMT ES AN?

Viele Menschen verzichten aus den unterschiedlichsten Gründen auf bestimmte Lebensmittel – vor allem oft auf Fleisch, Milch- und Milchprodukte sowie Glutenhaltiges.

Manche Menschen verzichten aus ethischen, moralischen oder gesundheitlichen Gründen auf bestimmte Nahrungsmittel. Andere meiden Zutaten, die gesundheitliche Probleme wie Zöliakie, Gluten- oder Laktoseintoleranz verschlimmern können. Wer ganze Nahrungsmittelgruppen komplett von seinem Speiseplan verbannt, muss die ihm dadurch entgehenden Nährstoffe aus anderen Lebensmitteln zuführen, damit die Nährstoffbilanz stimmt.

Vegetarisch und vegan

Grundsätzlich isst ein Vegetarier weder Fleisch, Geflügel und Fisch noch Produkte, die daraus hergestellt sind. Veganer essen kein Fleisch, Geflügel, Fisch, keine Milchprodukte, keine Eier und meist auch keinen Honig. Ovo-Lakto-Vegetarier verzehren Milch und Milchprodukte sowie Eier, verzichten aber auf Fleisch. Laktovegetarier nehmen Milch und Milchprodukte zu sich. Und sogenannte Flexitarier genießen gelegentlich ein Gericht mit Fleisch, Geflügel oder Fisch. Wer sich pflanzlich ernährt, hat vielleicht ein geringeres Risiko für Übergewicht, Herzkrankheiten, Bluthochdruck, Typ-2-Diabetes und Krebs. Doch es gibt auch Bedenken, denn Vegetarier, und vor allem Veganer, müssen die Nährstoffe, die überwiegend in tierischen Lebensmittel enthalten sind, aus anderen Quellen beziehen. Hier sind einige Empfehlungen für Veganer:

KINDER VEGAN ERNÄHREN

Kinder sind im Wachstum und haben einen hohen Energie- und Nährstoffbedarf, aber kleinere Mägen als Erwachsene. Es bedarf also großer Sorgfalt, Kinder mit einer veganen Kost optimal zu ernähren. Neben drei Hauptmahlzeiten am Tag brauchen Kinder kalorienreiche Snacks mit hoher Nährstoffdichte wie Nüsse und Nussmuse, Vollkornmüsliriegel, Avocados, Sojaprodukte. Unerlässlich sind Vitamin-B_{12}-Präparate und die regelmäßige Kontrolle der Blutwerte durch den Arzt.

Proteine Veganer können ihren Proteinbedarf decken, indem sie pflanzliche Nahrungsmittel mit unvollständigen Proteinen so kombinieren, dass vollständige Proteine entstehen.

Kalorien Weil eine rein pflanzliche Ernährung ballaststoffreich, aber häufig kalorienarm ist, muss darauf geachtet werden, dass die Nahrung ausreichend Energie liefert. Gehaltvolle Zutaten wie Nüsse und Trockenobst sollten in Speisen und Snacks möglichst oft enthalten sein.

Vitamin B_{12} Weil Vitamin B_{12} in pflanzlichen Lebensmitteln nicht vorkommt, müssen Veganer besonderes Augenmerk darauf haben. Eine Möglichkeit ist, täglich ein Vitamin-B_{12}-Präparat einzunehmen oder regelmäßig angereicherte Lebensmittel wie Soja- oder Reisdrinks bzw. Säfte zu konsumieren.

Vitamin D Sonnenlicht und mit Vitamin D angereicherte Produkte wie Soja- und Reisdrinks sind die besten Quellen. Wer nicht genug Sonne abbekommt oder angereicherte Produkte nicht mag, sollte ein Vitamin-D-Präparat einnehmen.

Mineralstoffe Eisen, Kalzium, Zink und einige andere Mineralstoffe werden aus pflanzlicher Nahrung nicht sehr gut aufgenommen. Daher müssen Veganer Strategien entwickeln, die eine ausreichende Zufuhr sicherstellen. Mit Eisen angereicherte Cerealien sind eine gute Quelle für Eisen, darüber hinaus fördern Vitamin-C-reiche Nahrungsmittel die Aufnahme von Eisen aus pflanzlichen Produkten. Kalzium liefern dunkelgrünes Blattgemüse, angereicherte Sojamilch, Tofu, Hülsenfrüchte, Mandeln und Sesam.

Laktosefrei

Um Laktose (Milchzucker) aufzuspalten, benötigt der Körper das Enzym Laktase. Wird im Körper nicht genug Laktase gebildet, kann ein Glas Milch oder eine Schale Eiscreme Bauchschmerzen, Völlegefühl, Blähungen und Durchfall verursachen. Hier sind einige Tipps, wie sich ein Mangel an Kalzium und Vitamin D vermeiden lässt.

Spezialprodukte Es gibt eine große Auswahl an laktosefreien Milchprodukten.

Laktasepräparate Vor dem Genuss von Milch oder Milchprodukten kann man ein Laktasepräparat verwenden.

Ausprobieren Manche Menschen vertragen Milchprodukte in geringen Mengen, insbesondere gleichzeitig mit anderen Nahrungsmitteln Einige Milchprodukte, z. B. Hartkäse und Joghurt, werden besser verdaut als andere.

Kalzium Grünes Blattgemüse oder angereicherte Sojagetränke liefern Kalzium. Vitamin D entsteht im Körper durch Sonneneinstrahlung; ansonsten muss auf Ergänzungspräparate zurückgegriffen werden.

Glutenfrei

Gluten ist ein Protein, das in Weizen, Gerste, Roggen u. a. Getreidesorten sowie Produkten daraus enthalten ist. Für diejenigen, die es nicht vertragen, hier einige Vorschläge:

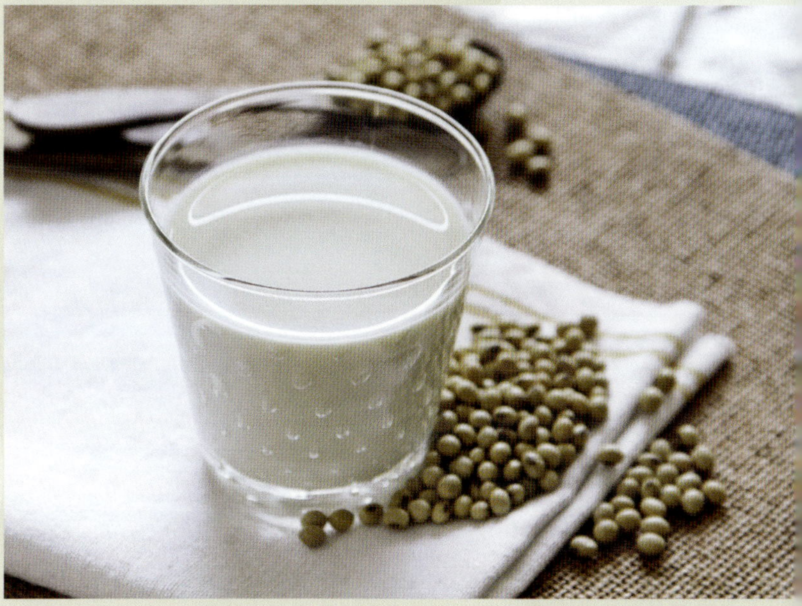

Glutenfrei-Symbol Wenn auf dem Etikett „glutenfrei" steht und das Glutenfrei-Symbol (durchgestrichene Ähre) abgebildet ist, enthält das Produkt wirklich kein Gluten. Sollten auf der Zutatenliste eines Produkts jedoch Begriffe wie Weizen, Gerste, Roggen, Haferflocken (nicht alle Haferflocken sind glutenfrei) und Malz (es sei denn, es stammt ausdrücklich von einer glutenfreien Quelle) stehen, ist das betreffende Produkt nicht glutenfrei.

Glutenfreies Getreide Getreide ist ein wichtiger Bestandteil einer gesunden Ernährung. Wer Weizen, Roggen, Gerste und Hafer nicht verträgt, kann alternativ auf glutenfreies Getreide wie Reis, Hirse und Mais sowie glutenfreies Pseudogetreide, z. B. Amaranth, Buchweizen und Quinoa ausweichen.

FAZIT

- Vegetarier und Veganer müssen auf genug Proteine, Vitamin B_{12} und D sowie Mineralstoffe wie Eisen, Kalzium und Zink achten.
- Wer sich laktosefrei ernährt, braucht alternative Kalzium- und Vitamin-D-Quellen wie grünes Blattgemüse und Sojaprodukte.
- Menschen mit Glutenunverträglichkeit vertragen glutenfreies Getreide und Pseudogetreide wie Reis, Mais, Buchweizen und Quinoa.

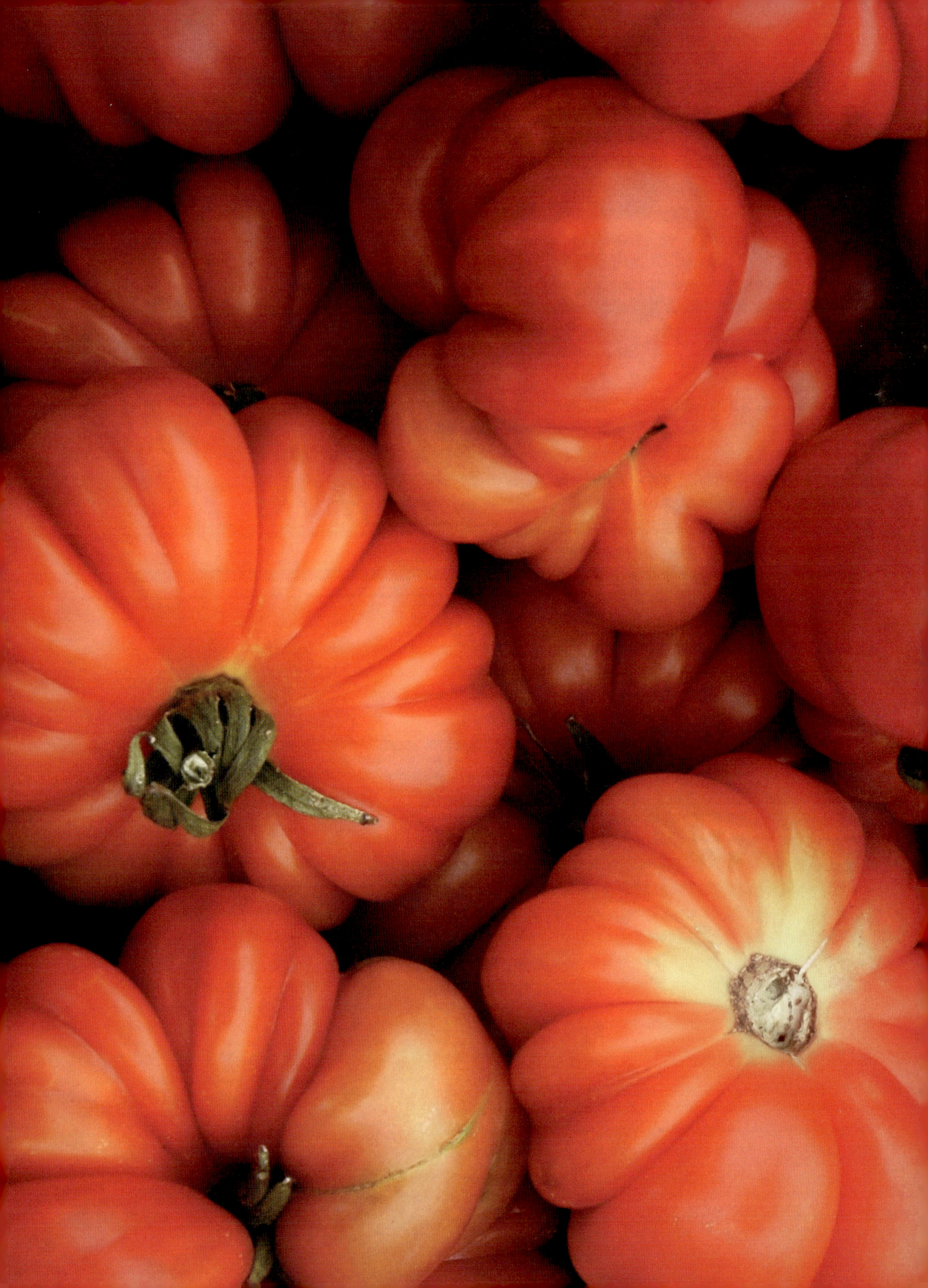

2

NAHRUNGSMITTEL

von A–Z, die schaden und heilen

FÜR EINIGE MENSCHEN SIND Nahrungsmittel eine reine Energiequelle, anderen geht es hauptsächlich um den Geschmack und wieder andere betrachten Essen als Medizin. Tatsächlich bieten unsere Lebensmittel noch viel mehr.

Im folgenden Kapitel wird eine Auswahl mehr oder weniger bekannter Zutaten vorgestellt, vor allen Dingen im Hinblick auf ihren gesundheitlichen Wert. Jeder Artikel bietet einen kurzen Überblick zu Gesundheitsrisiken und zum Gesundheitsplus – diese Übersichten sind keineswegs vollständig. Fast alle Nahrungsmittel enthalten weit mehr Inhaltsstoffe als wir aus Platzgründen aufführen konnten.

Die Reihenfolge der riskanten bzw. positiven Wirkungen spiegelt die Gewichtung wider, wie stark ein Nahrungsmittel schaden bzw. helfen kann. Diese Systematik ermöglicht jedem, die Gesundheitsrisiken gegenüber dem Gesundheitsplus abzuwägen. Hier ein Beispiel: Ingwer steckt voller vor Krebs schützender sekundärer Pflanzenstoffe und ist ein beliebtes Mittel gegen Reisekrankheit und Übelkeit. Ingwer kann aber auch die Blutgerinnung hemmen und sogar zu Fehlgeburten führen – doch diese Risiken sind nur für wenige Menschen von Bedeutung.

Zusätzlich zu den Gesundheitsrisiken und dem Gesundheitsplus gibt es zu jedem Nahrungsmittel nützliche Verzehr-, Einkaufs- und Aufbewahrungstipps.

Beachten Sie bitte die hervorgehobenen Warnhinweise zu möglichen unerwünschten Wechselwirkungen zwischen Nahrungsmittel und Medikamenten. Beispielsweise sollten Menschen, die Blutverdünner einnehmen, Cranberrysaft eher nicht trinken, da dessen Inhaltsstoffe die blutverdünnende Wirkung verstärken und es zu Blutungen kommen kann.

Erweitern Sie Ihr Wissen und finden Sie heraus, welche Nahrungsmittel Ihnen guttun!

Agavendicksaft

siehe Zucker und andere Süßungsmittel, Seite 219

Alkohol

GESUNDHEITSRISIKEN

- Suchtgefahr
- Krebs
- Herzprobleme
- starke Blutzuckerschwankungen
- Fetales Alkoholsyndrom
- Wechselwirkung mit Medikamenten
- Leberschäden
- Stimmungsschwankungen, Kater
- Gicht, Nieren- und Lebererkrankungen
- Schlaganfall
- Demenz

GESUNDHEITSPLUS

- Herzinfarktrisiko
- Altersbezogene Demenz
- Knochendichte
- Stress
- Appetit und Verdauung
- Stimmung

Hauptsächlich (zu mehr als 90 %) wird Alkohol in der Leber verstoffwechselt. Für Männer gilt: Pro Kilogramm Körpergewicht werden in einer Stunde 0,1 g Alkohol vollständig abgebaut. Bei Frauen ist der Wert 15 % niedriger.

Alkohol wird hauptsächlich wegen seiner stimmungsaufhellenden Wirkung genossen, doch neuere Studien weisen darauf hin, dass mäßiger bzw. moderater Alkoholkonsum durchaus auch weitere positive Effekte hat. „Moderat" bedeutet für Männer, nicht mehr als 20–24 g Alkohol und für Frauen 10–12 g Alkohol am Tag zu sich zu nehmen. Wer Alkoholpausen einlegt, darf die Menge auch einmal überschreiten. Fest steht: Anhaltend übermäßiger Alkoholgenuss ist zerstörerisch und kann zu Sucht, irreversiblen Leberschäden und zu vielen anderen Erkrankungen führen. Schwangere Frauen und Menschen mit bestimmten chronischen Erkrankungen sollten auf Alkohol verzichten.

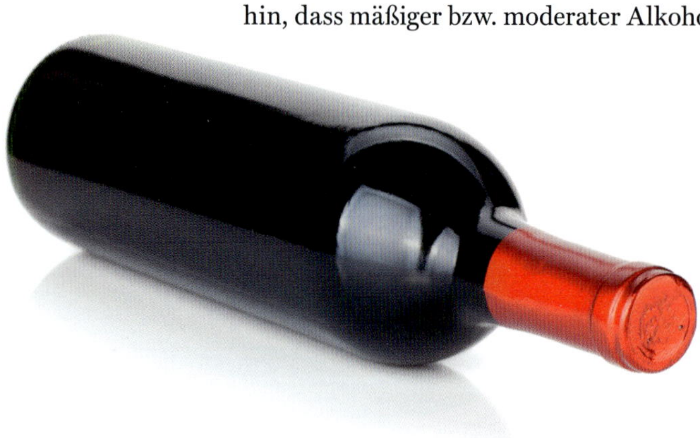

Gesundheitsplus

Herzinfarktrisiko Moderater Alkoholgenuss kann das Herzinfarktrisiko senken, weil Alkohol HDL-Cholesterin erhöht und die Gerinnselbildung vermindert.

Altersbezogene Demenz Die Wahrscheinlichkeit an einer Demenz wie Alzheimer zu erkranken, ist für moderate Trinker um 23 % niedriger.

Knochendichte Moderates Trinken wird mit einer erhöhten Knochendichte bei älteren Frauen im Bereich der Wirbelsäule und der Hüften in Verbindung gebracht.

Stress Die entspannende Wirkung von Alkohol kann dazu führen, dass man sich weniger gestresst fühlt.

Appetit und Verdauung Alkohol in Maßen kann den Appetit fördern und während des Essens die Verdauung verlangsamen, sodass man sich schneller satt fühlt.

Stimmung Oft greifen Menschen zu alkoholischen Getränken, um ihre Laune zu verbessern. Schon mal was von „Happy hour" gehört? Doch der stimmungsaufhellende Effekt hält nicht lang an.

Gesundheitsrisiken

Suchtgefahr Laut einer Studie der Weltgesundheitsorganisation (WHO) sterben etwa 3,3 Mio. Menschen im Jahr weltweit an den Folgen von Alkoholmissbrauch.

Krebs Ein dauerhaft moderater bis erhöhter Alkoholkonsum steigert das Risiko an Krebs zu erkranken. Frauen, die mehr als ein Standardglas täglich zu sich nehmen, haben, im Vergleich zu denen, die weniger trinken, ein erhöhtes Risiko an Brustkrebs zu erkranken. Das Risiko steigt mit der Menge an Alkohol, die aufgenommen wird.

Herzprobleme Ab dem zweiten Standardglas gelten die Pluspunkte für Alkoholgenuss (siehe oben) nicht mehr. Vom dritten an schadet Alkohol deutlich: Der Triglyzeridspiegel steigt, ohne dass der LDL-Cholesterinwert sinkt.

Blutzucker Ein einziges alkoholisches Getränk scheint den Blutzucker nicht zu beeinflussen. Cocktails sollte man trotzdem meiden, weil sie viel Zucker enthalten. Alkohol auf leeren Magen senkt die Blutzuckerkonzentration.

Fetales Alkoholsyndrom Der Genuss von alkoholischen Getränken während der Schwangerschaft kann beim ungeborenen Kind zu Schäden wie ADHS führen.

Wechselwirkung mit Medikamenten In Kombination mit bestimmten Medikamenten kann Alkohol zu Symptomen wie Schläfrigkeit, Bewusstlosigkeit, Übelkeit, Erbrechen und Kopfschmerzen führen.

Leberschäden Schon nach einem Wochenende mit exzessivem Alkoholgenuss reichern sich in der Leber Fettzellen an. Der regelmäßige Genuss von zu viel Alkohol führt zu dauerhaften Leberschäden, zu Störungen des Glukosestoffwechsels und im schlimmsten Fall zu einer Zirrhose.

Stimmungsschwankungen, Kater Jeder kennt die Situation, dass Menschen nach ein paar Drinks aggressiv oder plötzlich tieftraurig werden. Und vielen sind die Kopfschmerzen und Übelkeit als Folge eines Katers bekannt.

Weitere Beschwerden Ein zu hoher Alkoholkonsum kann das Risiko für die Entstehung von Gicht, Bluthochdruck, Leber- und Nierenerkrankungen, Schlaganfall, Demenz und psychischen Störungen erhöhen. Exzessiver Alkoholgenuss erhöht außerdem das Risiko für Mundhöhlen-, Kehlkopf-, Brust-, Leber- und Bauchspeicheldrüsen- und Speiseröhrenkrebs.

Überholt
Nach einem Drink schläft man besser.
Aktuell
Alkohol vor dem Zubettgehen kann zu Schlafstörungen und verlängerten Wachphasen führen.

Verzehrtipps

- Rotwein mit Honig, Zitrone und etwas Gewürznelke erhitzen.
- Ein Schuss Wodka in Tomatensauce unterstreicht das fruchtige Aroma.

95% des aufgenommenen **Alkohols** gelangen innerhalb von einer Stunde ins **Blut.**

WAS STECKT IM GLAS?

Der Kaloriengehalt variiert von Getränk zu Getränk. Ein alkoholärmeres leichtes Bier liefert weniger Kalorien als ein Starkbier. Auch bei Wein ist der Alkoholgehalt, und somit die Energiemenge, unterschiedlich.

Wein kann Spuren von Eisen und Kalium enthalten, Bier B-Vitamine (Niacin und Vitamin B_6) sowie Chrom und Phosphor. Doch um wirklich nennenswerte Mengen von diesen Nährstoffen aufzunehmen, müsste man weit mehr Alkohol trinken als der Gesundheit zuträglich wäre. Beispiele für moderate Mengen an Alkohol:

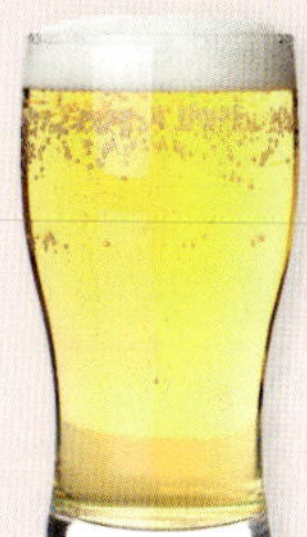

SPIRITUOSEN	WEIN	BIER
• **Alkoholgehalt:** 10–12 g	• **Alkoholgehalt:** 10–20 g	• **Alkoholgehalt:** 10–20 g
• **Standardglas:** 40 ml	• **Standardglas:** 100–200 ml	• **Standardglas:** 250–500 ml
• **Kalorien:** 100	• **Kalorien:** 70–140	• **Kalorien:** 100–200

A

Achtung! Wechselwirkung mit Medikamenten
Medikamente und Alkohol sollten niemals in Kombination eingenommen werden. Alkohol beeinträchtigt die Wirkung von Medikamenten und umgekehrt können Medikamente die Wirkung von Alkohol verstärken.

Aufbewahrungstipp

* Alkoholische Getränke sollten generell vor Sonnenlicht geschützt und bei gleichbleibender Temperatur gelagert werden. Bier hält sich 3–6 Monate und Wein oft über mehrere Jahre zwischen 8–18 °C. Die meisten Spirituosen kann man mehrere Monate bis Jahre aufbewahren. Nach dem Öffnen verändert sich eventuell der Geschmack.

Amaranth

Amaranth zählt botanisch nicht zum Getreide, sondern zu den getreideähnlichen Pflanzen. Tatsächlich ist es ein Fuchsschwanzgewächs.

GESUNDHEITSRISIKEN
- Nährstoffaufnahme

GESUNDHEITSPLUS
- Anämie
- Herzschutz
- Zöliakie
- Chronisches Erschöpfungssyndrom
- Schlafstörungen

Weltweit ist der aus Südamerika stammende Amaranth als Zierpflanze bekannt. Als Nahrungsmittel werden überwiegend die kleinen, leichten Körnchen (Samen) der Pflanze genutzt: 1500 Körnchen wiegen gerade mal ein Gramm. Aber auch die Blätter und Stängel sind essbar und können ähnlich wie Spinat zubereitet werden. Herausragend ist der im Vergleich zu Getreide hohe Gehalt an Vitaminen, Mineralstoffen, Ballaststoffen, wertvollem Protein sowie an Vitamin E, B-Vitaminen und Eisen.

Gesundheitsplus

Anämie Aufgrund seines hohen Eisengehalts ist Amaranth empfehlenswert für alle, die an Eisenmangel leiden, ebenso für Vegetarier und Veganer, die auf pflanzliche Eisenquellen angewiesen sind.
Herzschutz Das in den Körnchen enthaltene Öl besteht zu etwa 70 % aus mehrfach ungesättigten Fettsäuren, die schützend auf das Herz wirken sollen.
Zöliakie Weil Amaranth glutenfrei ist, bietet er sich im Rahmen einer glutenfreien Ernährung anstelle von glutenhaltigem Getreide an, also bei Zöliakie und Glutenunverträglichkeit.
Chronisches Erschöpfungssyndrom Der hohe Gehalt an Magnesium, B-Vitaminen und wertvollem pflanzlichem Protein stärkt den Organismus. Das hilft bei Erschöpfung genauso wie bei allgemeiner Schwäche und tut Sportlern gut. Darüber hinaus belegen Studien, dass Amaranth dazu beiträgt, die geistige Fitness zu erhalten und zu fördern.
Schlafstörungen Der regelmäßige Verzehr von Amaranth soll den Schlaf fördern, ein Grund dafür ist sein Tryptophangehalt.

Gesundheitsrisiken

Nährstoffaufnahme Bestimmte Gerbstoffe können die Aufnahme und Verwertung von Vitaminen und Mineralstoffen hemmen. Der hohe Nährstoffgehalt der Körnchen gleicht das jedoch aus.

Verzehrtipps

* Statt Reis als Beilage oder als Zutat für Pfannengerichte oder Salate verwenden.
* Für Teige einen Teil des Mehls durch gemahlene Amaranthkörner ersetzen.

Einkaufstipp

- Amaranth gibt es im Bioladen, im Reformhaus und im Bioregal des Supermarkts in Form von Körnern, als Mehl und gepufft.

Aufbewahrungstipps

- Wegen seines hohen Fettgehalts sollte man Amaranth an einem trockenen, dunklen Ort lagern und innerhalb von 10–12 Wochen verbrauchen.
- Amaranth-Pops sind bis zu 8 Monate haltbar.

Ananas

GESUNDHEITSRISIKEN
- Allergische Reaktionen
- Mundgeschwüre (Aphthen)

GESUNDHEITSPLUS
- Krebserkrankungen
- Blutgerinnsel
- Stoffwechsel

Die aus Südamerika stammende Ananas wird mittlerweile überall in den Tropen angebaut. Der größte Teil der Ernte wird zu Konserven und Saft verarbeitet und frisch verzehrt. Der süßlich-aromatische Geschmack frischer Ananas ergänzt zahlreiche Gerichte; sowohl süße Speisen wie Fruchtsalate als auch herzhafte mit Fleisch und Fisch.

Gesundheitsplus

Krebserkrankungen Ananas enthält Ferulasäure, ein sekundärer Pflanzenstoff, der dazu beiträgt die Bildung krebserregender Verbindungen im Körper zu verhindern.

Blutgerinnsel Bromelain, ein Enzym in frischer Ananas, hat antientzündliche Eigenschaften. Studien weisen darauf hin, dass dieses Enzym auch das Risiko zur Blutgerinnselbildung herabsetzen kann, wodurch das Herzinfarkt- und Schlaganfallrisiko sinkt.

Stoffwechsel Ananas enthält viel Mangan. Ein Spurenelement, dass für zahlreiche enzymatische Reaktionen im Körper unerlässlich ist. Es spielt eine wichtige Rolle beim Fett-, Cholesterin- und Proteinstoffwechsel sowie beim Knochenaufbau und bei der Wundheilung.

Gesundheitsrisiken

Allergische Reaktionen Trotz seiner positiven Effekte, kann das in der Ananas enthaltene Bromelain bei überempfindlichen Menschen Hautreizungen und eine allergische Dermatitis verursachen.

Mundgeschwüre Die Säure der Ananas kann auch Mundgeschwüre (Aphthen) hervorrufen. Wer zu Mundgeschwüren neigt, sollte Ananas nicht essen.

Verzehrtipps

- Ananasscheiben grillen und mit Karamellsauce beträufeln.
- Ananas unter Geflügelsalat mischen; mit roter Paprika oder Garnelen auf Spieße stecken.

Einkaufstipps

- Ananas reift nach der Ernte nicht nach.
- Beim Kauf auf eine hellgelbe Schale achten, die einen angenehmen Duft ausströmt.

Ananas macht zähes Fleisch zart

Frische Ananas enthält Bromelain, ein Enzym, das Protein spaltet. Deshalb wirkt Ananas als natürlicher Zartmacher für Fleisch. Fügen Sie die Frucht z. B. Schmorgerichten und Marinaden zu.

A

* Beim Kauf einer ganzen Frucht darauf achten, dass sie sich fest anfühlt, für ihre Größe schwer ist und die Blätter grün sind.
* Wer zur Konserve greift, sollte Ananas im ungesüßten Saft bevorzugen.
* Ananas sind das ganze Jahr über erhältlich. Am besten schmecken sie von April bis Juli (aus Südamerika), aber auch von November bis Februar (aus Afrika).

Aufbewahrungstipps

* Eine ganze frische Ananas hält sich ein paar Tage bei Raumtemperatur.
* Frische Ananasstücke in einem fest verschlossenen Behälter nicht länger als drei Tage im Kühlschrank lagern .
* Braune Flecken sind ein Zeichen für Verderb.

Äpfel

Getrocknete Äpfel verursachen seltener Karies als andere Trockenfrüchte.

GESUNDHEITSRISIKEN

- Pestizide
- Bakterien- und andere Infektionen
- Allergien
- Zähne und Zahnfleisch

GESUNDHEITSPLUS

- Demenz
- Dickdarmkrebs
- Bluthochdruck
- Gewichtskontrolle
- Blutzuckerschwankungen
- Herzerkrankungen
- Erhöhter Cholesterinspiegel

Äpfel sind ein idealer Snack. Man kann sie leicht mitnehmen, sie sind aromatisch, sättigen und sind kalorienarm. Ein frischer Apfel (125 g) liefert etwa 60 kcal, 30 g getrocknete Äpfel etwa 75 kcal. Abgesehen von reichlich Vitamin C, enthält ein mittelgroßer Apfel 3–5 g Ballaststoffe.

Äpfel schmecken roh und gegart auf vielerlei Art. Besonders beliebt sind sie als Belag oder Füllung für Kuchen und Torten, als Kompott oder Mus, aber auch als Bestandteil von pikanten Füllungen für Geflügel oder als Begleiter zu Schweinebraten und als Beilage zu Kotelett.

Gesundheitsplus

Demenz Äpfel enthalten Quercetin, ein Antioxidans, das im Laborversuch die Gehirnzellen von Ratten schützt – evtl. lässt sich diese Wirkung auch auf Menschen übertragen. Quercetin befindet sich hauptsächlich in der Apfelschale.

Dickdarmkrebs In einer Studie konnte nachgewiesen werden, dass während des Abbaus von Pektin (die Ballaststoffe des Apfels) im Dickdarm Substanzen entstehen, die die Bildung von Krebszellen bekämpfen. Andere Studien haben gezeigt, dass bestimmte Antioxidanzien (die Procyanidine) bereits vorhandene Krebszellen zerstören können.

Bluthochdruck Erwachsene, die regelmäßig Äpfel essen, scheinen um gut ein Drittel (37 %) seltener Bluthochdruck zu entwickeln als Nicht-Apfelesser. Das ergab eine Studienanalyse.

Gewichtskontrolle Äpfel sind voller Ballaststoffe und enthalten viel Wasser. Das führt zu einem anhaltenden Sättigungsgefühl und dazu, dass man weniger isst. In mehreren Studien konnte ein Zusammenhang zwischen regelmäßigem Apfel- bzw. Birnengenuss und erfolgreichem Gewichtsverlust hergestellt werden.

Blutzuckerschwankungen Äpfel enthalten die Pektine. Diese löslichen Ballaststoffe sorgen u .a. für eine langsamere Verdauung, was einen verzögerten Glukoseabbau und damit einen langsamen Anstieg des Blutzuckerspiegels nach sich zieht. Forscher entdeckten, dass Frauen, die täglich mindestens einen Apfel aßen, zu 28 %

seltener einen Diabetes entwickelten im Vergleich zu denen, die Äpfel nicht anrührten.

Herzerkrankungen Äpfel sind reich an Flavonoiden. Diese Antioxidanzien befinden sich überwiegend in der Schale und tragen zum Schutz vor Herzerkrankungen bei. Ein weiterer guter Grund, Äpfel mit Schale zu essen.

Erhöhter Cholesterinspiegel Der lösliche Ballaststoff Pektin im insgesamt kalorienarmen Apfel trägt dazu bei, schädliches LDL-Cholesterin im Blut zu senken und die Elastizität der Arterien auf diese Weise zu schützen.

Gesundheitsrisiken

Pestizide Apfelbäume gedeihen in vielen Klimazonen. Sie sind überall anfällig für Schädlinge und werden daher im konventionellen Anbau mehrfach mit Pflanzenschutzmitteln (Pestiziden) besprüht. Solche Äpfel müssen vor dem Verzehr am besten unter heißem Wasser gründlich gewaschen und trocken gerieben werden. Einige Experten empfehlen sogar ein kräftiges Abschrubben der Früchte, vor allem wenn diese noch gewachst wurden. Das Wachs an sich ist nicht das Problem, sondern die Tatsache, dass sich Pestizidrückstände nicht herauswaschen lassen.

Bakterien- und andere Infektionen Nicht pasteurisierter Apfelsaft (und auch Cidre) kann von Bakterien wie *Escherichia coli (E. coli)* und auch von Parasiten wie Cryptosporidien kontaminiert sein. Das kann zu schweren Erkrankungen führen. Das Risiko sich zu infizieren ist zwar niedrig, doch sollten Kinder, ältere Menschen und solche mit einem geschwächten Immunsystem besser auf das Trinken unpasteurisierter Apfelsäfte verzichten.

Allergien Oft werden getrocknete Äpfel geschwefelt, um die Saftigkeit und Farbe zu erhalten. Das Schwefeldioxid kann allerdings bei einer Überempfindlichkeit allergische Reaktionen hervorrufen.

Zähne und Zahnfleisch Durch das Kauen von Äpfeln werden zwar oberflächliche Beläge von den Zähnen entfernt, doch keine Speisereste am Zahnfleischsaum und in den Zahnzwischenräumen. Außerdem verändern die Säuren im Apfel den pH-Wert des Speichels und schädigen den Zahnschmelz. Und nicht zu vergessen: Der enthaltene Fruchtzucker ist begehrtes Futter für Kariesbakterien.

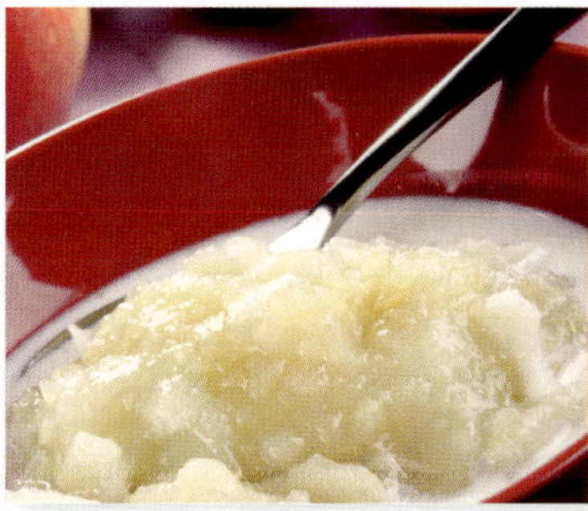

Schmeckt Babys und ist gut für sie
Püriertes Apfelkompott schmeckt angenehm mild und ist leicht verdaulich – ideal für Babys. Bitte ohne Zucker.

Verzehrtipps

- Äpfel und rote Zwiebeln zusammen dünsten und zu Schweinelende servieren.
- Apfelspalten unter Rotkohlsalat mischen.
- Ein gehackter Apfel, unter Chili con carne gemischt, sorgt für eine fruchtige Note.

Einkaufstipps

- Besser kleine Äpfel kaufen. Große Äpfel reifen schneller und könnten schon überreif sein.
- Feste, knackige Äpfel ohne weiche Stellen auswählen.

Aufbewahrungstipps

- In einem Plastikbeutel im Kühlschrank gelagert, halten sich Äpfel mehere Wochen.
- Bei Raumtemperatur werden die Früchte relativ schnell überreif und mehlig.
- Während der Lagerung sollte man Äpfel immer wieder prüfen, ob sie noch intakt sind. Exemplare, die Zeichen von Überreife oder Fäule zeigen, sofort aussortieren.

A

Aprikosen

GESUNDHEITSRISIKEN
- Allergische Reaktionen
- Karies
- Blausäurevergiftung

GESUNDHEITSPLUS
- Krebserkrankungen
- Erhöhter Cholesterinspiegel
- Bluthochdruck
- Nerven und Muskeln
- Augen

Obwohl das Vitamin C, das in Aprikosen reichlich enthalten ist, durch Hitze weitestgehend zerstört wird, sollte man die Früchte häufig gegart essen. Betakarotin und Pektin sind dann nämlich besser verfügbar.

Aprikosen sind reich an Antioxidanzien und anderen wertvollen Nährstoffen. Die Früchte sind kalorienarm: 3 frische Aprikosen enthalten gerade 60 kcal; 10 getrocknete Aprikosenhälften rund 85 kcal.

Gesundheitsplus

Krebserkrankungen Die intensive Farbe der Aprikosen weist auf ihren hohen Gehalt an Karotinoiden hin, vor allem auf Betakarotin. Dieses Antioxidans spielt eine wichtige Rolle bei der Krebsvorbeugung.

Erhöhter Cholesterinspiegel Der lösliche Ballaststoff Pektin trägt zur Senkung des schädlichen LDL-Cholesterins bei.

Bluthochdruck Aprikosen sind eine ausgezeichnete Quelle für Kalium, das den hohen Blutdruck sinken lässt. Darüber hinaus enthalten sie reichlich Ballaststoffe, Eisen und Betakarotine, die alle gut für das Herz-Kreislauf-System sind. Werden die Früchte getrocknet, steigt der Gehalt dieser Inhaltsstoffe noch an.

Nerven und Muskeln Ob frisch oder getrocknet, Aprikosen sind reich an Eisen und Kalium. Letzteres ist nicht nur an der Regulation des Blutdrucks beteiligt, sondern auch ein essenzieller Mineralstoff für Nerven und Muskeln. Darüber hinaus ist Kalium als Gegenspieler von Natrium an der Aufrechterhaltung eines gesunden Flüssigkeitshaushalts beteiligt.

Augen Die Betakarotine der Aprikosen tragen möglicherweise zum Schutz vor grauem Star und altersbedingter Makuladegeneration bei.

Gesundheitsrisiken

Allergische Reaktionen Aprikosen werden oft vor dem Trocknen mit Schwefeldioxid behandelt. Bei überempfindlichen Personen kann das Asthmaanfälle oder allergische Reaktionen auslösen. Ebenso kann ein enthaltenes Salizylat eine allergische Reaktion bei Menschen mit Acetylsäureüberempfindlichkeit verursachen.

Karies Nach dem Essen von getrockneten Aprikosen bleiben an den Zähnen klebrige Reste haften, die Karies fördern.

Blausäurevergiftung Ärzte warnen davor, Aprikosenkerne als Unterstützung zur Krebstherapie zu nutzen. Sie enthalten relativ hohe Mengen an Amygdalin, aus dem im Körper unter Beteiligung von Verdauungsenzymen Blausäure entsteht.

Verzehrtipps

* Entkernte Aprikosenhälften mit Ziegenfrischkäse füllen und mit Basilikum garnieren.
* Dip oder Aufstrich: frische Aprikosen mit süßlicher Zwiebel und Senf glatt mixen.
* Gehackte getrocknete Aprikosen anstelle von Rosinen unter Teig mischen.

Einkaufstipps

* Möglichst weiche, gelbgold-orangefarbene Aprikosen wählen. Sie schmecken am besten und enthalten viel Betakarotin. Allerdings halten sie sich nicht lang.
* Feste, blassgelbe Früchte mit grünlich-gelben Stellen besser nicht kaufen.

Aufbewahrungstipps

* Aprikosen reifen bei Raumtemperatur nach.

- Schneller reifen sie, wenn man sie mit einem Apfel zusammen in eine Papiertüte steckt.
- Sobald sich die Früchte leicht eindrücken lassen, sind sie reif.
- Reife Aprikosen kann man in einem Plastikbeutel 1–2 Tage im Kühlschrank lagern.

Artischocken

GESUNDHEITSRISIKEN
- Allergische Reaktionen

GESUNDHEITSPLUS
- Hautkrebs
- Verdauung

Die Artischocke ist die Blütenknospe einer hoch wachsenden Distelart. Der essbare Teil der Artischocke besteht aus dem saftigen Inneren der Blüte (auch Herz oder Boden genannt), dem Stiel und den unteren dicken, saftigen Blattteilen. Der fasrige Teil über Herz bzw. Boden, das „Heu", muss entfernt werden; es ist nicht genießbar. Artischocken enthalten reichlich Ballaststoffe und nur wenig Kalorien. In 100 g Artischocke stecken gerade mal 45 kcal; je nach Sorte und Größe wiegen Artischocken zwischen 200 und 500 g.

Gesundheitsplus

Hautkrebs Artischocken enthalten viel Silymarin, ein Antioxidans, das möglicherweise der Entstehung von Hautkrebs vorbeugt.

Verdauung Artischockenextrakt aus den Blättern der Artischocke soll den Gallenfluss anregen, was die Fettverdauung erleichtert und u. a. Blähungen vorbeugt. Wichtig ist, dass ein solches Extrakt eine standardisierte Menge an Caffeoylchinasäuren (dazu gehört z. B. Cynarin) enthält.

Gesundheitsrisiken

Allergische Reaktionen Botanisch gehören Artischocken zu den Korbblütlern. Wer auf diese Pflanzenfamilie allergisch reagiert, könnte deshalb Artischocken nicht vertragen.

Verzehrtipps

- Geputzte Artischocken in wenig Wasser zugedeckt 5 Minuten in der Mikrowelle garen.
- Artischockenherzen mit Olivenöl und gemahlenen Mandeln im Ofen rösten.
- Ausgehöhlte Artischocken mit Hackfleischmasse füllen und garen.

Einkaufstipps

- Frische Artischocken sollten sich fest anfühlen und für ihre Größe schwer sein.
- Eine frische Artischocke quietscht, wenn man sie sanft zusammendrückt.
- Die Dicke des Stiels sollte zur Größe der Artischocke passen. Dünne Stiele weisen auf Austrocknung hin.

Aufbewahrungstipps

- Artischocken behalten über Wochen ihre Form, doch ihr Aroma schwindet vom Zeitpunkt der Ernte an. Deshalb Artischocken sobald wie möglich verbrauchen.
- Im Kühlschrank kann man ungewaschene Artischocken in eine Plastiktüte gepackt bis zu einer Woche lagern.

Guten Appetit!
Von einer gegarten Artischocke zuerst die Blätter abziehen, diese in Zitronensaft oder eine Vinaigrette tauchen und die unteren fleischigen Enden essen. Danach das Herz der Artischocke auslösen und das „Heu" entfernen. Das Herz ist die wahre Delikatesse und lässt sich leicht mit einer Gabel teilen.

Die Jerusalem-Artischocke gehört nicht zu den Artischocken, aber ebenfalls zu den Korbblütlern. Bekannter ist das Knollengewächs unter dem Namen Topinambur.

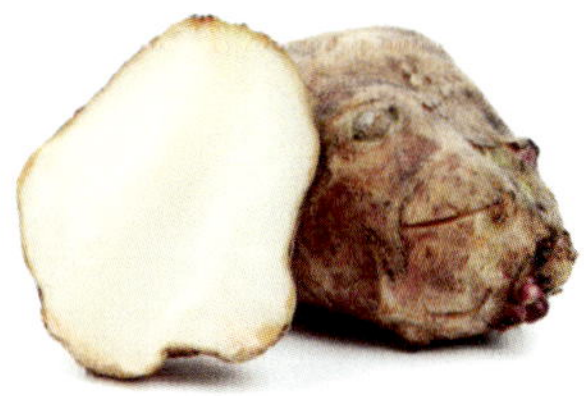

A

Asiatische und andere Blattgemüse

GESUNDHEITSRISIKEN
- Blähungen

GESUNDHEITSPLUS
- Herzerkrankungen
- Krebserkrankungen
- Knochen
- Augen

Die meisten asiatischen Blattgemüse wie Pak Choi, Senfkohl und Mizuna gehören, genau wie hiesige grüne Blattgemüse (z. B. Mangold und Grünkohl), zur Kohlfamilie. Weitere typisch asiatische Blattgemüse wie Wasserspinat, Chinesischer Spinat (Amaranthblätter) und Shiso (Perilla) sind Mitglieder anderer Pflanzenfamilien.

Was den Nährwert angeht, sind sich die grünen Blätter jedoch alle sehr ähnlich. Alle (vor allem die dunkelgrünen) sind eine gute Quelle für Vitamin C und Betakarotin. Letzteres wandelt der Körper in Vitamin A um.

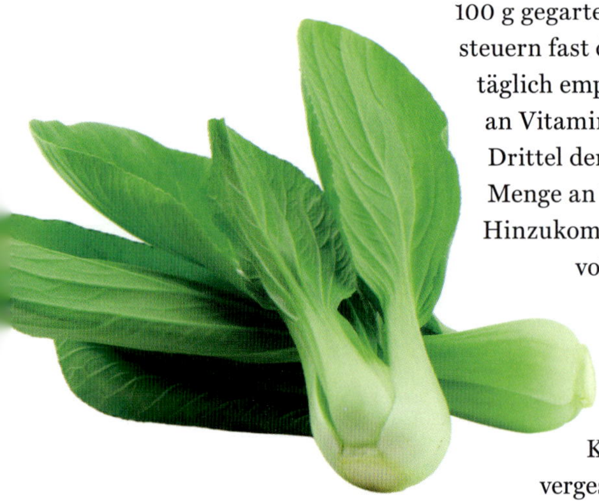

100 g gegarte Blattgemüse steuern fast die Hälfte der täglich empfohlenen Menge an Vitamin A und ein gutes Drittel der empfohlenen Menge an Vitamin C bei. Hinzukommen weitere wertvolle Nährstoffe in nennenswerten Mengen wie Folsäure, Kalzium, Eisen und Kalium. Nicht zu vergessen ist der hohe Ballaststoffgehalt der grünen Blätter. Je nach Sorte liegt er pro 100 g zwischen rund 1,5 und gut 4 g.

Gesundheitsplus

Herzerkrankungen Grüne Blattgemüse sind reich an Vitamin C, das dazu beitragen könnte, den LDL-Cholesterinspiegel im Blut zu senken. Das wiederum leistet möglicherweise einen Beitrag zur Reduktion der Entstehung von Herzerkrankungen. Der hohe Kaliumgehalt hilft, einen zu hohen Blutdruck auf ein gesundes Niveau zu senken und wirkt dadurch positiv auf die Herzgesundheit.

Krebserkrankungen Bioflavonoide, Karotinoide und andere antikrebswirksame Substanzen konnten in grünen Blattgemüsen nachgewiesen werden. Dazu gehören z. B. Indole, die die krebsauslösende Wirkung von Östrogen hemmen und die Produktion von gesundheitsschützenden Enzymen ankurbeln können.

Knochen Die meisten dunkelgrünen Blätter enthalten reichlich Kalzium und Magnesium. Wichtige Mineralstoffe für gesunde Knochen.

Augen Dunkelgrüne Blätter enthalten Lutein, das vermutlich vor altersbedingter Makuladegeneration und grauem Star schützen kann.

Zähe Blätter verwenden

Von zähen Blättern die harten Blattrippen entfernen. Anschließend die Blätter aufrollen, in feine Streifen schneiden und nur kurz dünsten oder dämpfen.

Gesundheitsrisiken

Blähungen Wie alle Kohlgemüse können grüne Blattgemüse Gase im Darm bilden und Blähungen verursachen.

Verzehrtipps

- Rohe, fein geschnittene grüne Blattgemüse unter Salate mischen.
- In Viertel geschnittenen Pak Choi mit reichlich Knoblauch und Ingwer schmoren.
- Gehackten Mangold oder Grünkohl zwischen Lasagneblätter schichten.

Einkaufstipp

- Frisches Blattgemüse hat dunkelgrüne, knackige Blattränder.

Aufbewahrungstipp

- Waschen, trocken schütteln, in Küchenpapier wickeln und in eine Plastiktüte geben. So hält sich Blattgemüse im Kühlschrank 3–5 Tage.

Auberginen

GESUNDHEITSRISIKEN
- Braten erhöht den Fettgehalt

GESUNDHEITSPLUS
- Kalorienarm

Auberginen oder Eierfrüchte gehören zu den Nachtschattengewächsen wie Tomaten, Kartoffeln und Paprikaschoten. Ihr Nährwert ist relativ gering, doch sind Auberginen ein sehr vielseitiges Gemüse und wichtiger Bestandteil zahlreicher Gerichte. In indischen Currys, griechischer Moussaka, dem beliebten orientalischen Dip „Baba Ghanosch" oder französischer Ratatouille dürfen Auberginen nicht fehlen. Sie sind ballaststoffreich und machen satt. 100 g enthalten 17 Kalorien und fast 3 g Ballaststoffe.

Gesundheitsplus

Kalorienarm Fettarm zubereitet, können Auberginen Bestandteil einer gesunden Ernährung sein und dazu beitragen, Gewicht zu verlieren. Der hohe Ballaststoffgehalt fördert das Sättigungsgefühl.

Fleisch für Vegetarier
Dank ihrer Konsistenz sind Auberginen ein idealer Ersatz für Fleisch – sowohl als Zutat in Schmorgerichten als auch paniert und gebraten.

Gesundheitsrisiken

Braten erhöht den Fettgehalt Während des Bratens saugen Aubgerinen das Fett auf. Frittierte Auberginen enthalten viermal mehr Fett als Pommes frites. Wenn man Auberginen grillt, im Ofen gart, in einer beschichteten Pfanne brät oder in Flüssigkeit schmort, genügt wenig Fett.

Botanisch betrachtet sind Auberginen Beeren und kein Gemüse. Auch Tomaten, Gurken und Bananen gehören botanisch zu den Beeren.

Verzehrtipps

- Auberginen in Scheiben schneiden, mit Olivenöl beträufeln, mit Rosmarin bestreuen und grillen.
- Auberginen längs halbieren, aushöhlen und mit Hackfleischmasse füllen.
- In Stücke geschnittene Auberginen in Schmorgerichten mitgaren.

Einkaufstipps

- Auberginen von guter Qualität sind fest und haben eine dünne, glatte und glänzende Schale. Sie schmecken mild.
- Große Auberginen haben oft Kernchen im Inneren und können zäh und bitter sein.
- Auberginen wählen, die für ihre Größe schwer sind und keinerlei Verfärbungen aufweisen.
- Das Spektrum der Schalenfarbe reicht von dunkel- über hellviolett bis weiß.

Aufbewahrungstipp

- Auberginen im Gemüsefach des Kühlschranks lagern. Möglichst innerhalb von einer Woche verbrauchen.

A

Austern

Siehe Meeresfrüchte, Seite 146

Avocados

GESUNDHEITSRISIKEN
- Allergische Reaktionen
- Kalorienreich

GESUNDHEITSPLUS
- Erhöhter Cholesterinspiegel
- Herzerkrankungen
- Krebserkrankungen
- Blutzuckerschwankungen
- Insulinresistenz
- Haare

Dank ihres feinen Geschmacks und ihrer weichen Konsistenz, sind Avocados eine beliebte Alternative zu Butter.

An einem ausgewachsenen Avocadobaum können in einem Jahr bis zu 400 Früchte reifen.

Avocados enthalten u. a. Vitamin B_6, Vitamin E, Kalium, Magnesium und Folsäure. Die Frucht (Avocados gehören zum Obst, sie sind kein Gemüse) liefern 60 % mehr Kalium als Bananen und sind eine ausgezeichnete Quelle für einfach ungesättigte Fettsäuren.

Gesundheitsplus

Erhöhter Cholesterinspiegel Avocados enthalten Pflanzensterole, die mit cholesterinsenkender Wirkung in Verbindung gebracht werden.

Herzerkrankungen In Studien konnte nachgewiesen werden, dass man das Risiko, Herzerkrankungen zu erleiden eher senken kann, indem man gesättigte Fettsäuren durch ungesättigte ersetzt statt insgesamt weniger Fett zu essen.

Krebserkrankungen Die in Avocados vorkommenden gesunden einfach ungesättigten Fettsäuren unterstützen den Körper darin, vor Krebs schützende Antioxidanzien wie Lykopin und Betakarotin besser aufzunehmen.

Blutzuckerschwankungen Isst man Avocado auf bzw. mit Brot, verlangsamt das Fett der Avocado die Verdauung des Brots und damit den Anstieg des Blutzuckerspiegels. Die löslichen Ballaststoffe der Avocado verstärken diesen Effekt noch.

Insulinresistenz Die Fettsäuren der Avocado (genauso wie die von Olivenöl, Nüssen und Samen) können dazu beitragen, eine vorhandene Insulinresistenz abzuschwächen.

Haare Avocados kräftigen Haare, indem sie ihnen Feuchtigkeit und viel Protein spenden. Tipp: Das Fruchtfleisch einer reifen Avocado mit 1 TL Weizenkeimöl und 1 TL Jojobaöl mischen. Vom Haaransatz bis zu den Spitzen in die Haare reiben. Haare mit einer Duschhaube bedecken; nach 15–30 Minuten auswaschen.

Gesundheitsrisiken

Allergische Reaktionen Bei Menschen mit Latexallergie können Avocados entsprechende Allergiesymptome auslösen.

Kalorienreich Obwohl ihr Fett gesund ist, sollte man Avocados in Maßen genießen. Denn: Eine mittelgroße Frucht (225 g) enthält ca. 50 g Fett und rund 500 kcal.

Verzehrtipps

* Damit sich das Fruchtfleisch nicht braun färbt, sollte man es sofort nach dem Aufschneiden mit Zitronensaft, Limettensaft oder Weißweinessig beträufeln.
* Statt Butter fein zerdrückte Avocado auf Brot oder Sandwich streichen.
* Avocadostücke mit Garnelen, rosa Grapefruit, Frühlingszwiebeln und Koriandergrün kombinieren.
* Reife Avocado mit Kokosmilch pürieren – so entsteht eine kühle, erfrischende Suppe.

Einkaufstipps

* Feste Avocados für den Vorrat, reife Früchte für den sofortigen Verbrauch kaufen.

* Die Farbe allein sagt nichts über den Reifezustand aus. Eine reife Avocado ist noch etwas fest (also nicht ganz weich), gibt aber auf sanften Druck nach.
* Um den Reifungsprozess zu beschleunigen, die Avocado in eine Papiertüte geben und bei Raumtemperatur liegen lassen, bis sie reif ist. Das dauert 2–5 Tage. Gibt man zusätzlich einen Apfel mit in die Tüte, reift die Avocado noch schneller.

Aufbewahrungstipps

* Avocados reifen erst, nachdem sie gepflückt wurden.
* Ausgewachsene Früchte können bis zu 6 Monate am Baum hängen bleiben, ohne dass sie verderben. Nach dem Pflücken reifen sie innerhalb von einigen Tagen.

Bananen

GESUNDHEITSRISIKEN

- Allergische Reaktionen

GESUNDHEITSPLUS

- Stress, Angststörungen, Depressionen
- Bluthochdruck
- Blutzuckerschwankungen
- Muskeln
- Baby-Zahnschmerzen
- Schlafstörungen

Bananen sind geniale Früchte. Sie werden in ihrer eigenen, fest verschlossenen, transportablen Verpackung angeboten und gehören zu den gesündesten Lebensmitteln, die unser Planet zu bieten hat. Eine mittelgroße Frucht (115 g) liefert ca. 100 kcal, mehr als 400 mg Kalium und 2 g Ballaststoffe. Die gelbe Cavendish-Banane ist weltweit wirtschaftlich die bedeutendste Sorte und damit die, die am häufigsten in Obstgeschäften und Supermärkten angeboten wird. Koch- oder Gemüsebananen, Baby- oder Fingerbananen und rote Bananen sind ebenfalls beliebt.

Gesundheitsplus

Stress, Angststörungen, Depressionen
Bananen enthalten die Aminosäure Tryptophan und rund 30 % der täglich empfohlenen Zufuhr an Vitamin B_6, das dem Gehirn dabei hilft, das Gute-Laune-Hormon Serotonin zu bilden. Tryptophan und Vitamin B_6 sorgen gemeinsam dafür, dass man den Tag stressfreier erlebt. Tryptophan kann auch dazu beitragen, Depressionen und Angststörungen zu lindern.

Bluthochdruck Der hohe Kaliumgehalt unterstützt einen gesunden Blutdruck.

Blutzuckerspiegel Vitamin B_6 scheint an der Regulation des Blutzuckerspiegels beteiligt zu sein und soll vor starken Blutzuckerschwankungen schützen.

Muskeln Die natürlichen Zucker in Bananen sorgen für langanhaltende Energie; Kalium beugt der Muskelermüdung vor.

Baby-Zahnschmerzen Eine (geschälte) gefrorene Banane lindert die Schmerzen bei einem zahnenden Baby. Wenn es darauf herumkaut, taut die Banane schnell auf und beruhigt das Zahnfleisch.

Schlafstörungen Tryptophan kann auch den Schlaf fördern. Am besten vor dem Zubettgehen eine Banane essen oder eine Bananenmilch trinken.

Gesundheitsrisiken

Allergische Reaktionen Bei Menschen mit Latexallergie können Bananen entsprechende Allergiesymptome auslösen.

Verzehrtipps

* Für eine schnelle Eiscreme gefrorene Bananen mit Crème double im Mixer pürieren.
* Bananen fein zerdrücken und unter Rührteig mischen. Das spart Zucker und Fett.

* Noch nicht ganz reife Früchte schälen. Das Fruchtfleisch längs vierteln und in Öl braten. Vorher ein paar Kreuzkümmelsamen ins Öl geben. Schmeckt beispielsweise als Beilage zu Schweinekoteletts oder Hähnchenbrust.

Einkaufstipps

* Weiche Bananen mit braunen Flecken auf der Schale liegen lassen.
* Feste Früchte ohne sichtbare Druckstellen sind die besten. Das Fruchtfleisch ist weich, wenn die Bananen reif sind. Am besten sind Bananen, wenn die gelbe Schale leicht braun gesprenkelt ist.
* Bananen mit grünen Spitzen oder fast keiner gelben Farbe haben noch kein volles Aroma entwickelt.
* Wenn Bananen intensiv duften, sind sie überreif.

Aufbewahrungstipps

* Bananen reifen bei Raumtemperatur innerhalb von wenigen Tagen nach.
* Reife Bananen kann man gut 3–5 Tage im Kühlschrank lagern. Die Schale wird dann zwar braun, das Fruchtfleisch bleibt jedoch angenehm aromatisch und intakt.

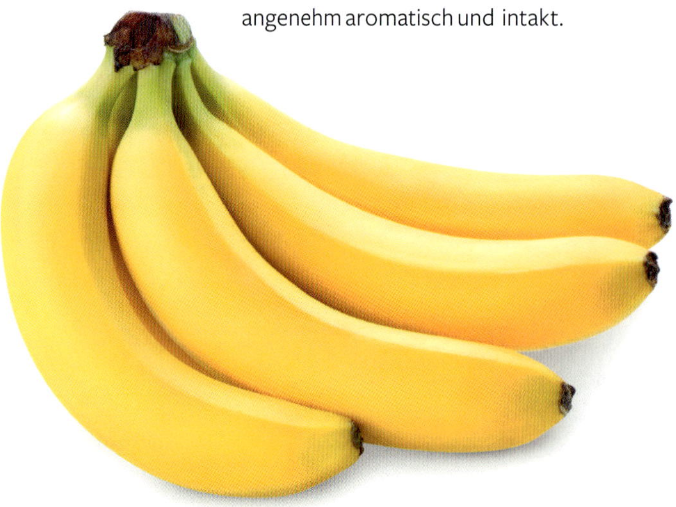

Beeren

GESUNDHEITSRISIKEN

- Allergische Reaktionen
- Nieren- und Gallensteine
- Pestizidrückstände
- Darmreizungen
- Dunkler Stuhl

GESUNDHEITSPLUS

- Krebserkrankungen
- Diabetes
- Gehirnleistung
- Erhöhter Cholesterinspiegel
- Bluthochdruck
- Makuladegeneration
- Geburtsfehler
- Verstopfung
- Hautalterung

Ob Brombeeren, Heidelbeeren oder Erdbeeren, die süßen, saftigen Früchtchen liefern gesunde Nährstoffe in geballter Form. Abgesehen davon, dass sie kalorienarm und reich an Vitamin C und Kalium sind, enthalten sie viele Ballaststoffe. All das macht sie zu einem idealen Snack. Cranberrys, Boysen- und Loganbeeren schmecken herb und sauer, weshalb sie meist gekocht werden (z. B. Konfitüren).

Gesundheitsplus

Krebserkrankungen Beeren enthalten vor Krebs schützende Substanzen. Zum einen Antioxidanzien, die in der Lage sind, freie Radikale zu neutralisieren. Das sind instabile Verbindungen, die Körperzellen schädigen und so Krankheiten wie Krebs auslösen können. Zum anderen Anthocyane, Farbstoffe, die nachweislich der Entstehung von Krebs und Herzerkrankungen vorbeugen können sowie Ellagsäure, die ebenfalls zum Schutz vor Krebs beiträgt.

Diabetes In einer Studie konnte nachgewiesen werden, dass übergewichtige Teilnehmer ihr Risiko, an Diabetes zu erkranken, senken konnten, indem sie zweimal täglich einen Heidelbeer-Smoothie tranken. Heidelbeeren steigern die Insulinsensitivität. Das trägt dazu bei, dass sich der Blutzucker in gesunden Größenordnungen bewegt.

Gehirnleistung Studien haben gezeigt, dass Beeren die Gehirnalterung verlangsamen und die Gedächtnisleistung verbessern können. Heidelbeeren scheinen besonders wirksam zu sein. Vermutlich hängt das mit ihrem hohen Gehalt an Anthocyanen zusammen.

Cholesterinspiegel und Blutdruck In Finnland ergab eine Studie, dass bei Erwachsenen, die täglich eine Tasse Beeren zu sich nahmen, nach 8 Wochen der Blutdruck niedriger und HDL (das „gute" Cholesterin) höher war. Beeren enthalten Pektin, einen löslichen Ballaststoff, der dazu beiträgt, das Gesamtcholesterin zu senken.

Altersbedingte Makuladegeneration Heidelbeeren sind Superfrüchte im Hinblick auf ihre Vielfalt und Menge an Antioxidanzien. In einer Studie zeigte sich, dass Menschen im Alter seltener eine Makuladegeneration entwickelten, wenn sie regelmäßig Beeren gegessen hatten.

Geburtsfehler Erdbeeren und Himbeeren sind eine gute Quelle für Folsäure, ein B-Vitamin, das in der Schwangerschaft äußerst wichtig ist, um das Ungeborene vor fetalen Schäden zu schützen. Die tägliche Zufuhrempfehlung für Schwangere beträgt 550 Mikrogramm; in 100 g rohen Himbeeren stecken 30 Mikrogramm.

Verstopfung Die Samenkernchen in Himbeeren sind voller verdauungsfördernder unlöslicher Ballaststoffe; 100 g rohe Himbeeren enthalten fast 5 g davon.

Hautalterung Die Anthocyane der Beeren beugen möglicherweise bestimmten Alterungserscheinungen vor, z. B. Hautschäden durch UV-Strahlen. In Studien konnte nachgewiesen werden, dass Ellagsäure evtl. dazu beitragen kann, bereits durch Sonne geschädigte Haut zu reparieren.

Behutsam waschen
Beeren sollte man erst kurz vor dem Essen bzw. der Zubereitung gründlich, aber sanft waschen. Am besten und einfachsten geht dies mit der Brause der Spülarmatur.

Gesundheitsrisiken

Allergische Reaktionen Wer auf Salicylsäure (z. B. in Aspirin) allergisch reagiert, sollte bei Beeren zurückhaltend sein. Sie enthalten von Natur aus Salicylate. Außerdem können Beeren als Allergene wirken und Symptome wie juckende Quaddeln und geschwollene Lippen verursachen.

Nieren- und Gallensteine Erdbeeren und Himbeeren enthalten Oxalsäure, die zu Gallen- oder Nierensteinen führen kann. Oxalsäure verringert auch die Aufnahme von Kalzium und Eisen.

Pestizidrückstände Je nachdem wie die Beeren angebaut werden, können sie mehr oder weniger stark mit Pestiziden belastet sein. Auf Nummer sicher geht man beim Kauf von Beeren aus kontrolliert biologischem Anbau oder bei ungespritzten Beeren aus dem eigenen Garten.

Darmreizungen Die ballaststoffreichen Samenkernchen der Beeren wirken verdauungsfördernd, doch können sie bei empfindlichen Menschen auch zu Reizungen der Darmschleimhaut führen.

Dunkler Stuhl Eigentlich handelt es sich dabei nicht um ein Gesundheitsrisiko: Heidelbeeren können den Stuhl dunkel bis schwarz verfärben – es ist kein Anzeichen für Blut im Stuhl.

Heidelbeeren können während des Garens ihre Farbe verändern. Säure, wie aus Zitronensaft oder Essig, lässt sie rot werden. In einem basischen Milieu, wie einem Teig mit viel Backpulver oder Natron, können sie sich grün-blau färben.

B

Verzehrtipps

* Aus gefrorenen Beeren ein Sorbet zubereiten. Nach Belieben noch Sahne dazugeben.
* Für eine antioxidanzienreiche Dessertsauce gemischte Beeren mit Honig und Zimt aufkochen und die Sauce mit Zitronen- oder Limettensaft abschmecken.
* Statt Konfitüre: Brot/Brötchen mit Frischkäse bestreichen und mit Beeren bestreuen.
* Erdbeerstückchen unter einen Krabbencocktail oder Garnelensalat mischen.

Einkaufstipps

* Feste pralle Beeren mit intensiver Farbe wählen. Weiche oder gar schimmlige Exemplare liegenlassen.
* Wenn die Beeren bereits im Kaufbehältnis Saft abgeben, ist das ein sicheres Zeichen für Überlagerung.

Aufbewahrungstipps

* Nach dem Kauf schadhafte Beeren sofort aussortieren.
* Überreife Beeren innerhalb von 24 Stunden verbrauchen. Intakte Beeren nicht waschen, sondern in einer flachen Schale auf Küchenpapier ausbreiten und mit Küchenpapier bedecken. Die Schale mit Frischhaltefolie schließen. In den Kühlschrank stellen.
* Frische Beeren innerhalb einer Woche verbrauchen; erst kurz vor dem Zubereiten vorsichtig waschen. Wer mag, kann die Beeren auch bis zu einem Jahr einfrieren.
* Himbeeren sind empfindlicher als die meisten anderen Beeren. Wegen ihrer lockeren Struktur verderben sie relativ rasch.
* Heidelbeeren halten sich dagegen länger als die meisten Beeren, weil ihre Schalen von Natur aus mit einer schützenden pudrigen Schicht umhüllt sind.

Bier

Siehe Alkohol, Seite 48

Birnen

GESUNDHEITSRISIKEN

- Allergische Reaktionen
- Zahnschäden (Trockenfrüchte)

GESUNDHEITSPLUS

- Erhöhter Cholesterinspiegel
- Verstopfung
- Bluthochdruck
- Diabetes

Ob frisch oder gegart, Birnen bieten sich als Zutat für Desserts und Kuchen, aber auch als Begleiter zu pikanten Gerichten an. Und: Eine frische Birne ist zu jeder Tageszeit ein idealer Snack. Eine mittelgroße Birne (150 g) liefert etwa 75 kcal und etwa 5 g Ballaststoffe. Eingemachte Birnen büßen den größten Teil ihres Vitamin-C-Gehalts ein, denn sie werden geschält und erhitzt. Wegen des Zuckerzusatzes ist ein Kompott kalorienreicher als das frische Obst. Es gibt Dutzende von Birnensorten, doch alle ähneln sich in ihrem Nährwert.

Gesundheitsplus

Erhöhter Cholesterinspiegel Birnen enthalten reichlich verschiedene Ballaststoffe. Vor allem Pektin beeinflusst den Cholesterinspiegel im Blut positiv.

Verstopfung Zellulose ist ein unlöslicher Ballaststoff, der die Darmtätigkeit anregt und eine leicht abführende Wirkung hat.

Bluthochdruck Das reichlich vorhandene Kalium in Birnen hilft, den Blutdruck unter Kontrolle zu halten.

Diabetes Gemäß einer US-amerikanischen Studie, scheint der Verzehr von Nahrungsmitteln, die reich an Anthocyanen sind, das Risiko, einen Typ-2-Diabetes zu entwickeln zu senken. Voraussetzung ist, pro Woche mehr als 5 Portionen solcher

Nahrungsmittel (z. B. Birnen) zu essen. Darüber hinaus sind der glykämische Index und die glykämische Last von Birnen niedrig, weshalb diese Früchte für Diabetiker empfehlenswert sind.

Gesundheitsrisiken

Allergische Reaktionen Getrocknete Birnen sind häufig mit Schwefeldioxid konserviert, was bei empfindlichen Menschen Asthmaanfälle oder allergische Reaktionen auslösen kann.

Zahnschäden Zwar liefern getrocknete Birnen wertvolle Nährstoffe in konzentrierter Form, doch sie sind kalorienreicher als frische Birnen und weisen einen hohen Zuckergehalt auf. Zucker zusammen mit der klebrigen Konsistenz von Trockenbirnen fördert Karies.

Verzehrtipps

* Birnenstückchen unter grünen Blattsalat mischen und mit Blauschimmelkäse bestreuen.
* Birnen mit Muskatnuss, Gewürznelke und Zimtstange zu einem Kompott kochen.
* Birnen in Granatapfelsaft pochieren, statt in Rot- oder Portwein.

Einkaufstipps

* Gereifte Birnen sind leicht verderblich. Vermutlich sind gekaufte Früchte deshalb noch nicht ganz reif.
* Merkmale für reife Birnen sind: eine mattere Schale, das Fruchtfleisch um den Stiel lässt sich leicht eindrücken und die Frucht strömt einen feinen Duft aus.
* Früchte mit glatter, straffer Schale ohne dunkle und/oder angedrückte Stellen wählen.

Aufbewahrungstipps

* Birnen reifen bei Raumtemperatur in ein paar Tagen nach (in eine Papiertüte gewickelt, wird der Prozess beschleunigt).
* Die reifen Früchte halten sich ein paar Tage im Kühlschrank.

Blattsalate

GESUNDHEITSRISIKEN

- Lebensmittelvergiftung

GESUNDHEITSPLUS

- Krebserkrankungen
- Herzerkrankungen
- Kalorienarm

Kopfsalat und andere grüne Blattsalate enthalten Folsäure, Vitamin C, Kalzium, Eisen und Kalium. Je nach Salatsorte können die enthaltenen Nährstoffmengen sehr unterschiedlich sein. Generell gilt: Dunkelgrüne und intensiv gefärbte Blätter weisen einen höheren Gehalt an Betakarotin und Vitamin C auf als helle Blätter. So bietet Römersalat (Lattich) etwa die fünffache Menge an Vitamin C sowie mehr Betakarotin und Folsäure als Eisbergsalat.

Rucola, Babyspinat, Chicoreé und Endivie sind nährstoffreicher als Kopfsalat. Rucola gehört wie Kohl zu den Kreuzblütlern und ist einer der nährstoffreichsten Blattsalate. Er enthält z. B. mehr Kalzium als andere grüne Salatblätter, ist eine hervorragende Quelle für Vitamin C, Betakarotin, Eisen und Folsäure – und all das in Kombination mit nur 12 kcal pro 100 g. Brunnenkresse, ebenfalls ein Kreuzblütler, ist ein weiterer Nährstoffsieger: 100 g enthalten gerade mal 11 kcal, aber 43 mg Vitamin C und 180 mg Kalzium.

Gesundheitsplus

Krebserkrankungen Dunkle, intensiv gefärbte Salatblätter enthalten reichlich Bioflavonoide. Diese Pflanzenfarbstoffe senken gemeinsam mit Vitamin C und anderen Antioxidanzien das Risiko der Krebsentstehung, indem sie die Körperzellen vor Schäden schützen.

B

Betakarotin nutzen
Dunkelgrüne Salatblätter wie Feldsalat, Babyspinat, Rucola oder Brunnenkresse enthalten viel Betakarotin, das eine wichtige Rolle bei der Vorbeugung von Krebs und für die Sehkraft spielt. Öl verbessert die Aufnahme von Betakarotin. Machen Sie Salate deshalb immer mit etwas Essig, Zitronensaft und Öl an.

Herzerkrankungen Vitamin C und Betakarotine in dunklen Salatblättern wirken als Antioxidanzien, die dazu beitragen können das Herz vor Arteriosklerose oder Erkrankungen der Herzkranzgefäße zu schützen.

Kalorienarm Blattsalate an sich liefern wenig Energie und sättigen dank Ballaststoffen dennoch. Der Kaloriengehalt eines angemachten Salats wird letztendlich vom Dressing bestimmt.

Gesundheitsrisiken

Lebensmittelvergiftung Alle Salatblätter müssen vor der Verwendung gründlich gewaschen werden. Vor allem abgepackte Blattsalate bieten eine gute Brutstätte für Bakterien und andere krankmachende Mikroben. Durch Waschen können bis zu 90 % der Keime beseitigt werden, weitere Keime kann man mithilfe von Essig unschädlich machen. Ein Essig-Öl-Dressing dient also nicht nur dem guten Geschmack, sondern reduziert auch die Gefahr einer Lebensmittelvergiftung.

Verzehrtipps

* Große Salatblätter wie Frühlingsrollen füllen und aufrollen.
* Verschiedenfarbige Blattsalate, rote Zwiebel, Tomaten und Orangenfilets zu einem bunten Salat kombinieren.

Einkaufstipp

* Stets Salatköpfe mit intakten, festen Blättern kaufen.

Aufbewahrungstipps

* Äußere Blätter vom Salatkopf entfernen, übrige ablösen, waschen und trocken schleudern. Diese zwischen Küchenpapier in eine fest verschließbare Box geben und im Kühlschrank nicht länger als eine Woche lagern.
* Wird der Salat innerhalb von 3 Tagen verwendet, kann man ihn in einer Plastiktüte im Gemüsefach des Kühlschranks aufheben.

Blumenkohl

Blumenkohl enthält Folsäure, ein hitzeempfindliches B-Vitamin. Durch Garen gehen 80 % davon verloren! Ein guter Grund also, Blumenkohl immer wieder auch als Rohkost zu genießen.

GESUNDHEITSRISIKEN
- Blähungen

GESUNDHEITSPLUS
- Krebserkrankungen
- Kalorienarm

Blumenkohl gehört botanisch zur Familie der Kreuzblütler, genau wie Brokkoli, Rosenkohl und andere Kohlarten. 100 g roher Blumenkohl sichern etwa zwei Drittel der empfohlenen Tagesmenge an Vitamin C und Folsäure. Außerdem enthält er beachtliche Mengen an Kalium und Vitamin B_6 sowie gesundheitsfördernde Bioflavonoide, Indole und zahlreiche andere sekundäre Pflanzenstoffe.

Gesundheitsplus

Krebserkrankungen Vitamin C hat entzündungshemmende Eigenschaften, was der Entstehung von Krebs vorbeugen kann. Die enthaltene Folsäure trägt evtl. noch zum Krebsschutz bei, indem sie möglicherweise DNA-Schäden verhindert, die Krebs mitverursachen können.

Kalorienarm Weil Blumenkohl wenig Kalorien (22 kcal in 100 g), aber viele Ballaststoffe (2 g in 100 g) liefert, ist er ein ideales Gemüse für alle, die auf ihr Gewicht achten.

Gesundheitsrisiken

Blähungen Blumenkohl und andere Kohlarten können unangenehme Nebenwirkungen erzeugen. Wer generell unter Darmproblemen oder -erkrankungen leidet, sollte Blumenkohl erst in kleiner Menge probieren. Falls er Symptome auslöst, muss man ihn vom Speiseplan streichen.

Verzehrtipps

* Gedämpfte Blumenkohlröschen mit Olivenöl beträufeln und mit Oliven und gerösteten Paprikastreifen bestreuen.
* Rohe Blumenkohlröschen mit Knoblauch in Olivenöl braun braten.
* Für Rohkost Blumenkohl raspeln, mit Essig und Öl anmachen, dann durchziehen lassen.

Einkaufstipps

* Blumenkohl mit braunen Stellen liegen lassen.
* Exemplare mit weißen, kompakten, festen Köpfen sowie knackigen, grünen Blättern sind in Ordnung.

Aufbewahrungstipp

* Blumenkohl hält sich in einer Plastiktüte bis zu 5 Tage im Gemüsefach des Kühlschranks.

Blumenkohl kurz garen
Um Aroma und Nährstoffe weitestgehend zu erhalten, sollte man Blumenkohl nur kurz in Wasser bissfest garen oder dämpfen. Bei zu langer Garzeit wird der Kohl zu weich und es werden schweflige Verbindungen frei, die zu unangenehmem Geruch und bitterem Geschmack führen.

Bohnen und andere Hülsenfrüchte

Siehe auch Erbsen und Zuckerschoten, Seite 82; Erdnüsse und Erdnusscreme, Seite 83; Linsen, Seite 141; Sojaprodukte, Seite 198

GESUNDHEITSRISIKEN
- Nährstoffaufnahme
- Favismus
- Allergische Reaktionen
- Wechselwirkung mit Medikamenten
- Blähungen

GESUNDHEITSPLUS
- Herzerkrankungen
- Erhöhter Cholesterinspiegel
- Krebserkrankungen
- Diabetes
- Gewichtskontrolle

Weltweit werden etwa 13 000 Arten und Sorten an Hülsenfrüchten angebaut. Sie alle gehören zu der großen Pflanzenfamilie der Leguminosen. Typisches Merkmal dieser Pflanzen sind Früchte, die Hülsen (Schoten) mit Samen im Inneren bilden. Eine Besonderheit für alle Leguminosen ist, dass sich an ihren Wurzeln sog. Knöllchenbakterien ansiedeln. Sie sind in der Lage, elementaren Stickstoff aus der Luft zu verwerten und bilden an den Wurzeln Knötchen.

Ansonsten unterscheiden sich Hülsenfrüchte deutlich voneinander. Manche wachsen in niedrigen Büschen wie Buschbohnen und Linsen, andere klettern an Stangen empor wie Stangenbohnen und Erbsen, einige Arten wachsen an Bäumen wie Johannisbrot (Carob) oder Sträuchern

B

(Mesquite). Erdnüsse sind übrigens keine Nüsse, sondern gehören ebenfalls zu den Leguminosen.

Alle Bohnen sind Hülsenfrüchte. Man unterscheidet generell zwischen frischen Bohnen und Trockenbohnen. Zu den frischen Bohnen zählen z. B. Stangenbohnen, Buschbohnen und andere Gartenbohnen; sie werden vollständig (also mit Schote) gegessen. Trockenbohnen sind die getrockneten Samen zahlreicher Bohnensorten (z. B. Mungbohnen, Borlottibohnen, Kidneybohnen). Alle Hülsenfrüchte sind reich an Protein, B-Vitaminen, Eisen, Kalium und anderen Mineralstoffen sowie Ballaststoffen.

Überholt

Wer an Gicht leidet, sollte Hülsenfrüchte wegen ihres hohen Puringehalts meiden.

Aktuell

US-Forscher fanden heraus, dass Purine aus Gemüse den Harnsäurespiegel nicht negativ beeinflussen.

Gesundheitsplus

Herzerkrankungen Alle Hülsenfrüchte enthalten gesundheitsfördernde sekundäre Pflanzenstoffe wie Isoflavone, die die Herzgesundheit schützen. Zusätzlich liefern Hülsenfrüchte reichlich Ballaststoffe, einschließlich der löslichen, die an der Regulation des Cholesterinspiegels im Blut beteiligt sind. Studien zeigen, dass Menschen, die häufig Hülsenfrüchte verzehren, ein niedrigeres Risiko für Herzerkrankungen aufweisen.

Erhöhter Cholesterinspiegel Untersuchungen ergaben, dass 10 g lösliche Ballaststoffe pro Tag (so viel steckt etwa in 70 g getrockneten Bohnen – gekocht sind das gut 200 g) den LDL-Cholesterinspiegel um ca. 10 % senken können. Dazu tragen auch Saponine und Phytosterole bei.

Krebserkrankungen Hülsenfrüchte enthalten ein breites Spektrum an sekundären Pflanzenstoffen, einschließlich Phytosterole und Isoflavone, die mit einer Reduktion des Krebsrisikos in Zusammenhang gebracht werden.

Diabetes Hülsenfrüchte sind für Diabetiker hervorragend geeignet, weil ihr ausgewogener Gehalt an Protein, Kohlenhydraten und Ballaststoffen für eine langsame Freisetzung von Glukose sorgt.

Gewichtskontrolle Wer abnehmen will, sollte auf Hülsenfrüchte setzen: Der hohe Ballaststoffgehalt führt zu einem schnellen Sättigungsgefühl, das lange anhält, weil der Blutzuckerspiegel langsam ansteigt und länger Glukose freigesetzt wird. Der Körper wird dadurch kontinuierlich mit Energie versorgt. In Studien konnte nachgewiesen werden, dass Menschen, die regelmäßig Hülsenfrüchte essen, ihr Risiko Übergewicht zu entwickeln, um 22 % senken können.

Trinken und bewegen!

Wenn Sie oft Hülsenfrüchte essen, sollten Sie reichlich Flüssigkeit aufnehmen und sich viel bewegen. Der hohe Ballaststoffanteil könnte ansonsten zu Darmbeschwerden wie Verstopfung führen.

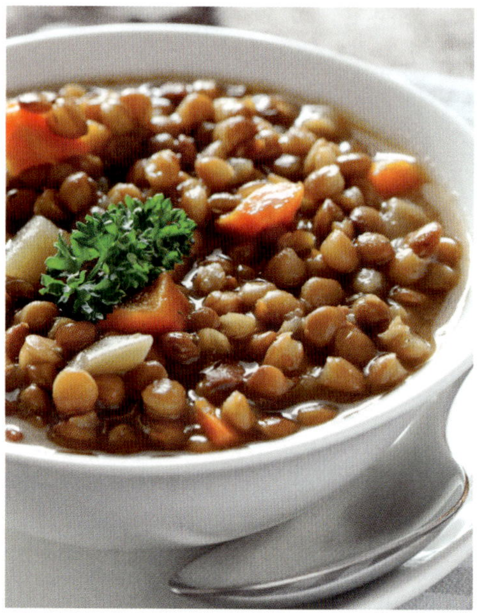

Gesundheitsrisiken

Nährstoffaufnahme Sojabohnen enthalten Substanzen, die die Resorption von Betakarotinen sowie Vitamin B_{12} und D verschlechtern. Durch Hitze werden die meisten dieser Substanzen inaktiviert. Der verbleibende geringe Nährstoffverlust kann z. B. durch den Verzehr von frischem Obst, grünem oder gelbem Gemüse (für Betakarotine), magerem Fleisch und anderen tierischen Produkten (für Vitamin B_{12}) sowie Weizenkeimen, Nüssen und Samen (für Vitamin E) ausgeglichen werden.

Favismus Dabei handelt es sich um eine genetisch bedingte Stoffwechselkrankheit (Schuld ist der Mangel bzw. das Fehlen eines bestimmten Enzyms), von der 3–35 % der Menschen in einigen Ländern des Mittelmeerraums, Asiens und Afrikas betroffen sind. In Mitteleuropa tritt die Krankheit sehr selten auf, was sich vermutlich langfristig aufgrund von Migration ändern wird. Favismus, auch Bohnenkrankheit genannt, ist eine gefährliche Form der Anämie, die durch das Essen von Bohnen ausgelöst werden kann. Wer aus einer Familie stammt, in der Favismus vorkommt, sollte auf Bohnen verzichten.

Allergische Reaktionen Einige Hülsenfrüchte, vor allem Erdnüsse, können bei empfindlichen Menschen allergische Reaktionen oder Migräne auslösen.

Blähungen Getrocknete Hülsenfrüchte sind dafür bekannt, Blähungen zu verursachen. Das ist zwar kein Gesundheitsrisiko, doch Blähungen sind einfach unangenehm. Wenn man das Einweichwasser von Hülsenfrüchten abgießt und sie in frischem Wasser gart, verringert dies die gasbildenden Substanzen. Aus dem gleichen Grund sollte man Hülsenfrüchte aus Dosen oder Gläsern vor der Zubereitung in ein Sieb abgießen und mit Wasser gründlich abspülen; ebenso lässt sich die Gasbildung durch Zugabe von Säure (z. B. Essig) minimieren. Kräuter und Gewürze wie Zitronenmelisse, Fenchel- und Kümmelsamen können außerdem helfen, Blähungen vorzubeugen.

Achtung! Wechselwirkung mit Medikamenten

Wer Monoaminooxidase-Hemmer (MAO) zur Behandlung von Depressionen einnimmt, sollte keine Dicken Bohnen (Favabohnen) essen. Sie könnten Bluthochdruck verursachen.

Verzehrtipps

* Aus Linsen, Spinat und Speck-Dressing einen Salat zubereiten.
* Grüne Bohnen unter Pasta mischen und mit Pesto servieren.
* Kichererbsen mit Öl und Cajun-Gewürzmischung im 190 °C heißen Backofen rösten.
* Schwarze Bohnen mit Quinoa gemischt ergibt ein proteinreiches vegetarisches Gericht.

Einkaufstipps

* Hülsenfrüchte aus der Konserve enthalten oft Salz und Zucker. Produkte ohne Salz und/oder Zucker bevorzugen oder getrocknete Hülsenfrüchte selbst einweichen.
* Frische Bohnen und Erbsen sollten pralle, intakte Schoten aufweisen. Wenn man die Form der Samenkerne an den Hülsen erkennt, sind die Hülsenfrüchte überreif und zäh.

MENGENLEHRE

Bei der Planung einer Hülsenfruchtmahlzeit hilft Folgendes:

1 Teil getrocknete Hülsenfrüchte ergibt etwa 3 Teile gekochte

Für 1 Portion getrocknete Hülsenfrüchte rechnet man 70–100 g

B

* Frische Hülsenfrüchte mit matschigen oder gar angeschimmelten Stellen liegen lassen.
* Getrocknete Bohnen dürfen nicht zerbrochen sein. Das weist darauf hin, dass sie älter sind.

Aufbewahrungstipps

* Frische Hülsenfrüchte waschen, damit sie während der Lagerung genug Feuchtigkeit bekommen. Im Kühlschrank halten sie sich bis zu 5 Tage. Die Enden von Bohnen erst kurz vor dem Garen abschneiden.
* Getrocknete Hülsenfrüchte in der Packung an einem kühlen trockenen Ort lagern. Luftdicht verpackt halten sich getrocknete Hülsenfrüchte bis 10 Jahre.
* Vor dem Einweichen verfärbte und verschrumpelte Hülsenfrüchte aussortieren. Gründlich abspülen.
* Gegarte getrocknete Hülsenfrüchte zügig verbrauchen. Sie halten sich nicht lang.

Brokkoli

Tiefgefrorener Brokkoli kann bis zu 35 % mehr Betakarotin enthalten als frischer.

GESUNDHEITSRISIKEN

- Blähungen

GESUNDHEITSPLUS

- Blasenkrebs
- Dickdarmkrebs
- Brustkrebs
- Lungenerkrankungen
- Herzerkrankungen
- Knochenstabilität
- Erkältungen
- Haut
- Gewichtsabnahme

Brokkoli zählt zu den gesündesten und am besten erforschten Gemüsen überhaupt. Das verdankt diese Kohlart ihrem hohen Gehalt an verschiedenen Vitaminen, Mineralstoffen und anderen gesundheitsfördernden Substanzen. Bekannt ist Brokkoli vor allem wegen seiner vor Krebs schützenden Eigenschaften. Man weiß nicht warum, aber das Gesundheitspotenzial von Brokkoli scheint höher zu sein, als das anderer Kreuzblütler wie Kohl.

Brokkoli enthält Sulphoraphane, die evtl. der Ausbreitung von bereits vorhandenem Krebs entgegenwirken. Das wurde in Laborversuchen nachgewiesen.

Gesundheitsplus

Blasenkrebs Im Rahmen einer Studie fand man heraus, dass der Verzehr von fünf oder mehr Portionen Kreuzblütler-Gemüse pro Woche über 10 Jahre lang, die Wahrscheinlichkeit Blasenkrebs zu entwickeln, vermutlich um die Hälfte senken kann. In der Vergleichsgruppe wurde selten solches Gemüse gegessen. Brokkoli und anderes Kohlgemüse wurden als besonders wirksam identifiziert.

Dickdarmkrebs Brokkoli steckt voller Folsäure, Ballaststoffe und Antioxidanzien. Evtl. tragen diese Stoffe gemeinsam dazu bei, das Risiko, an Dickdarmkrebs zu erkranken zu senken.

Brustkrebs Frauen, die an Brustkrebs erkrankt sind, könnten möglicherweise ihre Überlebenschancen erhöhen, wenn sie regelmäßig Brokkoli und anderen Kohl essen. In einer Studie stellte man fest, dass an Brustkrebs erkrankte Frauen in China, die reichlich Brokkoli und Kohl aßen, um 62 % seltener an ihrer Krankheit starben und der Krebs um 35 % seltener wieder auftrat im Vergleich zu erkrankten Frauen, die diese Gemüse kaum verzehrten.

Lungen- und Herzerkrankungen Die Sulphoraphane im Brokkoli könnten den Körper im Kampf gegen Infektionen unterstützen, die Entzündungen in Lungen und Arterien verursachen.

Knochenstabilität Vitamin K in Brokkoli trägt zur Knochengesundheit bei.

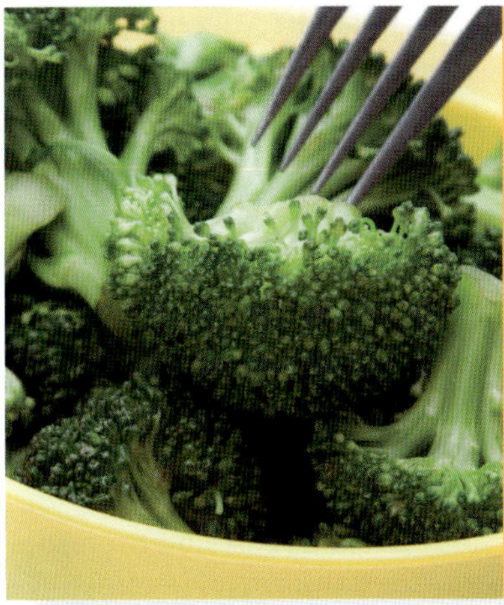

Nährstoffschonend garen

Die beste Methode Brokkoli zu garen besteht darin, ihn in mittelgroße Röschen zu teilen und diese zu dämpfen, zu braten, in der Mikrowelle zu garen oder in etwas Brühe oder Wasser unter Rühren zu dünsten. All das ist besser, als Brokkoli in viel Wasser zu kochen, denn dabei gehen viele wertvolle Nährstoffe ins Wasser über, das anschließend weggeschüttet wird. Brokkoli sollte nach dem Garen leuchtend grün sein und noch Biss haben.

Erkältungen Der hohe Vitamin-C-Gehalt hilft, Erkältungen zu lindern.
Haut Vitamin C ist für die Bildung von Kollagen nötig, das eine wichtige Rolle für eine gesunde Haut spielt.
Gewichtsabnahme Viele Menschen nehmen zu wenig Vitamin C auf. In einer Studie konnte nachgewiesen werden, dass Menschen mit einem angemessenen Vitamin-C-Level während intensiver körperlicher Belastung 30 % mehr Körperfett verbrannten als diejenigen, die einen niedrigeren Vitamin-C-Level aufwiesen.

Gesundheitsrisiken

Blähungen Als Mitglied der Kohlfamilie kann Brokkoli wie alle anderen Kohlarten bei empfindlichen Menschen Blähungen verursachen.

Verzehrtipps

* Gedämpfte Brokkoliröschen in frisch zubereiteter Tomatensauce wenden und mit gerösteten Walnusskernen bestreuen.
* Brokkolistiele schälen, in Stifte schneiden und diese in Hummus dippen.
* Eine gebackene Pizza mit gedämpften Brokkoliröschen bestreuen. Diese anschließend mit Olivenöl beträufeln und mit Pfeffer und Salz würzen.

Einkaufstipps

* Dunkelgrüner, lilafarbener und bläulich-grüner Brokkoli enthält mehr Betakarotine und Vitamin C als blasser oder gelber.
* Brokkoli mit knackigen festen Stielen wählen. Sie sind ein Zeichen für Frische.
* Brokkoli mit geöffneten, verfärbten Blüten und mit zähen, holzigen Stielen liegen lassen.

Aufbewahrungstipp

* Frischer Brokkoli hält sich ungewaschen und in einer offenen Plastiktüte im Gemüsefach des Kühlschranks gut 2 Tage.

Brombeeren

Siehe Beeren, Seite 60

B

Brot

Siehe auch Getreide, Seite 100

GESUNDHEITSRISIKEN
- Zöliakie
- Allergische Reaktionen
- Diabetes (Weißbrot)
- Körperfettaufbau (Weißbrot)
- Bluthochdruck (Weißbrot)

GESUNDHEITSPLUS
- Diabetes (Vollkornbrot)
- Körpergewicht (Vollkornbrot)
- Anämie (Vollkornbrot)

Reine Weizen- oder Weißbrote müssen aus mindestens 90 % Weizenauszugsmehl gebacken sein.

Ein Weizenvollkornbrot muss dagegen aus mindestens 90 % Weizenvollkornmehl bestehen.

Brot steuert zur Ernährung Kohlenhydrate in Form von Stärke sowie Proteine, Vitamine, Mineralstoffe und Fettsäuren bei. Wie viel Nährstoffe enthalten sind, hängt vom Mehl ab. Brote aus Vollkornmehl enthalten von Natur aus mehr Nährstoffe als solche, die aus hoch ausgemahlenen Mehlen gebacken werden. Darüber hinaus erhöhen Zutaten wie Nüsse und Samen den Nährwert von Brot.

Weil zahlreiche Getreidenährstoffe durch das Mahlen und weitere Verarbeitungsprozesse zerstört werden, darf beispielsweise in den USA Brot mit Vitaminen (z. B. Folsäure) und Spurenelementen (z. B. Eisen) angereichert werden. In der EU ist das verboten.

Überholt
Brot macht dick.
Aktuell
Eine Scheibe Vollkornbrot liefert ca. 50 kcal. Gibt man 1 TL Butter und eine Scheibe Emmentaler (30 g) darauf, sind es 100 kcal. Entscheidend ist also, was aufs Brot kommt.

Gesundheitsplus

Diabetes Vollkornbrote sind reich an Ballaststoffen, die langsam verdaut werden, länger satt halten und vor Blutzuckerspitzen schützen.
Körpergewicht Brote mit einem hohen Ballaststoffanteil helfen, das Körpergewicht in Balance zu halten. Enthält die Brotbezeichnung den Begriff „Vollkorn", muss das Brot zu 90 % aus Vollkornmehl gebacken sein.
Anämie Vollkornbrote enthalten Eisen, das einem Eisenmangel vorbeugen kann. In einer Scheibe Weizenvollkornbrot (50 g) steckt 1 g Eisen.

Gesundheitsrisiken

Zöliakie Menschen, die an Zöliakie leiden, müssen glutenhaltige Nahrungsmittel meiden. Aus diesem Grund sind Brote, die Bestandteile von Weizen, Gerste, Roggen und evtl. auch Hafer enthalten, für die Betroffenen tabu. Glutenfreie, ballaststoffreiche Brote sind gute Alternativen.
Allergische Reaktionen Bei Menschen mit einer Schimmelpilzallergie können Hefe- und Sauerteigbrote möglicherweise allergische Reaktionen auslösen.
Diabetes Weißbrote aus hoch ausgemahlenen Mehlen können Blutzuckerspitzen verursachen, da die Stärke sehr schnell zu Glukose abgebaut wird.
Körperfettaufbau Ballaststoffarme Nahrungsmittel wie Weißbrote, führen zu einem schnellen Anstieg der Glukose im Blut, was einen erhöhten Insulinspiegel nach sich zieht. Das begünstigt Aufbau und Speicherung von Fett im Körper.
Bluthochdruck Brote können erstaunlich viel Salz enthalten, was sich steigernd auf den Blutdruck auswirken könnte.

Verzehrtipps

* Altbackenes Brot vollständig trocknen lassen und zu feinen Krumen mahlen. Anstelle von gekauften Semmelbröseln verwenden.
* Oder: altbackenes Brot mahlen, Brösel einfrieren und nach Bedarf entnehmen.
* Aus Brotwürfeln, Tomaten, Zwiebeln, Gurke, Olivenöl und Weißweinessig einen Salat zubereiten.
* Für eine knusprige Kruste Fischfilets oder dünne Fleisch- oder Fischsteaks mit einer

Mischung aus Semmelbröseln, Kräutern und Öl bestreuen. Anschließend im Ofen backen.

Einkaufstipps

- Vollkornbrote sind die beste Wahl im Hinblick auf den Ballaststoffgehalt. Das gilt für jede Art von Vollkornbrot. Entscheidend ist die Bezeichnung „Vollkorn".
- Vollkornbrote sind etwas schwerer als Brote aus höher ausgemahlenem Getreide.
- Nur so viel Brot kaufen, wie man innerhalb von 3 Tagen verbrauchen kann.

Aufbewahrungstipps

- Unverpacktes Brot bei Raumtemperatur in einem Behälter lagern, der es vor Austrocknen und Schimmel schützt und den Brotgeschmack nicht beeinträchtigt. Ein Brottopf aus Ton oder ein Plastikbehälter mit Belüftungsschlitzen ist ideal.
- Auch in Brotseide oder in einen Leinenbeutel eingewickeltes Brot hält sich für ein paar Tage frisch.
- Zu viel frisches Brot in Scheiben oder am Stück einfrieren. Brotscheiben lassen sich im Toaster schnell auftauen, Brot am Stück taut über Nacht langsam auf.
- Bei feuchtwarmem Wetter Brot in einer Plastiktüte im Kühlschrank oder im Tiefkühlgerät lagern.
- Um eine Schimmelbildung zu verhindern, den Brotbehälter täglich von Bröseln befreien und einmal pro Woche mit Essig auswischen (Essig antrocknen lassen!). Stets frische Papier- oder Plastiktüten verwenden.

Brunnenkresse

Siehe Blattsalate, Seite 63

Buchweizen, Bulgur

Beide Einträge siehe Getreide, Seite 100

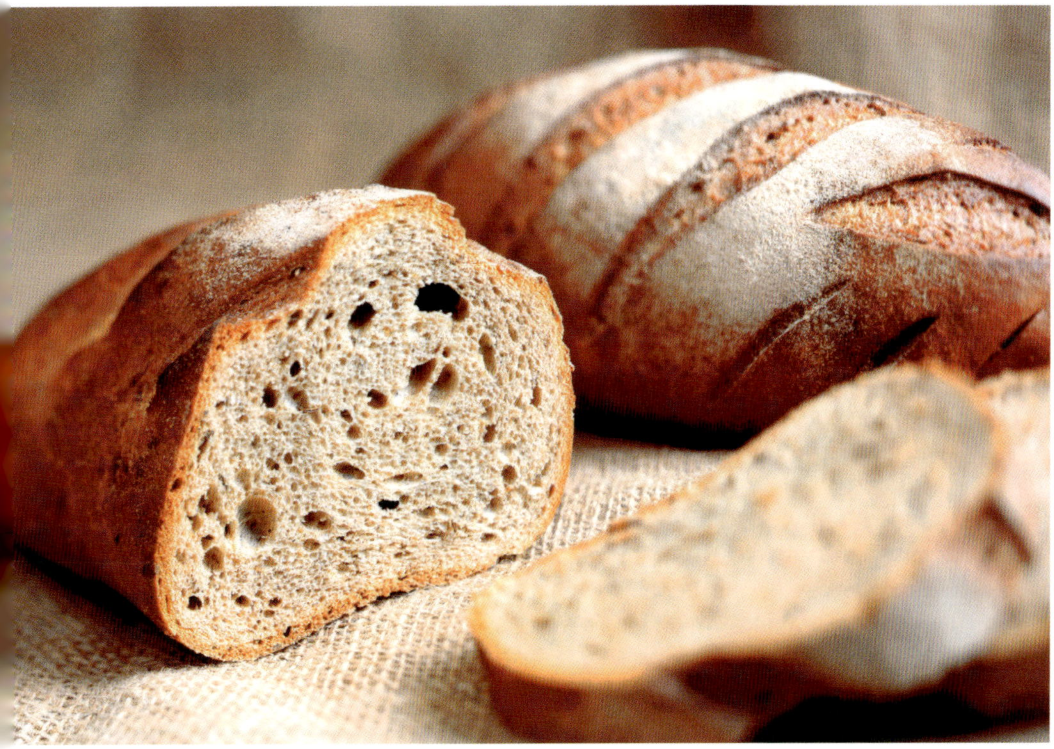

B

Butter und Margarine

GESUNDHEITSRISIKEN
- Übergewicht
- Cholesterinspiegel

GESUNDHEITSPLUS
- Cholesterinspiegel (Margarine)
- Knochen und Zähne
- Haut

In 100 g Butter stecken 83,2 g Fett und 754 kcal, in 100 g Margarine genau 80 g Fett und 722 kcal. Fazit: Egal, ob Butter oder Margarine, beides enthält fast gleich viel Fett und damit nahezu gleich viele Kalorien.

Werden Butter oder Margarine dünn und nicht fingerdick aufs Brot gestrichen bzw. in moderaten Mengen zum Kochen und Braten verwendet, tragen sie zur Gesundheit bei. Butter enthält tierisches Fett und damit Cholesterin und gesättigte Fettsäuren. Margarine wird aus verschiedenen pflanzlichen Ölen hergestellt und ist deshalb reich an einfach und mehrfach ungesättigten Fettsäuren. Mittlerweile enthalten nur noch wenige Sorten erhöhte Mengen an Transfettsäuren, die nachweislich den Spiegel von LDL-Cholesterin erhöhen und den von HDL-Cholesterin senken, womit das Risiko für Herz-Kreislauf-Erkrankungen steigt.

Gesundheitsplus

Cholesterinspiegel Margarine mit zugesetzten Phytosterinen kann nachweislich zu einer Senkung des LDL-Cholesterins beitragen. Allerdings tritt dieser Effekt erst bei einer täglichen Gesamtaufnahme von 1,5–2 g Phytosterinen auf (mehr Phytosterine steigern den Effekt nicht!). Wichtig: Sehr hohe Phytosterin-Konzentrationen können die Aufnahme von Karotinoiden und fettlöslichen Vitaminen vermindern. Deswegen wird schwangeren Frauen und Kindern von hohen Phytosterinmengen abgeraten. Phytosterine stecken natürlicherweise in fast allen pflanzlichen Nahrungsmitteln, hauptächlich in fettreichen wie Nüssen, Samen, Oliven und Ölen.

Knochen und Zähne Margarine darf mit Vitamin A und – als einziges Lebensmittel überhaupt – auch mit Vitamin D angereichert werden, das zur Stabilität von Knochen und Zähnen beiträgt.

Haut Die ungesättigten Fettsäuren, die in den meisten Margarinesorten enthalten sind, tragen zum Schutz vor Dermatitis bei. Außerdem senken sie das Risiko für Herzerkrankungen und Schlaganfall.

Gesundheitsrisiken

Übergewicht Butter und Margarine sind kalorienreiche Fette. Wer viel Butter und Margarine isst, nimmt Energie in konzentrierter Form auf. Das Risiko für Übergewicht ist erhöht, aber auch für Herz-, Krebs- und viele andere Erkankungen.

Cholesterinspiegel Größere Mengen an Butter könnten aufgrund ihres Gehalts an gesättigten Fettsäuren den Blutcholesterinspiegel steigen lassen. Auch Margarine, in der Transfettsäuren vorliegen, kann cholesterinspiegelerhöhend wirken.

Verzehrtipps

- Weniger ist mehr. Das gilt für Butter und Margarine.
- Für einen Brotaufstrich Margarine oder weiche Butter mit zerdrücktem Knoblauch und Basilikumstreifen mischen.
- Vollfettmargarine eignet sich zum Kochen, Braten und Backen. Halbfettmargarine nicht.

Einkaufstipps

- Margarine sollte keine gehärteten Fette enthalten; Sorten auf Raps- oder Sojaölbasis liefern Omega-3- und einfach ungesättigte Fette.
- Butter, die aus Milch von Weidekühen hergestellt wird, weist eine günstige Fettsäuren- und Nährstoffzusammensetzung auf.

Aufbewahrungstipps

- Butter und Margarine vor Luft, Licht und Wärme schützen, damit sie nicht ranzig werden.
- Butter ca. 15 Minuten vor der Verwendung aus dem Kühlschrank nehmen, damit sie streichfähig wird.
- Butter in einer Butterdose in der Kühlschranktür lagern, damit sie keine Fremdgerüche annimmt; so hält sie sich 2 Wochen.
- Nicht angebrochene Butter hält sich mindestens so lange wie auf der Packung angegeben (Mindesthaltbarkeitsdatum).
- Butter zum Einfrieren luftdicht verpacken und bis zu 9 Monate im Tiefkühlgerät lagern.
- Margarine gehört in den Kühlschrank. Das gilt auch beim Kauf: Nur zu Margarine aus dem Kühlregal des Supermarkts greifen.

Wenig Fett, viel Geschmack

Ein Teelöffel Butter liefert genauso viel Aroma wie ein Esslöffel voll. Für den guten Geschmack genügt also oft ein Stich Butter. Kräuter, Gewürze und andere kalorienarme aromatisierende Zutaten sorgen für weiteren Geschmack. Auf Ofenkartoffeln kann man Schnittlauch und körnigen Frischkäse statt Butter geben. Ein Rührkuchen wird fettärmer, wenn man ca. ein Drittel der Butter- bzw. Margarinemenge durch Joghurt oder Apfelmus ersetzt. Brot mit Quark anstelle von Butter oder Margarine bestreichen.

Cerealien

Siehe Frühstücksgetreide, Seite 94

Chiasamen

Siehe Nüsse und Samen, Seite 153

C

Chilischoten

GESUNDHEITSRISIKEN

- Hämorrhoiden
- Magen-Darm-Beschwerden

GESUNDHEITSPLUS

- Krebserkrankungen
- Blutgerinnsel
- Verstopfte Nase
- Gewichtsreduktion
- Entzündungen

In der asisatischen und lateinamerikanischen Küche steuern Chilis nicht nur Schärfe, sondern auch viel Aroma bei. Milde Sorten können pur als kalorienarmer Snack gegessen werden.

Die Schärfe der Chilischoten wird von ihrem Gehalt an Capsaicinoiden bestimmt. Das sind Substanzen, auf die die Schmerzrezeptoren der Schleimhäute direkt ansprechen. Schärfere Chilis lösen deshalb ein Brennen im Mund sowie tränende Augen, eine laufende Nase und Schweißausbrüche aus. Capsaicin und andere Capsaicinoide befinden sich hauptsächlich in den weißen Innenwänden und Samen der Schoten – entfernt man sie, werden scharfe Schoten milder.

Die runde, etwa golfballgroße Chilischote Trinidad Scorpion Moruga gehört zu den schärfsten Chilischoten der Welt. Ihre Schärfe kann bis zu 2 Mio. Einheiten auf der Scoville-Skala betragen. Zum Vergleich: Hellgrüne Peperoncini aus der Türkei oder Italien bringen es auf 10–100 Scoville-Einheiten.

Gesundheitsplus

Krebserkrankungen Chilischoten enthalten reichlich Antioxidanzien, vor allem Betakarotin und Vitamin C. In einer rohen Chilischote (45 g) stecken etwa 75 mg Vitamin C, das entspricht fast drei Viertel der täglich empfohlenen Zufuhr für Erwachsene. Darüber hinaus liefern Chilis Bioflavonoide, das sind Pflanzenfarbstoffe, die evtl. den Schutz vor Krebs erhöhen.

Blutgerinnsel Forschungsergebnisse deuten darauf hin, dass Capsaicin möglicher-

C

weise die Entstehung von Blutgerinnseln verhindern kann, die zu Herzinfarkt und Schlaganfall führen können.

Verstopfte Nase Chilischoten können abschwellend wirken. Wer an einer verstopften Nase leidet, egal ob aufgrund einer Erkältung oder einer Allergie, dem könnte der Genuss einer Chili oder eines chiliwürzigen Gerichts zu einer freien Nase verhelfen – zumindest vorübergehend.

Gewichtsreduktion Einige Studien weisen darauf hin, dass sehr scharfe Nahrungsmittel vorübergehend den Stoffwechsel, und damit die Verbrennung, ankurbeln können.

Entzündungen Als Wirkstoff in schmerz- und entzündungshemmenden Salben lindern Capsaicinoide Schmerzen bei Gürtelrose und Arthritis. Möglicherweise verringern sie auch die begleitenden Schmerzen einer Chemotherapie.

Überholt
Das Trinken von Wasser hilft, die Chilischärfe zu lindern.

Aktuell
Milch oder Joghurt hilft wirklich, denn das enthaltene Milchfett neutralisiert die fettlöslichen Capsaicinoide.

Gesundheitsrisiken

Hämorrhoiden Nach dem Genuss von Chilis können bei empfindlichen Menschen rektale Reizungen auftreten.

Magen-Darm-Beschwerden Obwohl es bis jetzt keine Beweise dafür gibt, dass Chilischoten zu Magengeschwüren und Verdauungsbeschwerden führen können, verursachen sie bei manchen Menschen Magenprobleme, vor allem wenn diese an Säurereflux leiden.

Verzehrtipps

* Melonenstücke mit gehackter Chilischote und Zucker bestreuen – das sorgt für ein süß-scharfes Geschmackserlebnis.
* Längs halbierte Jalapeno-Chilis mit Hackfleischmasse füllen, mit geriebenem Käse bestreuen und grillen. Mit Korianderblättchen garnieren und servieren.
* Ein wenig Chilisauce kann Tomatensaucen den fehlenden Würzkick verleihen.

Einkaufstipps

* Frische Chilischoten guter Qualität haben eine glatte, straffe Schale von kräftiger Farbe ohne Verfärbungen und Schadstellen.
* Getrocknete Chilis gibt es in Form von Flocken, Fäden oder als Pulver.
* Bei Cayennepfeffer handelt es sich um gemahlene Chilischoten. Als Chilipulver wird eine scharfe Gewürzmischung bezeichnet, die aus Cayennepfeffer, Knoblauch, Oregano, Kreuzkümmel und evtl. anderen Gewürzen bestehen kann.

Aufbewahrungstipps

* Frische Chilischoten halten sich in einer Plastiktüte im Gemüsefach des Kühlschranks bis zu 2 Wochen.
* Getrocknete Chilischoten luftdicht verpackt an einem trockenen, kühlen und sonnengeschützten Platz bis zu 4 Monate lagern.

Cranberrys

Siehe auch Beeren, Seite 60

GESUNDHEITSRISIKEN
- Blutzucker
- Wechselwirkung mit Medikamenten

GESUNDHEITSPLUS
- Harnwegsinfektionen
- Herzerkrankungen
- Krebserkrankungen

Die roten Beeren einer nordamerikanischen Pflanze sehen aus wie riesige Preiselbeeren, mit denen sie auch verwandt sind. Cranberrys sind so bitter und sauer, dass sie roh eher ungenießbar sind.

Getrocknete Cranberrys werden wie Rosinen für Müslis und Gebäck verwendet.

Frische Beeren haben von September bis November Saison.

Gesundheitsplus

Harnwegsinfektionen Cranberrys und Cranberrysaft werden seit langem als Hausmittel zum Schutz und zur Linderung von Harnwegsinfektionen eingesetzt. Wissenschaftliche Studien können eine positive Wirkung jedoch nicht belegen. Wie auch immer, Cranberrys enthalten ein natürliches Antibiotikum, das die Harnblase möglicherweise vor krankmachenden Bakterien schützt. Es bewirkt, dass die Keime sich nicht an der Blaseninnenwand ansiedeln und vermehren können, sodass es zu einer Infektion kommt. Stattdessen werden sie mit dem Urin ausgeschieden.

Herzerkrankungen Cranberrys sind reich an Anthocyanen, Flavonoiden und Proanthocyanen. Diese sekundären Pflanzenstoffe können dazu beitragen, dass das LDL-Cholesterin nicht oxidiert und sich infolgedessen nicht in die Arterienwände einlagert. Außerdem schützen sie die roten Blutkörperchen vor dem Verklumpen. Und noch ein Pluspunkt: Die Pflanzenstoffe lösen eine Stoffwechselreaktion aus, in de-ren Folge sich die Blutgefäße entspannen. Und sie sorgen dafür, dass der LDL-Cholesterinspiegel sinkt. Auch scheint das regelmäßige Trinken von Cranberrysaft zu einer Erhöhung des HDL-Cholesterins beizutragen.

Krebserkrankungen Cranberrys enthalten nicht nur Ballaststoffe und Vitamin C, die beide zum Krebsschutz beitragen, sie sind außerdem reich an Bioflavonoiden. Diese Pflanzenfarbstoffe helfen, mögliche Zellschäden durch freie Radikale zu vermindern. In Studien konnte herausgefunden werden, dass vor allem die Farbstoffgruppe der Anthocyane über antikrebswirksames Potenzial verfügt.

Achtung! Wechselwirkung mit Medikamenten

Trinken Sie keine Getränke, die Cranberrysaft enthalten, wenn Sie blutgerinnungshemmende Medikamente einnehmen. Das könnte Blutungen auslösen.

Gesundheitsrisiken

Blutzucker Die üblicherweise angebotenen Cranberrygetränke enthalten sehr viel Zucker oder andere Süßungsmittel. Um einen schnellen Blutzuckeranstieg zu vermeiden, sollte man solche Getränke nur in kleinen Mengen trinken. Am besten ist es, sein eigenes Cranberrygetränk herzustellen: Dafür reinen Cranberrysaft kaufen und diesen mit Apfelsaft verdünnen.

Verzehrtipps

- Für ein Chutney Cranberrys mit Orangenmarmelade und geriebenem Ingwer köcheln.
- Gefrorene Cranberrys unter Teige mischen bzw. kneten. Sie tauen während des Backens auf und steuern Saftigkeit bei.
- Spinatsalat mit getrockneten Cranberrys anreichern.
- Getrocknete Cranberrys anstelle von Rosinen unter Müsli oder andere Gerichte mischen.

Einkaufstipps

- Vollreife Cranberrys springen, wenn man sie fallen lässt, überreife Beeren bleiben liegen.
- Gefrorene Cranberrys werden oft in Supermärkten angeboten.
- Beim Kauf von getrockneten Cranberrys auf ungesüßte Ware achten.

Aufbewahrungstipps

- Getrocknete Beeren luftgeschützt an einem kühlen, dunklen Platz lagern.
- Frische Cranberrys halten sich in einer Plastiktüte im Kühlschrank bis zu 4 Wochen, tiefgefrorene Beeren bis zu einem Jahr.

Superfoods:

WIE WERTVOLL SIND SIE WIRKLICH?

Bei all den neuen Diäten und Ernährungstrends, die gesund und schlank machen sollen, fällt es oft schwer, echte Fakten über bestimmte Nahrungsmittel zu erfahren. Das gilt vor allem auch für die sog. „Superfoods".

Vor nicht all zu langer Zeit wurden Acai- und Goji-Beeren als „Superfoods" gefeiert, ebenso wurde grüner Tee als das ultimative Gesundheitsgetränk hochgelobt. Fakt ist: Kein einziges Nahrungsmittel kann alle Krankheiten und Beschwerden lindern, aber bestimmte Nahrungsmittel haben im Vergleich zu anderen einen größeren Nährwert und bestimmte gesundheitsfördernde Eigenschaften. Und solche Nahrungsmittel sollte man regelmäßig essen. Wissenschaftler gehen davon aus, dass z. B. 30–40 % aller Krebserkrankungen durch eine angemessene Ernährung verhindert werden könnten. Und es ist bekannt, dass das Risiko für Herzerkrankungen, Typ-2-Diabetes und Schlaganfall über die Ernährung gesenkt werden kann. Welche Nahrungsmittel sind nun super? Im Folgenden sind Nahrungsmittel aufgeführt, die besonders nährstoffreich sind, gesundheitsfördernde Eigenschaften besitzen und leicht erhältlich sind.

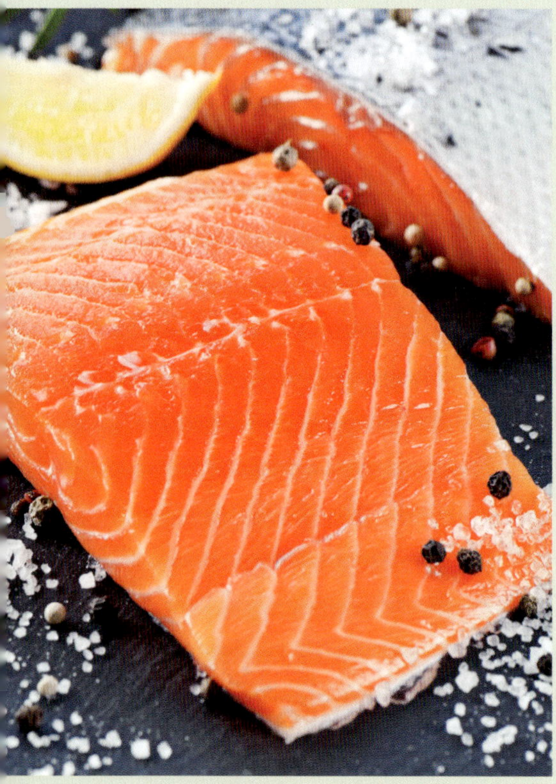

Brokkoli

Das kalorienarme nährstoffreiche Gemüse enthält Substanzen, die nachweislich bei der Vorbeugung gegen verschiedene Krebsarten eine wichtige Rolle spielen.

Fisch

Fischsorten wie Lachs und Makrele sind reich an Omega-3-Fettsäuren. In zahlreichen Studien konnten Wissenschaftler herausfinden, dass diese Fettsäuren das Risiko für Herzerkrankungen senken, entzündungshemmend wirken und sogar die Gehirnfunktion verbessern.

Granatapfel

Versuche zeigten, dass Granatapfelsaft Krebszellen bekämpfen kann, außerdem beobachteten Forscher eine entzündungshemmende Wirkung. Ein Glas Granatapfelsaft am Tag könnte zur Brustkrebsprophylaxe beitragen.

Grünes Blattgemüse

Gemüse wie Spinat, Mangold und Grünkohl sind wahre Superfoods. Sie stecken voller Eisen, Betakarotine, Vitamin C und E, Folsäure und Kalzium – Nährstoffe, die ein gesunder Körper braucht. Lutein (ein Karotinoid) kann möglicherweise zum Schutz vor altersbedingter Makuladegeneration und grauem Star beitragen.

Heidelbeeren

Sie enthalten beträchtliche Mengen an Antioxidanzien und Vitamin C sowie andere gesundheitsschützende und krankheitsbekämpfende Inhaltsstoffe. Die enthaltenen Anthocyane scheinen die Gehirnleistung zu fördern.

Hülsenfrüchte

Für Fleischesser und Vegetarier sind sie gleichermaßen wertvoll. Hülsenfrüchte sind Lieferanten für gutes Protein, wichtige herzschützende B-Vitamine und Ballaststoffe.

Knoblauch

Die Knolle steuert Essen nicht nur Aroma bei, sondern auch jede Menge Antioxidanzien, die das Risiko für die Entstehung bestimmter Krebsarten senken könnten.

Leinsamen

Die kleinen braunen Samen sind vollgepackt mit Ballaststoffen und Lignanen, die in Versuchen das Tumorwachstum bei Brustkrebs verlangsamen konnten. Außerdem enthalten sie Magnesium, das die Wirkung von Insulin verstärkt und damit zur Regulierung des Blutzuckerspiegels beiträgt. Omega-3-Fettsäuren senken die Triglyceride im Blut und lindern Entzündungen.

Nüsse

Einige Nüsse sind wahre Kraftzentren für die Gesundheit. Mandeln tragen zur Herzgesundheit bei und bekämpfen freie Radikale. Walnüsse sind reich an Omega-3-Fettsäuren und diesbezüglich eine prima Alternative zu Fisch.

Schokolade

Bitterschokolade hat einen hohen Kakaoanteil. Kakao soll Herz, Hirn und Psyche schützen und Arthritis vorbeugen. Es gibt sogar Studien, die darauf hinweisen, dass Schokolade schlank machen soll – allerdings nur, wenn sie in kleinen Mengen gegessen wird.

Soja

In Sojabohnen stecken Inhaltsstoffe, die möglicherweise das Risiko für Dickdarmkrebs vermindern, den Cholesterinspiegel senken und die Knochen stärken können. Darüber hinaus scheinen Sojabohnen und -produkte bei Frauen während der Wechseljahre Hitzewallungen abzuschwächen.

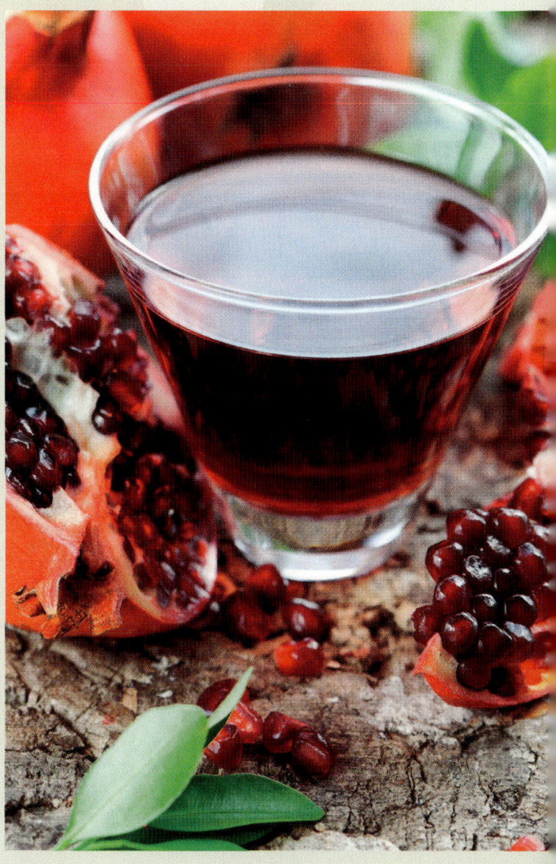

Tomaten

Das rote Fruchtgemüse enthält reichlich Lykopin, ein Karotinoid, das das Risiko für die Entstehung von Herzerkrankungen und viele verschiedene Krebsarten senken soll. In Versuchen wurde herausgefunden, dass Lykopin aus gekochten Tomaten besser vom Körper aufgenommen wird als das aus rohen Früchten. Deshalb ist es ratsam, Tomaten häufig als Ragout bzw. als Zutat zu Schmorgerichten zu verwenden.

FAZIT

- Zahlreiche Nahrungsmittel werden als „Superfood" beworben, doch kein einziges Nahrungsmittel gibt dem Körper all das, was er braucht.
- „Superfood", das man kaum im Geschäft finden kann, nutzt wenig. Greifen Sie zu Nahrungsmitteln, die immer erhältlich sind und es durchaus mit den beworbenen Superfoods aufnehmen können.

D

Datteln

GESUNDHEITSRISIKEN
- Gewichtszunahme
- Karies
- Wechselwirkung mit Medikamenten

GESUNDHEITSPLUS
- Herzerkrankungen
- Knochenschwund
- Krebserkrankungen
- Bluthochdruck

Wegen ihrer Früchte werden Dattelpalmen seit langem kultiviert, vermutlich in Nordafrika schon seit 10 000 Jahren. Sie sind extrem ertragreich – in einer Traube können bis zu 200 Datteln reifen.

Weltweit gibt es etwa 2000 Dattelsorten, die man als weich, semi-trocken und trocken klassifiziert. Bei uns werden meist semi-trockene Sorten angeboten, sowohl frisch als auch getrocknet.

Gesundheitsplus

Herzerkrankungen und Knochenschwund In 100 g getrockneten Datteln (entspricht 10–12 Stück) stecken 650 mg Kalium – mehr als in anderen kaliumreichen Früchten wie Bananen oder Orangen. In Studien konnte nachgewiesen werden, dass Kalium nicht nur dem Knochenschwund bei Frauen vorbeugen, sondern auch das Risiko für Herz-Kreislauf-Erkrankungen senken kann. Darüber hinaus unterstützt dieser Mineralstoff die Muskeln.

Krebserkrankungen Datteln enthalten weit mehr Polyphenole als viele andere Früchte und Gemüse. Der Grund dafür: Damit Datteln unter den rauen Bedingungen in der Wüste gedeihen können, bilden sich in den Palmen besonders viele Polyphenole, die die Früchte vor oxidativem Stress schützen. Zusammen mit den enthaltenen Ballaststoffen und Vitamin B_6 tragen die Polyphenole möglicherweise zum Schutz vor der Entstehung bestimmter Krebsarten bei.

Bluthochdruck Neben Eisen enthalten Datteln Kalzium, Mangan, Magnesium und Zink; all diese Mineralstoffe helfen gemeinsam mit Kalium den Blutdruck zu senken.

Gesundheitsrisiken

Gewichtszunahme Mit einem Zuckergehalt von 60–70 % gehören Datteln zu den süßesten Früchten überhaupt. Damit der Blutzucker nicht in die Höhe schießt, sollte man sie mit Nüssen oder anderen eiweißreichen Zutaten essen.

Karies Getrocknete und frische Datteln sind wegen ihres hohen Zuckergehalts sehr klebrig. Reste bleiben nach dem Essen an den Zähnen hängen und können Karies verursachen. Deshalb: Nach dem Genuss von Datteln Zähne putzen.

Verzehrtipps

* Gehackte bzw. zerkleinerte Datteln zum natürlichen Süßen in Müsli, Joghurt oder Obstsalat mischen.

Achtung! Wechselwirkung mit Medikamenten
Datteln enthalten das biogene Amin Tyramin, das z. B. auch in gereiftem Käse, geräucherten und gepökelten Fleisch- und Fischwaren sowie Rotwein steckt. Zwischen Tyramin und einem MAO-Hemmer (Monoaminooxidase-Hemmer) entsteht eine Wechselwirkung, die einen lebensbedrohlichen Blutdruckanstieg auslösen kann. Bei manchen Menschen kann Tyramin Migräne-Kopfschmerzen verursachen.

* Aus Datteln, Orangenfilets und Orangensaft ein Kompott kochen. Das Kompott mit gehackten Walnüssen bestreuen.
* Für einen Snack frische Datteln entsteinen, mit Frischkäse oder Gorgonzolacreme füllen.

Einkaufstipp

* Intakte Früchte mit glatter, glänzender und gleichmäßig gefärbter Schale kaufen.

Aufbewahrungstipps

* Datteln halten sich bei Raumtemperatur in einem luftdicht verschlossenen Behälter mehrere Monate.
* Im Kühlschrank Datteln max. ein Jahr lagern.

Dörrpflaumen

Siehe Pflaumen, Seite 170

Edamame

Siehe Sojaprodukte, Seite 198

Eier

GESUNDHEITSRISIKEN

- Allergische Reaktionen
- Salmonellengefahr

GESUNDHEITSPLUS

- Haare und Nägel
- Nerven und Muskeln
- Gehirnleistung
- Herzerkrankungen
- Krebserkrankungen
- Makuladegeneration

Wenn man an Eier im Zusammenhang mit Gesundheit denkt, fällt einem sofort deren hoher Cholesteringehalt ein. Doch mittlerweile ist erwiesen, dass Eier bei den meisten Menschen nicht zu einer Erhöhung des Blutcholesterinspiegels beitragen. Eier sind preiswert, enthalten viele wertvolle Nährstoffe und lassen sich dank ihrer Schale gut transportieren.

Ein Ei (Größe M; 58 g) enthält 81 kcal, fast 6 g Fett, wobei 65 % davon ungesättigte Fettsäuren sind, und 206 mg Cholesterin. In Studien fand man heraus, dass jedoch gesättigte Fettsäuren, wie sie z. B. in fettem Fleisch vorkommen, und Transfettsäuren (in zahlreichen verarbeiteten Lebensmitteln) die größte Wirkung auf den Blutcholesterinspiegel haben. Cholesterin, das mit der Nahrung aufgenommen wird, bewirkt normalerweise keinen Anstieg des Blutcholesterins. Manche Menschen reagieren allerdings empfindlich auf Nahrungscholesterin. Betroffene sollten nicht mehr als 3 Eigelb pro Woche essen, denn nur das Eigelb enthält Cholesterin.

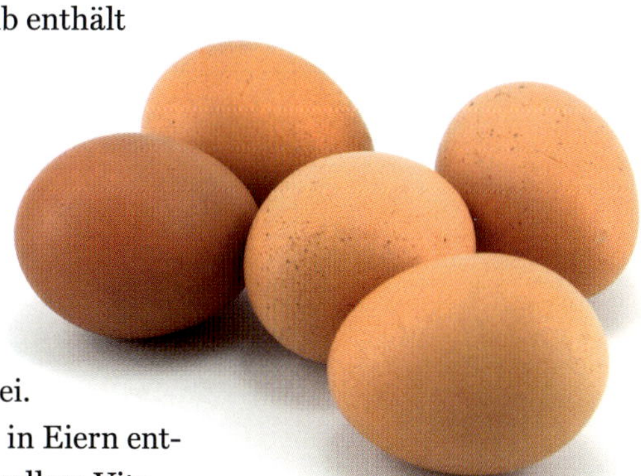

Gesundheitsplus

Haare und Nägel Zink und Eisen tragen zum Glanz der Haare und zur Stabilität der Nägel bei.

Nerven und Muskeln Die in Eiern enthaltenen B-Vitamine (vor allem Vitamin B_{12}) sind, neben Lecithin, für ein funktionierendes Nervensystem notwendig (siehe unten). Vitamin E unterstützt Muskeln und rote Blutkörperchen. Darüber hinaus liefern Eier alle essenziellen Aminosäuren, die der Körper nicht selbst herstellen kann.

Gehirnleistung Lecithin ist ein natürlicher Emulgator, der in Eiern vorkommt. Er enthält viel Cholin, das am Cholesterintransport im Blut sowie am Fettstoffwechsel beteiligt ist. Außerdem ist Cholin essenzieller Bestandteil von Nervenzellen. Vermutlich ist Cholin für die frühe Hirnentwicklung wichtig und kann möglicherweise das Erinnerungsvermögen im späteren Leben verbessern.

Herz- und Krebserkrankungen Eigelb gehört zu den wenigen Nahrungsmitteln, die Vitamin D enthalten. Dies trägt dazu bei, das Risiko für bestimmte Krebsarten und Herzerkrankungen zu reduzieren, stärkt außerdem das Immunsystem und hilft Diabetes zu bekämpfen.

Makuladegeneration Die Karotinoide Lutein und Zeaxanthin im Eigelb scheinen das Risiko zu senken, das scharfe Sehen im Alter zu verlieren.

Gesundheitsrisiken

Überholt
Wegen ihres Cholesteringehalts sollte man Eier meiden.

Aktuell
Der Blutcholesterinspiegel hängt eher von der Aufnahme gesättigter Fettsäuren und Transfettsäuren ab.

Allergische Reaktionen Eier gehören zu den Nahrungsmitteln, die mit höchster Wahrscheinlichkeit Allergien auslösen. Wer gegen Eier allergisch ist, sollte auf indirekte Quellen wie Mayonnaise und Gebäck achten. Bei verarbeiteten Produkten das Etikett lesen: Auch Zutaten wie Albumin, Globulin, Ovomucin und Vitellin sind indirekte Eier-Quellen.

Salmonellengefahr Eier können Salmonellen enthalten; entweder weil die Henne Salmonellen-Träger ist oder weil die Keime nach dem Legen durch die beschädigte Schale hineingelangt sind. Auch wenn das Risiko einer Infektion für Gesunde gering ist, sollten insbesondere Kleinkinder, Immungeschwächte, Schwangere und ältere Menschen den Verzehr von rohen bzw. nicht durchgegarten Eiern vermeiden. Zu den Speisen mit rohem bzw. nicht durchgegartem Eigelb gehören selbst hergestellte Mayonnaise, Saucen und Dressings auf Eigelbbasis sowie Mousses. Garantiert durchgegart ist ein Ei (Größe M), wenn es mindestens 7 Minuten gekocht, 5 Minuten pochiert oder 3 Minuten auf jeder Seite gebraten wurde. Eiklar und Eigelb müssen fest sein. Omeletts und Rührei so lange erhitzen, bis sie fest sind und nicht mehr verlaufen.

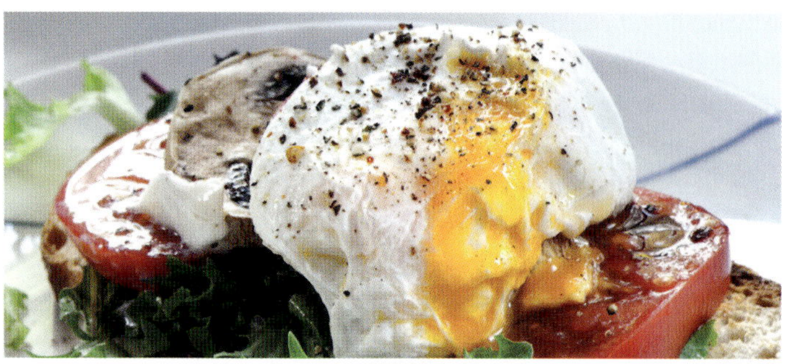

Verzehrtipps

* Rührei lässt sich mit Kräutern, Gewürzen, Käse und anderen Zutaten vielseitig variieren.
* Ein gebuttertes Toastbrot mit Tomatenscheiben und pochiertem Ei krönen.

Einkaufstipps

* Vor dem Kauf die Eier kontrollieren: Nur Eier mit intakter Schale kaufen.
* Weiße und braune Eier haben den gleichen Nährwert. Sie stammen lediglich von unterschiedlichen Rassen ab.
* Eier aus Freilandhaltung haben evtl. einen höheren Karotinoidgehalt.
* Omega-3-Eier stammen von Hennen, deren Futter reich an Omega-3-Fettsäuren ist. Möglicherweise helfen solche Eier, das Risiko für Herzkrankheiten und Schlaganfälle zu senken.

Aufbewahrungstipps

* Eier am besten in der Originalverpackung im Kühlschrank lagern.
* Eier mit dem spitzen Ende nach unten in die Packung stellen, damit das Eigelb mittig bleibt und keinen Kontakt mit der Luftblase am anderen Ende hat.
* Eier vor der Lagerung nicht waschen. Das zerstört die Schutzschicht auf der Schale.
* Eier im Kühlschrank nie mit stark riechenden Lebensmitteln und maximal 4 Wochen lagern.

Eingelegtes Gemüse

GESUNDHEITSRISIKEN
- Bluthochdruck
- Gewichtszunahme

GESUNDHEITSPLUS
- Vitamin C
- Geschmack

Das saure bzw. milchsaure Einlegen von Gemüse verlängert dessen Haltbarkeit, indem die Säure das Wachstum der meisten Mikroorganismen und damit den Verderb des Nahrungsmittels verhindert. Und es entwickelt sich bei der Lagerung ein besonders guter Geschmack, weshalb Sauerkonserven auch heute noch so beliebt sind.

Zwei Verfahren werden überwiegend für das Konservieren in Säure eingesetzt: das Durchtränken mit Säure, meist mit einem Essigsud, und die Behandlung mit Salz, was eine Milchsäuregärung durch Bakterien in Gang setzt.

Milchsauer Eingelegtes, wie Sauerkraut oder saure Gurken, wurde in eine Salzlösung gegeben, die einerseits das Wachstum unerwünschter Bakterien verhindert, andererseits das Wachstum der erwünschten Milchsäurebakterien fördert. Milchsauer Vergorenes ist schwieriger herzustellen als in Essig Eingelegtes, da Temperatur und Salzkonzentration für ein gutes Ergebnis genau stimmen müssen.

Gesundheitsplus

Vitamin C Lange bevor die Bedeutung von Vitamin C und anderer essenzieller Nährstoffe entdeckt wurde, diente Sauerkraut als Nahrung auf langen Seefahrten als Schutz vor Skorbut. Heute hat die Vitamin-C-Mangel-Krankheit zwar keine Bedeutung mehr, doch nach wie vor ist Sauerkraut eine hervorragende Vitamin-C-Quelle, vor allem im Winter. 100 g enthalten 20 mg Vitamin C, größere Mengen an B-Vitaminen (vor allem auch B_{12}) sowie Kalzium, Kalium und Ballaststoffe.

Geschmack Der Wert der meisten eingelegten Gemüse besteht nicht in ihrem Nährstoffangebot, sondern im guten Geschmack, der appetitfördernd wirkt.

Gesundheitsrisiken

Bluthochdruck Der hohe Salzgehalt von Sauergemüse kann für Menschen mit erhöhtem Blutdruck und für alle, die auf eine salzarme Diät achten müssen, schädlich sein.

Gewichtszunahme Industriell sauer eingelegtes Gemüse kann viel Zucker enthalten, was den Kaloriengehalt deutlich erhöht. Deshalb sollte man vor dem Kauf erst das Etikett lesen.

Verzehrtipps

* Salzgurken verfeinern Kartoffel- und Eiersalate.
* Belegte Brote und kalte Platte mit eingelegtem Gemüse (z. B. Pickles) garnieren.
* Frisches Sauerkraut als Salat zubereiten; so bleibt der Vitamin-C-Gehalt ganz erhalten.

Einkaufstipp

* Beim Kauf auf fest verschlossene Gläser achten bzw. auf intakte Dosen.

Aufbewahrungstipp

* Eingelegtes Gemüse in Gläsern oder Dosen hält sich an einem kühlen Platz mindestens ein Jahr. Nach dem Öffnen im Kühlschrank aufbewahren.

Ente

Siehe Geflügel, Seite 96

E

Erbsen und Zuckerschoten

GESUNDHEITSPLUS
- Krebserkrankungen
- Verstopfung
- Erhöhter Cholesterinspiegel
- Makuladegeneration

Erbsen haben seit jeher eine besondere Bedeutung. So werden sie bereits in der Bibel erwähnt, und in ägyptischen Gräbern wurden getrocknete Erbsen als Grabbeigabe gefunden. Im 19. Jh. legte der österreichische Botaniker Gregor Johann Mendel nach Kreuzungsversuchen mit Erbsenpflanzen mit seinen Gesetzen den Grundstein für die moderne Genetik.

Als Mitglied der Hülsenfruchtfamilie liefern Erbsen biologisch hochwertiges Eiweiß, sofern sie mit Getreide kombiniert werden. Frische grüne Erbsen sind schneller zubereitet als getrocknete, da sie keine Einweich- und lange Garzeit haben, außerdem schmecken sie auch roh.

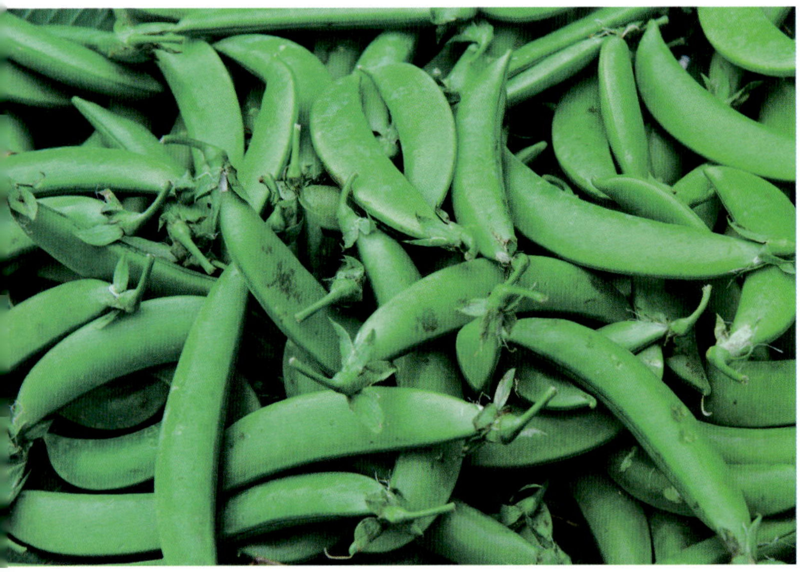

Grüne Erbsen liefern im Vergleich zu anderen proteinreichen Nahrungsmitteln kaum Kalorien und Fett: 100 g gegarte enthülste Erbsen enthalten etwa 70 kcal und gut 5 g Eiweiß. Dank ihres Gehalts an löslichen Ballaststoffen haben sie eine niedrige glykämische Last.

Zuckerschoten sind frisch oder tiefgefroren erhältlich und oft Zutat für Wokgerichte. Weil sie noch unreif geerntet werden, kann man sie im Ganzen (die flache Schote) essen. Allerdings enthalten sie weniger Protein als ausgereifte grüne Erbsen. Demgegenüber bieten sie mehr Vitamin C und auch etwas mehr Eisen als grüne Erbsen. Pro 100 g bringen sie es gerade auf 35 kcal.

Gesundheitsplus

Krebserkrankungen Eine mexikanische Studie, die im *International Journal of Cancer* veröffentlicht wurde, zeigt, dass der tägliche Verzehr von grünen Erbsen und anderen Hülsenfrüchten das Risiko für Magenkrebs senken könnte. Vor allem, wenn damit mehr als 2 mg Coumestrol (ein Phytosterol, das ähnlich wie Östrogen im Körper wirkt) aufgenommen werden. In 150 g grünen Erbsen stecken mindestens 10 mg Coumestrol.

Verstopfung Grüne Erbsen und Zuckererbsen enthalten viele lösliche Ballaststoffe, die Verstopfungen vorbeugen.

Erhöhter Cholesterinspiegel Die enthaltenen löslichen Ballaststoffe tragen nachweislich auch zur Regulation des Blutcholesterinspiegels bei. Übrigens: Es gibt keinen Hinweis darauf, dass getrocknete Erbsen ebenfalls diesen Effekt haben.

Makuladegeneration Erbsen enthalten Lutein (ein Karotinoid), das das Risiko für die verminderte Sehschärfe im Alter möglicherweise senken bzw. die Entwicklung der bereits vorhandenen Erkrankung verlangsamen soll.

Nährstoffe bewahren
Damit die hitzeempfindlichen Vitamine weitestgehend erhalten bleiben, sollte man Erbsen schonend bissfest garen. Beispielsweise in ein paar Minuten in sehr wenig Flüssigkeit (Wasser oder Brühe) oder im heißen Dampf.

Verzehrtipps

* Tiefgefrorene junge Erbsen zum Schluss unter Pfannen- oder Schmorgerichte mischen und nur einige Minuten (siehe Packungsangabe) mitgaren. Ebenfalls schmecken sie gut in Saucen zu Pasta und Reis.
* Die leeren Schoten von sehr jungen grünen Erbsen mit Ricotta oder Frischkäse füllen und mit geraspelter Möhre bestreuen.
* Im Gegensatz zu anderen Hülsenfrüchten können frische Erbsen roh gegessen werden.
* Grüne Erbsen garen und pürieren. Mit Salz, Pfeffer und frischen Minzeblättchen würzen.
* Zuckererbsen oder sehr junge grüne Erbsenschoten können im Ganzen gegessen werden.

Einkaufstipps

* Frische Erbsen in Schoten haben eine kurze Saison, meist werden die ausgelösten Erbsen als TK-Ware oder Dauerkonserve angeboten.
* Tiefgefrorene Erbsen bieten mehr Nährstoffe als Erbsen aus Dose oder Glas, denen außerdem noch Salz und Zucker hinzugefügt wurde.
* Je jünger Erbsen sind, desto süßer und zarter sind sie.

Aufbewahrungstipps

* Frische Erbsen im Kühlschrank lagern und so schnell wie möglich verbrauchen. Der enthaltene Zucker wandelt sich schnell in Stärke um.
* Frische Erbsenschoten halten sich ungewaschen und in einer Plastiktüte oder einem verschlossenen Behälter im Kühlschrank mehrere Tage.

Erdbeeren

Siehe Beeren, Seite 60

Erdnüsse und Erdnusscreme

Siehe auch Bohnen und andere Hülsenfrüchte, Seite 65

GESUNDHEITSRISIKEN
- Transfettsäuren
- Allergische Reaktionen

GESUNDHEITSPLUS
- Diabetes
- Herzerkrankungen
- Energie

Auch wenn es der Name vermuten lässt: die Erdnuss ist keine Nuss. Wie Linsen und Bohnen gehört sie zu den Hülsenfrüchten. Der größte Teil der Erdnussernte wird für die Herstellung von Erdnusscreme, auch als Erdnussbutter bezeichnet, verwendet. Dank ihres hohes Fettgehalts lassen sich Erdnusskerne leicht zu einer cremigen Paste verarbeiten. Allerdings wird das Fett schnell ranzig, wenn es Sauerstoff und Licht ausgesetzt ist. Industriell hergestellte Erdnusscremes enthalten deshalb in der Regel Konservierungsstoffe, Stabilisatoren sowie Salz. Bei Erdnussmus handelt es sich meist um Produkte ohne Zusätze. Die reinste Erdnusscreme macht man am besten selbst: Erdnusskerne rösten und anschließend im Multizerkleinerer oder Mixer fein mahlen. Innerhalb von 2 Wochen verbrauchen.

Gesundheitsplus

Diabetes Im Rahmen der seit 1976 laufenden Nurses' Health Studie stellten

E

Forscher fest, dass das Diabetesrisiko der Frauen zwischen 34 und 59 Jahren um 20 % abnahm, wenn sie einmal in der Woche 1 EL Erdnusscreme aßen. Frauen, die fünfmal pro Woche diese Menge aßen, zeigten sogar ein um 30 % geringeres Risiko.

Herzerkrankungen Erdnusskerne enthalten Sterole. Die natürlichen Pflanzenstoffe hemmen nachweislich die Aufnahme von Cholesterin durch die Darmwand. Der regelmäßige Verzehr von Erdnusskernen scheint zudem den Blutdruck auf einem gesunden Niveau zu halten. Cholesterinspiegel und Blutdruck sind wichtige Parameter für die Herzgesundheit.

2 Stunden länger **sättigt** ein Snack mit **Erdnussbutter** im Vergleich zu einem, der viele leicht verdauliche Kohlenhydrate enthält.

Energie Erdnusskerne und Erdnusscreme sind vor allem eine guter Snack für Kinder und alle, die Extra-Energie in Kombination mit wertvollen Nährstoffen benötigen. 1 EL Erdnusscreme (ca. 10 g) liefert gut 60 kcal mit ca. 3 g Protein und 5 g gesundem Fett sowie beachtlichen Mengen an Kalium, Magnesium, Folsäure und Vitamin E.

Gesundheitsrisiken

Transfettsäuren Industriell hergestellte Erdnusscreme enthält oft gehärtete Fette und damit Transfettsäuren, die der Herzgesundheit schaden können. Transfettsäuren müssen auf dem Etikett nicht deklariert werden, aber in der Zutatenliste kann in Verbindung mit Ölen und Fetten der Begriff „gehärtet“ stehen. Das weist auf einen möglichen Gehalt an Transfettsäuren hin.

Allergische Reaktionen Bei einigen Menschen lösen Erdnusskerne, daraus hergestellte Produkte und Produkte mit Spuren von Erdnusskernen Allergien aus. Die entsprechenden Symptome können von einem prickelnden Gefühl und Bläschen im Mund bis zum lebensbedrohlichen anaphylaktischen Schock reichen.

Verzehrtipps

* Erdnusscreme mit Haferflocken zu Energiebällchen formen.
* Aus Erdnusscreme, Limettensaft und Sojasauce eine Marinade für Steaks oder Hähnchenbrust rühren.
* Hähnchenschnitzel in gehackten Erdnusskernen statt in Semmelbröseln wenden.
* Gehackte Erdnusskerne unter asiatische Wok- bzw. Pfannengerichte mischen.

Einkaufstipps

* Zutatenliste von Erdnusscreme lesen. Sorten ohne Zusätze und Transfettsäuren kaufen.
* Ungesalzene Erdnusskerne bevorzugen. Das senkt die Salzaufnahme.

Aufbewahrungstipps

* Erdnusskerne halten sich im Kühlschrank oder Gefriergerät mehrere Wochen bzw. Monate.
* Schimmlige Erdnusskerne oder solche mit untypischem Geschmack wegwerfen. Sie enthalten evtl. Aflatoxine, die Leberkrebs verursachen könnten.
* Erdnusscreme hält sich bis zu einem Jahr im Kühlschrank. Die Kälte schützt vor Vitamin-B-Verlust und vor dem Ranzigwerden.

Erfrischungsgetränke

GESUNDHEITSRISIKEN
- Gewichtszunahme
- Karies
- Knochenschwund
- Bluthochdruck
- Schlaflosigkeit

GESUNDHEITSPLUS
- Reisekrankheit
- Appetit
- Energie

Bereits die Römer genossen ein limonadeähnliches Getränk und seit altersher galt das Baden in natürlichen Mineralwasserquellen und das Trinken von natürlichem Mineralwasser als gesundheitsfördernd. Nachdem man entdeckte, dass Kohlendioxid für die Blasenbildung im Mineralwasser verantwortlich war, dauerte es nicht mehr lange, bis das erste kohlensäurehaltige Wasser auf den Markt kam – das war im Jahr 1767. Daraufhin experimentierten Apotheker zunehmend mit Heilkräutern und natürlichen Farbstoffen, um die Wässer zu ergänzen. Es entstanden immer neue Erfrischungsgetränke.

Heutzutage ist die Palette an Erfrischungsgetränken bzw. Softdrinks riesig. Grundsätzlich dürfen sie keinen zugesetzten Alkohol enthalten, wohl aber Alkohol, der natürlicherweise (z. B. durch den Gärungsprozess von Früchten) entsteht; jedoch nicht mehr als 2 %. Außerdem ist der Zusatz von Koffein und Chinin gestattet. Grundsätzlich teilt man Erfrischungsgetränke in folgende Gruppen ein: Fruchtsaftgetränke, Fruchtschorlen, Limonaden und Brausen. Auch Energydrinks, Sportlergetränke, Teegetränke, Fruchtsaft-Molke-Getränke und sog. Wellnessgetränke gehören zu den Erfrischungsgetränken.

In den letzten Jahren hat sich das Angebotsspektrum an Erfrischungsgetränken stark vergrößert und verändert. Immer neue Kreationen werden angeboten, vor allem auch mit natürlichen Aromen und Farbstoffen sowie weniger Zucker bzw. alternativen Süßungsmitteln.

Gesundheitsplus

Reisekrankheit Ingwerhaltige Limonaden können bei Reisekrankheit helfen.
Appetit Erfrischungsgetränke mit natürlichen Kräuter- und/oder Fruchtzusätzen können appetitfördernd wirken.
Energie Mit Kohlensäure versetzte Getränke sind erfrischend und können für einen schnellen, allerdings nur vorübergehenden Energieschub sorgen; je nach Zucker- oder Koffeingehalt.

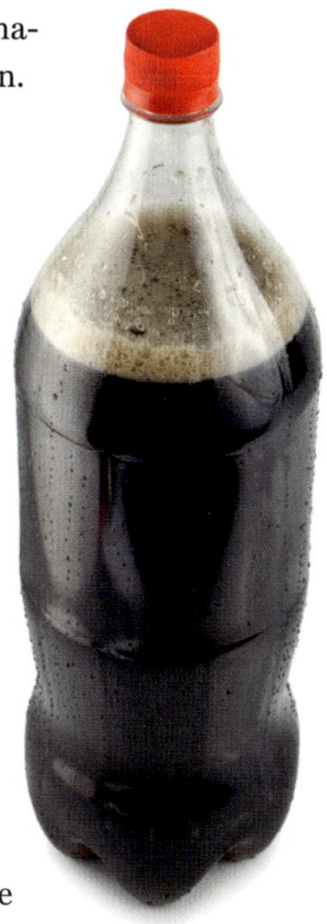

Gesundheitsrisiken

Gewichtszunahme Eine in der medizinischen Zeitschrift *The Lancet* veröffentlichte Studie aus den USA legt nahe, dass Kinder, die täglich gesüßte Erfrischungsgetränke

1 Softdrink am Tag kann dazu führen, dass ein Kind mit einer **60%** höheren Wahrscheinlichkeit **übergewichtig** wird.

E

Die aufputschende Wirkung und der süße Geschmack von Energydrinks lässt zahlreiche Jugendliche und sogar Kinder zur Dose greifen. Das kann verheerende Folgen für ihre Gesundheit haben. Das Koffein in diesen Drinks kann bei jungen Menschen u. a. zu Bluthochdruck und Herzrhythmusstörungen führen. Deshalb fordern Kinderkardiologen u. a. Experten ein Verkaufsverbot dieser Getränke an Jugendliche unter 16 Jahren.

zu sich nahmen, eher zu übergewichtigen Erwachsenen werden als Kinder, die darauf verzichten bzw. nur gelegentlich derartige Getränke genießen. Möglicherweise liegt das daran, dass Menschen zwar weniger essen, wenn sie in einer vorherigen Mahlzeit überschüssige Kalorien zu sich genommen haben, nicht aber, wenn diese Kalorien aus einem Getränk stammen. Tatsache ist: Kinder, die gesüßte Erfrischungsgetränke bzw. Softdrinks trinken, nehmen mehr Kalorien auf, als sie verbrauchen.

Zahnschäden Alle kohlensäurehaltigen Getränke sind schädlich für die Zähne, weil die Säure den Zahnschmelz angreift und so zu Zahnschäden führt. Das gilt auch für Fruchtsäfte und -schorlen! Der enthaltene Zucker in vielen Erfrischungsgetränken fördert außerdem das Wachstum der kariesbildenden Bakterien.

Knochenschwund In Cola-Getränken und ebenso in anderen Softdrinks steckt viel Phosphat, das die Aufnahme von Kalzium im Körper hemmen kann. Ein weiteres Problem liegt in der Tatsache, dass die Aufnahme von Kalzium bei Kindern und Jugendlichen zusätzlich sinkt, weil sie anstelle von kalziumreicher Milch phosphathaltige Softdrinks zu sich nehmen. Die Folge ist ein Kalziummangel, der sich u. a. in einer schlechten Knochenstabilität im Erwachsenenalter bemerkbar macht.

Bluthochdruck Bei Erwachsenen erhöht der Genuss von zu viel Koffein den Blutdruck und kann Herzrhythmusstörungen verursachen. Zur Orientierung: In 250 ml Cola-Getränk sind durchschnittlich ca. 37 mg Koffein enthalten, in einer Tasse Kaffee (125 ml) können je nach Sorte zwischen 80 und 120 mg Koffein enthalten sein.

Schlaflosigkeit Wenn ein Kind unter Schlafstörungen leidet und ruhelos ist, könnte das auch mit seinem täglichen Konsum an Erfrischungsgetränken zusammenhängen, denn Koffein steckt nicht nur in Cola-Getränken. Gleiches gilt für Erwachsene.

Verzehrtipp

* Erfrischungsgetränke ohne Zucker selber machen. Beispielsweise Zitronen- und Ingwerscheiben mit Minzeblättern in kohlensäurehaltiges Mineralwasser geben. Auch gut: Gurkenscheiben und Minzeblätter in eiskaltem Wasser ziehen lassen. Für Schorle Saft mit kohlensäurehaltigem Mineralwasser 1:1 (bzw. nach Geschmack) mischen.

Einkaufstipp

* Die kleinste Flaschengröße, die angeboten wird, kaufen und das Erfrischungsgetränk in Maßen genießen. Wasser ist preiswert und der beste Durstlöscher!

Aufbewahrungstipp

* Erfrischungsgetränke halten sich fast unbegrenzt.

Essig

GESUNDHEITSRISIKEN

- Allergische Reaktionen

GESUNDHEITSPLUS

- Gewichtskontrolle
- Blutzucker

Bereits die Babylonier und Ägypter nutzten Essig zum Konservieren und als Heilmittel. Bis zum 19. Jh. entstand die saure Flüssigkeit mehr oder weniger zufällig, indem man einen Krug mit Bier oder Wein mehrere Monate bzw. so lange stehen ließ, bis die Flüssigkeit sauer war. Erst nachdem die Wissenschaft entdeckte, dass

Essigbakterien und Sauerstoff für die Entstehung von Essigsäure aus Alkohol verantwortlich sind, entwickelte sich die gezielte Essigproduktion. Grundsätzlich kann aus jedem zucker- bzw. stärkereichem Nahrungsmittel, das sich alkoholisch vergären lässt, Essig hergestellt werden. Der Beweis dafür ist die große Auswahl an Essigsorten.

Obwohl Essig seit Jahrtausenden heilende Eigenschaften nachgesagt werden, hat er keine nachweisliche medizinische Wirkung. Zweifellos ist er jedoch eine köstliche, salz- und kalorienarme Zutat. Je nach Sorte enthält Essig zwischen 4 und 14 % Essigsäure.

Apfelessig, Weiß- oder Rotweinessig wird zur Herstellung von Eingelegtem und anderen würzigen Beilagen verwendet. Er kann mit Kräutern, Gewürzen oder Obst (z. B. Dill, Estragon, Zitronenmelisse, Minze, Knoblauch, grünem Pfeffer, Chilischoten, Zitrone oder Himbeeren) aromatisiert werden.

Gesundheitsplus

Gewichtskontrolle Die meisten Essige enthalten Null Kalorien und sind damit ideal für kalorienarme Salatdressings. Der Säuregehalt lässt sich reduzieren, indem man Essig mit etwas Saft (z. B. Orangensaft) oder Öl mischt.

Blutzucker Säurehaltige Nahrungsmittel scheinen den glykämischen Index eines Gerichts zu senken. Das hilft, den Blutzuckerspiegel auf einem gesunden Niveau zu halten.

Gesundheitsrisiken

Allergische Reaktionen Menschen mit Schimmelpilzallergie können auf Essig sowie auf damit eingelegte Lebensmittel allergisch reagieren. Zu den Symptomen gehören Brennen und Jucken im Mundbereich bis hin zu Nesselfieber.

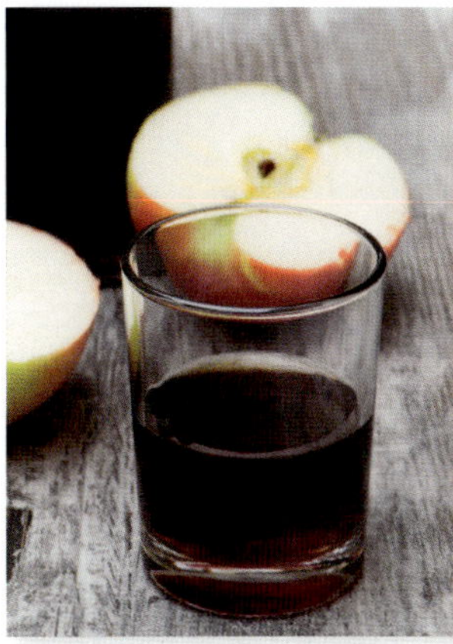

Muntermacher
Apfelessig enthält Kalium und Enzyme, was dabei helfen kann, bei Anzeichen von Erschöpfung und Müdigkeit wieder auf die Beine zu kommen. Für einen Frische-Kick einfach 1 EL Apfelessig in ein Glas mit Wasser, Gemüse- oder Fruchtsaft mischen.

Verzehrtipps

* Einen Esslöffel Essig unter einen Smoothie mischen.
* Gegrilltes oder gebackenes Gemüse mit etwas Rotweinessig beträufeln.
* Perfekter Durstlöscher: Mineralwasser mit etwas Reisweinessig (er ist besonders mild) und ein paar Minze- oder Zitronenmelisseblättern aromatisieren.

Einkaufstipps

* Essig nach Verwendungszweck kaufen: Preiswerter Branntweinessig reicht zum Einlegen von Gemüse und anderen Nahrungsmitteln völlig aus. Ein gereifter Sherryessig bietet sich zusammen mit Olivenöl für eine Blattsalat-Vinaigrette an. Japanischer Reisweinessig ist dagegen für die Zubereitung von Sushireis die richtige Wahl.
* Es lohnt sich, einmal in speziellen Essig-und-Öl-Geschäften zu stöbern, um die unterschiedlichsten Essigsorten kennenzulernen.
* Immer häufiger gibt es Geschäfte, in denen man Essig aus dem Fass in kleinen Mengen kaufen kann.

Aufbewahrungstipps

* Ungeöffnet hält sich Essig an einem kühlen, dunklen Platz fast unbegrenzt.
* Nach dem Öffnen, die Flasche fest verschließen und den Essig innerhalb von 6 Monaten verbrauchen.

F

Feigen

GESUNDHEITSRISIKEN
- Durchfall
- Karies
- Mundgeschwüre (Aphthen)

GESUNDHEITSPLUS
- Herzerkrankungen
- Erhöhter Cholesterinspiegel
- Krebserkrankungen
- Diabetes
- Knochenabbau
- Verstopfung

Mehr als 150 Feigensorten sind bekannt. Die Farbe der Schale reicht von weiß, gelb, grün und violett über rotbräunlich bis schwarz. Man kann die ganze Frucht essen, inklusive Kernchen und Schale.

Die köstlichen Spätsommerfrüchte harmonieren perfekt mit Käse und sind eine ideale Zutat für Obst- und andere Salate. Sie enthalten viele Ballaststoffe, reichlich Kalium, Mangan und im Vergleich zu anderen Früchten viel Kalzium.

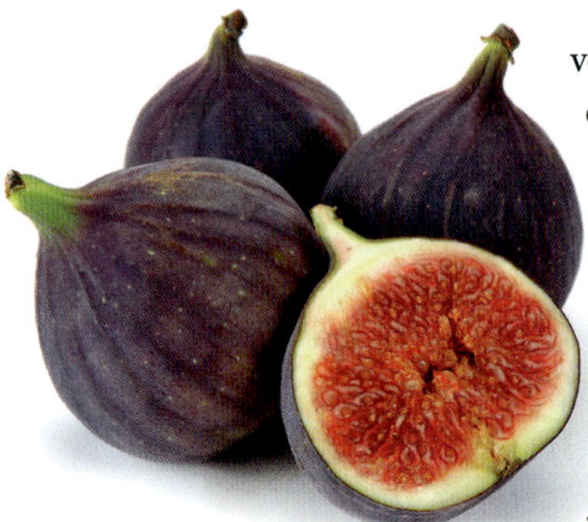

Wenn keine frischen Feigen verfügbar sind, kann man stattdessen getrocknete oder eingemachte nehmen, auch sie sind sehr gesund. Weil getrocknete Feigen viele Kalorien mit wertvollen Nährstoffen liefern, sind sie ein nahrhafter Snack: 3 getrocknete Feigen (ca. 60 g) bieten mit 120 kcal fast 100 mg Kalzium, rund 500 mg Kalium, ca. 7 g Ballaststoffe und beachtliche Mengen an Vitamin B_6. Isst man Feigen mit Vitamin-C-reichen Zitrusfrüchten, kann das in ihnen enthaltene Eisen besser vom Körper aufgenommen werden.

Gesundheitsplus

Herzerkrankungen und Cholesterinspiegel Frische und getrocknete Feigen sind eine gute Quelle für Pektin. Der lösliche Ballaststoff hilft dabei, einen zu hohen Spiegel an Blutfetten zu regulieren, was das Risiko für Herzerkrankungen senken kann. Kalium ist für die Übertragung elektrischer Impulse und somit für die Pumpleistung des Herzens unentbehrlich.

Diabetes Die Ballaststoffe könnten helfen, Diabetes vom Typ 2 vorzubeugen und den Blutzuckerspiegel niedrig zu halten.

Krebserkrankungen Forschungsergebnisse weisen darauf hin, dass ballaststoffreiche Nahrungsmittel wie Feigen das Risiko für bestimmte Krebsarten möglicherweise senken können.

Knochenabbau Das Kalzium in den Feigen kann dazu beitragen, den Knochenabbau im Alter zu lindern.

Verstopfung Feigen haben eine abführende Wirkung. Eine gute Nachricht für alle mit chronischer Verstopfung.

Gesundheitsrisiken

Durchfall Wegen ihrer abführenden Wirkung können größere Mengen an Feigen (vor allem getrocknete) bei einigen Menschen Durchfälle auslösen.

Karies Getrocknete Feigen pur oder in Fruchtriegeln begünstigen Karies, da Reste davon aufgrund ihres hohen Zuckergehalts an den Zähnen kleben bleiben.

Mundgeschwüre Feigen können Aphthen auslösen. Wer zu diesen schmerzhaften Geschwüren neigt, sollte daher auf die Früchtchen verzichten.

Verzehrtipps

- Frische Feigen längs halbieren, Ricotta oder Ziegenfrischkäse auf die Schnittflächen geben und mit gehackten Pistazien bestreuen.
- Getrocknete Feigen unter Müsli oder Studentenfutter mischen.
- Feigenkruste: Frische Feigen zerdrücken, mit Zwiebel dünsten, Brösel untermischen und würzen. Hähnchen- oder Schweinefleisch damit bestreichen; im Ofen überbacken.

Einkaufstipps

- Feigen reifen nach der Ernte nicht nach. Deshalb die reifsten Exemplare nehmen, die man bekommen kann.
- Die Schalen von reifen guten Feigen sind frei von schadhaften Stellen und dunkelviolett. Die Früchte sollen weich, aber keinesfalls matschig sein. Feigen mit Anzeichen von Schimmel nicht verwenden.
- Feinschmecker empfehlen beim Kauf von Feigen darauf zu achten, dass am unteren Ende der Früchte etwas Feuchtigkeit zu erkennen bzw. zu fühlen ist. Das ist ein Zeichen für besondere Süße. Früchte, die leicht vergoren duften, sind nicht in Ordnung.

Aufbewahrungstipp

- Reife Feigen bis zu 2 Tage im Kühlschrank lagern – sie verderben schnell.

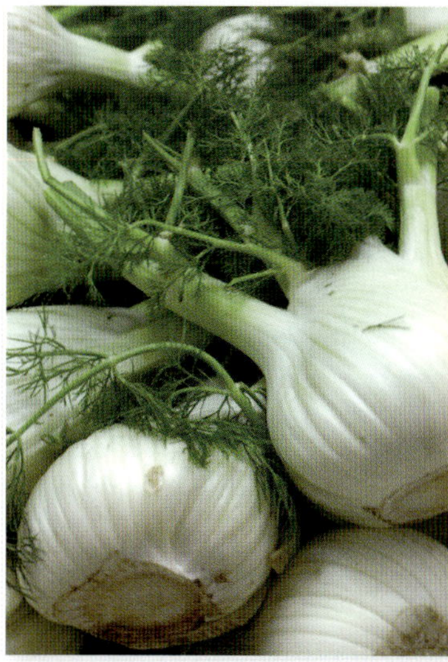

Alle Teile verwenden

In den meisten Rezepten wird die Knolle des Fenchels zubereitet. Doch die Stängel sollte man nicht wegwerfen, denn fein gehackt verleihen sie Suppen und Brühen ein gutes Aroma. Und das fedrige Grün bietet sich zum Garnieren an.

Fenchel

GESUNDHEITSRISIKEN
- Allergische Reaktionen

GESUNDHEITSPLUS
- Gewichtskontrolle
- Blutdruck
- Erhöhter Cholesterinspiegel
- Erhöhter Blutzucker
- Krebserkrankungen

Fenchel gehört wie Petersilie zur botanischen Familie der Doldenblütler und hat ein charakteristisches süßes, lakritzartiges Aroma, das dem von Anis ähnelt. Knollenfenchel ist reich an Ballaststoffen und kalorienarm – 100 g liefern gerade 25 kcal. Er bietet reichlich Kalium und nennenswerte Mengen an Vitamin C sowie Folsäure und Kalzium. Die dillähnlichen Blätter enthalten Betakarotin und ebenfalls Vitamin C. Alle Teile der Fenchelpflanze sind für den Verzehr geeignet und können unterschiedlichst zubereitet werden: roh als Salat, geschmort oder gedünstet als Beilage. Die gefüllten Knollen sind eine raffinierte vegetarische Vorspeise. Die gehackten Blätter kann man wie Petersilie über verschiedene Gerichte streuen.

Fenchelsamen gehören zu den ältesten Gewürzen der Welt. Aus ihnen lässt sich ein aromatischer Tee herstellen, der Blähungen und andere Verdauungsstörungen lindern soll.

Schon seit jeher verordnen Ärzte Fenchelknollen und -samen zur Linderung bzw. Behebung zahlreicher Leiden. Das Spektrum reicht von der Anregung der Milchproduktion bei stillenden Müttern bis zur Behandlung von Nierensteinen.

Gesundheitsplus

Gewichtskontrolle Weil Fenchelknollen kalorienarm sind und gleichzeitig sättigen, sind sie eine ideale Zutat für eine Schlankheitsdiät. Auch Fencheltee soll beim Abnehmen unterstützend wirken.

Blutdruck Fenchel liefert reichlich Kalium, ein Elektrolyt, das für das Kalium-Natrium-Gleichgewicht des Körpers

F

unentbehrlich ist und damit u. a. für die Regulation des Blutdrucks.

Cholesterin- und Blutzuckerspiegel Der hohe Ballaststoffgehalt von Fenchel trägt dazu bei, dass weniger Fette aus der Nahrung ins Blut gelangen, und er unterstützt die Regulation des Blutzuckerspiegels. Das hilft, das Risiko für Herzerkrankungen und Diabetes-Typ-2 zu minimieren. Außerdem sättigen Ballaststoffe und fördern die Darmpassage.

Krebserkrankungen Die Ballaststoffe des Fenchels scheinen die Wahrscheinlichkeit der Entstehung bestimmter Krebsarten wie Dickdarmkrebs zu reduzieren.

Gesundheitsrisiken

Allergische Reaktionen Manche Menschen reagieren allergisch auf das Öl der Fenchelsamen.

Verzehrtipps

- Gegrillte oder geröstete Fenchelscheiben mit Olivenöl und Zitronensaft beträufeln.
- Rohe Fenchelknollen raspeln und unter Rotkohlsalat mischen.
- Fein gewürfelte Fenchelknolle statt Zwiebel für Suppen und Schmorgerichte verwenden.

Einkaufstipps

- Frischer Fenchel hat feste Knollen und Stängel sowie leuchtendes Blattgrün.
- Knollen ohne schadhafte Stellen kaufen.

Aufbewahrungstipp

- Frische Fenchelknollen nicht waschen und in einer Plastiktüte im Gemüsefach des Kühlschranks bis zu 5 Tage lagern.

Fertig- und Halbfertigprodukte

GESUNDHEITSRISIKEN
- Herzerkrankungen
- Blutdruck
- Gewichtskontrolle

GESUNDHEITSPLUS
- Gesund essen trotz Zeitmangel

Kaum jemand kommt ohne sie aus, denn von Fertig- oder Halbfertigprodukten bis zum fertigen Gericht braucht man nur ein paar Handgriffe, die in wenigen Minuten erledigt sind. Das Spektrum dieser Produkte reicht von der Müslimischung über eingemachte oder tiefgefrorene Früchte und Gemüse bis zu Fertiggerichten, die man nur noch samt Packung in der Mikrowelle zu erhitzen braucht.

Viele Fertig- und Halbfertigprodukte sind ernährungsphysiologisch betrachtet weit weniger gesund als Selbstgekochtes. So enthalten z. B. die meisten Instant-Suppen Zusatzstoffe wie künstliche Aromen, Geschmacksverstärker, Emulgatoren und Konservierungsmittel. Außerdem stecken in Halb- und Fertigprodukten fast immer mehr Salz, Zucker und Fett als im selbst gekochten Essen.

Geschickt aufwerten
Ein Gericht aus Halbfertigprodukten oder ein Fertiggericht lässt sich mit Vitaminen und Mineralstoffen anreichern, indem man beispielsweise einen frischen Blatt- oder Rohkostsalat oder gedünstetes bzw. gedämpftes Gemüse dazu reicht.

Dennoch: Einige verarbeitete Nahrungsmittel wie Tiefkühlgemüse oder Obst, das in Säften ohne Zuckerzusatz eingemacht wurde, können bei Zeitmangel einen sinnvollen Beitrag zu einer gesunden Ernährung leisten.

Gesundheitsplus

Gesund essen trotz Zeitmangel Die industrielle Verarbeitung zerstört bzw. raubt vielen Nahrungsmitteln Vitamine und Mineralstoffe. Doch es gibt Ausnahmen. Gemüse und Obst, das reif geerntet und sofort schockgefroren wird, enthält oft mehr Nährstoffe, als unreif geerntetes Obst und Gemüse, das über lange Strecken transportiert wird, bevor es in den Regalen der Supermärkte ankommt.

Gesundheitsrisiken

Herzerkrankungen Viele industriell verarbeitete Lebensmittel (vor allem Backwaren wie Kekse und Fertigkuchen, aber auch Pommes frites) enthalten Transfettsäuren, die durch Fetthärtung entstehen und nachweislich das Risiko für Herzerkrankungen erhöhen können. Ebenso wirken sich Zutaten wie Zucker und weißes Mehl negativ auf die Herzgesundheit aus.

Blutdruck Der größte Teil des Salzes, das wir aufnehmen, stammt nicht aus dem Salzstreuer, sondern aus verarbeiteten Nahrungsmitteln. Immer wieder wird der Einfluss von Salz auf den Blutdruck diskutiert. Fest steht, dass ein dauerhaft zu hoher Salzkonsum den Bluthochdruck begünstigen kann, bei salzsensitiven Menschen eher als bei salzresistenten. Deshalb sollten täglich nicht mehr als 6 g Salz aufgenommen werden. Die tatsächliche Salzaufnahme bei Menschen in den Industrieländern liegt zwischen 8 und 12 g pro Tag.

Gewichtskontrolle Fertiggerichte und Halbfertiggerichte sind meist kalorienreicher als Selbstgekochtes. Low-Fat-Produkte haben meist genauso viele Kalorien wie die Fettvarianten, da ihnen mehr Zucker und Stärke zugesetzt werden.

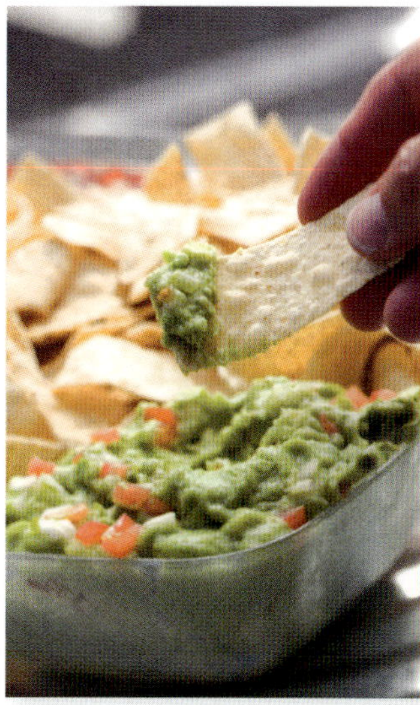

Dippen kann gefährlich sein

In einer Studie wurde ermittelt, dass im Durchschnitt 1000 Bakterien von einer Person in einen Dip übertragen werden, wenn sie mit ein und demselben Chip drei- bis sechsmal hineintaucht. Deshalb sollte man Dips besser in individuellen Schälchen servieren, um mögliche Infektionen auszuschließen.

Verzehrtipps

* TK-Erbsen unter gekochten Reis mischen.
* Statt eine fertige Tomatensauce zu kaufen, aus passierten Tomaten, Zwiebel, Knoblauch und Kräutern schnell selbst eine kochen.
* Weiße Bohnen (Dose) mit Thunfisch (Dose) mischen. Essig, Öl dazu – fertig ist ein sättigender Salat.

Einkaufstipps

* Zutatenlisten lesen, um herauszufinden, wie viel Salz, Zucker und Fett im Produkt stecken.
* Aufgedruckte Werbeplaketten wie „fettarm“ o. ä. sind aussagelos. Produkte, die gehärtete Fette (Transfettsäuren) sowie zugesetzte Zucker und möglicherweise schädliche Zusatzstoffe aufführen, nicht kaufen, sondern nach Alternativen suchen.

Aufbewahrungstipp

* Das Mindesthaltbarkeitsdatum gibt an, wie lange sich das Produkt mindestens hält! Anders das Verbrauchsdatum: Es gibt an, bis wann ein Produkt verbraucht sein sollte.

F

Fisch

GESUNDHEITSRISIKEN
- Umweltgifte
- Parasiten
- Bakterien und Viren
- Ciguatera-Vergiftung
- Wechselwirkung mit Medikamenten

GESUNDHEITSPLUS
- Herzerkrankungen
- Schlaganfall
- Entzündungen
- Denk- und Merkfähigkeit
- Makuladegeneration

Fisch ist eiweißreich und enthält weniger Kalorien und Fett als Fleisch. Fischfett ist vor allem reich an mehrfach ungesättigten Fettsäuren. Und obwohl viele Fische mehr oder weniger Cholesterin enthalten, liefern sie kaum gesättigte Fette und erhöhen den Blutcholesterinspiegel genauso wenig wie mageres Geflügelfleisch (ohne Haut).

WELCHE FISCHE SIND GESUND?

Manche Fische haben einen höheren Omega-3-Fettsäure-Gehalt als andere. Und andere Fische enthalten möglicherweise höhere Konzentrationen an Quecksilber und anderen Schadstoffen. Hier ist eine kleine Orientierungshilfe:

Empfehlenswert: Omega-3-Fische

Fettfische, meist aus dem Kaltwasser, wie Lachs, Makrele, Forelle, Hering (und seine Verwandten Sardine, Sardelle und Sprotte) sowie Thunfisch und Schwarzer Heilbutt.

Eingeschränkt empfehlenswert

Große bzw. ältere Fische wie Thunfisch, Hai, Königsmakrele und Schwertfisch können höhere Mengen an Quecksilber aufweisen.

Alle Fische sind nährstoffreich. Sie bieten vor allem Proteine, Niacin, Vitamin B_{12} sowie Magnesium und Zink. Darüber hinaus sind Fettfische besonders reich an Vitamin A und D. Außerdem sind die essbaren zarten Gräten von kleinen Fischen wie Sardinen eine gute Kalziumquelle.

Gesundheitsplus

Herzerkrankungen Drei Fischmahlzeiten in der Woche können mit einem deutlich geringeren Risiko für Herzkrankheiten in Verbindung gebracht werden. Aus diesem Grund empfehlen Ernährungsgesellschaften mindestens 1–2 Fischmahlzeiten pro Woche (wobei bei den Fischarten variiert werden sollte). Die im Fischöl enthaltenen Omega-3-Fettsäuren bewirken, dass die Blutplättchen weniger leicht verklumpen. Darüber hinaus beeinflussen sie Entzündungsreaktionen an den Arterieninnenwänden positiv und senken die Triglyzeride im Blut.

Schlaganfall Es gibt Studien, die auf einen Zusammenhang zwischen einem hohen Verzehr von Fettfischen und einem verminderten Schlaganfallrisiko hinweisen. Möglicherweise beruht dieser Effekt nicht nur auf dem hohen Omega-3-Anteil des Fischöls, sondern auch auf der Wirkung anderer Fischinhaltsstoffe wie Vitamin D und B, essenziellen Aminosäuren und Spurenelementen.

Entzündungen Der menschliche Körper benötigt Omega-3-Fettsäuren zur Herstellung von Prostaglandinen (eine Art Hormone), die an vielen Stoffwechselvorgängen beteiligt sind; z. B. an Entzündungsreaktionen und anderen Funktionen des Immunsystems. So wurde eine Omega-3-Fettsäurenreiche Ernährung, mit einem geringeren Erkrankungsrisiko bei chronisch-entzündlichen Darmerkrankungen und anderen entzündlichen Erkrankungen in Zusammenhang gebracht.

Denk- und Merkfähigkeit Einige Studien zeigen, dass Menschen, die regelmäßig Fisch mit vielen Omega-3-Fettsäuren essen, weniger wahrscheinlich unter einer altersbedingten Abnahme der Denk- und Merkfähigkeit leiden.

Makuladegeneration Wer an altersbedingter Makuladegeneration (AMD) leidet, sollte mindestens zweimal in der Woche fettreichen Fische essen. Das empfehlen Experten aufgrund einer Studie, nach der Omega-3-Fettsäuren den Krankheitsverlauf verlangsamen oder sogar stoppen könnten. Das soll für frühe und für späte Stadien von AMD gelten.

Achtung! Wechselwirkung mit Medikamenten

Fischölpräparate bitte nur in Rücksprache mit dem Arzt einnehmen, denn sie könnten blutverdünnend wirken. Für alle, die ein blutgerinnungshemmendes Medikament einnehmen, kann das verheerende Folgen haben. Beim Kauf darauf achten, dass die Omega-3-Fettsäuren DHA und EPA gemeinsam vorkommen. Fischleberölkapseln meiden. Sie enthalten größere Mengen an Vitamin A und D. In höherer Dosierung können diese Vitamine toxisch wirken.

Gesundheitsrisiken

Umweltgifte Große, lang lebende Fische können Schwermetalle anreichern (siehe Seite 92). Diese sind für das menschliche Nervensystem giftig und können für das Kind im Mutterleib gefährlich sein. Deshalb sollten schwangere Frauen auf solche Fische besser verzichten.

Parasiten Roher Fisch, wie er z. B. bei Sushi verzehrt wird, kann Parasiten enthalten. Bei Spezialitäten wie Grüner Hering oder Graved Lachs werden Würmer und Eier jedoch durch das Einlegen in der Lake zerstört. Am besten schützt man sich vor einer Parasiteninfektion, indem man ausschließlich nur Fisch roh isst, der fangfrisch industriell tiefgefroren wurde. Denn: Wird Fisch einen Tag lang bei -20 °C eingefroren, überleben das die Parasiten normalerweise nicht.

Bakterien und Viren Fisch aus verschmutzten Gewässern kann Viren (z. B. Hepatitisviren) und Bakterien beherbergen, die Krankheiten und schwere Magen-Darm-Beschwerden auslösen können.

Ciguatera-Vergiftung Bislang war diese Lebensmittelvergiftung nur in den Tropen und Subtropen (Karibik, Pazifischer und teilweise Indischer Ozean) weit verbreitet. Wegen des weltweiten Fischhandels sind inzwischen auch Fälle in Europa aufgetreten. Die Vergiftung wird durch das Ciguatoxin, das in Fischen und Meeresfrüchten stecken kann, verursacht. Dieses Gift ist hitzestabil, wird also durch Garen nicht zerstört. Die Vergiftungssymptome können bis zu 30 Stunden später auftreten und beginnen mit Übelkeit, Erbrechen und Durchfall. Hinzukommen können neurologische Störungen wie Brennen, Kribbeln und Schmerzen bei Kältekontakt.

Verzehrtipps

- Ein Fladenbrot mit Sardinen aus der Dose, Tomatenscheiben und Salatblättern füllen.
- Gegarte oder geräucherte Lachs- oder Forellenstückchen unter einen Kartoffelsalat mischen.
- Thunfischsteaks mit Oliven und Zwiebeln schmoren.

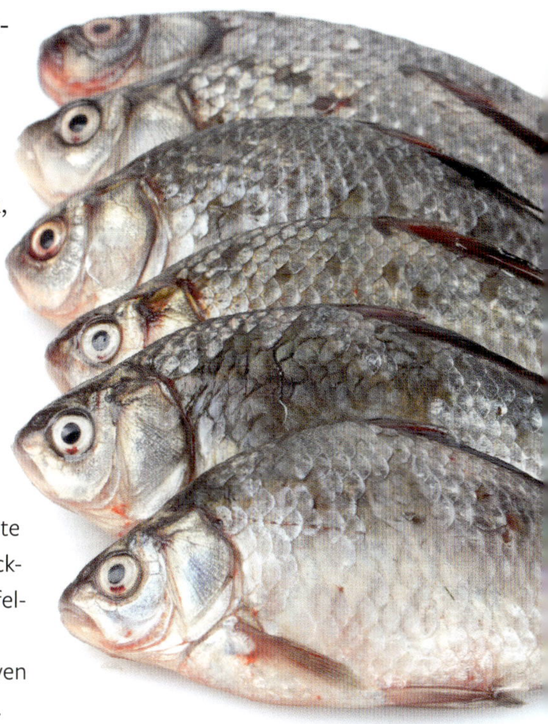

F

Einkaufstipps

- Bei Händlern kaufen, wo der Fisch zwischen Eis gelagert wird und täglich viel Fisch verkauft wird.
- Ein ganzer frischer Fisch hat eine helle, glänzende Haut mit eng anliegenden Schuppen sowie klare, hervortretende Augen. Die Kiemen sind leuchtend rot.
- Beim Kauf von Filets darauf achten, dass das Fischfleisch keinerlei Verfärbungen oder Risse aufweist.
- Der Geruch ist ein weiterer Frischeindikator: Meeresfisch sollte nur dezent nach Salzwasser riechen – niemals nach Jod, Ammoniak oder „fischig".
- Dosenthunfisch naturell liefert weniger Kalorien als Dosenthunfisch in Öl.

Aufbewahrungstipps

- Frischen Fisch in Frischhaltefolie wickeln und am kältesten Platz im Kühlschrank lagern. Innerhalb von 24 Stunden verbrauchen.
- Zum Einfrieren Fisch fest in Frischhaltefolie und dann in einen Gefrierbeutel packen. Fetten Fisch innerhalb von 3 Monaten, magere Sorten innerhalb von 6 Monaten verbrauchen.

Fisch vom Grill

Grillen ist eine der gesündesten Garmethoden für Fisch. Damit er nicht am Grillrost kleben und schön saftig bleibt, kann man Fisch oder ein Fischsteak in ein oder mehrere Kohl- oder andere Gemüseblätter wickeln. Das Päckchen mit einem Metallspieß oder (gewässerten) Holzspieß fixieren. Die Blatthülle rundherum mit Öl einpinseln und das Fischpäckchen auf den eingeölten Grillrost legen. Grillen, bis der Fisch gar ist, dann den Fisch auspacken und servieren. Die verkohlte Hülle wegwerfen.

Frühstücksgetreide und Müsli

Siehe auch Getreide, Seite 100

GESUNDHEITSRISIKEN

- Salz, Zucker und Fett (bei Fertigmischungen)
- Kalorienreich
- Kalziumaufnahme
- Blähungen

GESUNDHEITSPLUS

- Cholesterinspiegel
- Herzerkrankungen
- Krebserkrankungen
- Verstopfung
- Gewichtskontrolle

Frühstücksgetreide, auch als Frühstückscerealien bezeichnet, gehört zu den beliebtesten Kohlenhydratlieferanten. Die Anreicherung mit Vitaminen wie Niacin, Thiamin, Vitamin B_6 und Folsäure sowie Mineralstoffen wie Eisen variiert weltweit von Land zu Land, je nach Gesetzgebung.

Weizen, Mais, Reis und Hafer sind die am häufigsten verwendeten Getreidearten für Produkte wie Flocken, Flakes, Pops und Crisps. Für Flocken werden die Getreidekörner geschält oder ungeschält, ganz oder grob zerkleinert gequetscht. Flakes und ähnliches werden dagegen aus einem Teig aus Mehl, Wasser, Zucker und Salz hergestellt, der ggf. geformt und anschließend geröstet wird. Im Gegensatz zu Flocken handelt es sich bei Flakes also um ein hochverarbeitetes Nahrungsmittel, das viel Zucker, Salz und diverse Zusatzstoffe enthalten kann.

Müsli besteht in seiner einfachsten (und gesündesten) Form aus Getreideflocken, Früchten, Nüssen und Samen. Darüber hinaus gibt es Granola, das in seiner Grundform Honig, Nüsse und geröstete Getreideflocken enthält. Alle Formen von Cerealien und Müslis sind als Frühstück beliebt, allerdings oft nicht so gesund wie vermutet. Vor allem Fertigmischungen enthalten häufig zu viel Zucker und andere Süßungsmittel sowie Salz und weitere Zusatzstoffe, die den Gesundheitswert schmälern.

Ein ungesüßtes Basismüsli (am besten selbst gemischt) ist zweifellos die beste Wahl gegenüber Fertigprodukten und bietet folgende Gesundheitsvorzüge.

Gesundheitsplus

Cholesterinspiegel, Herzerkrankungen Frühstücksgetreide und Müslis mit hohem Hafer(flocken)anteil liefern lösliche Ballaststoffe (Betaglucane), die dazu beitragen können, erhöhte Blutcholesterinspiegel und damit auch das Risiko für Herzerkrankungen zu senken. Darüber hinaus liefern Müslis mit Nüssen und Samen herzgesunde einfach und mehrfach ungesättigte Fettsäuren sowie Vitamin E. Walnusskerne sind dabei Spitzenlieferant für die mehrfach ungesättigten Omega-3-Fettsäuren. Frische und getrocknete Früchte wie Heidelbeeren und Cranberrys als Bestandteil von Müslis stecken voller Antioxidanzien, die den Zellschutz vor schädlichen Angriffen durch freie Radikale erhöhen können.

Krebserkrankungen Vollkorn-Frühstücksgetreide und Vollkorn-Müslis mit zugesetzter Kleie enthalten viele unlösliche Ballaststoffe, was möglicherweise der Entstehung von Krebs wie Dickdarmkrebs vorbeugen kann. Trockenfrüchte, Nüsse und Samen in Müslis steigern den Ballaststoffanteil zusätzlich.

Verstopfung Der hohe Ballaststoffanteil fördert die Darmmotilität (Darmmuskulatur) und hält so den Darm in Schwung. Mindestens 3 g Ballaststoffe pro Portionsgröße sollten in einem Getreidefrühstück enthalten sein.

Gewichtskontrolle Frühstücksgetreide und Müsli mit wenig Kalorien und hohem Ballaststoffanteil, kann dabei helfen, an Gewicht zu verlieren. Ballaststoffe sättigen besser und länger. Und: Wer ein ballaststoffreiches Frühstück isst, könnte leichter abnehmen als jemand, der aufs Frühstück ganz verzichtet. Darauf weisen Studien hin.

Gesundheitsrisiken

Salz, Zucker und Fett Zahlreiche Fertigprodukte (speziell für Kinder) enthalten zu viel Zucker und Salz. In geröstetem Müsli bzw. Granola und Müsliriegeln steckt oft (zu viel) Extrafett durch zugesetztes Öl und zu viel Zucker.

Kalorienreich Abgesehen von den verwendeten Zutaten (z. B. Nüsse, Trockenfrüchte), zugesetztem Zucker bzw. anderen Süßungsmitteln und Fett bestimmt die Portionsgröße die Kalorienmenge. Beim Kauf von Fertigprodukten ist deshalb auf die angegebene Kalorienmenge in Relation zur Portionsgröße zu achten.

> Aufgepasst: Bis zu **25%** **Zucker** können sich in einem **Fertigmüsli** verstecken.

Kalziumaufnahme Produkte, die mit Kleie angereichert wurden, könnten zu einer verminderten Kalziumaufnahme des Körpers führen.

Blähungen Kleie ist reich an Ballaststoffen und kann zu Verdauungsproblemen wie Blähungen führen. Vor allem bei Men-

G

schen, die an eine ballaststoffreiche Ernährung nicht gewöhnt sind. In diesem Fall Kleie zunächst in kleinen Mengen zusetzen und allmählich steigern. Wer ballaststoffreich isst, muss reichlich trinken, um Verstopfung vorzubeugen.

Verzehrtipps

* Salate mit gerösteten Weizenkeimen bestreuen.
* Für Müslikuchen ein paar Löffel Müsli unter einen Rührteig mischen.
* Füllungen mit Haferflocken binden.
* Etwas Granola als Knusper-Topping auf Eiscreme oder eine Quarkspeise streuen.
* Müsli aus Vollkorngetreideflocken, Nüssen und Samen selber mischen. Mit frischem Obst anmachen – das enthält weniger Zucker als Trockenobst.
* Haferflocken, Nüsse und Samen mit wenig Honig und einem Tropfen Öl in einer Pfanne oder im Ofen knusprig rösten.
* Für einen gesunden Snack: Geschälte Bananen in geröstetem Müsli wälzen – sofort essen.
* Kalorienarme Getreideflocken können durch die Zugabe von Trockenobst und Milchprodukten mit vollem Fettgehalt zu einem kalorienreichen Müsli werden.

Einkaufstipps

* Beim Kauf von Frühstücksgetreide und fertigen Müslimischungen auf die Zutatenliste schauen. Der Ballaststoffanteil sollte hoch (pro Portion mindestens 3 g), Zucker, Fett und Salz sehr niedrig sein. Die Kalorien pro Portion sollten sich im Rahmen halten.
* Der Hinweis „ohne Zuckerzusatz" schützt nicht zwangsläufig vor Zucker. Hinter Zutaten, die auf -ose enden, verbirgt sich oft ebenfalls Zucker. Dazu gehört Dextrose, Glukose, Saccharose oder Fruktose. Auch bei Maltodextrin, Gerstenmalzextrakt oder Invertzuckersirup handelt es sich um Zucker.
* Basismüsli kaufen oder selber mischen und mit ausgewählten Zutaten anreichern.
* Bei Fertigmüslis sollten Getreideflocken, Nüsse und Trockenfrüchte oben in der Zutatenliste stehen.

Aufbewahrungstipps

* Frühstücksgetreide und Müslis in einem luftdicht verschlossenen Behälter an einem dunklen Ort lagern.
* Vollkornprodukte möglichst innerhalb von 6–8 Wochen verbrauchen, vor allem wenn darin gehackte Nüsse und Samen enthalten sind. Das natürlicherweise enthaltene Fett könnte ranzig werden.

Garnelen

Siehe Meeresfrüchte, Seite 146

Geflügel

GESUNDHEITSRISIKEN

- Verunreinigung mit Bakterien

GESUNDHEITSPLUS

- Knochenstabilität
- Herzerkrankungen

Geflügelfleisch (z. B. von Huhn, Pute, Ente, Gans, Perlhuhn, Taube und Wachtel) enthält wie anderes Fleisch hochwertiges Protein, aber weniger gesättigte Fettsäuren als rotes Fleisch. Außerdem ist es eine gute Quelle für B-Vitamine und Mineralstoffe wie Eisen, Kalium,Kalzium, Natrium, Magnesium, Phosphor und Zink.

Abgesehen vom Geschmack, besteht der größte Unterschied zwischen den einzelnen Geflügelsorten im Fettgehalt. Putenbrust- und Hähnchenbrustfilet ohne Haut weisen mit nur 1 g Fett und etwas mehr als 100 kcal in 100 g den niedrigsten Fett- und Energiewert von allen Geflügelsorten auf. Zum Vergleich: 100 g Entenfleisch mit Haut haben einen durchschnittlichen Fettgehalt von knapp 42 g und liefern 430 kcal; 100 g Entenbrust ohne Haut enthalten dagegen nur knappe 5 g Fett und 122 kcal.

Gesundheitsplus

Knochenstabilität Weil das Fleisch von Huhn und Hähnchen proteinreich ist, könnte es in Kombination mit Kalzium dazu beitragen, die Knochenstabilität zu fördern. Darauf weisen Studienergebnisse hin. Noch sind sich die Forscher darüber uneins, ob Eiweiß aus tierischen Quellen effektiver als aus pflanzlichen wirkt.

Herzerkrankungen Hähnchenfleisch ist nicht nur eine fettärmere Alternative zu rotem Fleisch, sondern auch ein guter Lieferant für Vitamin B_6. Dieses ist z. B. am Abbau der Aminosäure Homocystein beteiligt, die natürlicherweise im Stoffwechsel entsteht. Zu viel Homocystein kann allerdings die Blutgefäße schädigen und zu Arteriosklerose und damit zu Herz-Kreislauf-Erkrankungen führen.

Gesundheitsrisiken

Verunreinigung mit Bakterien Geflügel wird meist mit Haut verkauft, die oft mit Krankheitserregern (vor allem Salmonellen und Campylobacter) besiedelt ist. Diese Bakterien können bei der Verarbeitung von der Haut oder aus Körperöffnungen des Vogels leicht ins Fleisch gelangen. Im Kühlschrank bei niedriger Temperatur (4 °C) gelagertes Hühnerfleisch bildet nach ca. 6 Tagen einen schmierigen Film auf der Haut, weil die Bakterienzahl um das 10 000-fache zugenommen hat.

Um sich nicht zu infizieren, sollte man rohes Geflügel unter fließendem Wasser waschen und alles, was mit dem rohen Geflügel in Berührung gekommen ist, wie Messer und Schneidebretter anschließend gründlich reinigen. Nicht vergessen: Nach dem Anfassen von rohem Geflügel die Hände mit Seife waschen!

Überholt

Für fettarmes Garen von Geflügel vor der Zubereitung die Haut entfernen.

Aktuell

Geflügel mit Haut garen, damit das Fleisch nicht austrocknet. Die Haut erst anschließend entfernen.

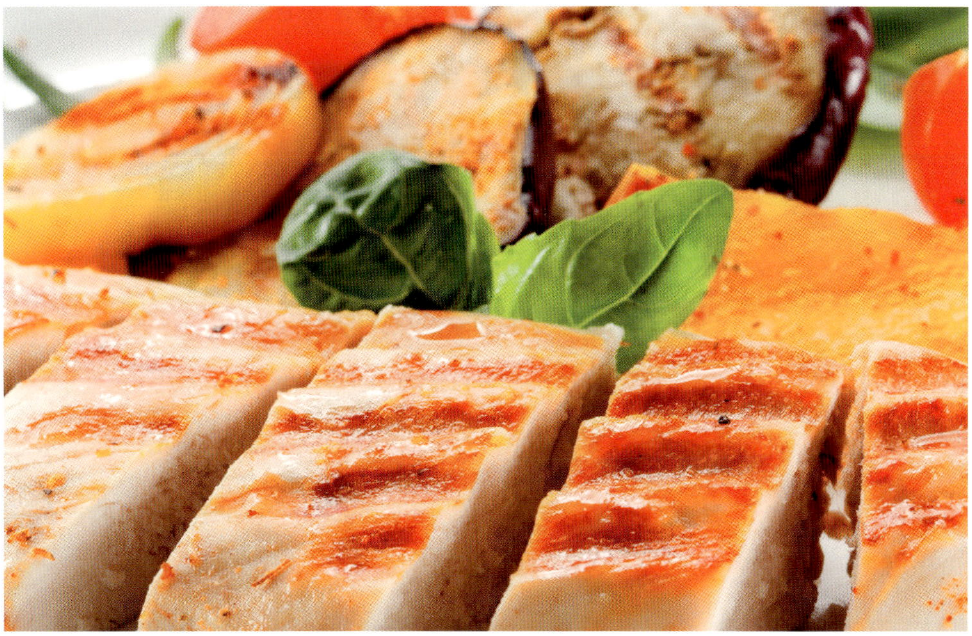

G

Verzehrtipps

- Für einen kalorienarmen Brotbelag Hähnchen- oder Putenbrust braten oder pochieren, abkühlen lasssen und in dünne Scheiben schneiden.
- Für Chili con Carne das Rinderhackfleisch durch fein gehacktes Hähnchen- oder Putenfleisch ersetzen.
- Übriges gegartes Geflügelfleisch für einen Salat verwenden.

Einkaufstipp

- Frisches Geflügel erkennt man am frischen Geruch und einer gleichmäßig hellen Hautfarbe. Die Haut darf keine Verletzungen aufweisen. Bei einem ganzen Vogel ist das Brustbein biegsam.

Aufbewahrungstipps

- Rohes Geflügelfleisch aus der Verpackung nehmen, in eine Frischhaltebox legen und im kältesten Bereich des Kühlschranks bis zu 3 Tage lagern. Darauf achten, dass es nicht mit anderen Lebensmitteln in Berührung kommt.
- Gegartes Geflügelfleisch im Kühlschrank aufbewahren und innerhalb von 3 Tagen verbrauchen.
- Rohes Geflügel lässt sich 2–3 Monate im Tiefkühlgerät lagern (je magerer, desto länger). Gekochtes Geflügel hält sich tiefgekühlt mindestens 1 Monat. Gefrorenes Geflügel rechtzeitig aus dem Tiefkühlgerät nehmen und langsam im Kühlschrank auftauen lassen.

Geflügel immer durchgaren. Die **Kerntemperatur** sollte **80 bis 90 °C** betragen.

Gerste

Siehe auch Getreide, Seite 100

GESUNDHEITSRISIKEN

- Allergische Reaktionen

GESUNDHEITSPLUS

- Herzerkrankungen
- Gewichtskontrolle
- Blutzucker
- Darmflora
- Anämie
- Gehirn und Nerven

Gerste ist ein Getreide, das relativ wenig Fett, reichlich Stärke und Ballaststoffe und andere wichtige Nährstoffe enthält. Wegen ihrer guten Quelleigenschaften wird Gerste häufig für die Zubereitung von dicken Suppen und Eintöpfen verwendet. Gerste (z. B. Graupen oder Gerstenkörner) kann anstelle von Reis für Salate oder als Beilage verwendet werden. Gerstenmehl oder Gerstenflocken eignen sich mit Weizenmehl zum Backen von Broten und anderem Gebäck. Braugerste wird nur zum Brauen von Bier angebaut.

Gesundheitsplus

Herzerkrankungen Gerste enthält einen besonderen gesundheitsfördernden löslichen Ballaststoff: Betaglucan. Dank seiner nachweislich cholesterinsenkenden Wirkung, hilft er das Risiko für Herzerkrankungen herabzusetzen. Gerste mit einem relativ hohen Betaglucangehalt (4,8 g Betaglucan in 100 g Gerste) ist besonders wirksam. Weil Betaglucan vor allem im hellen Mehlkörper des Gerstenkorns vorliegt, ist es auch in Gerstenprodukten wie Flocken, vorgegarten Körnern und Mehl enthalten.
Gewichtskontrolle Gerste macht schneller satt mit weniger Kalorien. Denn: Ballast-

Gerstenmehl

Gerstenmehl enthält mehr Ballaststoffe als Weizenmehl. Wegen seines geringeren Glutengehalts als Weizen kann man es für Kuchen- und Brotteige jedoch nicht 1:1 gegen Weizenmehl austauschen. Für Hefegebäck empfiehlt sich, ein Viertel der im Rezept angegebenen Weizenmehlmenge durch Gerstenmehl zu ersetzen, für Backpulver-Gebäck oder flaches Gebäck die Hälfte.

stoffe (lösliche wie unlösliche) quellen im Magen und Darm auf und lösen so ein langes Sättigungsgefühl aus. Gleichzeitig regen sie die Darmtätigkeit an und fördern die Verdauung.

Blutzucker Betaglucan hilft, den Blutzuckerspiegel zu stabilisieren. Ein positiver Effekt, vor allem für Diabetiker.

Darmflora Betaglucan unterstützt als Prebiotikum (siehe S. 26) auch die Darmgesundheit, da es die Vermehrung nützlicher Darmbakterien anregt.

Anämie Gerste enthält Eisen, das für die Produktion roter Blutkörperchen unerlässlich ist. Und diese sind für Muskel- und Hirnfunktion sowie als Schutz vor Anämie wichtig. Selen schützt als Antioxidans Zellen vor Schäden durch freie Radikale.

Gehirn und Nerven Thiamin (Vitamin B_1) in Gerste unterstützt die Hirnleistung. Generell sind alle B-Vitamine für ein gesundes Nervensystem notwendig, darüber hinaus können sie den Stoffwechsel in Schwung bringen.

Gesundheitsrisiken

Allergische Reaktionen Wer an Zöliakie oder einer Glutenunverträglichkeit leidet, sollte auf Gerste und Produkte, die Gerste enthalten, verzichten.

Verzehrtipps

- Gerste (z. B. Graupen) anstelle von Reis für ein Risotto, Pilaw oder einen Salat verwenden.
- Zum Andicken von Süßspeisen eignen sich Graupen gut. Alternativ kann man auch gemahlene Gerstenkörner nehmen. Die gemahlenen Körner einfach einrühren und 2–3 Minuten mitköcheln lassen.
- Zum Andicken von Suppen und Eintöpfen Graupen in das jeweilige Gericht geben und mitgaren, bis sie weich und aufgequollen sind. Auch Gerstenflocken bieten sich zum Binden von Speisen an.
- Saucen kann man mit gemahlenen Körnern oder Graupen binden.

Einkaufstipps

- Roll- oder Kochgerste sind Graupen, die aus dem ganzen Korn hergestellt werden. Die Grundlage für Perlgraupen sind dagegen geschnittene Körner.
- Produkte aus dem vollen Gerstenkorn wie Gerstenmehl oder Gerstenflocken enthalten die meisten Nährstoffe. Man findet solche Produkte im Bioladen oder im Bioregal des Supermarkts.

Aufbewahrungstipps

- Gerste in luftdicht verschlossenen Behältern an einem dunklen kühlen Platz lagern.
- Im Kühlschrank halten sich gegarte Gerstenkörner bis zu einer Woche. Im Tiefkühlgerät mindestens 4 Wochen.

Gerste hat einen relativ niedrigen glykämischen Index. Das bedeutet, nach dem Verzehr von Gerste steigt der Blutzuckerspiegel nur langsam an.

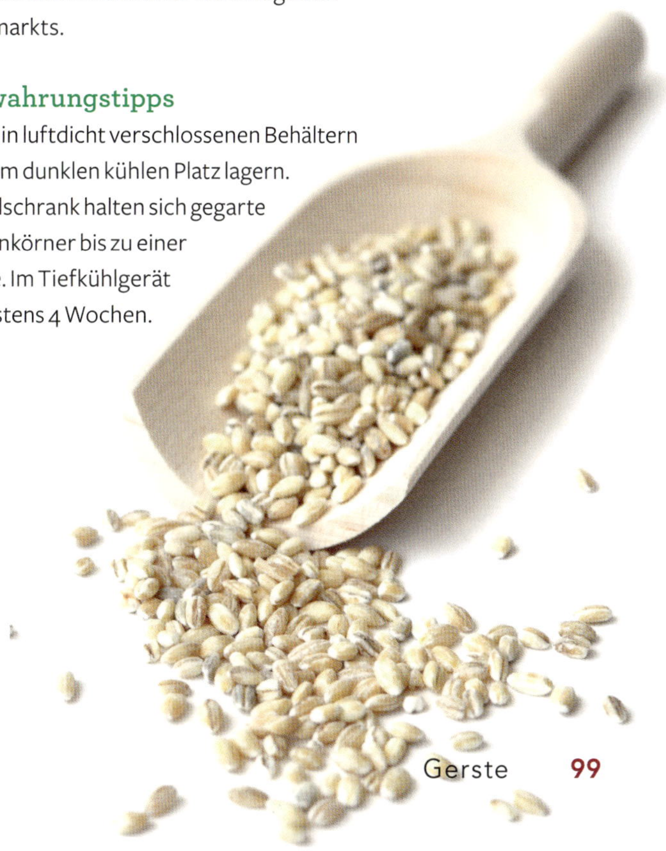

G

Getreide

Siehe auch Brot, Seite 70; Gerste, Seite 98; Hafer, Seite 105; Kleie, Seite 124; Reis, Seite 179; Weizen und Weizenkeime, Seite 215

GESUNDHEITSRISIKEN
- Herzerkrankungen, Diabetes (raffiniertes Getreide)
- Zöliakie, Glutenunverträglichkeit

GESUNDHEITSPLUS
- Herzerkrankungen, Diabetes (Vollkorngetreide)
- Krebserkrankungen (Vollkorngetreide)
- Verdauung (Vollkorngetreide)
- Anämie (Vollkorngetreide)
- Gewichtskontrolle (Vollkorngetreide)

Seit prähistorischen Zeiten gehören Getreide und seine Produkte zu den Grundnahrungsmitteln von Agrargesellschaften. In fast jeder Kultur spielt eine bestimmte Getreideart die zentrale Rolle in der Ernährung. Weltweit werden am meisten Reis und Weizen verwendet, die sich gut mahlen lassen und zum Backen von Brot und für die Zubereitung vieler Speisen eignen. Mais, Hafer, Gerste, Hirse und andere Getreidearten werden in geringerem Ausmaß angebaut und genutzt.

17% höher ist das Risiko für **Diabetes** beim Verzehr von fünf oder mehr Portionen **weißem Reis** pro Woche im Vergleich zu weniger als einer Portion im Monat.

Vollkorngetreide ist reich an komplexen Kohlenhydraten und Ballaststoffen sowie Vitaminen und Mineralstoffen wie B-Vitamine, Vitamin E, Magnesium, Eisen und Zink. Darüber hinaus enthält das volle Korn zahlreiche sekundäre Pflanzenstoffe, ist fettarm und bietet in Kombination mit Hülsenfrüchten hochwertiges Protein.

Bei der mühlentechnischen Verarbeitung von Getreide zu hellem Mehl werden die äußere Hülle und der Keimling (er verdirbt schneller als die anderen Bestandteile des Korns) entfernt. Doch gerade darin befinden sich die meisten Vitamine, Mineralstoffe und sekundären Pflanzenstoffe. Zurück bleibt der stärkereiche, aber nährstoffarme Mehlkörper. Für Vollkornmehle wird das gesamte Korn vermahlen – es bleiben also alle wertvollen Nährstoffe erhalten.

Aus Getreide werden unterschiedlichste Mehle hergestellt, die als (Haupt-)Zutat für Pasta, Teige, Brote und eine Vielzahl von Backwaren dienen. Mehle werden außerdem als Zusatzstoff (z. B. als Verdickungs- oder Trennmittel) in der Lebensmittelindustrie eingesetzt.

Gesundheitsplus

Herzerkrankungen und Diabetes Im Rahmen einer US-Studie an fast 35 000 Frauen zwischen 55 und 69 Jahren wurde festgestellt, dass das Risiko, an einer Herzkrankheit zu sterben, umso niedriger war, je mehr Vollkornprodukte gegessen wurden. Eine weitere Studie ergab, dass Erwachsene, die sehr viele Vollkornprodukte zu sich nehmen, mit einer um 35 % geringeren Wahrscheinlichkeit an Typ-2-Diabetes erkranken als jene, die nur sehr wenig Vollkornprodukte essen.

Krebserkrankungen Es gibt Hinweise darauf, dass der Verzehr von Vollkorn- statt Weißmehlprodukten das Darmkrebsrisiko reduzieren könnte. Dabei scheinen die Getreideballaststoffe oder auch möglicherweise andere Bestandteile des Vollkorns eine Rolle zu spielen.

Verdauung Vollkorngetreide ist reich an Ballaststoffen, die für weichen, wohl geformten Stuhl sorgen.

Anämie Vollkorngetreide liefert Eisen und Folsäure, was für die Bildung roter Blutkörperchen nötig ist. Vollkorn leistet also auch einen Beitrag im Schutz vor Anämie.

Gewichtskontrolle Der Ballaststoffanteil des Getreides fördert das Sättingunsgefühl und damit ggf. eine Gewichtsabnahme. Zusätzlich kurbeln die enthaltenen B-Vitamine den Stoffwechsel in Richtung Fettverbrennung an. Allerdings: Vollkornmehle sind energiereicher als die entsprechenden Ausgangsprodukte, da während des Produktionsprozesses Feuchtigkeit entzogen wurde – Vollkornmehl ist quasi die konzentrierte Form des Getreidekorns. Das bedeutet: (Vollkorn-)Mehl und daraus hergestellte Produkte sind ideal für alle, die an Gewicht zunehmen müssen.

Gesundheitsrisiken

Herzerkrankungen, Diabetes u. a. Auch wenn Produkte aus raffiniertem Getreide wie Frühstückscerealien häufig mit Nährstoffen wie Eisen und B-Vitaminen angereichert werden, sind Vollkornprodukte die bessere Wahl. Sie bieten den Ballast- und Mineralstoffgehalt des vollen Korns – für Vollkornmehle werden Getreidekörner nur gemahlen und nicht weiterverarbeitet. Verschiedene Studien bestätigen, dass der verstärkte Verzehr von Weißmehlprodukten gegenüber Vollkornprodukten die Wahrscheinlichkeit Herzerkrankungen, Krebs oder Diabetes zu erleiden und schließlich daran zu sterben, erhöht.

Zöliakie, Glutenunverträglichkeit Wer an Zöliakie erkrankt ist oder an einer Glutenunverträglichkeit leidet, muss auf den Verzehr glutenhaltiger Getreidearten und sämtlicher Produkte, in denen sich Gluten bzw. glutenhaltige Mehle befinden, verzichten. Dazu gehören Weizen, Gerste und Roggen. Hafer enthält sehr wenig Gluten und wird von einigen Betroffenen vertragen. Alternativ zu glutenhaltigen Mehlen gibt es ein großes Angebot an glutenfreien, aber dennoch nährstoff- und ballaststoffreichen Mehlen, z. B aus Nüssen, Mandeln, Reis, Kichererbsen oder Buchweizen und Kartoffeln.

Verzehrtipps

- Vorgegarte Getreidekörner anstelle von Nudeln oder Couscous für einen Salat nehmen.
- Aus Gerste und Steinpilzen oder Champignons eine Art Risotto kochen.
- Minestrone oder andere Eintöpfe mit gegarten Getreidekörnern wie Gerste oder Weizen anreichern.
- Vollkornmehle (für Einsteiger: helles Mehl und Vollkornmehl im Verhältnis 1:1) zum Backen und für die Herstellung von Mehlspeisen verwenden.

Einkaufstipp

- Beim Kauf von Mehl und Getreideprodukten auf die Bezeichnung „Vollkorn" achten. In der Zutatenliste sollte das verwendete Vollkornprodukt an erster Stelle stehen.

Aufbewahrungstipps

- Ganze Getreidekörner halten sich z. B. in einer Papiertüte an einem kühlen Platz bis zu mehreren Jahren. Wichtig ist, sie vor Feuchtigkeit und Ungeziefer geschützt aufzubewahren.
- Vollkornmehle halten sich an einem kühlen, trockenen Ort 6–8, weiße Mehle 12–18 Monate. Wichtig: Mehle in fest verschließbare Behälter umfüllen, damit keine Schädlinge (Getreidemotten etc.) hineingelangen.

G

Gewürze

Siehe Kräuter und Gewürze, Seite 132

Granatäpfel

GESUNDHEITSRISIKEN
- Wechselwirkung mit Medikamenten

GESUNDHEITSPLUS
- Prostatakrebs
- Erhöhter Cholesterinspiegel
- Bluthochdruck
- Erektionsstörungen, Impotenz

Aufgrund seines hohen Gehalts an Antioxidanzien wird das Öl aus den Samen des Granatapfels auch als Anti-Aging-Mittel manchen Hautpflegeprodukten zugesetzt.

Ursprünglich stammen Granatäpfel aus Persien, mittlerweile werden sie weltweit in mediterranen Klimazonen angebaut. Ihr Merkmal ist eine ledrige bräunlich bis orangerote Schale unter der sich kleine Kammern mit roten Kernchen (fälschlicherweise oft als Samen bezeichnet) befinden. Die Kernchen heißen Arilli und bestehen aus kleinen Samen in der Mitte, die jeweils von rotem durchsichtigem Fruchtfleisch umgeben sind, das saftig und süß, aber sehr herb schmeckt. Die Trennwände zwischen den Kammern sind bitter; sie sollten entfernt werden.

Die roten Kernchen lassen sich leicht aus den Kammern lösen, indem man die Frucht horizontal halbiert, die Schale an den dünnen Häutchen einritzt und die Hälften sternförmig zerbricht. Zum Ausdrücken des Safts den Granatapfel wie eine Orange halbieren und auf der Zitruspresse auspressen.

Granatäpfel sind eine gute Quelle für Kalium. Eine Frucht enthält etwa 400 mg, mehr als die meisten Orangen. Außerdem liefern sie nennenswerte Mengen an Ballaststoffen. Sie stecken voller antioxidativ wirksamer Anthocyane und Ellagsäure.

Gesundheitsplus

Prostatakrebs Steigt nach einer erfolgreichen Behandlung des Prostatakrebses der PSA-Wert (das Prostataspezifische Antigen) allmählich wieder an, ist das ein Hinweis darauf, dass der Tumor erneut zu wachsen beginnt. Studien belegen, dass bei Einnahme von Granatapfelkonzentrat der PSA-Wert sinken kann, das Tumorwachstum sich also verlangsamt, und deshalb eine schulmedizinische Therapie hinauszögern kann.

Erhöhter Cholesterinspiegel Forscher haben herausgefunden, dass Granatapfelsaft eine zwei- bis dreifach höhere antioxidative Wirkkraft hat als Rotwein oder grüner Tee. Vermutlich tragen die enthaltenen Anthocyane erheblich zu dieser Wirkung bei. Experten empfehlen aufgrund einer Studie, täglich 50 ml Granatapfelkonzentrat zu trinken. Nach dem 6-monatigen Genuss von Granatapfelsaftkonzentrat sank bei Probanden die Oxidation des LDL-Cholesterins im Blut – eine der Hauptursachen von Herz-Kreislauf-Erkrankungen – drastisch.

Bluthochdruck Der hohe Gehalt an Antioxidanzien könnte sich auch positiv auf

Achtung! Wechselwirkung mit Medikamenten

Granatapfelsaft kann den Abbau von Medikamenten in der Leber beeinflussen. Nebenwirkungen könnten verstärkt und der Abbau eines Medikaments sogar so stark verlangsamt werden, dass es sich bis zu einer toxischen Menge anreichert. Vorsicht bei der Einnahme von Medikamenten, die Fluoxetin, Codein und Ondansetron enthalten. Auch Herzmedikamente wie ACE-Hemmer und Blutdrucksenker niemals zusammen mit Granatapfel einnehmen.

die Regulierung eines zu hohen Blutdrucks auswirken.

Erektionsstörungen, Impotenz Im *International Journal of Impotence Research* wurde eine Studie veröffentlicht, in der Männer mit Erektionsstörungen täglich ein Glas 100 %igen Granatapfelsaft tranken. Nach Abschluss der Studie berichtete knapp die Hälfte der Männer über eine verbesserte Erektionsfähigkeit.

Gesundheitsrisiken

Wechselwirkung mit Medikamenten

Es gibt Berichte über Wechselwirkungen zwischen Granatapfelsaft und Herzmedikamenten (siehe Kasten links unten). Wer solche oder auch andere Medikamente einnimmt, sollte mit seinem Arzt vorher darüber sprechen, was bei einer regelmäßigen Einnahme von Granatapfelsaft zu beachten ist.

Verzehrtipps

* Granatapfelkerne über gemischte Blattsalate oder Linsensalat streuen.
* Für eine Virgin Sangria (Sangria ohne Alkohol) Granatapfelsaft verwenden.
* Granatapfelkerne unter eine Guacamole mischen.

Einkaufstipps

* Beim Kauf auf die Packungsaufschrift „100 % reiner Granatapfelsaft" achten.
* Granatäpfel, die für ihre Größe schwer sind und eine einwandfreie Schale haben, sind eine gute Wahl.

Aufbewahrungstipps

* Ganze reife Granatäpfel halten sich bis zu 2 Monate im Kühlschrank oder 1 Monat an einem trockenen kühlen Platz.
* Ausgelöste Kerne in einem fest verschlossenen Behälter 3–5 Tage im Kühlschrank lagern oder luftdicht verpackt für mehrere Wochen im Tiefkühlgerät.

Grapefruits

GESUNDHEITSRISIKEN

- Allergische Reaktionen
- Kleine Mundgeschwüre (Aphthen)
- Wechselwirkung mit Medikamenten

GESUNDHEITSPLUS

- Erhöhter Cholesterinspiegel
- Krebserkrankungen
- Gewichtskontrolle
- Entzündungen

Es ist leicht zu verstehen, warum Grapefruits nicht nur zum Frühstück auf den Tisch gehören. Eine halbe Grapefruit liefert immerhin fast die Hälfte der täglich empfohlenen Zufuhr an Vitamin C; enthält 175 mg Kalium und 2 g Ballaststoffe.

In rosa- und rotfleischigen Sorten stecken zusätzlich nennenswerte Mengen an Betakarotin, das der Körper in Vitamin A umwandelt. Ein Glas frisch gepresster Grapefruitsaft (200 ml) deckt fast die gesamte empfohlene Zufuhr an Vitamin C.

Gesundheitsplus

Erhöhter Cholesterinspiegel Grapefruits sind sehr reich an Pektin. Der lösliche Ballaststoff trägt nachweislich zur Senkung eines zu hohen Cholesterinspiegels bei.

Krebserkrankungen Studien haben gezeigt, dass Grapefruits weitere Substanzen enthalten, die vor Krankheiten schützen. Rosa- und rotfleischige Sorten enthalten z. B. viel Lykopin, ein Antioxidans, das das Risiko für bestimmte Krebsarten zu vermindern scheint. Andere in Grapefruits vorkommende sekundäre Pflanzenstoffe sind Phe-

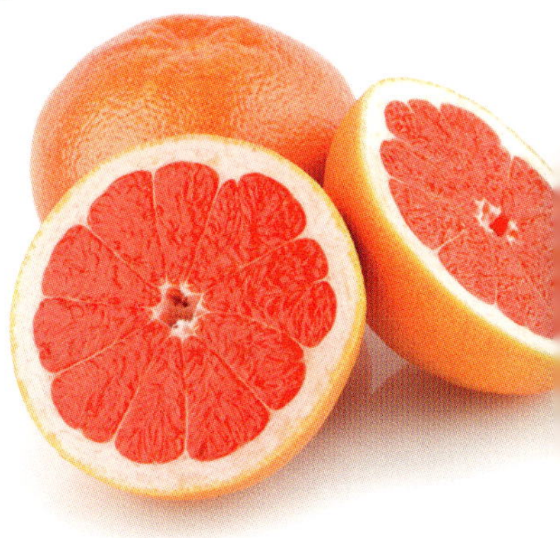

G

nolsäuren, die die Bildung krebserregender Nitrosamine verhindern; Limonen, Terpene und Monoterpene begünstigen die Bildung von Enzymen, die vor Krebs schützen. Außerdem enthalten Grapefruits Bioflavonoide (Pflanzenfarbstoffe), die die Wirkung von Hormonen unterdrücken, die das Tumorwachstum beschleunigen.

Gewichtskontrolle Grapefruits sind empfehlenswert im Rahmen einer vernünftigen Schlankheitsdiät. Eine Portion enthält weniger als 100 kcal und sättigt wegen ihres hohen Ballaststoffanteils dennoch.

Überholt
Grapefruits unterstützen die Fettverbrennung.

Aktuell
Kein Nahrungsmittel kann helfen, Fett zu verbrennen. Aber Grapefruits können Bestandteil einer gesunden Schlankheitsdiät sein.

Entzündungen Manche Menschen, die an rheumatoider Arthritis, Lupus erythematodes und anderen entzündlichen Krankheiten leiden, geben an, dass der regelmäßige Verzehr von nur einer Grapefruit am Tag ihre Beschwerden spürbar lindere. Möglicherweise sind dafür sekundäre Pflanzenstoffe verantwortlich, die die Prostaglandinbildung blockieren und so die Entzündung senken.

Gesundheitsrisiken

Allergische Reaktionen Menschen, die auf Zitronen, Orangen oder Mandarinen allergisch reagieren, werden möglicherweise auch Grapefruits nicht vertragen. Auslöser für eine allergische Reaktion können Inhaltsstoffe der Zitrusfrucht selbst, aber auch Konservierungsstoffe sein, mit denen die Früchte behandelt werden oder in der Schale enthaltene ätherische Öle.

Kleine Mundgeschwüre (Aphthen) Grapefruits und andere Zitrusfrüchte können bei manchen Menschen kleine Geschwüre in Mund und Rachen verursachen. Wer dazu neigt, sollte auf den Genuss von Grapefruit verzichten.

Achtung! Wechselwirkung mit Medikamenten

Verschiedene Medikamente dürfen nicht mit Grapefruitsaft eingenommen werden. Er enthält Substanzen, die die Wirksamkeit des Medikaments verstärken und so zu unerwünschten Nebenwirkungen führen können. Dazu gehören das blutdrucksenkende Felodipin sowie Arzneimittel gegen Angst und Depression, erhöhte Blutfette u. a. Am besten ist es, Medikamente überhaupt nicht mit Grapefruitsaft einzunehmen. Es sei denn, dies wurde vom Arzt oder Apotheker ausdrücklich für unbedenklich erklärt.

Verzehrtipps

* Mit Honig beträufelte Filets von einer rosa Grapefruit als Beilage zu gegrillten Lachssteaks oder -koteletts servieren.
* Filets von einer rosa Grapefruit mit in Scheiben geschnittener Avocado und roter Zwiebel wie ein Carpaccio anrichten. Alles mit Pfeffer und wenig Salz bestreuen und mit fruchtigem Olivenöl beträufeln.
* In Spalten schneiden und als Snack genießen.
* Das süßsäuerliche Aroma der Grapefruit harmoniert gut mit dem von Bitterschokolade. Schokoladenmousse oder eine Schokoladentarte mit Grapefruitragout ist deshalb eine gelungene Kombination.

Einkaufstipps

* Feste Früchte, die für ihre Größe schwer sind, sind reif und besonders saftig.
* Die Schale sollte eine kräftige Farbe haben, glatt, straff und ohne schadhafte Stellen sein.

Aufbewahrungstipp

* Grapefruits können mehrere Tage bei Raumtemperatur gelagert werden. Länger halten sie sich im Gemüsefach des Kühlschranks.

Gurken

GESUNDHEITSPLUS
- Gewichtskontrolle

Gurken gehören zur selben Pflanzenfamilie wie Melonen und Kürbisse, sind aber weniger nahrhaft. 100 g Gurkenscheiben enthalten nur 8 mg Vitamin C sowie geringe Mengen an Folsäure und Kalium. Die Schale enthält etwas Betakarotin. Allerdings werden Gurken oft gewachst, weshalb sie geschält werden sollten.

Die langen schlanken Salatgurken werden überwiegend frisch als Salatzutat verwendet. Die kleinen Einleggurken werden dagegen oft für Gewürzgurken in Essig mit Zucker oder Süßstoff eingelegt oder für Saure oder Salzgurken milchsauer vergoren. Gurkensaft enthält einige Alpha-Hydroxysäuren, die die Wirksamkeit von Gesichtsmasken und anderen Kosmetika erhöhen können.

Gesundheitsplus

Gewichtskontrolle Gurken bestehen zu etwa 95 % aus Wasser und sind deshalb sehr kalorienarm: 100 g Salatgurke enthalten weniger als 15 kcal. Ihre diuretische (wassertreibende) Wirkung beruht vermutlich eher auf dem hohen Wassergehalt von Gurken als auf einem besonderen Wirkstoff.

Verzehrtipps

* Entkernte Gurkenscheiben mit Frühlingszwiebeln im Wok pfannenrühren. Mit Reisessig und Chilipaste würzen.
* In Stücke geschnittene rohe Einleggurken mit roter Zwiebel mischen und mit Zitronensaft und Zucker anmachen.
* Für einen Dip gehackte Garnelen, gehackte Gurke, zerdrückte Avocado und Dill mischen.

Einkaufstipps

* Gurken guter Qualität haben eine kräftig gefärbte Schale und keine weichen Stellen.
* Sie sind das ganze Jahr über erhältlich, im Sommer jedoch am besten und aus regionalem Anbau.

Aufbewahrungstipp

* Ungeschält und ungewaschen halten sich Gurken in eine Plastiktüte gepackt im Kühlschrank gut eine Woche. Geschälte und zerkleinerte Gurke nur 2 Tage aufbewahren.

Hafer

Siehe auch Getreide, Seite 100

GESUNDHEITSRISIKEN
- Blutzuckerspitzen (Instant-Produkte)

GESUNDHEITSPLUS
- Erhöhter Cholesterinspiegel
- Bluthochdruck
- Diabetes
- Verstopfung
- Gewichtskontrolle

Haferflocken und andere Vollkorn-Haferprodukte wie Hafergrütze und Haferkleie sind eine wohlschmeckende, praktische, vielseitige und preiswerte Quelle für wertvolle Nährstoffe und sekundäre Pflanzenstoffe. Besonders als Frühstücksgetreide und zum Backen sind Haferflocken beliebt, sie können aber auch viele andere Gerichte bereichern, z. B. Fleischteige für Hackbraten oder Frikadellen. Auch zum Binden von Suppen und Saucen oder zum Herstellen von Streuseln sind Haferflocken geeignet. Die gleiche Gewichtsmenge Hafer enthält mehr Eiweiß, Fett, Kalzium, Eisen, Magnesium, Thiamin, Folsäure und Vitamin E als andere nicht angereicherte Vollkornprodukte. Zudem enthält Hafer Polyphenole und Saponine, das sind sekundäre Pflanzenstoffe mit antioxidativen und krankheitsbekämpfenden Eigenschaften.

Gesundheitsplus

Erhöhter Cholesterinspiegel Haferkleie enthält Betaglucan, ein löslicher Ballaststoff, der dazu beitragen kann, erhöhte Blutcholesterinwerte – und damit möglicherweise das Herzinfarktrisiko – zu senken. Bei einer täglichen Aufnahme von 3 g Betaglucan (so viel steckt in ca. 4 EL Haferkleie) kann der Blutcholesterinspiegel um ca. 5 % und das Herzinfarktrisiko um ca. 10 % gesenkt werden. Studien weisen darauf hin, dass Hafer nicht nur das LDL-Cholesterin senkt, sondern auch das HDL-Cholesterin erhöht. Außerdem enthält Hafer Antioxidanzien, z. B. die Avenanthramide, die eine Oxidation von LDL-Cholesterin in seine die Arterien schädigende Form verhindern.

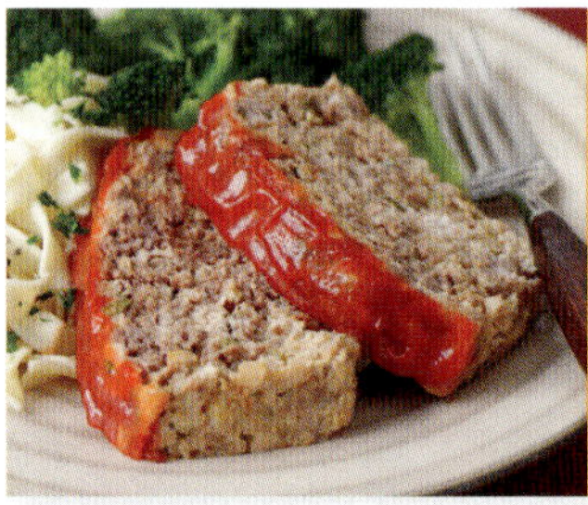

Haferflocken statt Semmelbrösel
Für Hackfleischmasse oder zum Panieren von Schnitzeln anstelle von Semmelbröseln zarte Haferflocken nehmen.

Bluthochdruck Eine US-Studie untersuchte bei Bluthochdruckpatienten die Wirkung von Betaglucan auf den Blutdruck. Die Hälfte der Patienten nahm täglich 5 g Betaglucan in Form von Hafercerealien und einem Hafersnack zu sich, die andere aß Cerealien und Snacks mit niedrigem Ballaststoffanteil. Die Hafergruppe zeigte eine signifikante Senkung des Blutdrucks gegenüber der anderen Gruppe. Eine andere Studie fand heraus, dass sich die verminderte Durchblutung nach einer sehr fettreichen Mahlzeit durch den Verzehr einer großen Portion Haferflocken verbessern lässt.

Diabetes Hafer senkt den Blutzuckerspiegel und den Insulinspiegel, wichtig für Diabetiker. Studien haben bestätigt, dass die löslichen Ballaststoffe eine Senkung des Blutzuckers und des Insulins nach einer Mahlzeit bewirken – bei gesunden Menschen und bei Diabetikern.

Verstopfung Hafer enthält unlösliche Ballaststoffe, die einer Verstopfung vorbeugen.

Gewichtskontrolle Hafer hat einen hohen Sättigungsgrad. Das heißt, Haferprodukte haben eine relativ lange Verdauungszeit und sättigen deshalb länger. Vermutlich liegt das an ihrem Protein- und Ballaststoffgehalt. In einer Studie gab man einer Gruppe Probanden Haferbrei, einer anderen gezuckerte Cerealien zum Frühstück. Die Haferbreigruppe nahm zum Mittagessen rund ein Drittel weniger Kalorien auf als die Cerealiengruppe. Somit eignen sich Haferflocken auch zur Gewichtsreduktion.

Gesundheitsrisiken

Blutzuckerspitzen Im Gegensatz zu Hafervollkornflocken, haben Instant-Haferprodukte (z. B. Instant-Flocken) eine höhere glykämische Last und können Blutzuckerspitzen verursachen. Darüber hinaus können Instantprodukte mehr Natrium (in Form von Salz) enthalten als unverarbeitete Haferflocken.

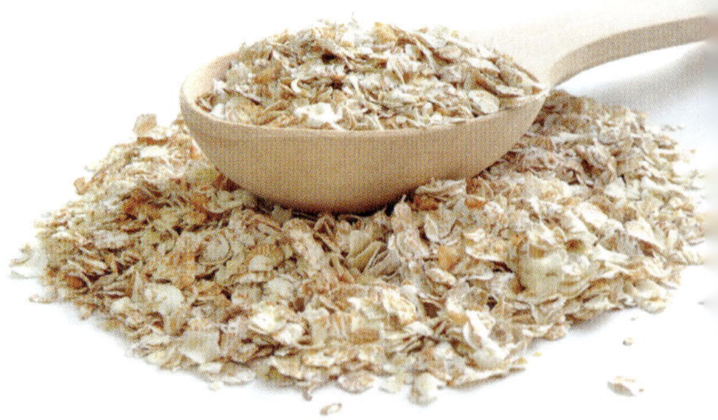

Verzehrtipps

- Haferschrot anstelle von Reis für Risotto oder Pilaw verwenden.
- Aus abgekühltem Haferbrei oder gekochtem Haferschrot Haferfrikadellen braten.
- Für Rührteig ein Viertel des Mehls durch zartblättrige Haferflocken ersetzen.

Einkaufstipp

- Instant-Haferfrühstücksbreie sind oft zusätzlich gesüßt. Besser ist es, sich aus Haferflocken einen Brei selbst zu kochen und diesen ggf. sparsam zu süßen.

Aufbewahrungstipps

- Hafer und Haferprodukte in einem luftdicht verschlossenen Behälter an einem trockenen kühlen Platz lagern.
- Innerhalb eines Jahres (siehe Mindesthaltbarkeitsdatum) verbrauchen. Hafer entsorgen, falls er ranzig riecht.

Hähnchen/Huhn

Siehe Geflügel, Seite 96

Heidelbeeren

Siehe Beeren, Seite 60

Himbeeren

Siehe Beeren, Seite 60

Honig

Siehe auch Zucker und andere Süßungsmittel, Seite 219

GESUNDHEITSRISIKEN

- Kalorienreich
- Gefahr für Babys
- Allergische Reaktionen

GESUNDHEITSPLUS

- Blutzucker
- Husten
- Erhöhter Cholesterinspiegel

Obwohl Honig oft als Wundermittel gepriesen wird, ist sein Nährwert doch sehr begrenzt. Honig enthält überwiegend Einfachzucker (Fruktose und Glukose) und außerdem sehr geringe Mengen Mehrfachzucker (Saccharose). Einige Sorten liefern kleinste Mengen B-Vitamine und Vitamin C. Allerdings bietet Honig auch Antioxidanzien, überwiegend Polyphenole, wobei Obst und Gemüse bessere Quellen sind. Im Rahmen aktueller Studien werden die antimikrobiellen und wundheilenden Eigenschaften von Honig untersucht. Der Geschmack eines Honigs hängt davon ab, von welchen Blüten die Bienen die Pollen gesammelt haben.

Gesundheitsplus

Blutzucker Der hohe Zuckergehalt kann bei Anzeichen von Unterzuckerung den Blutzucker steigen lassen. Bei Unterzucker 1 EL Honig essen, 15 Minuten wirken lassen und erst dann etwas anderes zu sich nehmen.

Husten Im Rahmen einer Studie wurde Kindern mit einer Infektion der oberen Atemwege vor dem Zubettgehen 1 TL (5 ml) Honig verabreicht. Der Honig linderte den

H

> **Honig statt Zucker**
> Zucker lässt sich in einem Backrezept durch Honig im Volumenverhältnis 1,25 : 1 ersetzen, gleichzeitig muss die angegebene Flüssigkeit reduziert werden, da Honig etwas Flüssigkeit mitliefert.

Husten in der Nacht und verbesserte den Schlaf. Honig scheint demnach Husten genauso lindern zu können wie Hustenstiller bzw. -blocker, die Dextromethorphan enthalten. Wichtig: Babys bis zu einem Jahr keinen Honig geben (s. u.).

Erhöhter Cholesterinspiegel Honig scheint bei gesunden Menschen dazu beizutragen den schädlichen LDL-Cholesterinspiegel im Blut zu senken und den wünschenswerten HDL-Spiegel zu erhöhen. Das ergab eine Studie, bei der Studienteilnehmern eine Honiglösung verabreicht wurde. Der Effekt trat nicht nach dem Trinken einer Glukoselösung auf.

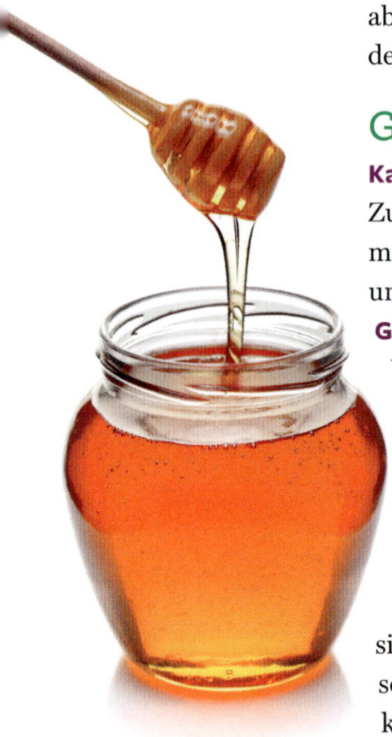

Gesundheitsrisiken

Kalorienreich Honig besteht zu 80 % aus Zucker und zu 20 % aus Wasser. Er ist somit fast genauso kalorienreich wie Zucker und sollte sparsam verwendet werden.

Gefahr für Babys Auch bei sorgfältigster Verarbeitung kann Honig Sporen von *Clostridium botulinum* enthalten, die für Erwachsene und ältere Kinder ungefährlich sind. Bei Kindern unter 12 Monaten kann Honig jedoch zum Säuglingsbotulismus führen. Die Krankheit tritt zwar selten auf (weltweit sind etwa 3500 Fälle bekannt), trotzdem sollten Kinder unter einem Jahr besser keinen Honig essen.

Allergische Reaktionen Honigbienen sammeln und transportieren Pollen von einer Blüte zur anderen. Für Menschen, die auf bestimmte Pflanzen allergisch reagieren, könnten die im Honig enthaltenen Pollen bestimmter Pflanzen allergische Reaktionen auslösen – von Reizungen der Mund- und Rachenschleimhaut über Asthmaanfälle bis zum anaphylaktischen Schock.

Verzehrtipps

- Zum Begießen von aufgeschnittenem Obst Honig mit Zitronensaft und einer Prise Zimt verrühren.
- Einen Braten mit Honig glasieren.
- Warme Milch mit Honig süßen und mit einem Hauch Muskatnuss würzen.

Einkaufstipps

- Naturbelassener Honig wird direkt vom Imker aus den geschleuderten Waben ins Glas abgefüllt. Dabei kann er kristallisieren, also weiße „Ausblühungen" bilden und fest werden.
- Industriell produzierter Honig ist meist eine Mischung aus verschiedenen Honigen. Dafür werden die verschiedenen Honige erwärmt und gerührt, bis sie streichfähig sind. Frische und Naturbelassenheit gehen dabei verloren.

Aufbewahrungstipps

- Honig in einem fest verschlossenen Gefäß an einem lichtgeschützten, kühlen Platz lagern und innerhalb von 12 Monaten verbrauchen.
- Kristallisierten, sehr fest gewordenen Honig im Wasserbad (nicht zu heiß) erwärmen, bis er cremig ist.

Hülsenfrüchte

Siehe Bohnen und andere Hülsenfrüchte, Seite 65; Linsen, Seite 141

Hummer

Siehe Meeresfrüchte, Seite 146

Ingwer

Siehe auch Kräuter und Gewürze, Seite 132

GESUNDHEITSRISIKEN
- Blutverdünnung
- Blutzucker
- Fehlgeburten
- Entzündungen der Mundschleimhaut
- Wechselwirkung mit Medikamenten

GESUNDHEITSPLUS
- Übelkeit und Reisekrankheit
- Schmerzen
- Krebserkrankungen
- Blähungen

Ingwer wird frisch und in getrockneter Form meist als Pulver angeboten. Dabei handelt es sich um die Wurzel (genauer das Rhizom) der Ingwerpflanze. Neben seinem Einsatz als Heilmittel – seit jeher wird Ingwer in China für medizinische Zwecke verwendet – ist Ingwer ein weltweit beliebtes Gewürz, vor allem in asiatischen Ländern wie Indien und China.

Bestimmte ätherische Öle und sekundäre Pflanzenstoffe (Phenolverbindungen) des Ingwers sind vermutlich für seine heilende und lindernde Wirkung verantwortlich. Dazu gehören vor allem Gingerol und Shogaol.

Gesundheitsplus

Übelkeit und Reisekrankheit Gegen die bei der Reisekrankheit auftretende Übelkeit und das Erbrechen wird schon lange Ingwer in verschiedenen Formen eingesetzt – als Tee, als Tabletten oder als kandierter Ingwer. In einer Studie konnte festgestellt werden, dass Ingwer die Reisekrankheit ebenso wirksam verhinderte wie Medikamente mit dem Wirkstoff Dimenhydrinat, ohne jedoch gleichzeitig zu Benommenheit zu führen. Am besten sollen Ingwerkapseln helfen, aber auch Ingwerbonbons wirken – sie bestehen jedoch nur zu etwa 10 % aus Ingwer, die restlichen 90 % sind meist Zucker. Interessant: Der positive Effekt von Ingwer gegen Reisekrankheit scheint bei Seekrankheit nicht zu wirken.

Schmerzen Da Ingwer die Herstellung von entzündungsfördernden Prostaglandinen (Gewebehormonen) unterdrückt, kann er auch bei Schmerzzuständen wie Migräne helfen. Migräneschmerzen entstehen vermutlich durch eine Entzündung der Gehirngefäße. Eine Studie belegt, dass die Einnahme von Ingwer zu Beginn der Migräneattacke die Symptome abschwächen könnte. Darüber hinaus scheint Ingwer Schmerzen bei Arthritis zu lindern, denn Prostaglandine sind an der Gelenkschwellung bei Menschen mit Arthritis beteiligt. Studien haben auch gezeigt, dass Menschen mit Arthrose und rheumatoider Arthritis nach täglicher Einnahme von Ingwerpulver weniger Schmerzen und geringere Schwellungen aufwiesen.

Krebserkrankungen Etliche Studien weisen auf Krebs bekämpfende Eigenschaften von Ingwer hin. In einer Studie konnte z. B. nachgewiesen werden, dass Ingwer Eierstock-Krebszellen zerstörte, in einer anderen Studie entdeckten Forscher, dass

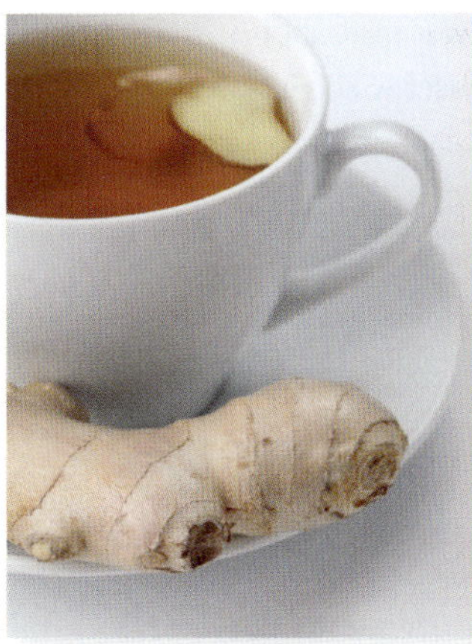

Ingwertee bei Erkältungen
Erkältungen und damit verbundene Symptome lassen sich mit Ingwertee lindern: Für eine Tasse 1–2 frische Ingwerscheiben 10 Minuten in Wasser köcheln lassen. Mit etwas gemahlenem Zimt würzen und trinken.

I

Ingwer in der Lage zu sein scheint, Brustkrebs-Stammzellen zu zerstören ohne dabei gesunde Zellen anzugreifen. Darüber hinaus gelang es in Versuchen mithilfe von Ingwerwurzelpräparaten Entzündungen im Dickdarm zu lindern – ein Hinweis darauf, dass Ingwer auch einen Beitrag zum Schutz vor Darmkrebs leisten könnte.

Blähungen Ingwer kann dabei helfen, genau wie Pfefferminze und Kamille, Blähungen und die damit verbundenen Symptome zu lindern. Angeblich sollen Hülsenfruchtgerichte besser verträglich sein, wenn man sie mit frischer Ingwerwurzel würzt.

Gesundheitsrisiken

Blutverdünnung Wer an einer Blutgerinnungsstörung leidet, sollte bei der Verwendung von Ingwer zurückhaltend sein. Ingwer hat möglicherweise einen hemmenden Effekt auf die Blutgerinnung, wirkt also blutverdünnend.

Blutzucker Ingwer soll den Blutzuckerspiegel senken, indem es die Insulin-Sensitivität verbessert. Das bedeutet, dass Insulin leichter in die Körperzellen gelangen kann. Insulinpflichtige Diabetiker sollten dies bedenken.

Fehlgeburten Einige Studien weisen auf einen Zusammenhang zwischen Fehl- und Frühgeburten und einer (hohen) Aufnahme von Ingwer während der Schwangerschaft hin. Andererseits wird Ingwertee häufig zur Linderung von Schwangerschaftsübelkeit empfohlen.

Achtung! Wechselwirkung mit Medikamenten

Ingwer kann die Blutgerinnung senken. Wer blutgerinnungshemmende Medikamente einnimmt, sollte auf Ingwer eher verzichten, um mögliche Blutungen zu vermeiden.

Vor- und Nachteile sollten mit dem Arzt besprochen werden.

Entzündungen der Mundschleimhaut In der Naturheilkunde wird Ingwer als wärmendes Mittel betrachtet. Er unterstützt den Körper darin, mehr Wärme zu produzieren, was (in wenigen Fällen) zu Entzündungen der Schleimhäute im Mundbereich führen kann. Wem Ingwer nicht guttut, sollte ihn meiden.

Verzehrtipps

* In Scheiben geschnittene Ingwerwurzel mit kochendem Wasser übergießen und ziehen lassen. Das Ingwerwasser heiß oder kalt genießen; nach Belieben mit Zitronensaft und Honig würzen.
* Einen gehäuften Teelöffel geriebenen Ingwer unter Kartoffelpüree mischen.
* Für Hühnerbrühe ein Suppenhuhn mit Gemüse und Ingwerstücken auskochen.
* Unter Pfannengerichte mit Gemüse fein geschnittenen Ingwer mischen.

Einkaufstipp

* Frische Ingwerwurzeln sollen prall sein und eine dünne unbeschädigte Haut haben.

Aufbewahrungstipps

* Frische Ingwerwurzel in einer verschlossenen Plastiktüte (Luft rausdrücken) im Kühlschrank lagern. Die Ingwerwurzel vorher am besten mit Küchenpapier abreiben, damit sie trocken ist.
* Auf diese Weise aufbewahrt, hält sich frischer Ingwer mindestens 2 Wochen.
* Frischen Ingwer kann man auch bis zu 2 Monate einfrieren.

Innereien

GESUNDHEITSRISIKEN

- Giftstoffe (vor allem Leber)
- Gicht
- Erhöhter Cholesterinspiegel
- Vitamin-A-Vergiftung
- Creutzfeldt-Jakob-Krankheit

GESUNDHEITSPLUS

- Anämie
- Vitamin-B_{12}-Mangel
- Proteinmangel

Die nährstoffreichen Innereien wie Leber, Nieren, Zunge und Herz sind häufig in Pasteten und Würsten enthalten wie auch andere Teile vom Tier wie beispielsweise Schweinefüße und weniger hochwertige Fleischpartien.

Der Nährwert unterscheidet sich von Innerei zu Innerei. Die meisten sind zwar fettarm, haben jedoch einen sehr hohen Cholesteringehalt. Hirn enthält besonders viel Cholesterin: In 100 g Kalbshirn befinden sich 2 g Cholesterin, in Schweinehirn sogar noch mehr. Leber ist vermutlich die beliebteste Innerei. Sie speichert Vitamin A, Eisen und viele andere Nährstoffe. 100 g Rinderleber liefern für Erwachsene fast das Zwanzigfache des Tagesbedarfs an Vitamin A, mehr als das Zwanzigfache des Tagesbedarfs an Vitamin B_{12} und 150 % des Tagesbedarfs an Folsäure sowie den Tagesbedarf an Niacin und etwa den halben Tagesbedarf an Eisen und Zink. Der Nachteil: Hinzukommt jede Menge Cholesterin.

Gesundheitsplus

Anämie und Vitamin-B_{12}-Mangel Alle Innereien liefern reichlich Eisen und Vitamin B_{12} – wichtig für ein gesundes Nervensystem und die Bildung roter Blutkörperchen, was einer megaloblastären Anämie vorbeugen kann. Diese Form der Anämie entsteht, wenn man zu wenig Vitamin B_{12} über die Nahrung aufnimmt.

Proteinmangel Innereien liefern hochwertiges und leicht verdauliches Protein.

Gesundheitsrisiken

Giftstoffe Die Hauptaufgabe der Leber für den Stoffwechsel besteht darin, verschiedene chemische Substanzen abzubauen und zu entgiften. Daher können Reste von Umweltgiften, Antibiotika und anderen Medikamenten, die den Tieren verabreicht wurden, in Lebern vorhanden sein. Generell sollte man Leber von jungen Tieren bevorzugen, da sie weniger belastet ist als die von älteren Tieren. Experten raten (auch wegen des hohen Vitamin-A-Gehalts), eher selten Leber zu essen.

Gicht Innereien enthalten viel Purin, was im Stoffwechsel zu Harnsäure abgebaut wird. Wird nicht genügend Harnsäure ausgeschieden, steigt der Serumharnspiegel an, was bei Gichtpatienten schmerz-

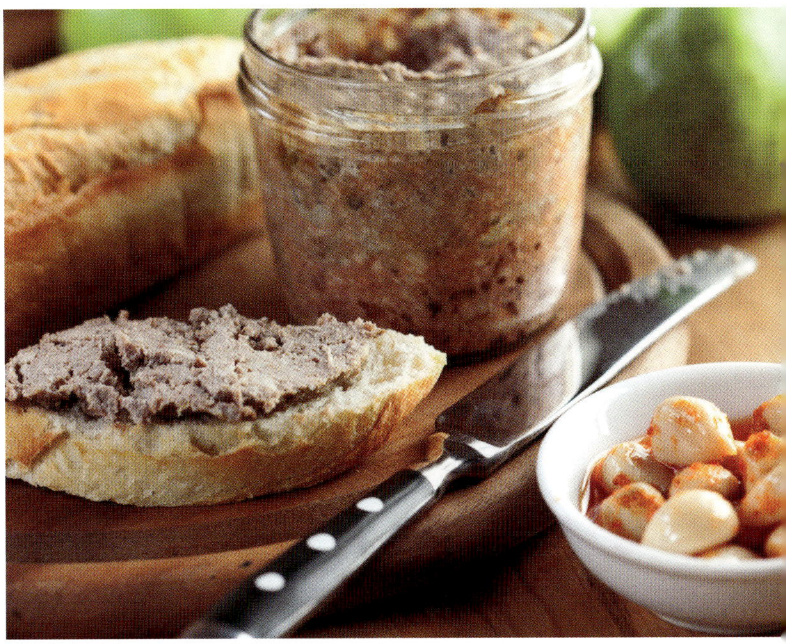

J

hafte Gichtanfälle auslösen kann. Wer eine familiäre Veranlagung für Gicht hat, sollte Innereien besser nicht essen.

Cholesterinspiegel Bei den meisten gesunden Menschen wirkt sich der Genuss von Innereien nicht auf den Cholesterinspiegel aus. Doch diejenigen, bei denen Nahrungscholesterin zu einem erhöhten Cholesterinspiegel führt bzw. die auf eine cholesterinarme Ernährung achten müsssen, sollten nur gelegentlich Innereien essen.

Frauen, die schwanger werden wollen oder sich in den ersten 3 Monaten der Schwangerschaft befinden, sollten wegen des hohen Vitamin-A-Gehalts keine Leber essen – zu viel Vitamin A kann das Ungeborene schädigen.

Vitamin-A-Vergiftung Leber gehört zu den Vitamin-A-reichsten Lebensmitteln überhaupt. Zu viel Vitamin A wird im Körper gespeichert. Über einen längeren Zeitraum hinweg kann dies zu Leberschäden und zu Symptomen wie Müdigkeit führen. Eigentlich ist es fast unmöglich über die Nahrung eine Vitamin-A-Vergiftung zu erzeugen. Wenn man jedoch mehrmals in der Woche Leber isst, könnte eine Vergiftung entstehen.

Creutzfeldt-Jakob-Krankheit Innereien, die von Rindern stammen, die mit BSE infiziert sind (Bovine Spongiforme Enzephalopathie) können Prionen (entartete Proteine) enthalten, die mit BSE in Verbindung gebracht werden. Möglicherweise wird eine ähnliche Krankheit durch den Genuss von infizierten Innereien beim Menschen ausgelöst. Es fehlen noch endgültige Beweise.

Verzehrtipps

* Für ein Rinderschmorgericht die Hälfte des Fleischs durch Leber ersetzen.
* Innereien wie Leber und Niere zum Kurzbraten in Mehl wenden, dann braten.

Einkaufstipp

* Innereien von jungen Tieren aus artgerechter Haltung kaufen.

Aufbewahrungstipp

* Im kältesten Bereich des Kühlschranks maximal 2 Tage lagern.

Joghurt

Siehe auch Milch und Milchprodukte, Seite 149

GESUNDHEITSRISIKEN

- Phenylketonurie

GESUNDHEITSPLUS

- Verdauung
- Knochengesundheit
- Bluthochdruck
- Gewichtskontrolle

Zur Herstellung von Joghurt werden pasteurisierter Milch reine Bakterienkulturen zugesetzt. Darauf folgt der Fermentationsprozess so lange, bis der gewünschte Säuregrad erreicht ist. Gestoppt wird dieser Prozess dann durch Abkühlen auf Kühlschranktemperatur. Während der Fermentation verbraucht eine Mischkultur aus *Lactobacillus bulgaricus* und *Streptococcus thermophilus* für den eigenen Stoffwechsel den Milchzucker (die Laktose) und gibt Milchsäure ab, die die Milch gerinnen lässt. Zur Verbesserung der Festigkeit können Joghurt Trockenmilchpulver, Gelatine oder andere Verdickungsmittel zugegeben werden. Das fertige Produkt entspricht im Fett-, Mineralstoff- und Vitamingehalt dem Ausgangsprodukt, also entweder dem von Vollmilch, fettarmer Milch oder Magermilch. Infolge der Fermentation enthält Joghurt nur noch ein bis zwei Drittel des ursprünglichen

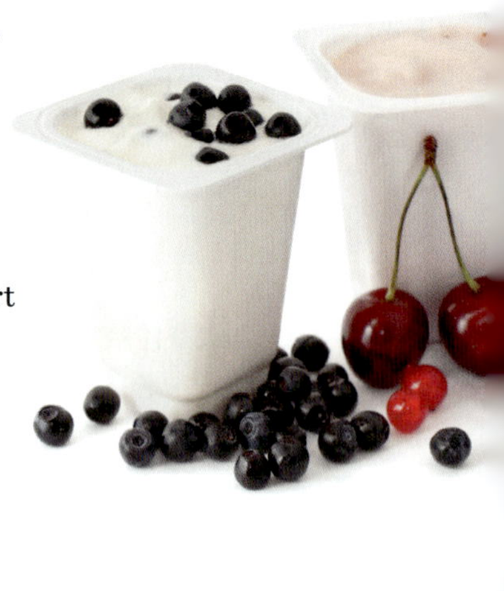

Laktosegehalts der Milch und ist deshalb für Menschen mit Laktoseintoleranz besser verdaulich als Milch.

Griechischer Joghurt ist ein Joghurt, der direkt in Griechenland nach einem speziellen Herstellungsverfahren unter Zusatz besonderer Milchsäurebakterien produziert wird. (Nicht zu verwechseln mit Joghurt „nach griechischer Art".) Das Ergebnis ist ein besonders cremiger Joghurt, der 10 % Fett und mehr Protein enthält als normaler Joghurt. Der Grund dafür ist, dass in Griechenland 4 l Milch pro kg Joghurt benötigt werden und die Molke länger abtropft. (Zum Vergleich: für herkömmlichen Joghurt setzt man pro kg ca. 1 l Milch ein.) Griechischer Joghurt enthält, bis auf die zugesetzten natürlichen Milchsäurebakterien, keinerlei weitere Zusätze.

Gesundheitsplus

Verdauung Joghurt mit lebenden Kulturen kann möglicherweise das Wachstum unerwünschter Mikroorganismen im Darm ausbremsen, das von erwünschten fördern und so zu einer ausgeglichenen, gesunden Darmflora beitragen.

Knochengesundheit Joghurt ist eine gute Kalzium- und Phosphatquelle – ideal für stabile Knochen.

Bluthochdruck Kalzium trägt außerdem dazu bei, den Blutdruck zu senken. (Der Kalizumgehalt nimmt von fettarmen zu fettreicheren Joghurtsorten hin leicht ab: in Magerjoghurt ist also mehr Kalzium enthalten als beispielsweise in vollfettem griechischem Joghurt.)

Gewichtskontrolle Am kalorienärmsten ist Magerjoghurt (0,1 % Fett), gefolgt von fettarmem Joghurt (1,5 und 1,8 % Fett). Wer auf wenig Kalorien achtet, braucht auf griechischen Joghurt nicht zu verzichten: Es gibt ihn auch als fast fettfreie Variante mit nur 0,2 % Fett.

Joghurt-Frischkäse

Ein Sieb mit einem Mulltuch auslegen und über eine Schüssel setzen. 250 g Naturjoghurt hineingeben und über Nacht abtropfen lassen. Den entstandenen Frischkäse aus dem Sieb in eine Schüssel umfüllen. Nach Belieben mit Salz, Knoblauch und Kräutern mischen und als Dip oder Brotaufstrich servieren.

Gesundheitsrisiken

Phenylketonurie Fettarmer Fruchtjoghurt („Diät"-Joghurt) wird oft mit Aspartam gesüßt, damit er kalorienarm bleibt. Dieser Süßstoff ist für Menschen, die an der Stoffwechselstörung Phenylketonurie leiden, gefährlich. Aspartam besteht nämlich zur Hälfte aus Phenylalanin. Lebensmittel, die Aspartam enthalten, müssen mit einem der folgenden Hinweise gekennzeichnet sein: „mit Süßungsmitteln", „mit Phenylalanin" oder „enthält eine Phenylalaninquelle".

Verzehrtipps

* Hähnchen vor dem Grillen in mit Currypulver (Tandoori) gewürztem Joghurt marinieren.
* Griechischen Joghurt anstelle von Crème fraîche oder Sahne zum Kochen verwenden – er flockt beim Erhitzen nicht aus.

Einkaufstipp

* Naturjoghurt ohne jegliche Zusätze (Zusatzstoffe und Fruchtzusätze) kaufen. Für Fruchtjoghurt frisches Obst zerkleinern und unter Naturjoghurt mischen.

Aufbewahrungstipps

* Im Kühlschrank lagern.
* Mindestens haltbar gemäß aufgedrucktem Mindesthaltbarkeitsdatum; meist ist Joghurt gut 2 Wochen länger haltbar.
* Joghurt eignet sich nicht zum Einfrieren.

Koffein:

DIE BELIEBTESTE STIMULANZ

Koffein ist weltweit die beliebteste (und harmloseste) Alltagsdroge. Es steckt beispielsweise in Kaffee, Tee, Schokolade und Cola-Getränken. Darüber hinaus enthalten einige Schmerzmittel und zahlreiche Aufputschmittel Koffein.

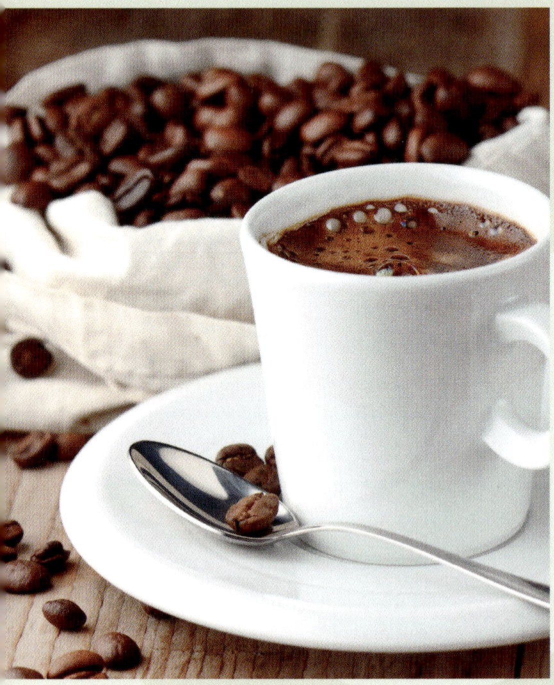

Innerhalb kurzer Zeit nach der Aufnahme gelangt Koffein aus dem Dünndarm ins Blut und zu den Organen. Es beschleunigt den Herzschlag, regt das Zentralnervensystem und die Produktion von Verdauungssäften an. Außerdem entspannt Koffein die glatte Muskulatur (z. B. in den Blutgefäßwänden und Atemwegen). In höherer Konzentration kann Koffein harntreibend wirken.

Gesundheitsrisiken

Schlafstörungen Nimmt man spät am Tag oder abends Koffein zu sich, kann es zu Schlafstörungen kommen. Übermäßiger Kaffeegenuss kann zu Koffeinismus führen. Ein Syndrom, das von Schlaflosigkeit, Angst und Reizbarkeit, Herzrasen, Zittern sowie starkem Harndrang gekennzeichnet ist. Die Symptome lassen langsam nach, sobald der Koffeinspiegel sinkt.

Magenprobleme Koffein, speziell in Kaffee, regt die Produktion von Magensäure an. Menschen, die an Reflux oder Magengeschwüren leiden, sollten ihren Kaffeekonsum einschränken und stattdessen Tee trinken (Koffein aus Tee regt die Magensäureproduktion nicht an).

Kalziumaufnahme Koffein senkt die Kalziumaufnahme, was das Risiko für Osteoporose erhöhen kann, insbesondere bei älteren Frauen.

Entzugserscheinungen Ein plötzlicher Entzug von Koffein kann Kopfschmerzen, erhöhte Reizbarkeit und andere Symptome auslösen. Die Intensität der Symptome ist dabei individuell verschieden.

Herzleiden Menschen mit bestimmten Herzklappenerkrankungen wird häufig empfohlen, komplett auf Koffein zu verzichten, da es Herzrasen und andere Herzrhythmusstörungen verursachen kann. Koffein kann außerdem kurzzeitig den Blutdruck erhöhen und den Herzschlag beschleunigen.

Gesundheitsplus

Energieschub Viele Menschen benötigen morgens eine Tasse Kaffee, um in Gang zu kommen, Kaffee- und Teepausen im Lauf des Tages machen wieder fit.

Krebsrisiko Viele Studien bestätigen, dass Kaffee Schutz vor Leberkrebs bietet, wobei nicht klar ist in welchem Umfang. Ob man Kaffee oder Extrakte daraus gezielt zur Vorbeugung oder zur Behandlung von Leberkrebs einsetzen könnte, wird noch erforscht. Kaffee scheint auch das Risiko für Nierenkrebs und „weißen" Hautkrebs (Basalzellkarzinom) zu senken. Möglicherweise gibt es für Frauen vor den Wechseljahren auch einen schwachen Schutzeffekt vor Brustkrebs. Ähnliches könnte auch für Darmkrebs gelten.

Psychische Stabilität Mindestens zwei Tassen täglich (jedoch nicht mehr als vier) könnte die psychische Stabilität stützen und sogar vor Depressionen schützen.

Leistungsfähigkeit Koffein macht munter und steigert die Konzentrationsfähigkeit. Studien weisen darauf hin, dass 250 mg Koffein (ca. zwei Tassen starker Kaffee) auch die körperliche Leistung bei Ausdauersport fördert.

Diabetes Immer wieder berichten Studien über einen positiven Einfluss auf den Blutzuckerspiegel. Dieser Effekt scheint nicht mit Koffein zusammenzuhängen, sondern mit bestimmten Antioxidanzien, die im Kaffee vorkommen.

Migräne Koffein kann bei überempfindlichen Menschen Migräne auslösen, während es bei anderen die Migräne behebt, indem es die verengten Gehirngefäße erweitert, die für den pulsierenden Kopfschmerz verantwortlich sind.

Wer sollte weniger Kaffee trinken?

Folgende Betroffene sollten nicht mehr als ein bis zwei Tassen Kaffee am Tag trinken.

- Menschen mit Magengeschwür
- Herzpatienten
- Ältere Menschen mit Bluthochdruck
- Frauen, die schwanger sind, stillen oder Osteoporose haben
- Migränepatienten

FAZIT

- Koffein ist ein zweischneidiges Schwert. Es bietet Vor- und Nachteile. So kann es beispielweise Migräne auslösen, aber auch lindern.
- Die meisten Menschen vertragen Koffein gut. Doch wer an Magengeschwüren, Herzerkrankungen, Bluthochdruck oder Osteoporose leidet, sollte teilweise oder ganz auf Koffein verzichten. Das gilt auch für schwangere und stillende Frauen.

DURCHSCHNITTLICHER KOFFEINGEHALT

PRODUKT	mg	PRODUKT	mg	PRODUKT	mg
KAFFEE		**SOFTDRINKS**		**SCHOKOLADE**	
Entkoffeiniert (125 ml)	2–6	Coca-Cola (330 ml)	33	Kakaopulver (2 TL)	11
Espresso (50 ml)	50–60	Pepsi Cola (330 ml)	35	Bitterschokolade (85 % Kakaoanteil; 100 g)	130
Filterkaffee (125 ml; je nach Methode)	80–120	Mezzo Mix (330 ml)	20	Zartbitterschokolade (65 % Kakaoanteil; 100 g)	80
Cappuccino	35	Red Bull, Monster Energy Rockstar Energy (250 ml)	80	Milchschokolade (35 % Kakaoanteil; 100 g)	15
TEE (150 ml)		Club Mate (330ml)	66		
1 Min. gezogen	9–33				
5 Min. gezogen	20–50				
Entkoffeiniert	1–5				
Instant-Tee	22–36				

K

Kaffee

GESUNDHEITSRISIKEN
- Herz-Kreislauf-Erkrankungen
- Unfruchtbarkeit
- Knochenschwund
- Koffein-Entzugserscheinungen
- Flüssigkeitsverlust
- Schlafstörungen
- Reizbarkeit und Nervosität

GESUNDHEITSPLUS
- Diabetes
- Hirnleistung
- Dickdarmkrebs
- Parkinson-Krankheit
- Lebererkrankungen
- Hautkrebs

Kaffee ist die größte Koffeinquelle. Er wird von Millionen Menschen getrunken, um wach und aufmerksam zu bleiben. Eine Tasse Kaffee (125 ml) pur genossen, ist ein fast kalorienfreies Getränk – sie enthält gerade mal 2 kcal. Kommen allerdings noch Zucker, Milch oder Sahne hinzu, verändert das die Kalorienmenge erheblich: Einige Kaffeespezialitäten liefern mehr Fett und Kalorien als ein üppiges Dessert.

Überholt
Entkoffeinierter Kaffee enthält kein Koffein.
Aktuell
In einer Tasse entkoffeiniertem Kaffee (125 ml) können 2–6 mg Koffein stecken.

Wie bei vielen Lebensmitteln, ist auch für Kaffee ein moderater Genuss empfehlenswert. Allgemeingültige Empfehlungen dazu gibt es nicht. Experten sind sich jedoch weitgehend darin einig, dass täglich ca. 3 Tassen Kaffee (das entspricht 300–400 mg Koffein) ein moderates Maß sind. Eine tägliche Koffeinmenge von 1000 mg und mehr (ca. 10 Tassen Kaffee), entspricht Koffeinismus und ist eindeutig zu hoch.

Gesundheitsplus

Diabetes Kaffee enthält Polyphenole, das sind Antioxidanzien, die vermutlich dazu beitragen, den Blutzuckerspiegel auf einem gesunden Niveau zu halten. In einer Studie der *Harvard School of Public Health* wurde herausgefunden, dass 88 000 Frauen, die täglich nur eine Tasse Kaffee (mit oder ohne Koffein) tranken, ein 13 % niedrige-res Risiko aufwiesen an Typ-2-Diabetes zu erkranken als Nicht-Kaffee-Trinker; bei 2–3 Tassen Kaffee täglich sank das Risiko sogar um 32 %.

Hirnleistung In einer Studie zum Alterungsprozess wurde festgestellt, dass Kaffee bei älteren Menschen zu besserer Denkfähigkeit und Gedächtnisleistung verhelfen konnte. In einer anderen Studie wird berichtet, dass über 80 Jahre alte Frauen, die (fast) ihr Leben lang Kaffee tranken, gute Ergebnisse bei Tests zur mentalen Funktionsfähigkeit aufwiesen. Es gibt Hinweise darauf, dass ein lebenslanger Kaffeegenuss das Demenzrisiko senken könnte.

Dickdarmkrebs US-Forscher konnten im Rahmen einer Studie feststellen, dass diejenigen, die 4–5 Tassen Kaffee pro Tag tranken, ein 15 % niedrigeres Risiko für Dickdarmkrebs zeigten im Vergleich zu Nicht-Kaffeetrinkern.

Parkinson-Krankheit, Lebererkrankungen Die Antioxdanzien im Kaffee scheinen am Schutz vor der Entstehung verschiedener Krankheiten beteiligt zu sein, dazu gehören Lebererkrankungen und die Parkinson-Krankheit.

Hautkrebs Möglicherweise hilft Kaffee auch das Risiko für Hautkrebs (Basalzellkarzinom) senken zu können.

Gesundheitsrisiken

In moderaten Mengen getrunken, kann Kaffee gesund sein. Zu viel davon kann jedoch zu gesundheitlichen Probleme führen. Hier einige Beispiele:

Herz-Kreislauf-Erkrankungen Koffein führt rasch zu einem Anstieg des Blutdrucks; bei Herzkranken kann es zu Herzrhythmusstörungen kommen.
Unfruchtbarkeit Mehrere Studien weisen darauf hin, dass Frauen, die schwanger werden möchten, nicht mehr als 300 mg Koffein am Tag aufnehmen sollten. Auf die männliche Fruchtbarkeit scheint sich Koffein nicht auszuwirken.
Knochenschwund Ein hoher Kaffeegenuss kann die Ausscheidung von Kalzium mit dem Urin erhöhen.
Koffein-Entzugserscheinungen Wer regelmäßig viel Kaffee trinkt, kann beim abrupten Verzicht auf Kaffee ein paar Tage an Entzugserscheinungen leiden. Sie äußern sich durch Symptome wie Kopfschmerzen, Reizbarkeit und anderes. Besser ist es, den Körper langsam an weniger Kaffee zu gewöhnen.
Flüssigkeitsverlust Koffein ist ein Diuretikum, wirkt also (in größerer Menge) harntreibend. Vor allem für Männer mit Prostataleiden kann das ein Problem sein.
Schlafstörungen Kaffee kann Einschlaf- und Durchschlafprobleme verursachen.
Reizbarkeit und Nervosität Ein schwaches Nervenkostüm kann mit hohem Kaffeegenuss zusammenhängen.

Verzehrtipps

* Übrigen Kaffee in einem Eiswürfelbehälter einfrieren und nach Bedarf für Eiskaffee verwenden.
* Für Kuchenteige Kaffee als Flüssigkeit anstelle von Wasser nehmen (passt vor allem für Schokoladenkuchen).
* Etwas Filterkaffee an ein Rinderschmorgericht geben – das verstärkt das Aroma.

Einkaufstipps

* Gemahlener Kaffee behält sein Aroma nicht so gut wie ganze Bohnen. Deshalb besser Bohnen kaufen und nach Bedarf mahlen.
* Gute Bohnen glänzen nicht, sind etwa gleich groß und nicht verbrannt. Auf der Packung sollte das Röstdatum vermerkt sein.

Aufbewahrungstipps

* Kaffeebohnen und gemahlenen Kaffee in luftdicht verschlossenen Behältern an einem kühlen, trockenen Platz aufbewahren.
* Kaffeebohnen innerhalb von 4–6 Wochen verbrauchen, gemahlenen Kaffee innerhalb von 2 Wochen.
* Kaffee nicht im Kühlschrank lagern, er nimmt leicht Fremdgerüche an. Besser ist es für eine Langzeitaufbewahrung ganze Bohnen in kleinen Mengen (luftdicht verpackt) einzufrieren. Einen Tag vor dem Mahlen in der verschlossenen Packung auftauen lassen. Aufgetaute Bohnen nicht noch einmal einfrieren.

Kakis

GESUNDHEITSRISIKEN
- Blähungen

GESUNDHEITSPLUS
- Krebserkrankungen
- Immunsystem
- Blutdruck
- Verdauung
- Gewichtskontrolle

Kakis, auch Persimonen genannt, sind exotische Früchte mit orangener Schale und sehr süßem Fruchtfleisch. In Form und Konsistenz ähneln sie Tomaten – sie sind allerdings etwas größer als durchschnittliche Tomaten und ihre Blätter sind am Fruchtansatz eher rundlich. Hauptsächlich werden zwei (asiatische) Sorten gehandelt: Die Fuyu oder Fuji-Frucht und die Hachiya-Kaki. Das Fruchtfleisch der Fuji-Frucht ist im reifen Zustand süß und

K

noch knackig (ähnlich wie ein Apfel); die Frucht kann mit Schale gegessen werden.

Das Fruchtfleisch der Hachiya-Kaki hat im reifen Zustand dagegen eine fast geleeartige Konsistenz und schmeckt nach Honig und Vanille. Am besten lässt man eine Hachiya-Kaki überreif werden (alle Kakis reifen nach der Ernte nach), bis die Schale fast aufplatzt. Zum Essen das obere Ende der Frucht abschneiden, das Fruchtfleisch herauslöffeln und die Samen im Inneren entfernen.

30% der täglich empfohlenen Zufuhr an **Vitamin A** stecken als Betakarotin etwa in einer mittelgroßen **Kaki.**

Gesundheitsplus

Krebserkrankungen Kakis sind reich an Betakarotin, das im Körper zu Vitamin A umgewandelt wird und in dieser Form Zellfunktionen sowie Immunsystem stärkt und möglicherweise das Risiko für Krebserkrankungen senken kann.

Immunsystem Als Antioxidanz schützt Vitamin C vor schädlichen Angriffen durch freie Radikale, stärkt das Immunsystem und beugt Infektionen vor.

Blutdruck Kakis enthalten viel Kalium, das blutdruckregulierend wirkt, indem es negative Einflüsse von Natrium ausgleicht. Kalium schützt möglicherweise vor wiederkehrenden Nierensteinen und vor Osteoporose.

Verdauung und Gewichtskontrolle Wie andere Früchte auch enthalten Kakis unverdauliche Ballaststoffe. Diese kurbeln die Verdauung an, machen schneller satt und helfen so, ein gesundes Körpergewicht zu erreichen bzw. zu halten.

Gesundheitsrisiko

Blähungen Wer zu viele Kakis auf einmal isst, kann anschließend evtl. unangenehme Nebenwirkungen – von Blähungen bis Durchfall – spüren.

Verzehrtipps

* Hachiya-Kakifruchtfleisch unter einen Rührteig mischen. Das steuert extra Aroma bei und spart Zucker und Fett.
* Fein gehackte Fuji-Kaki unter eine pikante Salsa mischen.
* Reife Hachiya-Kakis einfrieren. Das gefrorene Fruchtfleisch herauslöffeln und als Sorbet genießen.

Einkaufstipps

* Hachiya-Kakis sind reif, wenn sie sehr weich sind. Fuji-Kakis sind dagegen knackiger.
* Früchte mit unbeschädigter, intensiv orangeroter Schale kaufen.

Aufbewahrungstipps

* Reife, sehr weiche Früchte sofort essen.
* Festere Früchte nachreifen lassen, bis sie die gewünschte Konsistenz haben. Dafür die Früchte in eine Papiertüte geben und bei Raumtemperatur bis zu 3 Tage liegen lassen. Schneller reifen sie nach, wenn man noch einen Apfel mit in die Tüte gibt.
* Reife Kakis halten sich bis zu 10 Tage in einer Plastiktüte im Kühlschrank.
* Püriertes Kakifleisch lässt sich gut einfrieren. Man sollte es innerhalb von 6 Monaten verbrauchen.

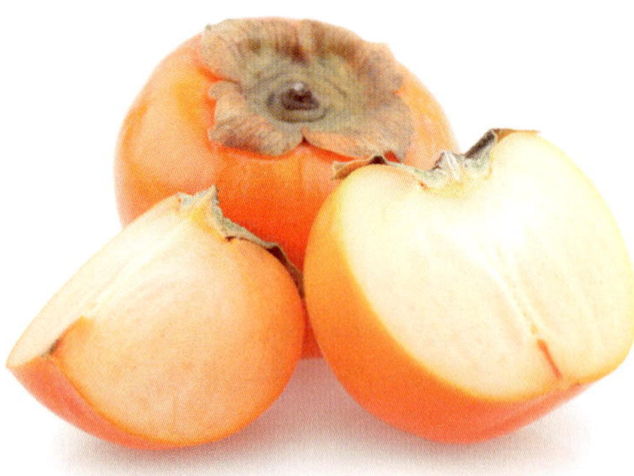

Kartoffeln

GESUNDHEITSRISIKEN
- Vergiftungserscheinungen
- Verdauung
- Gelenkschmerzen
- Gewichtszunahme
- Diabetes

GESUNDHEITSPLUS
- Krebserkrankungen
- Bluthochdruck

Kartoffeln stammen aus den Anden und wurden dort bereits vor 4000 Jahren angebaut. Die spanischen Eroberer brachten die Kartoffelpflanze im 16. Jh. nach Europa, wo sie zunächst als Zierpflanze diente, dann aber bald zum Grundnahrungsmittel für Arme wurde. Heutzutage werden Kartoffeln weltweit angebaut, ihre wirtschaftliche Bedeutung steht an zweiter Stelle nach Getreide.

Oft werden die stärkehaltigen Knollen in verarbeiteter Form mit hohem Fett- und Salzgehalt gegessen. Kartoffeln an sich sind jedoch nährstoffreich und kalorienarm. Eine mittelgroße gegarte Kartoffel enthält nur etwa 170 kcal, etwas Protein und fast kein Fett. Wird sie zu Pommes frites verarbeitet, liefert sie 450–500 kcal und bis zu 35 g Fett; 100 g Pommes frites enthalten ca. 300 kcal und knapp 15 g Fett. Werden Kartoffeln mit Schale gegessen, bieten sie zusätzlich komplexe Kohlenhydrate, Ballaststoffe, die Vitamine B_6 und C sowie Magnesium.

Gesundheitsplus

Krebserkrankungen Karoffelschalen enthalten viel Chlorogensäure, ein sekundärer Pflanzenstoff mit Antikrebs-Potenzial. Bis zu 20-mal höher kann die Konzentration dieser Substanz in den Schalen sein im Vergleich zum Kartoffelfruchtfleisch.

Bluthochdruck Weil Kartoffeln reichlich Kalium und weniger Natrium bieten, sind sie ein ideales Nahrungsmittel bei Bluthochdruck. Darüber hinaus scheinen weitere Faktoren den Blutdruck günstig zu beeinflussen. Forscher konnten z. B. die blutdrucksenkenden Kukoamine identifizieren. Das sind Alkaloide, sekundäre Pflanzenstoffe, die seit langem als Bestandteil des Chinesischen Bocksdorn (*Lycium chinense*) bekannt waren, der in der Traditionellen Chinesischen Medizin (TCM) Anwendung fand. Die Früchte dieses Nachtschattengewächses sind die Goji-Beeren. Es scheint so, dass Kartoffeln mehr gesundheitsfördernde Substanzen enthalten, als bislang angenommen wurde.

Kartoffeln können Solanin enthalten, das bei manchen Menschen Vergiftungssymptome in Form von Durchfall, Krämpfen und Erschöpfung auslösen kann.

Gesundheitsrisiken

Vergiftungserscheinungen Kartoffeln mit grünen Verfärbungen der Schale und Sprossen weisen auf Solanin hin. Dieses Alkaloid kann in größerer Menge Durchfall, Krämpfe und Erschöpfungszustände hervorrufen. Kartoffeln mit höheren Konzentrationen an Solanin schmecken bitter.

Verdauung und Gelenkschmerzen Als Nachtschattengewächse enthalten Kartoffeln Alkaloide, die bei empfindlichen Menschen zu Verdauungsproblemen und Gelenkschmerzen führen können. Hitze (also Garen) senkt den Alkaloidgehalt.

Am besten mit Schale
Kartoffeln sollten möglichst in der Schale gegart werden; sie enthält reichlich Ballaststoffe, und viele der Nährstoffe liegen direkt unter ihr. Vor dem Garen die Knollen unter fließendem Wasser mit einer Gemüsebürste gründlich reinigen.

K

Gewichtszunahme Kartoffeln sind von Natur aus kalorienarm. Mit viel Fett zubereitet oder mit Käse überbacken werden sie jedoch zu Dickmachern.

Diabetes Kartoffeln haben einen relativ hohen glykämischen Index – sie enthalten Kohlenhydrate, die sehr schnell ins Blut übergehen. Werden sie in Kombination mit Gemüse oder Fleisch verzehrt, kann das bewirken, dass der Körper die Kohlenhydrate langsamer verarbeitet. Auch die Zubereitungsart entscheidet mit, wie rasch Kartoffeln den Blutzuckerspiegel ansteigen lassen: Je weniger sie verarbeitet werden, desto niedriger ist der glykämische Index. Und: Selbst zubereiteter Kartoffelbrei lässt die Werte oft langsamer steigen als ein Fertigprodukt.

Verzehrtipps

* Reste von selbst gemachtem Kartoffelbrei mit gehackten Frühlingszwiebeln würzen, ggf. etwas Mehl hinzufügen, die Masse zu Talern formen und die Taler braten.
* Rohe kleine Kartoffelwürfel mit Rosmarin in Olivenöl langsam braten, bis sie weich sind.

Einkaufstipps

* Festkochende Kartoffeln zerfallen nicht beim Kochen. Sie eignen sich gut für Salate und feste Bratkartoffeln.
* Vorwiegend festkochende Kartoffeln springen beim Kochen leicht auf. Ideal für Salzkartoffeln, Aufläufe und Gratins.
* Mehligkochende Kartoffeln enthalten mehr Stärke als andere Sorten und zerfallen schnell beim Kochen. Gut für Pürees, Klöße oder cremige Suppen.

Aufbewahrungstipps

* Kartoffeln an einem kühlen, dunklen Platz, aber nicht im Kühlschrank lagern.
* Nicht mit Zwiebeln zusammen aufbewahren, sie beeinträchtigen gegenseitig ihre Haltbarkeit – werden also schneller schlecht.

Käse

Siehe auch Milch und Milchprodukte, Seite 149

GESUNDHEITSRISIKEN

- Gesättigte Fettsäuren und Natrium
- Migräne und Allergien
- Krankmachende Bakterien
- Wechselwirkung mit Medikamenten

GESUNDHEITSPLUS

- Diabetes
- Metabolisches Syndrom
- Knochen
- Muskeln
- Schutz vor Karies

Käse ist im Prinzip nichts anderes als konzentrierte (und dadurch haltbar gemachte) Milch. Weltweit sind mehr als 4000 Käsesorten bekannt, die überwiegend aus Kuh-, Schaf-, Ziegen- oder Büffelmilch hergestellt werden.

Die meisten Käse entstehen durch die Zugabe von Milchsäure oder Enzymen (oder einer Mischung davon), damit die Milch gerinnt. Sobald aus der Milch eine gallertartige Masse entstanden ist, wird sie zum sogenannten Bruch geschnitten. Dabei entscheidet die Größe des Bruchs über die Beschaffenheit des späteren Käses – je feiner der Bruch, desto fester und trockener wird der Käse. Der Bruch wird so lange ausgedrückt, bis er die gewünschte Konsistenz erreicht hat, dann wir der Käselaib für etwa 24 Stunden in ein Salzbad gelegt. Dabei wird nochmals Flüssigkeit entzogen.

Nach dem Salzbad beginnt die Reifezeit des Käses im Regal; währenddessen wird er regelmäßig gewendet und mit Salzwasser und Molke gewaschen. Die einzelnen Käsesorten unterscheiden sich in Aroma und Geschmack, wobei der Geschmack nicht nur von der Milch, sondern vor allem auch vom Fettgehalt abhängt. Dieser wird nach wie vor meist als „Fett i. Tr." (Fett in Trockenmasse) angegeben. Halbiert man diesen Wert, erhält man den ungefähren tatsächlichen Fettgehalt des jeweiligen Käses.

Körniger Frischkäse ist der fettärmste Käse überhaupt, allerdings auch der mit dem niedrigsten Kalziumgehalt. Er liefert nur halb so viel Kalzium wie Milch.

Achtung! Wechselwirkung mit Medikamenten

Tyramin, das sich in lange gereiften Käsesorten befindet, kann zusammen mit Monoaminooxidase-Hemmern (MAO) einen lebensbedrohlichen Bluthochdruck auslösen. MAO-Hemmer können zur Linderung von Depressionen verschrieben werden.

Gesundheitsplus

Diabetes Käse ist eine ausgezeichnete Kalziumquelle. Studien weisen darauf hin, dass die reichliche Aufnahme dieses Mineralstoffs aus der Nahrung einer Insulinresistenz – einem Vorboten für Diabetes – vorbeugen könnte.

Metabolisches Syndrom Eine Studie ergab, dass Frauen, die reichlich Kalzium aus fettarmen Milchprodukten aufnahmen, ein niedrigeres Risiko für die Entwicklung eines metabolischen Syndroms (und damit für Diabetes und Herzerkrankungen) eingingen.

Knochen und Muskeln Käse bietet reichlich Kalzium und Protein, das für starke Knochen und Muskeln nötig ist. Vor allem für im Wachstum befindliche Kinder und Jugendliche, an Osteoporose leidende Menschen und Vegetarier ist Käse ein ideales Lebensmittel. Hartkäse enthält mehr Kalzium als Frischkäse. In 100 g Emmentaler (45 % Fett i. Tr.) stecken z. B. 1020 mg Kalzium, in der gleichen Menge Magerquark nur 120 mg. Wer keine Milch aufgrund einer Laktoseintoleranz verträgt, kann dennoch Käse essen, vor allem Hartkäse. Bakterien und Enzyme, die zur Käseherstellung verwendet werden, bauen auch einen Teil der Laktose (Milchzucker) ab.

Schutz vor Karies Käse enthält viel Kalzium, das die Zähne stärkt und der Demineralisation entgegenwirkt. Doch das ist nicht der einzige Grund dafür, warum Käse zum Schutz vor Karies beiträgt. Außerdem regt Käse den Speichelfluss an und Speichel enthält Stoffe, die Säuren neutralisieren und den Zahnschmelz mit Mineralien versorgen. Zudem überzieht Käse die Zähne mit einem Fettfilm, der den Schmelz schützt. Und: Die enthaltenen Milchproteine bremsen auch noch das Bakterienwachstum im Zahnbelag.

Gesundheitsrisiken

Gesättigte Fettsäuren und Natrium Je fettreicher ein Käse ist, desto mehr Cholesterin und gesättigte Fettsäuren enthält er. Das sorgte dafür, dass fettreiche Käsesorten bislang im Ruf standen, den Cholesterinspiegel zu erhöhen. Doch in einer dänischen Studie wurde das Gegenteil festgestellt: Käse kann LDL-Cholesterin senken, wirkt also positiv auf den Cholesterinspiegel. Die Buttersäure, eine gesättigte Fettsäure, scheint für diese Wirkung verantwortlich zu sein. Sie kommt vor allem in Parmesan, Gouda, Edamer und Schafskäse vor. Der relativ hohe Natriumgehalt im Käse kann für Menschen mit Bluthochdruck ein Risiko bedeuten.

Migräne und Allergien Lange gereifte Käsesorten können bei empfindlichen Personen Migräne auslösen. Verantwortlich dafür ist vermutlich Tyramin, ein

Aus 10 l Kuhmilch entsteht 1 kg Hartkäse wie z. B. Allgäuer Emmentaler.

Frischkäse, Brie und andere Weichkäse sind im Hinblick auf Kalorien und Fettgehalt mit Hartkäse vergleichbar, liefern jedoch weniger Kalzium.

K

biogenes Amin, das natürlicherweise in Käsesorten wie Parmesan, altem Gouda, Emmentaler, Camembert, Brie und anderen lange gereiften Sorten vorkommt. Wer auf Penizillin allergisch reagiert, sollte Blauschimmelkäse und andere Weichkäse, deren Schimmel durch Penizillinpilze erzeugt wurde, meiden.

Und all diejenigen, die auf Kuhmilcheiweiß allergische Reaktionen zeigen, sollten auf Käse ausweichen, die aus Schafs- oder Ziegenmilch hergestellt wurden.

Krankmachende Bakterien Käse aus nicht pasteurisierter Milch (Rohmilchkäse) kann gesundheitsgefährdende Bakterien beherbergen. Schwangere Frauen, kleine Kinder und Menschen mit einem geschwächten Immunsystem sollten sicherheitshalber auf den Genuss solcher Käsespezialitäten verzichten.

Verzehrtipps

* Geriebenen Parmesan mit Semmelbröseln mischen und Pastagerichte damit bestreuen.
* Quark oder Ricotta mit frischen Früchten verrühren.
* Apfelscheiben mit geraspelten altem Gouda oder Cheddar bestreuen und kurz im Ofen überbacken.

Einkaufstipps

* Bei abgepacktem Käse auf das Mindesthaltbarkeitsdatum achten.
* In der EU besteht eine Kennzeichnungspflicht für Rohmilchkäse. Auf verpacktem Käse muss also der Hinweis „mit Rohmilch hergestellt" stehen. Ist er nicht vorhanden, kann man davon ausgehen, dass der Käse aus pasteurisierter Milch hergestellt wurde.
* Käse sollte eine einheitliche Färbung und Textur aufweisen.

Aufbewahrungstipps

* Unterschiedliche Käsesorten haben unterschiedliche Anforderungen an die Lagerung. Alle gehören in den Kühlschrank. Je härter ein Käse ist, desto länger hält er sich in der Regel.
* Hartkäse in spezielles beschichtetes Käsepapier wickeln (gibt's im Käsegeschäft bzw. an der Käsetheke) und das Ganze ggf. in einen luftdicht verschlossenen Behälter geben.
* Verpackt gekaufte Käse am besten immer wieder in die Originalverpackung geben und darin aufbewahren.
* Frischkäse wie Mozzarella oder Feta halten sich längere Zeit mit Wasser bedeckt im Kühlschrank. Das Wasser alle paar Tage erneuern.

Kichererbsen

Siehe Bohnen und andere Hülsenfrüchte, Seite 65

Kirschen

GESUNDHEITSRISIKEN

- Allergische Reaktionen

GESUNDHEITSPLUS

- Entzündungen
- Krebserkrankungen
- Cholesterinspiegel
- Gicht
- Arthrose und Arthritis

Kirschen gehören zur selben botanischen Familie wie Pflaumen, Aprikosen, Pfirsiche und Nektarinen, enthalten jedoch weniger Vitamine und Mineralstoffe als ihre großen Verwandten. Dennoch, die kleinen Früchte scheinen besondere gesundheitsfördernde Eigenschaften zu besitzen. Süß- und Sauerkirschen sind eine gute Quelle für Betakarotin, Vitamin C und Kalium.

Wegen ihres einzigartigen Aromas und ihres niedrigen Kaloriengehalts sollte man

Süßkirschen während ihrer kurzen Saison so oft wie möglich als Snack genießen. Sauerkirschen werden meist für Konfitüre, Kompott oder Kuchen verwendet.

Gesundheitsplus

Entzündungen Süß- und Sauerkirschen sind reich an Betakarotin, eine herzschützende Verbindung, sowie antioxidativ wirkenden sekundären Pflanzenstoffen, die zum Zellschutz beitragen. In einer Studie wurden Teilnehmern definierte Sauerkirschsaftkonzentrate verabreicht. Anschließend zeigte sich ein Anstieg des Gehalts an Antioxidanzien im Blut, vor allem an Anthocyanen. Diese helfen, Entzündungen zu lindern und tragen u. a. zum Schutz von Herzerkrankungen bei. Sauerkirschen (vor allem Montmorency) sind besonders reich an Anthocyanen.

Krebserkrankungen Sauerkirschen sind eine hervorragende Quelle für Quercetin, ein Flavonoid mit antikanzerogenen und antioxidativen Eigenschaften.

Cholesterinspiegel Der Pektingehalt von Kirschen fördert die Regulierung des Blutcholesterinspiegels.

Gicht Sauerkirschen werden in der alternativen Medizin oft zur Linderung von Gicht empfohlen. Aus gutem Grund, denn sie enthalten Cyanidin, eine Verbindung, die zu den Anthocyanen gehört und nachweislich entzündungssenkend wirkt.

Arthritis und Arthrose Studien weisen darauf hin, dass die entzündungshemmenden Stoffe der Kirschen auch bei Arthritis- und Arthroseschmerzen helfen könnten.

Gesundheitsrisiko

Allergische Reaktionen Menschen mit Allergien gegen Aprikosen oder andere Mitglieder der Pflaumenfamilie können auch auf Kirschen reagieren. Meist treten Quaddeln und Kribbeln oder Jucken im oder um den Mund auf.

Verzehrtipps

* In Stückchen geschnittene Süßkirschen oder getrocknete Sauerkirschen unter Pfannkuchen- und andere Kuchenteige mischen.
* Süßkirschen passen gut zu Geflügel, z. B. in Form einer pikanten Kirschsauce oder als Zutat in Geflügelsalat.
* Eine süße Kirschsauce aus Kirschen und Granatapfelsaft kochen. Zum Binden Maisstärke oder Pfeilwurzelmehl verwenden.

Einkaufstipps

* Pralle, feste Früchte mit frischen grünen Stängeln wählen.
* Importware bietet niemals das Aroma von Kirschen aus regionalem Anbau, die reif geerntet werden und kurze Transportwege haben.

Aufbewahrungstipps

* Kirschen nicht waschen und mit den Stängeln in einer Plastiktüte im Kühlschrank lagern.
* Sie verderben schnell und sollten in wenigen Tagen gegessen werden.

Dunkel gefärbte Kirschsorten sind weltweit am begehrtesten. Doch es gibt auch gelbe und blasse Sorten mit wunderbarem Aroma, die während der Saison manchmal auf Märkten angeboten werden. Oft wachsen solche Kirschen jedoch nur noch in privaten Obstgärten.

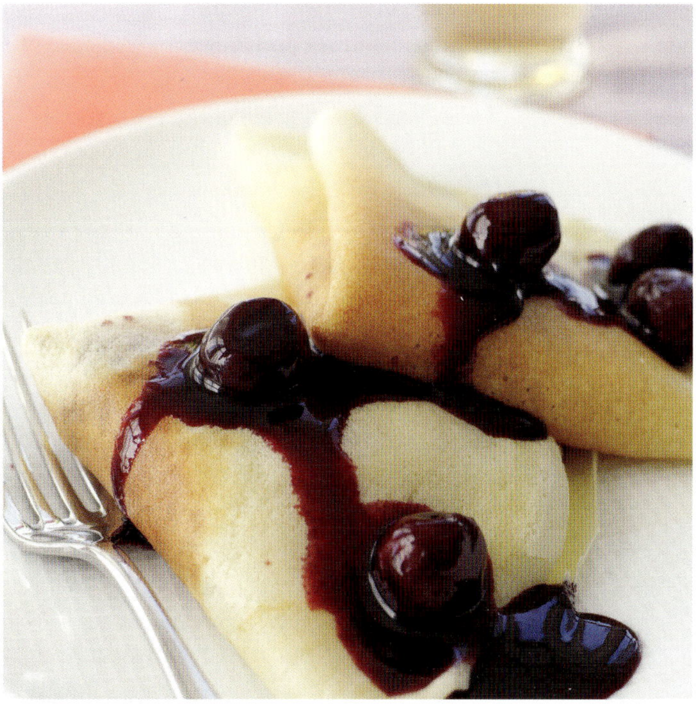

K

Kiwis

GESUNDHEITSPLUS
- Bluthochdruck
- Erhöhter Cholesterinspiegel
- Krebserkrankungen
- Makuladegeneration
- Gewichtskontrolle

Von außen sieht eine Kiwi wie ein pelziges braunes Ei aus, innen besteht sie aus hellgrünem Fruchtfleisch, das ringförmig mit schwarzen Samen durchsetzt ist. Ihr Geschmack ist herb, säuerlich und fruchtig.

Einst galten Kiwis als exotische Früchte, mittlerweile werden sie auch in Europa in großen Mengen angebaut und sind fast das ganze Jahr über erhältlich. Kiwis werden grün geerntet und können dann 8–10 Monate kühl gelagert werden. Reife Kiwis werden roh gegessen; sogar die (enthaarte) Schale ist genießbar.

Gesundheitsplus

Bluthochdruck und Cholesterinspiegel Kiwis enthalten Kalium, das blutdrucksenkend wirkt, und Pektin, ein löslicher Ballaststoff, der dabei hilft, zu hohe Cholesterinspiegel zu senken.
Krebserkrankungen Eine große Kiwi enthält ca. 80 mg Vitamin C sowie Vitamin E – beides sind hochwirksame Antioxidanzien. Außerdem bieten Kiwis zahlreiche sekundäre Pflanzenstoffe, die vor Angriffen freier Radikaler und somit möglicherweise vor der Entstehung von Krebs schützen können.

Natürlicher Zartmacher
Kiwis enthalten ein Enzym (Actinidin), das als Zartmacher für Fleisch wirkt. Reibt man Fleisch 30–60 Minuten vor dem Garen mit der Schnittfläche einer aufgeschnittenen Kiwi ein, wird es weicher, ohne dabei den Geschmack der Kiwi anzunehmen.

Makuladegeneration Lutein und Zeaxanthin sind Karotinoide, die mit der Augengesundheit in Verbindung gebracht werden. Beide Substanzen sind in Kiwis vorhanden.
Gewichtskontrolle Eine ca. 115 g schwere Kiwi liefert nur 70 kcal.

Verzehrtipps
* Kiwi passt sowohl in Fruchtsalate als auch in pikante Salate, z. B. Geflügelsalat.
* Ein Brötchen oder einen Toast mit Quark bestreichen und mit Kiwi belegen. Sofort essen, damit der Quark nicht bitter wird.
* Das in Kiwis enthaltene Enzym Actinidin macht Milch- und Milchprodukte bitter und verhindert, dass Gelatine fest wird.

Einkaufstipps
* Feste Früchte mit intakter Schale sind gut.
* Auf sanften Druck gibt eine reife Kiwi nach.

Aufbewahrungstipp
* Bei Raumtemperatur halten sich reife Kiwis gut eine Woche, im Kühlschrank sogar gut einen Monat.

Kleie

Siehe auch Getreide, Seite 100

GESUNDHEITSRISIKEN
- Verdauungsstörungen
- Mineralstoffaufnahme

GESUNDHEITSPLUS
- Krebserkrankungen
- Herzinfarktrisiko
- Gewichtskontrolle
- Divertikulose
- Diabetes
- Verstopfung
- Hämorrhoiden

Weniger ist mehr
Wer größere Mengen Kleie isst und nicht genügend trinkt, riskiert schwere Darmverstopfungen bis zum Darmverschluss. Deshalb: Kleie nur in kleinen Mengen und mit viel Flüssigkeit zu sich nehmen.

Kleie ist ein Sammelbegriff für die Rückstände, die beim Mahlen von Getreidekörnern im Sieb verbleiben. Es handelt sich dabei um eine Mischung aus Anteilen von Schalen, Aleuronschicht und Keimling. Der Ballaststoffgehalt und die Ballaststoffart unterscheiden sich von Getreide zu Getreide. Am häufigsten werden Hafer- und Weizenkleie verwendet. Weizenkleie enthält überwiegend unlösliche Ballaststoffe, Haferkleie dagegen lösliche.

Gesundheitsplus

Krebserkrankungen Der hohe Ballaststoffgehalt von Kleie könnte das Risiko für Dickdarmkrebs und Krebsarten, die möglicherweise durch massives Übergewicht begünstigt werden, senken.
Herzinfarktrisiko Bevölkerungsgruppen, die sich ballaststoffreich ernähren, haben ein niedrigeres Risiko für Herzinfarkt. Lösliche Ballaststoffe der Kleie (z. B. in Haferkleie) können erhöhte Cholesterinspiegel (ein Risikofaktor für Herzerkrankungen) senken.
Gewichtskontrolle Weil Kleie, genau wie andere ballaststoffreiche Nahrungsmittel, ein schnelleres und länger anhaltendes Sättigungsgefühl erzeugt, kann sie beim Gewichthalten bzw. Abnehmen helfen.
Divertikulose Eine ballastoffreiche Ernährung, die etwas Weizenkleie einschließt, kann dazu beitragen, Divertikulose und einer Entzündung der Dickdarmschleimhaut vorzubeugen.
Diabetes Haferkleie und die Kleie von Gerste (sog. Beta-Gerste) enthalten lösliche Ballaststoffe (Betaglucane), die sich positiv auf den Glukosestoffwechsel bei Diabetikern auszuwirken scheinen, was sogar den Insulinbedarf senken könnte.
Verstopfung und Hämorrhoiden Kleie-Ballaststoffe helfen, Verstopfung vorzubeugen und lindern möglicherweise Beschwerden bei Hämorrhoiden.

Gesundheitsrisiken

Verdauungsstörungen Zu viel Kleie kann Blähungen und ernste Verdauungsprobleme verursachen sowie Symptome bei Reizdarmsyndrom verschlimmern.
Mineralstoffaufnahme Phytinsäure kann die Resorption von Mineralstoffen (z. B. Kalzium, Eisen, Zink) verschlechtern.

Phytinsäure in roher Kleie hemmt die Aufnahme von wichtigen Mineralstoffen. Hitze und Enzyme in Hefe zerstören Phytinsäure jedoch größtenteils, weshalb man Kleie in verarbeiteter Form essen sollte.

Verzehrtipps

* Eintopf- und Schmorgerichte mit Haferkleie andicken.
* Zum Panieren einen Teil der Semmelbrösel durch Weizenkleie ersetzen.
* Pfannkuchen- und andere Teige mit etwas Kleie anreichern.

Einkaufstipps

* Nur luftdicht verschlossene, unbeschädigte Verpackungen kaufen. Auf das Mindesthaltbarkeitsdatum achten.
* Klümpchen in Kleie weisen auf Feuchtigkeit hin – solche Kleie im Regal stehen lassen.

Aufbewahrungstipps

* Luftdicht verpackt an einem kühlen, dunklen Platz bis zu 3 Monate lagern. Kleie kann ranzig werden.
* Im Kühlschrank hält sich Kleie bis zu 6, im Tiefkühlgerät bis zu 12 Monate.

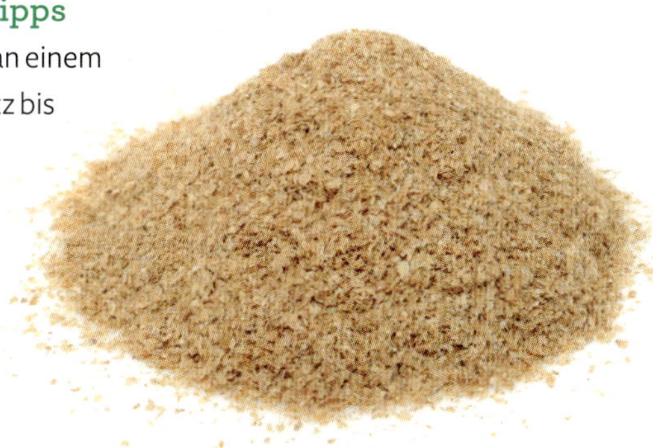

K

Knoblauch

Siehe auch Kräuter und Gewürze, Seite 132

GESUNDHEITSRISIKEN
- Blutverdünnung
- Magenprobleme
- Lebensmittelvergiftung
- Wechselwirkung mit Medikamenten

GESUNDHEITSPLUS
- Bluthochdruck
- Arteriosklerose
- Herzerkrankungen
- Diabetes
- Darm- und Magenkrebs
- Infektionen
- Zeckenbisse

In der Pflanzenheilkunde wird Knoblauch seit tausenden von Jahren zur Behandlung verschiedenster Krankheiten eingesetzt. Im alten Ägypten wurde die Knolle zur Stärkung der Körperkraft empfohlen, die Griechen nutzten Knoblauch als Abführmittel und die Chinesen setzen traditionell Knoblauch zur Senkung des Blutdrucks ein. Im Mittelalter wurde der Verzehr von viel Knoblauch mit dem Schutz vor Pest in Zusammenhang gebracht.

Louis Pasteur, der große französische Chemiker, wies im 19. Jh. als Erster die antiseptischen Eigenschaften von Knoblauch nach, was von den britischen, deutschen und russischen Armeen im Ersten und Zweiten Weltkrieg genutzt wurde.

Seitdem konnten zahlreiche Studien bestätigen, dass Knoblauch gegen Bakterien, Pilze, Viren und Parasiten wirkt. Heutzutage verordnen viele Befürworter der Pflanzen- und Naturheilkunde Knoblauch zur Prophylaxe von Erkältungen und anderen Infektionskrankheiten.

Die gesundheitsfördernden Wirkungen von Knoblauch basieren größtenteils auf dem Gehalt seiner schwefligen Verbindungen, vor allem dem Allicin. Dieser Wirkstoff bildet sich erst, wenn Knoblauch zerkleinert, also gehackt, zerdrückt oder gekaut wird.

Gesundheitsplus

Bluthochdruck und Arteriosklerose Studien zeigen, dass Knoblauch dazu beitragen kann, einen erhöhten Blutdruck zu senken. Außerdem scheint er das Risiko für Arteriosklerose zu minimieren.

Herzerkrankungen Ob Knoblauch den Cholesterinspiegel beeinflusst, ist noch unklar. Fest steht, dass seine Inhaltsstoffe der Herzgesundheit guttun. Ajoen ist ein Abbauprodukt von Allicin und reduziert evtl. das Herzinfarktrisiko, indem es die Blutgerinnselbildung verhindert.

Diabetes In Tierversuchen konnte ermittelt werden, dass hohe Gaben von rohem Knoblauch Blutzuckerwerte senken konnten. Knoblauchpräparate zeigten demgegenüber keinen Effekt.

Darm- und Magenkrebs Möglicherweise hilft Knoblauch dabei das Risiko für Magen- und Darmkrebs zu senken. Verantwortlich dafür sind vermutlich die schwefelhaltigen Verbindungen, die die natürliche Immunabwehr gegen die Bildung von Krebszellen an sich stimulieren und auch das Tumorwachstum verlangsamen könnten. Knoblauchpräparate scheinen auch hier nicht den schützenden Effekt zu haben wie frischer Knoblauch.

Infektionen Knoblauch enthält Substanzen, die gegen Viren, Bakterien und Pilze wirken. So kann er das Wachstum der Pilze verhindern, die Fußpilz, Scheidenpilz und Ohrinfektionen auslösen. Vermutlich ist Knoblauch gegen bestimmte Pilze ebenso wirksam wie Antimykotika (Anti-Pilz-Medikamente).

Achtung! Wechselwirkung mit Medikamenten
Knoblauch scheint die Wirksamkeit von Saquinavir zu senken. Dieser Arzneistoff wird zur Behandlung bei HIV-Infektion eingesetzt.

Zeckenbisse Studien haben ergeben, dass Menschen, die über einen Zeitraum von 5 Monaten große Knoblauchmengen gegessen haben, seltener von Zecken gebissen wurden als andere.

Gesundheitsrisiken

Blutverdünnung Frischer, roher Knoblauch scheint blutverdünnend zu wirken, ähnlich wie Salicylsäure. Vor Operationen oder chirurgischen Zahnbehandlungen sollte man deshalb Knoblauch eher in moderaten Mengen essen.
Magenprobleme Knoblauch kann zu Reizungen im Verdauungstrakt führen. Wer an Refluxkrankheit oder anderen Magen-Darm-Störungen leidet, sollte eher weniger Knoblauch zu sich nehmen.
Lebensmittelvergiftung Viele Menschen legen Knoblauch in Öl ein. Das kann gefährlich sein, wenn er vorher nicht gründlichst gereinigt wurde. Bereits winzige Spuren von Sand oder Erde können Sporen von *Clostridium botulinum* enthalten. Beginnen die Sporen zu keimen, können sie Botulismus verursachen, eine lebensgefährliche Nahrungsmittelvergiftung. Knoblauch deshalb vor dem Einlegen in Öl gut durcherhitzen und abkühlen lassen.

Verzehrtipps

- Geschälte Knoblauchzehen mitkochen und anschließend im Gericht zerdrücken.
- Fein gehackten oder durchgedrückten Knoblauch an rohe Speisen (z. B. Salate) geben.
- Ungeschälte ganze Knoblauchzehen in Olivenöl weich braten. Anschließemd aus den Schalen drücken und als Brotaufstrich oder zum Würzen verwenden.

Einkaufstipp

- Die Knollen sollen aus saftigen und prallen Zehen bestehen und von mehreren papierartigen Schichten umhüllt sein.

Aufbewahrungstipps

- Knoblauch an einem trockenen, gut durchlüfteten, dunklen Platz aufbewahren.
- Nicht im Kühlschrank lagern; das schadet seinem Aroma und seiner Beschaffenheit.

Kohl

Siehe auch Brokkoli, Seite 68; Blumenkohl, Seite 64, und Rosenkohl, Seite 184

GESUNDHEITSRISIKEN
- Blähungen
- Kalorien und Salz (Fertigprodukte)
- Sulfite

GESUNDHEITSPLUS
- Dickdarmkrebs
- Brustkrebs
- Gebärmutter- und Eierstockkrebs
- Diabetes
- Gewichtskontrolle

Kohl gehört zu den Kreuzblütlern, denen viele gesundheitsfördernde Eigenschaften nachgesagt werden. Viele Kohlarten sind gute Vitamin-C-Quellen und liefern dabei nur wenig Kalorien (100 g Weiß- und Rotkohl enthalten beide ca. 25 kcal und ca. 50 mg Vitamin C). Darüber hinaus steuert Kohl Kalium bei und ist vor allem auch ballaststoffreich. Grüne Kohlarten (z. B. Grünkohl, Rosenkohl) liefern beachtliche

Mengen an Betakarotin und Vitamin C. Grünkohl gilt aufgrund seines Vitamingehalts als der gesündeste Vertreter der Kohlfamilie.

Gesundheitsplus

Dickdarmkrebs Seit langem ist bekannt, dass Menschen, die viel Kohl essen, seltener an Dickdarmkrebs erkranken. Der Grund dafür liegt in seinem hohen Gehalt an Bioflavonoiden und anderen sekundären Pflanzenstoffen, die das Tumorwachstum hemmen können, weil sie zum Zellschutz vor Schäden durch freie Radikale beitragen.

Brustkrebs Kohl enthält u. a. Sulforaphan (ein Abbauprodukt der Glucosinolate), das Enzyme fördert, die Karzinogene blockieren können. So trägt es dazu bei, die Entwicklung von Krebszellen zu hemmen. Außerdem aktivieren die im Kohl enthaltenen Indole Enzyme, die übermäßiges Östrogen deaktivieren können, das an der Entstehung von Brustkrebs beteiligt ist. In einer Studie wurde ermittelt, dass Frauen, die reichlich Kohl aßen, ein 45 % niedrigeres Risiko für Brustkrebs hatten, als Frauen, die sehr wenig Kohl zu sich nahmen.

Gebärmutter- und Eierstockkrebs Die Verbindungen, die den Östrogenstoffwechsel beeinflussen und möglicherweise vor Brustkrebs schützen, scheinen auch das Risiko von Gebärmutter- und Eierstockkrebs senken zu können. Vor allem die Verbindung Indol-3-Carbinol erwies sich in Tierversuchen antikrebswirksam.

Überholt
Kohlsaft ist ein Wundermittel gegen Magengeschwüre.
Aktuell
Es gibt keine Belege für die positive Wirkung von Kohlsaft bei Magengeschwüren, aber er schadet auch nicht.

Schnell garen

Um den typischen Geruch, der beim Kochen von Kohl entsteht, abzuschwächen, sollte man Kohl nur kurz im offenen Topf in wenig Wasser garen. Das verhindert außerdem hohe Verluste an hitzeempfindlichem Vitamin C.

Diabetes Rotkohl ist reich an Anthocyanen, Pflanzenfarbstoffen, die vermutlich die Insulinproduktion ankurbeln und damit dazu beitragen, den Blutzucker zu senken. Dank hohem Ballaststoff- und niedrigem Kaloriengehalt ist Kohl ein Nahrungsmittel mit niedrigem glykämischen Index, vor allem wenn er mit Essig zubereitet wurde, der ebenfalls eine blutzuckersenkende Wirkung hat.

Gewichtskontrolle Weil Kohl ein kalorienarmes, sättigendes Nahrungsmittel ist, kann er z. B. als Gemüsebeilage dabei helfen, dass man bei fettreicheren anderen Zutaten weniger zugreift.

Gesundheitsrisiken

Blähungen Kohl enthält Kohlenhydrate, bei deren Abbau durch Darmbakterien Gase entstehen können. Wer an Verdauungsstörungen oder Krankheiten wie Morbus Crohn oder Colitis ulcerosa leidet, sollte auf Kohl weitestgehend verzichten. Möglicherweise können seine Inhaltsstoffe Entzündungen der Darmschleimhaut auslösen.

Kalorien und Salz Fertigprodukte mit Kohl wie Kohlsalat (Coleslaw) können mit einer kalorienreichen Sauce angemacht sein. Sauerkraut sollte man vor dem Genuss kurz unter kaltem Wasser abspülen, um den Salzgehalt zu reduzieren.

Sulfite Bei der industriellen Sauerkrautproduktion können Sulfite zugesetzt werden, um die Farbe des Kohls zu erhalten. Asthmapatienten und alle, die empfindlich auf Sulfite reagieren, sollten die Zutatenliste genau lesen.

Verzehrtipps

* Für eine Suppe in feine Streifen geschnittenen Kohl mit Zwiebeln andünsten; Brühe zugießen.
* Asia-Salat: Fein geraspelten Rotkohl mit geraspelter Möhre, Frühlingszwiebelringen und Erdnusssauce mischen.

* Anstelle von Blattsalatstreifen in feine Streifen geschnittene junge Blattkohlstreifen nehmen; z. B. für Füllungen oder zum Bestreuen von Gerichten.

Einkaufstipp

* Feste, schwere Kohlköpfe kaufen. Die Außenblätter dürfen nicht welk sein.

Aufbewahrungstipp

* Frische Kohlköpfe halten sich in einer Plastiktüte im Kühlschrank gut 4 Wochen. Die Köpfe vorher nicht waschen.

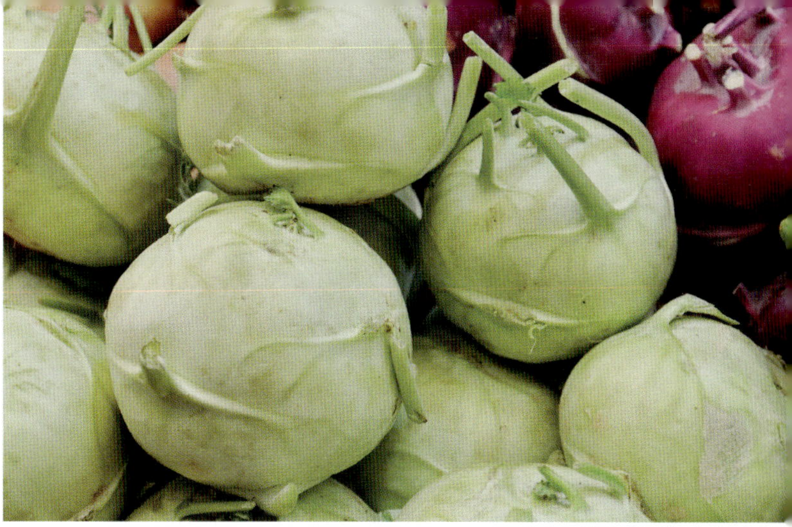

Kohlrabi

GESUNDHEITSRISIKEN
- Blähungen

GESUNDHEITSPLUS
- Krebserkrankungen
- Herzerkrankungen

Kohlrabi gehört wie Kohl und Rüben zu den Kreuzblütlern. 150 g roher Kohlrabi deckt fast den Tagesbedarf eines Erwachsenen an Vitamin C. Außerdem liefert diese Menge ca. 480 mg Kalium, knapp 2 g Ballaststoffe und nur 35 kcal. Die Blätter sind essbar und enthalten wertvolle Nährstoffe wie Eisen und Karotinoide.

Gesundheitsplus

Krebserkrankungen Kohlrabi ist reich an Bioflavonoiden, die zusammen mit Vitamin C und anderen Antioxidanzien die Körperzellen vor Zellschäden und somit vor Krebsentstehung schützen könnten. Außerdem enthält Kohlrabi Indole, die u. a. den Östrogenstoffwechsel regulieren und somit das Risiko für Brustkrebs möglicherweise reduzieren können. Isothiocyanate, eine andere Gruppe sekundärer Pflanzenstoffe, aktiviert vermutlich Enzyme, die den Schutz vor Dickdarmkrebs erhöhen könnten.

Herzerkrankungen Vitamin C trägt als Antioxidans zum Herzschutz bei und Kalium ist ein Mineralstoff von zentraler Bedeutung für eine gesunde Herzfunktion.

Gesundheitsrisiko

Blähungen Wer nach dem Essen von anderen Kreuzblütlern (z. B. Kohl, Rüben) zu Blähungen neigt, könnte dies auch nach dem Genuss von Kohlrabi erleben.

Verzehrtipps

* Kohlrabistücke mit Öl einpinseln umd im Ofen langsam garen.
* Aus gekochtem Kohlrabi ein Püree (wie Kartoffelpüree) zubereiten.
* Kohlrabi gegen Kartoffeln in Aufläufen und Gratins austauschen.
* Die grünen Blätter fein hacken und wie Petersilie verwenden.

Einkaufstipp

* Kleine Kohlrabi sind die bessere Wahl, größere können holzig sein. Blätter und Stängel müssen frisch und knackig sein.

Aufbewahrungstipp

* Blätter und Stängel abschneiden, die Köpfe in einer Plastiktüte im Kühlschrank mehrere Wochen lagern.

K

Kokosnüsse

GESUNDHEITSRISIKEN
- Cholesterinspiegel

GESUNDHEITSPLUS
- Herzerkrankungen
- Verdauung
- Gewichtskontrolle

Die Kokosnuss ist der Samen eines Palmenbaums, der vorwiegend in tropischen Gebieten wächst. Aus ihr werden verschiedene Produkte (nicht nur essbare) hergestellt. Das Öl wird zum Kochen und Braten verwendet, aber auch Shampoos, Körperlotionen, Seifen und anderen Körperpflegeprodukten zugesetzt. Kokosnussfleisch kann man roh essen. In Form getrockneter Raspel (Kokosflocken) verwendet man Kokosfleisch zum Backen und für die Herstellung von Süßigkeiten. Kokosnussmilch wird aus geraspeltem Fruchtfleisch und Wasser hergestellt und dient häufig als Flüssigkeit für Suppen und Saucen. Bei Kokosnusswasser handelt es sich um die Flüssigkeit im Inneren von unreifen Kokosnüssen, es enthält kaum Kalorien, aber jede Menge an Mineral- und Spurenelemente – beste Voraussetzungen für ein gesundes Erfrischungs- bzw. Iso-Getränk.

Gesundheitsplus

Herzerkrankungen Kokosnusswasser enthält viel Kalium, das das Risiko für Herzerkrankungen reduziert, die mit Bluthochdruck in Zusammenhang stehen. Bei Bevölkerungsgruppen, die traditionell viel Kokosöl essen, kommen Herzerkrankungen nur selten vor.

Verdauung Die im Kokosfleisch enthaltenen Fettsäuren sind leicht verdaulich.

Gewichtskontrolle In einer Studie konnte nachgewisen werden, dass Kokosöl beim Abnehmen hilft, und sich das Verhältnis von LDL- zu HDL-Cholesterin zugunsten des HDL verschiebt – und das, obwohl es zu 100 % aus Fett besteht. Verantwortlich für die positive Wirkung sind die mittelkettigen gesättigten Fettsäuren des Kokosöls. Möglicherweise verbrauchen diese beim Abbau im Körper mehr Energie als andere Fette.

Kokosfleisch kann ebenfalls beim Abnehmen helfen, denn sein hoher Ballaststoffgehalt (immerhin fast 10 %), sorgt für ein relativ schnelles und anhaltendes Sättigungsgefühl.

Gesundheitsrisiko

Cholesterinspiegel Mehr als 90 % der Fettsäuren des Kokosöls sind gesättigt. Ob diese tatsächlich das Risiko für Herz-Kreislauf-Erkrankungen erhöhen, konnte bislang nicht nachgewiesen werden. Menschen mit erhöhten Cholesterinspiegeln oder erhöhtem Risiko für Herz-Kreislauf-Erkrankungen wird deshalb vorsichtshalber empfohlen, Kokosöl nicht zu häufig und nur in kleinen Mengen aufzunehmen.

Verzehrtipps

* Kürbis- oder Möhrensuppe mit gerösteten Kokosraspeln bestreuen.
* Frisches Kokosfleisch über Obstsalat raspeln.
* Kokosmilch anstelle von Sahne für Suppen und Saucen verwenden.

Einkaufstipp

* Erst schütteln, dann kaufen: Je weniger Flüssigkeit drin ist, desto älter ist die Nuss.

Aufbewahrungstipps

* Bei Raumtemperatur hält sich eine frische Kokosnuss bis zu 4 Wochen.
* Geöffnete Kokosnuss in Folie wickeln, im Kühlschrank maximal 5 Tage lagern.

Konfitüren und andere Aufstriche

GESUNDHEITSRISIKEN
- Hoher Zuckergehalt
- Geringer Nährwert

GESUNDHEITSPLUS
- Energie
- Unterzucker

Konfitüren, Marmeladen und andere Fruchtaufstriche wurden vor langer Zeit entwickelt, um Obst zu konservieren. So verarbeitetes Obst ist haltbar, weil Mikroorganismen abgetötet wurden oder in ihrer Entwicklung gehemmt werden.

In Zucker gekochtes Obst geliert durch die Wechselwirkungen zwischen Fruchtsäuren und Pektin. Der lösliche Ballaststoff kommt natürlicherweise in Früchten vor und gelangt durch das Kochen aus den Zellwänden heraus. Äpfel, Weintrauben und die meisten Beeren enthalten von Natur aus genug Pektin, bei anderen Obstsorten wie Aprikosen und Pfirsichen muss es ergänzt werden. Gelierzucker ist Zucker mit Pektinzusatz, was die Kochzeit für Konfitüre bis zur Gelierfähigkeit deutlich verringern kann. (Ohne Gelierzucker müssen die meisten Früchte stundenlang mit Zucker kochen). Zuckerreduzierte Konfitüren enthalten meist Konservierungsmittel, damit sie trotz niedrigeren Zuckergehalts länger haltbar sind.

Neben süßen Fruchtaufstrichen gibt es ein riesiges Angebot an anderen Aufstrichen oder Dips. Von Käsecremes über Gemüseaufstriche bis zu Nuss-Nugat-Cremes, Nuss- und Mandelmus.

Gesundheitsplus

Energie, Unterzucker Konfitüren sowie Cremes und Aufstriche mit hohem Gehalt an kurzkettigen Zuckern sorgen für schnelle Energie, weil solche Zucker nach dem Essen rasch in Glukosemoleküle zerlegt werden und ins Blut gelangen. Ideal für Menschen, die unterzuckert sind und für alle, die sofort verfügbare Energie benötigen.

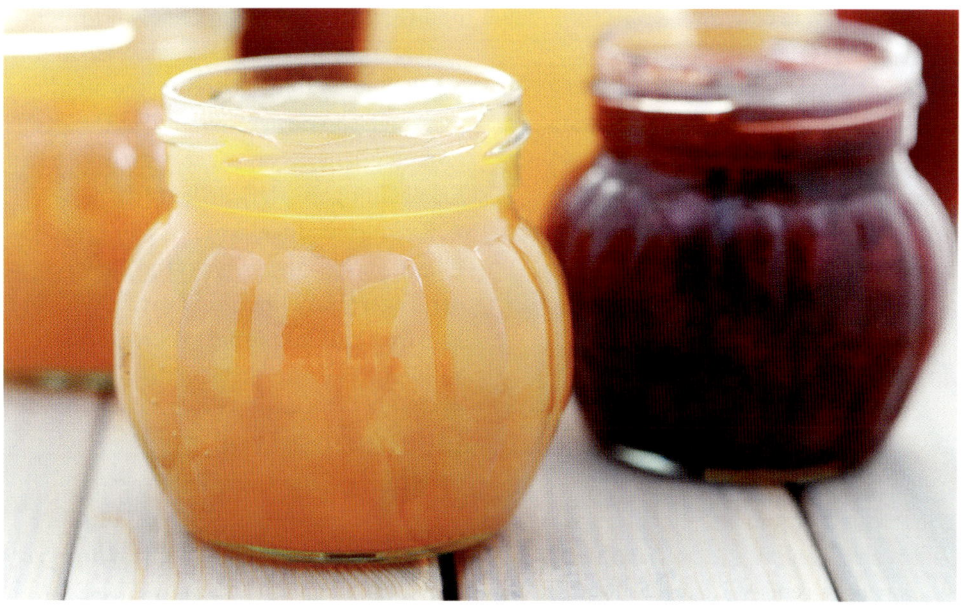

K

Gesundheitsrisiken

Hoher Zuckergehalt Der Nährwert von frischem Obst und Konfitüre lässt sich nicht vergleichen. Bei der Herstellung von Konfitüre werden die meisten Nährstoffe im Obst, insbesondere Vitamin C, durch Hitze zerstört. Zwar enthalten Konfitüren viel Pektin, das erhöhte Cholesterinspiegel senken kann, das gleicht den hohen Zuckergehalt jedoch nicht aus.

Geringer Nährwert Pikante Käse- und andere Aufstriche bieten oft weniger Kalzium und andere Nährstoffe als ihre Ausgangsprodukte. Häufig enthalten sie viel Salz und Zusatzstoffe.

Verzehrtipps

* Mit etwas Konfitüre oder Fruchtaufstrich Desserts und Kuchen garnieren.
* Für etwas Fruchtaroma Konfitüre unter Naturjoghurt rühren.
* Apfel- oder Birnenspalten mit Nuss- oder Mandelcreme bestreichen und genießen.

Einkaufstipps

* Je höher der Fruchtanteil bei süßen Aufstrichen, desto besser.
* Gute Nusscremes enthalten keinerlei Zusätze; sie bestehen aus den reinen Nusskernen.

Aufbewahrungstipps

* Angebrochene Gläser mit Konfitüre und anderen Aufstrichen im Kühlschrank lagern; möglichst innerhalb eines Monats verbrauchen.
* Je geringer der Zuckergehalt, desto kürzer die Haltbarkeit.

Nusscremes

Cremes aus Nüssen, Mandeln und Samen sind eine köstliche und gesunde Alternative zu Konfitüre. Sie enthalten wertvolles Protein, ungesättigte Fettsäuren und keinen Zucker.

Kräuter und Gewürze

Siehe auch Ingwer, Seite 109; Knoblauch, Seite 126

GESUNDHEITSRISIKEN

- Allergische Reaktionen
- Pestizide

GESUNDHEITSPLUS

- Verdauungsstörungen und Magenbeschwerden (z. B. Blähungen, Übelkeit, Reisekrankheit, Magenkrämpfe)
- Entzündungen
- Bluthochdruck
- Erkältungen
- Krebserkrankungen
- Ohnmacht

Schon vor tausenden von Jahren wurden Kräuter und Gewürze als Heilmittel, zum Aromatisieren von Speisen, zur Herstellung von Parfüms, zum Färben und sogar als Kriegswaffen eingesetzt.

Frische und auch getrocknete Kräuter und Gewürze enthalten reichlich Mineralstoffe, ätherische Öle und eine Vielfalt an sekundären Pflanzenstoffen, die die Gesundheit und das Wohlbefinden fördern und möglicherweise sogar vor chronischen Erkrankungen schützen können.

Kräuter sind meist die Blätter und Blüten von Pflanzen, während Gewürze in der Regel getrocknete und evtl. zerstoßene Früchte, Blütenknospen, Wurzeln oder Rinden von Pflanzen sind.

Gesundheitsplus

Verdauungsstörungen Zahlreiche Gewürze wie Ingwer, Koriander, Kurkuma (Gelbwurz), Muskatnuss, Piment und Zimt sind für ihre verdauungsfördernden

Eigenschaften und ihre lindernde Wirkung bei Magenbeschwerden bekannt.

Ingwer ist ein beliebtes Mittel gegen Reisekrankheit – das Lutschen von Ingwerbonbons oder Trinken von Ginger Ale hilft möglicherweise Begleiterscheinungen von Reisekrankheit abzuschwächen.

Koriander hilft vermutlich bei Magenkrämpfen. Die Samen sollen auch Bakterien und Pilze abtöten. Und kaut man die Samen oder auch frische Korianderblätter, soll das die Verdauung ankurbeln. Frische Blätter und Wurzeln enthalten außerdem viel Vitamin C.

Kurkuma (Gelbwurz) ist ein wichtiges Gewürz in der indischen Küche und wird in der Ayurveda-Heilkunde bei Verdauungsstörungen eingesetzt.

Muskatnuss hat antibakterielle Eigenschaften, die möglicherweise Keime von *E. coli* unschädlich machen können.

Piment erinnert im Aroma an eine Mischung aus Zimt, Muskat und Nelken; es gilt als verdauungsfördernd.

Zimt ist ein seit alters genutztes Gewürz aus der getrockneten Rinde zweier asiatischer Lorbeergewächse. Er kann Blähungen und Beschwerden bei Sodbrennen lindern.

Entzündungen Ingwer wirkt antientzündlich und hilft möglicherweise bei schmerzhaften Arthritissymptomen.

Kurkuma kann als natürliches Antibiotikum bei Entzündungen positiv wirken.

Bluthochdruck Schnittlauch enthält, wie alle Zwiebelgewächse, schweflige Verbindungen mit blutdrucksenkender Wirkung. Allerdings müsste man dafür große Mengen an Schnittlauch essen.

Erkältungen Basilikum kann in größeren Mengen als Tonikum und Erkältungsmittel verwendet werden.

Thymian hilft als Gurgellösung gegen Halsschmerzen und ist als Sirup schleimlösend und hustenreizstillend.

Kräuter selbst anbauen

Einfach einen großen Blumentopf oder mehrere kleine mit verschiedenen Kräutern bepflanzen. Darauf achten, dass Wasser ablaufen kann und dass die Pflanzen täglich mindesten 6 Stunden Sonnenlicht bekommen – mehr braucht es nicht für einen Mini-Kräutergarten und garantiert frische Kräuter.

Oregano als Tee zubereitet, soll verdauungsfördernd wirken und Blutstau lindern.

Krebserkrankungen Mit Kümmelsamen werden oft Brot und anderes Gebäck sowie Kohlgerichte gewürzt. Die Samen enthalten das Flavonoid Limonen, das vermutlich zum Schutz vor Krebs beitragen kann. Mit Kreuzkümmelsamen werden vor allem Gerichte in der asiatischen und mexikanischen Küche gewürzt. Auch diese Samen enthalten vermutlich antioxidative und vor Krebs schützende Substanzen. In Ingwer konnte man nachweisen, dass Gingerol, Shogaol and Zingiberene

25% aller verschreibungspflichtigen Medikamente enthalten **Pflanzenwirkstoffe.**

antioxidative Eigenschaften besitzen, die helfen könnten, Krebs und auch Herzerkrankungen vorzubeugen. Senfkörner enthalten Isothiocyanate, die Studienergebnissen zufolge das Wachstum von Krebszellen hemmen könnten.

Ohnmacht Schwarzer Pfeffer hilft möglicherweise einer Ohnmacht vorzubeugen, wenn man rechtzeitig an den gemahlenen Samen riecht.

K

Gesundheitsrisiken

Allergische Reaktionen Einige empfindliche Menschen können auf bestimmte Gewürze allergisch reagieren. Häufig werden Curry, Paprika und Fenchelsamen nicht vertragen.

Pestizide Kräuter und Gewürze können mit Pestizidrückständen belastet sein. Um das Belastungsrisiko zu senken, sollte man frische Kräuter aus regionalem Anbau (am besten aus dem eigenen Garten oder von der Fensterbank) und Gewürze aus einem vertrauensvollen Gewürzhandel, möglichst in Bio-Qualität, beziehen.

Verzehrtipps

* Blumenkohl mit Senfsamen im Wok pfannenrühren.
* Gebratene Pilze mit frisch geriebener Muskatnuss bestreuen.
* Aus Basilikum, Knoblauch, Pinienkernen und Olivenöl im Mixer oder Mörser ein Pesto herstellen. Dieses auf Pasta, Gemüse oder gegrillte Hähnchenbrust geben.
* Béchamelsauce mit Kurkuma gelb färben.
* Kürbisstücke mit Öl bestreichen und mit Kreuzkümmelsamen bestreuen. Dann im Ofen garen.

Einkaufstipps

* Möglichst immer ganze Gewürze kaufen und diese erst kurz vor der Verwendung in der Gewürzmühle oder im Mörser mahlen bzw. zerstoßen.
* Kräuter und Gewürze in Bio-Qualität kaufen, um Pestizidrückstände zu vermeiden.
* Frische Kräuter dürfen keine bräunlichen Stellen haben, müssen absolut frisch duften und keinesfalls muffig. Außerdem haben frische Kräuter feste Stängel und Blätter.
* Gewürze im Gewürzhandel erwerben. Dort kann man sich nach der Herkunft erkundigen.

Aufbewahrungstipps

* Gewürze enthalten ätherische Öle, denen sie ihre Aromen verdanken. Diese Öle werden durch Licht, Luft und Wärme zerstört. Deshalb Gewürze immer fest verschlossen und an einem dunklen, kühlen Platz lagern.
* Kräuter und Gewürze lieber öfter und in kleinen Mengen kaufen, die rasch aufgebraucht werden.
* Frische Kräuter halten sich im Kühlschrank ein paar Tage. Kräuter im Bund in ein Glas stellen, Plastiktüte darüberstülpen und so in den Kühlschrank stellen. Auf diese Weise halten sie sich besonders lang frisch.

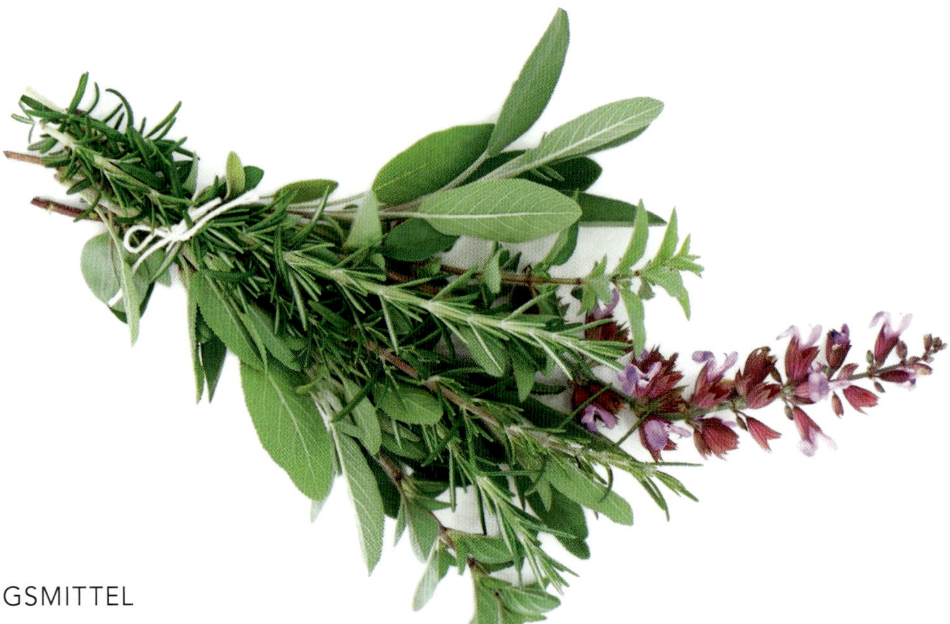

Kuchen und süßes Gebäck

GESUNDHEITSRISIKEN
- Hoher Blutzucker
- Cholesterin
- Karies

GESUNDHEITSPLUS
- Schnelle Energie

Kuchen, Torten, Plätzchen und anderes süßes Gebäck versüßen zwar den Alltag, haben aber einen relativ geringen Nährwert. Der süße Genuss liefert meist reichlich Kalorien ohne nennenswerte Mengen an Vitaminen, Mineralstoffen und Eiweiß.

Die Grundzutaten sind meist Mehl, Zucker, Fett, Eier, Milch oder Sahne. Obwohl diese Zutaten nicht wirklich ungesund sind, kann ein übermäßiger Genuss in Form von süßem Gebäck eine Gewichtszunahme und Diabetes begünstigen. Abgesehen davon enthalten Fertigprodukte häufig Transfettsäuren (siehe S. 91), die zur Entstehung von Herzerkrankungen beitragen.

Wer auf Süßes nicht verzichten möchte, sollte Kuchen- und Tortenstücke einfach kleiner schneiden und diese langsam genießen. Darüber hinaus kann man mit ein paar Tricks auch fett- und zuckerärmere Kuchen u. a. süßes Gebäck herstellen.

Gesundheitsplus

Schnelle Energie Kuchen, Kekse und anderes süßes Gebäck enthalten in der Regel mehr oder weniger viel Zucker. Der wird relativ schnell zu Glukose abgebaut, die der Körper als Energiequelle benötigt. Mit Zucker gesüßtes kann also für Energie sorgen, wenn man in einem Tief ist.

GESÜNDER BACKEN

Meist genügen zwei Drittel der im traditionellen Rezept angegebenen Fett- und die Hälfte der Zuckermenge, ohne dass Konsistenz und Geschmack des Gebäcks wesentlich beeinträchtigt werden. Hier sind weitere Tipps zur Reduzierung von Fett und Zucker:

- Einen Teil des Fettes durch Apfelmus oder Fruchtpüree ersetzen. Die Früchte liefern Feuchtigkeit, natürliche Süße und Aroma.
- Bei Obstkuchen wenig bis gar keinen Zucker zugeben und den Geschmack durch Gewürze wie Zimt und Vanille hervorheben.
- Für den Teig die Hälfte der Eigelbe durch Eiklar ersetzen – das reduziert den Cholesterin- und Fettgehalt. Dennoch wird der Teig geschmeidig.
- Zum Kuchen anstelle von Schlagsahne eine Beerensauce oder Naturjoghurt servieren. Auch fettarm und gut: Magerquark mit etwas kohlensäurehaltigem Mineralwasser schaumig aufschlagen.
- Für Cremes und sonstige Füllungen Schlagsahne und vollfette Milchprodukte durch fettreduzierte Alternativen ersetzen. Schlagsahne ist nur halb so fett, wenn man die Hälfte gegen Eischnee austauscht.

Gesundheitsrisiken

Hoher Blutzucker Weil süßes Gebäck meist Zucker und weißes Mehl enthält, schießt der Blutzucker nach dessen Genuss rasch in die Höhe. Wer über einen längeren Zeitraum süßes Gebäck in größerer Menge genossen hat, kann damit seinen Blutzuckerspiegel aus dem Gleichgewicht bringen und die Entstehung einer Insulinresistenz begünstigen. Das wiederum kann Diabetes, Übergewicht, Bluthochdruck und Herzerkrankungen zur Folge haben.

Cholesterin Fette mit überwiegend gesättigten Fettsäuren wie Butter, Kokosöl und Margarine eignen sich zum Backen oft besser als Öle oder fettreduzierte Margarine. Obwohl bislang nicht nachgewiesen werden konnte, inwiefern gesättigte Fette einen Anstieg des schädlichen LDL-Cho-

K

lesterins mit verursachen, empfehlen Experten, dass gesättigte Fette nicht mehr als 10 % der Fettzufuhr ausmachen sollte.

Karies Der hohe Zuckergehalt in Kuchen und süßem Gebäck kann die Entstehung von Karies fördern.

Verzehrtipps

* Kekse und Plätzchen zerbröseln und über Joghurt, Quarkspeisen oder Obstsalat streuen.
* Aus der Hälfte der für einen 26 cm großen Kuchen angegebenen Zutaten, einen 20 cm großen backen.

Einkaufstipps

* Fertiggebäck kaufen, das frei von Transfettsäuren ist. (Auf der Zutatenliste muss stehen: „enthält kein gehärtetes Fett".)
* Ein fertiger Wiener Boden (Biskuitboden) enthält weniger Fett als ein selbst gebackener Kuchenboden aus Rühr- oder Mürbeteig.
* Aufgepasst bei süßem Gebäck, das als „gesund" angepriesen wird: Oft sind die gesunden Anteile nur in Spuren vorhanden (z. B. der Anteil von Möhren bei Möhrenkuchen).

Aufbewahrungstipps

* Rührkuchen hält sich luftdicht verpackt im Kühlschrank oder einem kühlen Platz ein paar Tage. Kekse und Plätzchen können mehrere Wochen in einer Blechdose gelagert werden.
* Kuchen und süßes Gebäck lässt sich problemlos für mehrere Monate einfrieren.

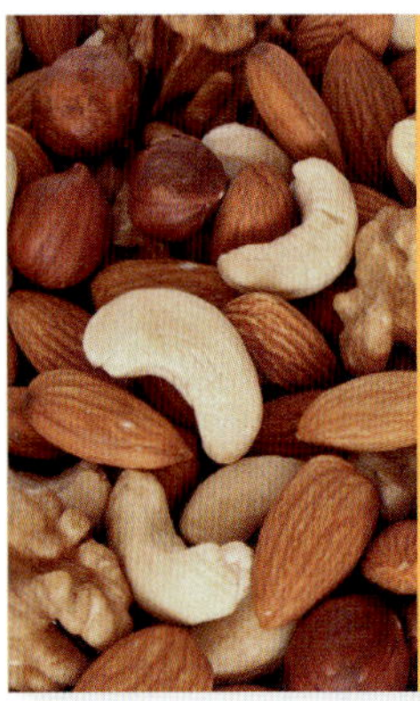

Mit Nüssen und Wasser gegen Heißhunger auf Süßes

Wenn man zwei Gläser Wasser trinkt und dazu eine Handvoll Nüsse (ca. 6 Walnuss-, 20 Erdnuss- oder 12 Mandelkerne) isst, kann innerhalb von 20 Minuten das Verlangen auf Süßes verschwinden und der Appetit gedämpft werden.

Kürbisse

GESUNDHEITSRISIKEN

- Erstickungsgefahr (Samen)

GESUNDHEITSPLUS

- Krebserkrankungen
- Bluthochdruck
- Morbus Crohn

Das süßlich schmeckende Fruchtfleisch von Kürbissen kann man auf unterschiedlichste Art und Weise zubereiten und genießen. Der Nährwertgehalt von Kürbissen hängt von der Sorte ab. In einer Untersuchung wurde herausgefunden, dass der Nährstoffgehalt des Hokkaido-Kürbisses zwei- bis siebenmal höher ist als der anderer Sorten.

Beim Garen von Kürbissen bleiben Protein, Fett, Kohlenhydrate, Ballaststoffe und Mineralstoffe erhalten, wenn die Garflüssigkeit mitverwendet wird, wobei der Vitamin- und Betakarotingehalt etwas abnehmen. Kürbissamen enthalten vor allem wertvolles Protein, ungesättigte Fettsäuren, Vitamin E sowie B-Vitamine und Eisen. Die ungeschälten Samen liefern zudem reichlich Ballaststoffe.

Gesundheitsplus

Krebserkrankungen Wie alle orangefleischigen Gemüsesorten sind auch orangefleischige Kürbisse reich an Betakarotin, die pflanzliche Vorstufe von Vitamin A. Einige Studien konnten nachweisen, dass dieses Antioxidans vor der Entstehung bestimmter Krebsarten schützen könnte. Auch Kürbissamen scheinen antikanzerogene Eigenschaften zu besitzen.

Bluthochdruck Kürbisse enthalten viel Kalium, das für die Regulation des Blutdrucks notwendig ist.

Morbus Crohn Für Menschen, die an dieser chronisch entzündlichen Darmerkrankung leiden, gibt es keine spezielle Diät. Doch bestimmte Lebensmittel werden oft besser vertragen als andere. Dazu gehören auch Kürbisse und Kürbiskerne.

Gesundheitsrisiko

Erstickungsgefahr Kinder unter drei Jahren sollten keine ganzen oder gehackten Kürbissamen zu essen bekommen. Wie bei Nusskernen könnten sich kleine Kinder relativ leicht daran verschlucken, was zu lebensbedrohlichen Erstickungsanfällen führen kann.

Verzehrtipps

* Kürbis garen, in der Garflüssigkeit pürieren und eine Suppe daraus kochen.
* Dünne Kürbisspalten mit Olivenöl bestreichen und im Ofen backen. Als Beilage servieren.
* Rührteig oder Pfannkuchenteig mit Kürbispüree anreichern.

Einkaufstipp

* Unbeschädigte Kürbisse wählen, die relativ schwer für ihre Größe sind.

Aufbewahrungstipps

* Wegen ihrer festen Schale lassen sich Kürbisse gut mehrere Wochen an einem kühlen Platz aufbewahren.
* Kürbispüree kann man bis zu 6 Monate einfrieren.

Kürbiskerne rösten

Ausgelöste Kürbiskerne gut trocknen lassen. Anschließend auf einem Backblech verteilen, mit Öl beträufeln und im 120 °C heißen Backofen ca. 1 Stunde rösten. Zwischendurch gelegentlich wenden.

L

Lammfleisch

GESUNDHEITSRISIKEN

- Gewichtszunahme

GESUNDHEITSPLUS

- Muskeln
- Anämie
- Immunsystem

Fleisch von Lämmern ist hochwertig, nährstoffreich und enthält viele leicht resorbierbare Mineralstoffe sowie B-Vitamine, vor allem Vitamin B_{12}. Als Lammfleisch darf das Fleisch von Schafen, die jünger als 12 Monate sind, bezeichnet werden. Lammfleisch wird in unterschiedlichen Schnitten angeboten, z. B. als Schulter, Keule, Stelze, Kotelett und auch als Hackfleisch.

Unter den roten Fleischsorten hat Lamm einen herausragenden Nährwert. Neben wertvollem Eiweiß und B-Vitaminen liefert es Eisen, Phosphor, Kalzium und Kalium. Das Fleisch ist zart, weil es von jungen Tieren stammt. Darüber hinaus ist es leicht verdaulich und löst so gut wie keine Allergien aus.

Gesundheitsplus

Muskeln Lammfleisch ist eine gute Quelle für muskelaufbauendes Protein. 100 g mageres Lammfleisch enthalten fast 21 g Protein.

Anämie Das im Lammfleisch enthaltene Eisen wird leicht und vollständig vom Körper aufgenommen, was einem Eisenmangel vorbeugt. Eisen ist außerdem für den Energiestoffwechsel wichtig.

Immunsystem Zink steckt ebenfalls in Lammfleisch und wird vom Körper besser aufgenommen als Zink aus pflanzlicher Nahrung. Das Spurenelement ist sehr wichtig für ein starkes Immunsystem.

L

Gesundheitsrisiko

Gewichtszunahme Einige Teile des Lamms sind fettreich. Anders als bei Rindfleisch sind diese jedoch nicht fein marmoriert, sondern weisen breitere Fettstreifen auf. Oft befindet sich das Fett auch um mageres Fleisch herum, sodass man es vor dem Garen leicht abschneiden kann.

Verzehrtipps

* Für ein Wokgericht dünne Fleischstreifen zusammen mit Paprikaschote und Frühlingszwiebeln pfannenrühren.
* Aus durchgedrehtem magerem Lammfleisch, Knoblauch, Petersilie und gemahlenen Mandeln Fleischbällchen zubereiten.
* Lammstelzen in Rotwein langsam schmoren, bis das Fleisch von den Knochen fällt.

Einkaufstipp

* Gutes Lammfleisch erkennt man an einer hell- bis ziegelroten Farbe und fast weißem Fett. Je jünger das Lamm war, desto zarter, heller und feinfasriger ist das Fleisch.

Aufbewahrungstipps

* Im Kühlschrank hält sich frisches Lammfleisch gut abgedeckt bei 4 °C oder darunter bis zu 3 Tage. Lammhackfleisch sollte innerhalb von 24 Stunden zubereitet und durchgegart werden.
* Marinieren in Öl verlängert die Haltbarkeit von Lammfleisch um 2–3 Tage.
* Zum Einfrieren das Fleisch luftdicht verpacken. Lammhackfleisch hält sich bis zu 4 Monate, Braten, Steaks und Koteletts 6–9 Monate im Tiefkühlgerät.

Lauch

GESUNDHEITSRISIKEN
- Blähungen

GESUNDHEITSPLUS
- Krebserkrankungen
- Cholesterinspiegel
- Bluthochdruck

Lauch oder Porree ist eng verwandt mit Zwiebeln, Knoblauch, Bärlauch, Schalotten. Sie alle gehören botanisch zu den Zwiebelgewächsen (Allium-Arten), wobei Lauch als einziger Vertreter dieser Familie als Gemüse verwendet wird. Obwohl die gesamte Lauchstange essbar ist, wird oft nur der helle zartere Teil zubereitet.

Grüne Teile verwenden
Die festeren grünen Teile des Lauchs nicht wegwerfen, sondern für Suppen und Brühen verwenden.

Gesundheitsplus

Krebserkrankungen Lauch enthält Kämpferol, ein sekundärer Pflanzenstoff, der möglicherweise das Entstehen krebserregender Substanzen hemmen kann. So konnte in einer chinesischen Studie nachgewiesen werden, dass Männer, die täglich mindestens 1 EL gehackte Zwiebeln oder andere Allium-Arten (Knoblauch, Schnittlauch, Frühlingszwiebeln, Lauch) aßen, ihr Risiko, Prostatakrebs zu entwickeln um etwa die Hälfte senken konnten im Vergleich zu Männern, die nur ¼ EL davon zu sich nahmen.

Cholesterinspiegel, Bluthochdruck Genau wie Zwiebeln und Knoblauch tragen auch die schwefligen Verbindungen des Lauchs vermutlich zur Senkung eines erhöhten Blutcholesterins und Bluthochdrucks bei. Darüber hinaus enthält Lauch nennenswerte Mengen an Vitamin C und Karotinoiden, die beide die Herzgesundheit fördern.

Gesundheitsrisiko

Blähungen Bei manchen Menschen verursacht Lauch Mundgeruch und Blähungen.

Verzehrtipps

* Ganze Lauchstangen in Brühe garen und als Gemüse servieren. Nach Belieben mit einer Béchamelsauce.
* In Ringe geschnittener Lauch mit Kartoffelstücken zusammen garen.
* Lauchstücke mit Spargel, Knoblauch und Minze dünsten.

Einkaufstipps

* Feste Stangen mit einem großen Anteil an zartem Weiß und Hellgrün.
* Stangen mit gelblichen Verfärbungen und welken äußeren Blättern liegen lassen.

Aufbewahrungstipp

* Ungewaschen in einer Plastiktüte gut 2 Wochen im Gemüsefach des Kühlschranks haltbar.

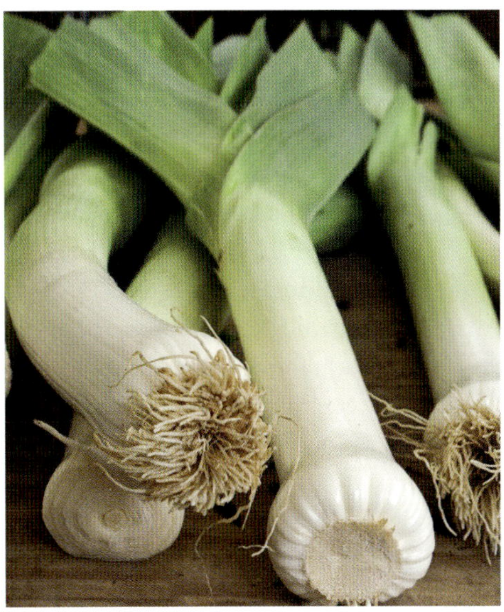

Leber

Siehe Innereien, Seite 111

Leinsamen

Siehe auch Nüsse und Samen, Seite 153

GESUNDHEITSRISIKEN
- Frühgeburt (Leinöl)
- Blutgerinnung
- Wechselwirkung mit Medikamenten

GESUNDHEITSPLUS
- Herzerkrankungen
- Erhöhter Cholesterinspiegel
- Wechseljahrsbeschwerden
- Krebserkrankungen
- Verstopfung

Leinsamen sind die sehr nährstoffreichen winzigen Samen des Leins (Flachs) und können einen wichtigen Beitrag zu einer gesunden Ernährung leisten. Sie sind relativ preiswert und haben ein angenehm nussiges Aroma. Es gibt keine allgemeine Empfehlung für die tägliche Aufnahme, in Studien werden meist 1–2 EL Leinsamenschrot verabreicht.

Leinöl ist reich an Omega-3-Fettsäuren, enthält jedoch keine Ballaststoffe. Geschroteter Leinsamen bietet hingegen Omega-3-Fettsäuren und Ballaststoffe.

Gesundheitsplus

Herzerkrankungen, Cholesterinspiegel Leinsamen ist eine gute Quelle für die Alpha-Linolensäure (ALA), eine Omega-3-Fettsäure, die die Klebrigkeit der Blutplättchen reduziert und so das Blut flüssig hält. Die Samen enthalten außerdem lösliche Ballaststoffe, die dabei helfen den Blutcholesterinspiegel und damit das Risiko für Herzerkrankungen zu senken. Studien zeigten, dass sich die tägliche Aufnahme von 25–50 g Leinsamen positiv auf den Cholesterinspiegel auswirkte.

Wechseljahresbeschwerden Leinsamen enthält Lignane, die zur Gruppe der Phytoöstrogene gehören, das sind sekundäre Pflanzenstoffe, die ähnlich wie das Hormon Östrogen im Körper wirken. Deshalb könnte der Verzehr von Leinsamen leichte Wechseljahresbeschwerden lindern. 40 g Leinsamen täglich scheinen bei milden Formen von Hitzewallungen und Nachtschweiß zu wirken, während nur 25 g täglich keinen Effekt zeigen.

Krebserkrankungen In einer Studie wurde nachgewiesen, dass Leinsamen bei Mäusen die Vermehrung von Brustkrebszellen reduzieren konnte. Auch bei Menschen könnte die regelmäßige Aufnahme von Leinsamen das Tumorwachstum hormonbedingter Krebsarten verlangsamen. Darauf weisen verschiedene Studien hin.

50% des Leinöls besteht aus Alpha-Linolensäure, eine herzgesunde Omega-3-Fettsäure.

Verstopfung Leinsamen sind eine hervorragende Quelle für lösliche und unlösliche Ballaststoffe, die die Darmmuskulatur und damit die Verdauung anregen.

Gesundheitsrisiken

Frühgeburt Es gibt Hinweise, dass Leinöl das Risiko für eine Frühgeburt erhöhen könnte. Schwangeren wird deshalb empfohlen, besser darauf zu verzichten. Gegen die Einnahme von Leinsamen in kleinen Mengen ist von Expertenseite jedoch nichts einzuwenden.

Achtung! Wechselwirkung mit Medikamenten

Da die in Leinsamen enthaltenen Lignane östrogenähnliche Wirkungen besitzen, könnte Leinsamen Medikamente wie Tamoxifen beeinträchtigen. Solche Medikamente werden z. B. häufig bei Brustkrebs eingesetzt. Solange noch keine gesicherten Erkenntnisse über die Wechselwirkung dieser Medikamente mit Leinsamen vorliegen, sollten sich Betroffene vom Arzt beraten lassen oder beim Verzehr von Leinsamen zurückhaltend sein.

Blutgerinnung Leinsamen kann blutverdünnend wirken, was für Menschen mit entsprechender Veranlagung oder Personen, die blutverdünnende Medikamente nehmen, gefährlich sein könnte.

Verzehrtipps

* Geschrotete Leinsamen z. B. unter Smoothies und Müslis rühren.
* Leinöl unter Salatdressing, Müsli, Suppe oder ähnliche Gerichte mischen.
* Aus geschrotetem Leinsamen werden die Inhaltsstoffe viel besser aufgenommen als aus den ganzen Samen.

Einkaufstipp

* Ganze und geschrotete Leinsamen sowie Leinöl gibt es in vielen Supermärkten, auf jeden Fall aber im Bioladen oder Reformhaus.

Aufbewahrungstipps

* Leinöl gehört in den Kühlschrank und sollte bald verbraucht werden (siehe MHD).
* Geschrotete Leinsamen luftdicht verpackt an einem kühlen dunklen Platz lagern.

Limetten

Siehe Zitronen und Limetten, Seite 217

Linsen

Siehe auch Bohnen und andere Hülsenfrüchte, Seite 65

GESUNDHEITSRISIKEN
- Blähungen

GESUNDHEITSPLUS
- Erhöhter Cholesterinspiegel
- Blutzucker
- Gewichtskontrolle
- Verstopfung
- Anämie
- Herzerkrankungen
- Krebserkrankungen

Linsen gehören zu den Hülsenfrüchten (Leguminosen), die in warmen Gegenden bereits in der Steinzeit kultiviert wurden. Größe und Farbe der Linsen unterscheiden sich je nach Sorte, doch alle sind eiweißreich und liefern Ballaststoffe sowie Eisen und B-Vitamine in Verbindung mit wenig Kalorien und Fett.

Linsen sind preiswert, haben eine lange Haltbarkeit und gehören in jeden Vorratsschrank.

Gesundheitsplus

Erhöhter Cholesterinspiegel In 100 g getrockneten Linsen stecken 17 g Ballaststoffe, wobei die löslichen Ballaststoffe cholesterinspiegelsenkend wirken.
Blutzucker Der hohe Ballaststoffanteil in Linsen schützt vor Blutzuckerspitzen – ideal für Diabetiker.
Gewichtskontrolle Linsen sorgen für ein lang anhaltendes Sättigungsgefühl, was Hunger vorbeugt.
Verstopfung Die Ballaststoffe halten den Darm in Schwung.
Anämie Linsen sind eine gute pflanzliche Quelle für Eisen, das für die Energiegewinnung und vor allem zur Vorbeugung von Blutarmut (Anämie) notwendig ist.
Herzerkrankungen Niacin (Vitamin B_3) in Linsen schützt vor Herz-Kreislauf-Erkrankungen und hilft den Cholesterinspiegel zu senken. Kalium und Magnesium tragen zur Regulation des Blutdrucks bei.
Krebserkrankungen Die in den Linsen enthaltenen Ballaststoffe und sekundären Pflanzenstoffe, tragen möglicherweise zum Schutz vor Darmkrebs bei.

Gesundheitsrisiko

Blähungen Wie andere Hülsenfrüchte enthalten Linsen langkettige Kohlenhydrate, die Oligosaccharide. Diese werden durch Bakterien im Darm abgebaut, wobei Gase und Blähungen entstehen können. Werden Linsen vor dem Garen eingeweicht, verringert das den Gehalt an Oligosacchariden Wichtig: Einweichwasser wegschütten und die Linsen in frischem Wasser garen.

Verzehrtipps

* Als Beilage Linsen und Reis zu gleichen Teilen in Brühe kochen.
* Für einen Salat gekochte Linsen mit Rotweinessig, Olivenöl, Frühlingszwiebeln, Petersilie mischen.
* Ältere Linsen haben eine längere Garzeit als jüngere, deshalb immer Linsen gleichen Alters (Kaufdatum) zusammen kochen.

Einkaufstipps

* Die braunen Tellerlinsen werden am häufigsten angeboten. Kleiner und feiner sind die grünen Puy- oder die schwarzen Beluga-Linsen. Rote Linsen sind besonders schnell gar.
* Vor dem Garen in einem Sieb waschen; schrumplige Linsen vorher aussortieren.

Aufbewahrungstipp

* Getrocknete Linsen halten sich an einem kühlen, trockenen Platz gut 12 Monate; gegarte im Kühlschrank bis zu 7 Tage.

M

Mais

GESUNDHEITSRISIKEN

- Pellagra

GESUNDHEITSPLUS

- Herzerkrankungen
- Krebserkrankungen
- Makuladegeneration

Weltweit ist Mais vor Weizen das am meisten angebaute Getreide. Zuckermais wird noch unreif geerntet und als Gemüse gegessen – dafür gart man entweder den ganzen Kolben oder man schneidet zuerst die Körner vom Kolben, um sie anschließend weiterzuverarbeiten. Flakes, Tortillas, Mehl und Speisestärke sind weitere Produkte aus anderen Maissorten. Maiskolben werden frisch, gegart und vakuumiert und als Tiefkühlware angeboten. Maiskörner gibt es in Glas, Dose oder tiefgekühlt. Popcorn ist ein vollwertiger Snack, so lange es pur (also ohne Butter, Zucker, Salz) gegessen wird.

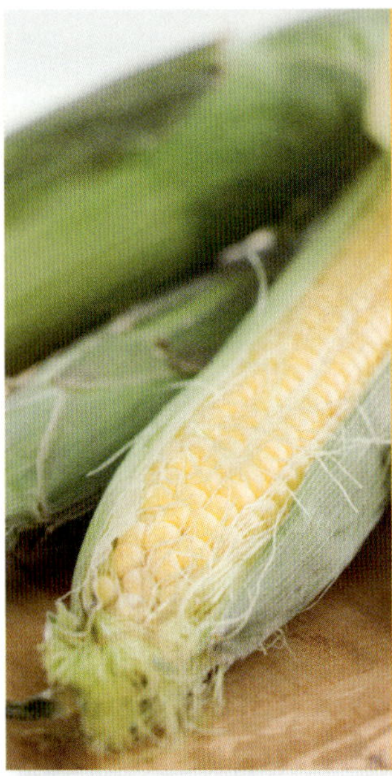

Antioxidanzien-Genuss

Durch Erhitzen von Mais werden gesundheitsfördernde Substanzen freigesetzt, die nachweislich das Risiko für Herzerkrankungen und Krebs senken können. So soll Popcorn sogar mehr Antioxidanzien (Polyphenole) als Obst und Gemüse liefern. Wichtig: Obst und Gemüse enthalten jedoch Vitamine und andere Nährstoffe, die im Popcorn gänzlich fehlen.

100 g Zuckermaiskörner liefern rund 325 kcal und über 40 Mikrogramm Folsäure, das entspricht mehr als 10 % der täglich empfohlenen Zufuhr für Erwachsene. Darüber hinaus sind die Körner eine gute Quelle für Kalium, Thiamin und Ballaststoffe.

Mais enthält viel Stärke und Eiweiß, allerdings fehlen ihm zwei lebensnotwendige Aminosäuren: Lysin und Tryptophan. Aus diesem Grund ist Mais als alleinige Proteinquelle für die Ernährung ungeeignet. Die fehlenden Aminosäuren lassen sich jedoch leicht ergänzen, indem man Mais zusammen mit einer Hülsenfrucht (z. B. Kidneybohnen) isst.

Gesundheitsplus

Herz- und Krebserkrankungen Mais in Dosen oder gekocht enthält mehr wirksame sekundäre Pflanzenstoffe, weil sich der Gehalt mancher Antioxidanzien durch Erhitzen deutlich erhöht. Der Gehalt an Ferulasäure, eine Phenolverbindung, die u. a. das Krebsrisiko senken könnte, nimmt sogar um ein Mehrfaches zu.

Makuladegeneration Mais ist eine gute Quelle für Lutein, ein Karotinoid mit antioxidativer Wirksamkeit, das vermutlich das Risiko für eine Erblindung im Alter senken und den Krankheitsverlauf an sich verlangsamen könnte.

Gesundheitsrisiken

Pellagra Das B-Vitamin Niacin liegt im Mais in gebundener Form vor, die vom Körper nur schwer aufgeschlossen wird. Ein schwerer Niacinmangel kann zu Dermatitis, Durchfall und Demenz führen – Symptome für die Mangelkrankheit Pellagra. In unseren Breiten ist Pellagra äußert selten, dagegen kann sie in Ländern auftreten, wo Mais ein Grundnahrungsmittel ist. Mexikaner und Südamerikaner entwickeln dennoch keine Pellagra, obwohl

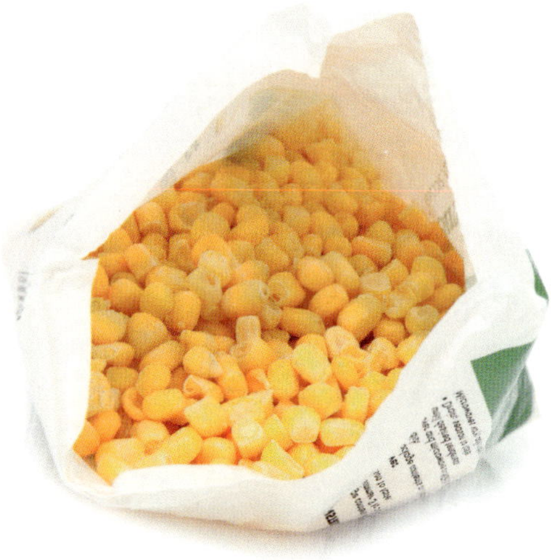

sie täglich Mais essen. Des Rätsels Lösung: Traditionell wird dort Mais für die Zubereitung von Tortillas in einer Kalklösung (Kalziumoxid) eingeweicht und gekocht. Und eine alkalische Lösung führt zur Freigabe des gebundenen Niacins, wodurch es für den Körper verfügbar ist.

Verzehrtipps

* Für Burger Maiskörner und gehackte Paprikaschote unter Hackfleisch mischen.
* Einen Maiskolben mit Hüllblättern in der Mikrowelle 3–4 Minuten garen. Mit Limettensaft beträufelt servieren.
* Maiskörner unter Pfannkuchenteig mischen.
* Für Vegetarier und Veganer: Mais mit Hülsenfrüchten kombinieren, um hochwertiges Protein zu erhalten.

Einkaufstipps

* Frische Maiskolben gibt es von Juli bis Ende Oktober. Ansonsten aus Dose, Glas oder Tiefkühlware. Ganze gegarte Kolben werden eingeschweißt angeboten.
* Frische Kolben sollten schwer für ihre Größe sein und pralle Kerne haben.

Aufbewahrungstipp

* Ganze Maiskolben mit Hüllblättern aufbewahren und möglichst innerhalb von 2 Tagen verbrauchen.

Mandarinen

Siehe Orangen und Mandarinen, Seite 162

Mandeln

Siehe Nüsse und Samen, Seite 153

Mangos

GESUNDHEITSPLUS

- Krebserkrankungen
- Bluthochdruck
- Cholesterinspiegel
- Gewichtskontrolle

Mangos werden weltweit angebaut und importiert. Das weiche, saftige Fruchtfleisch lässt sich zwar schwer schälen und vom Stein lösen, doch es ist den Aufwand wert. Mangos enthalten reichlich Betakarotin und ein verdauungsförderndes Enzym, ähnlich dem Papain in Papayas. Dieses Enzym wirkt auch als Zartmacher, beispielsweise für Fleisch.

Gesundheitsplus

Krebserkrankungen Wie alle rötlichen, orangefarbenen und gelben Früchte und Gemüse, enthalten auch Mangos viel Betakarotin, das der Körper in Vitamin A umwandelt. Eine mittelgroße Mango (250 g) bietet ca. 170 kcal und fast die empfohlene tägliche Zufuhr an Vitamin C, das als Antioxidans den Schutz vor Krebs erhöhen kann.

Bluthochdruck, Cholesterinspiegel Eine mittelgroße Mango liefert außerdem mehr als 4 g Ballaststoffe. Ein guter Anteil davon besteht aus Pektin, das sich positiv auf den Blutcholesterinspiegel auswirkt. Nennenswerte Mengen an Kalium helfen, den Blutdruck zu regulieren.

M

Gewichtskontrolle Der hohe Ballaststoffgehalt sorgt für ein länger anhaltendes Sättigungsgefühl – das erhöht die Wahrscheinlichkeit, weniger zu essen.

Verzehrtipps

* Mangohälften einfrieren und als eiskalten Snack anstelle von Eiscreme genießen.
* Mango mit Joghurt oder Quark pürieren. Mit Vanille und Limettensaft abschmecken.
* Mangospalten zu einem indischen Curry anrichten. Oder für eine fruchtige Note in Stückchen geschnittene Mango unter ein Curry mischen.

Einkaufstipps

* Bei einer reifen Mango gibt das Fruchtfleisch leicht nach, wenn man die Frucht sanft andrückt.
* Große dunkle Flecken können auf Quetschungen des Fruchtfleischs hinweisen. Bei völlig grüner Schale ist die Frucht wahrscheinlich noch nicht reif und eine überlagerte Frucht hat eine runzlige Schale.

Aufbewahrungstipps

* Mangos am besten bei kühler Raumtemperatur (ideal sind 13 °C) lagern. Sie sollen kein Sonnenlicht abbekommen.
* Mangos reifen im Kühlschrank nicht nach. Vollreife Früchte kann man darin jedoch kurze Zeit aufbewahren.
* Ganze Mangos halten sich normalerweise 1–2 Wochen.
* In Stücke geschnittenes Mangofruchtfleisch luftdicht verpackt bis zu 3 Tage im Kühlschrank aufbewahren.
* In einer dunklen Papiertüte an einem kühlen Platz gelagert, reift eine unreife Mango innerhalb von 2–3 Tagen nach.

Margarine

Siehe Butter und Margarine, Seite 72

Meeresalgen

GESUNDHEITSRISIKEN
- Natriumgehalt

GESUNDHEITSPLUS
- Schilddrüse
- Muskeln
- Immunsystem
- Folatmangel

Meeresalgen sind köstlich und nahrhaft. Sie können vielseitig zubereitet und eingesetzt werden. Es gibt mehr als 2500 verschiedene Arten – angefangen von Grünalgen, die sich in Teichen bilden, bis zu Braunalgen (Kelp) und anderen Meerespflanzen. Klassifiziert werden Meeresalgen meist nach ihrer Farbe: in Braun-, Rot-, Grün- und Blaualgen (Cyanobakterien).

In Japan werden Algen dank ihres relativ hohen Gehalts an natürlichem Mononatriumglutamat (MSG) als Würzmittel für zahlreiche Gerichte verwendet. Mit Kombu (eine der am häufigsten vorkommenden Braunalgenart) wird z. B. Brühe gewürzt. Wakame, eine andere Braunalgenart, wird dagegen wie Gemüse für Suppen und Wokgerichte verwendet. Nori sind Rotalgen, die in getrockneter Form als Hülle für Sushi dienen – in Irland und Wales heißen sie „Laver", traditionell werden dort daraus beispielsweise Laver-Brot gebacken und Brotaufstriche hergestellt.

Gesundheitsplus

Schilddrüse Die meisten Algen enthalten viel Jod. Ein Spurenelement, das die Schilddrüse für die Produktion von Hormonen benötigt, die den Stoffwechsel regulieren. Wichtig: Zu viel Jod kann gefährlich sein.
Muskeln Nori-Algen bestehen zu 20 % aus Protein, das für den Muskelaufbau unent-

25% der Gerichte in **Japan** enthalten irgendeine Art von **Algen**.

behrlich ist. Aus gutem Grund werden derzeit Algen als mögliche Proteinquellen anstelle von Fleisch erforscht.

Immunsystem Algen enthalten ebenfalls Betakarotin, eine Vorstufe von Vitamin A. Wichtig für ein starkes Immunsystem, Augengesundheit, Knochenwachstum und reibungslose Zellfunktionen.

Folatmangel Auch Folsäure ist in nennenswerten Mengen in Algen enthalten. Das hitzeempfindliche B-Vitamin benötigt der Körper u. a. für die Bildung von DNA und roten Blutkörperchen. Folsäure wird im Körper nicht gespeichert und muss deshalb täglich mit der Nahrung zugeführt werden. Algen können also helfen, einem Folsäuremangel vorzubeugen.

Gesundheitsrisiken

Natriumgehalt Problematisch kann der relativ hohe Natriumgehalt in bestimmten Algenarten sein. In 100 g frischer Wakame sind z. B. fast 900 mg Natrium enthalten. (Ein gesunder Erwachsener sollte täglich nicht mehr als 2400 mg Natrium aufnehmen.) In Kelp oder Nori stecken in der gleichen Menge nur 250 mg bzw. 60 mg Natrium. Wer auf eine natriumarme Ernährung achten muss, sollte daher besser auf Algen verzichten bzw. sich über den Natriumgehalt einzelner Arten informieren.

Verzehrtipps

* Thunfischsalat mit etwas Nori würzen.
* Arame- oder Dulse-Algen in Misosuppe rühren.
* Eingeweichte getrocknete Hijiki-Algen mit Grünkohl, Knoblauch und Ingwer in Sesamöl pfannenrühren.

Einkaufstipps

* Algen bekommt man in asiatischen Lebensmittelgeschäften, Bioläden und manchmal auch beim Fischhändler.
* Nori erhält man in Form getrockneter und gepresster Blätter, die man z. B. über Nudeln, Salate und Suppen bröseln kann. Eingeweicht werden sie zum Einwickeln von Sushi oder Reisküchlein verwendet.
* Arame-Algen haben einen äußerst hohen Kalziumgehalt. Wenig davon genügt, um ein Risotto mit Pilzen oder Meeresfrüchten oder asiatische Reisgerichte zu würzen. Die getrockneten Fäden (in dieser Form wird Arame meist verkauft) zuerst 5 Minuten einweichen, dann 30 Minuten mitkochen.
* Kombu mit Bohnenkernen kochen. Das verkürzt die Gardauer und steuert Aroma bei.
* Dulse-Algen gibt es frisch und getrocknet. Sie eignen sich zum Würzen von Suppen, Gemüse- und Getreidegerichten. Ebenso schmecken sie frittiert oder (nach kurzem Einweichen) in Streifen geschnitten über Salaten bzw. als Dressing-Zutat.

Aufbewahrungstipp

* Getrocknete Algen halten sich gut verpackt an einem kühlen Platz bis zu einem Jahr.

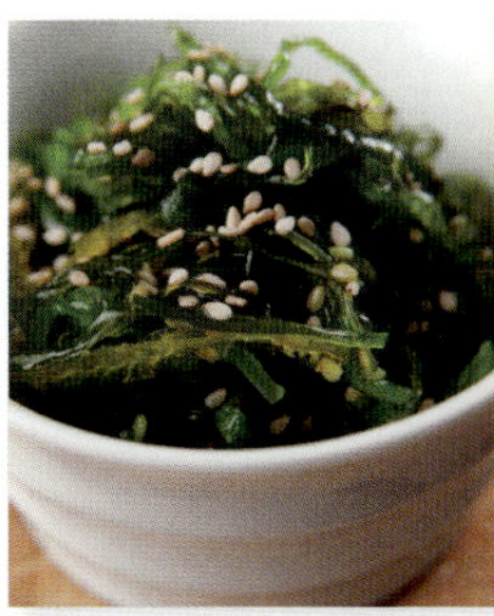

Meeresgemüse statt Meeresfrüchte

Proteinreiches Meeresgemüse wie Algen, aber auch Queller, ist nicht nur für Vegetarier eine köstliche Alternative zu Fisch und Meeresfrüchten.

M

Meeresfrüchte

GESUNDHEITSRISIKEN
- Allergische Reaktionen
- Umweltgifte

GESUNDHEITSPLUS
- Krebserkrankungen
- Gewichtskontrolle
- Herzgesundheit
- Anämie
- Schilddrüsenfunktion

Meeresfrüchte ist der Oberbegriff für alle im Meer lebenden Weich- und Krustentiere. Manche Weichtiere, z. B. Austern und Miesmuscheln, haben sehr harte Schalen und verankern sich an Felsen oder Pfahlkonstruktionen. Andere Weichtiere wie Kraken und Kalmare (kleine Tintenfische), leben frei schwimmend und haben keine Schalen (Kalmare haben einen innen liegenden Schalenrest, den sog. Schulp). Eine weitere Weichtiergruppe bilden die Schnecken, die sich an Land fortbewegen, teilweise aber auch im Wasser leben und ihre Schalen mit sich tragen.

Veraltet
Tintenfisch und Garnelen sollten aufgrund ihres hohen Cholesteringehalts eher selten gegessen werden.

Aktuell
Das Cholesterin von Meeresfrüchten scheint kaum Einfluss auf den Blutcholesterinspiegel zu haben.

Die weichen Körper von Krustentieren aus der Familie der Krebse, wie Hummer, Garnelen und Krabben, sind von Chitinplatten bedeckt, die scharnierartig miteinander verbunden sind und so Beweglichkeit ermöglichen, aber gleichzeitig vor Feinden schützen. Butterkrebse sind bestimmte Arten von Schwimmkrabben, die sofort nach dem Panzerwechsel gefangen werden. Sie gelten als Delikatesse und können im Ganzen gegessen werden.

Gesundheitsplus

Krebserkrankungen Meeresfrüchte enthalten das Spurenelement Selen, das als wirksames Antioxidans das Risiko für Krebs senken könnte.

Gewichtskontrolle, Herzgesundheit Im Vergleich zu anderen Nahrungsmitteln tierischen Ursprungs, enthalten Meeresfrüchte wenig Fett und fast keine gesättigten Fettsäuren, die Blutcholesterinwerte ansteigen lassen. Im Gegenteil: Sie liefern herzgesunde Omega-3-Fettsäuren.

Anämie Meeresfrüchte sind gute Quellen für Eisen und Vitamin B_{12} – beide Nährstoffe sind notwendig zur Bildung roter Blutkörperchen. Ein Mangel kann Blutarmut auslösen.

Schilddrüsenfunktion Der hohe Jod-Gehalt unterstützt die Bildung von Schilddrüsenhormonen und den reibungslosen Ablauf zahlreicher Stoffwechselprozesse. Jodmangel kann zu Schilddrüsenunterfunktion führen.

Gesundheitsrisiken

Allergische Reaktionen Viele Menschen sind gegen Meeresfrüchte allergisch. Eine allergische Reaktion auf eine Sorte bedeutet häufig, generell auf alle Meeresfrüchte verzichten zu müssen. Schwerwiegende Reaktionen wie Nesselsucht, Schwellungen und Atemschwierigkeiten deuten möglicherweise auf einen anaphylaktischen Schock hin, einen lebensbedrohlichen Notfall. Wichtig: Menschen mit Meeresfrüchteallergie reagieren mitunter auch auf das Jod, das in vielen Röntgenkontrastmitteln enthalten ist. Wer allergisch auf Meeresfrüchte reagiert, sollte das unbedingt dem Arzt mitteilen.

Umweltgifte Meeresfrüchte aus schadstoffbelastetem Wasser bilden ein erhöhtes Risiko, sich mit Hepatitis zu infizieren. Deshalb sollte man keine Meeresfrüchte verzehren, die am Strand, in der Nähe von

Molen oder bebautem Gelände gesammelt wurden. Muscheln aus dem Flachwasser sind meist höher mit Schadstoffen belastet als etwa Kammmuscheln und andere Meeresfrüchte aus dem Tiefwasser.

Verzehrtipps

* Muscheln, die nach dem Garen noch geschlossen sind, aussortieren und wegwerfen.
* Meeresfrüchte an sich sind kalorienarm, üppige Saucen sorgen für Fett und Kalorien.

Einkaufstipps

* Meeresfrüchte vom Fischhändler kaufen, wo sie auf bzw. zwischen Eis lagern. Hummer werden meist in Aquarien mit zirkulierendem und Sauerstoff angereichertem Wasser gehalten.
* Frische Meeresfrüchte, mit oder ohne Schale, riechen keinesfalls nach Jod oder fischig, sondern nach frischem Meerwasser.
* Garnelen und Krabbenfleisch bilden die einzige Ausnahme von der Regel, dass man nur lebende Meeresfrüchte kaufen sollte. Die meisten Garnelen werden schon auf See geschält, zu Blöcken gefroren und für den Verkauf wieder aufgetaut. Auf diese Weise behandelte Garnelen müssen als „vorgefrostet" gekennzeichnet sein.
* Krabbenfleisch (Crabmeat) wird meist im Panzer gekocht oder aus dem Panzer gelöst, dann pasteurisiert und anschließend eingefroren. Eingefrorene oder eingedoste Meeresfrüchte sind in der Regel essfertig.

Aufbewahrungstipps

* Frische Meeresfrüchte auf Eis im kältesten Bereich des Kühlschranks lagern und innerhalb von 24 Stunden zubereiten.
* Tiefkühlware hält sich (Kühlkette nicht unterbrechen!) bis zu 6 Monate im Tiefkühlgerät.

Mehl

Siehe Getreide, Seite 100

Melonen

GESUNDHEITSRISIKEN

- Bakterielle Infektionen

GESUNDHEITSPLUS

- Krebserkrankungen
- Herzerkrankungen
- Erhöhter Cholesterinspiegel
- Gewichtskontrolle

Es gibt zahlreiche Melonensorten: Cantaloupe- und Charentais-Melone, Honig-, Galia- oder Netzmelone sowie Wassermelone, um nur einige zu nennen. Obwohl sie überwiegend aus Wasser bestehen, sind sie sehr nährstoffreich und enthalten Vitamin A (in Form von Betakarotin), Vitamin C, Kalium und weitere Mineralstoffe.

Gesundheitsplus

Krebserkrankungen Cantaloupe- und andere gelb- und orangefleischige Honigmelonen sind reich an Betakarotin, das der Körper in Vitamin A umwandelt: 150 g decken den Tagesbedarf eines Erwachsenen an Vitamin A vollständig ab. Außerdem stecken darin fast 50 mg Vitamin C und fast 500 mg Kalium. Viele Melonensorten sind reich an Bioflavonoiden, Karotinoiden u. a. Pflanzenfarbstoffen, die zum Schutz vor Krebs beitragen können. Wassermelone enthält z. B. sehr viel Lykopin, ein Antioxidans, dessen Effekt bezüglich eines geringeren Risikos für Krebs seit Jahren erforscht wird.

Herzerkrankungen Studien konnten nachweisen, dass eine Ernährung, die reich an Bioflavonoiden und Karotinoiden ist, nicht nur vor Krebs schützen könnte, sondern

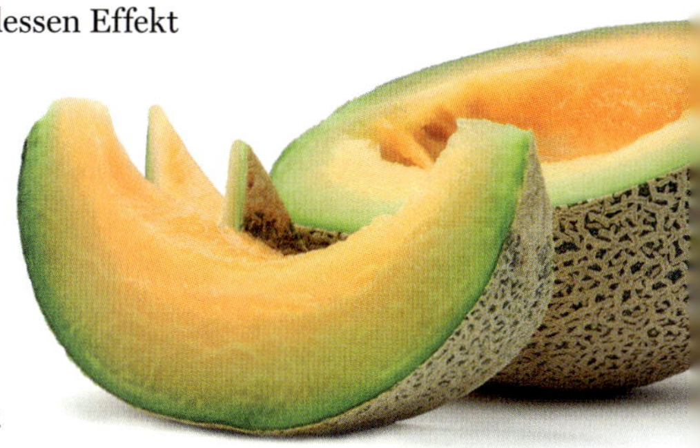

auch vor Herzerkrankungen. Außerdem unterstützt der Kaliumgehalt von Melonen die Herzfunktion, weil Kalium einen hohen Blutdruck ausgleicht, indem es zu viel Natrium verdrängt.

Erhöhter Cholesterinspiegel Obwohl Melonenfruchtfleisch keine Fäden oder andere feste Bestandteile aufweist, enthält es Ballaststoffe in Form von Pektin, die nachweislich helfen, den Cholesterinspiegel zu regulieren.

Gewichtskontrolle Weil Melonen zu 90 % aus Wasser bestehen, sind sie äußerst kalorienarm. 100 g Honigmelonenfleisch liefern gerade mal 54 kcal, 100 g Wassermelonenfleisch sogar nur 37 kcal.

Gesundheitsrisiken

Bakterielle Infektionen Im Jahr 2011 wurden in den USA mindestens 147 Menschen durch verunreinigte Cantaloupe-Melonen mit Listerien infiziert. 33 Menschen sind infolge davon sogar gestorben. Und in Deutschland, Großbritannien und in Irland löste der Verzehr von Wassermelonen im selben Jahr einen Salmonellen-Ausbruch aus. Der Grund: Werden Melonen aufgeschnitten, können Bakterien wie Listerien, Salmonellen und EHEC von der Schale, über Hände oder verunreinigte Messer oder Bretter auf das Fruchtfleisch gelangen. Experten empfehlen deshalb vor dem Aufschneiden, Melonen gründlich außen unter Wasser abzubürsten, die Hände zu waschen und die Früchte auf sauberen Brettern mit sauberen Messern aufzuschneiden. Und man sollte möglichst nur so viel Melone aufschneiden, wie innerhalb von ca. 2 Stunden verzehrt wird. Angeschnittene Melonen bis zum Verzehr abgedeckt im Kühlschrank lagern. Vor allem Schwangere, Kleinkinder sowie alte und kranke Menschen sollten nur saubere und frisch aufgeschnittene Melone essen.

Verzehrtipps

* Für eine Kaltschale Honigmelonenfleisch mit weißem Traubensaft pürieren.
* Aus Cantaloupe-Melone und Räucherforelle, Zitronensaft und Olivenöl, Salz und Pfeffer oder aus Wassermelone, Minze und Feta einen Salat zubereiten.

Einkaufstipps

* Melonen, die schief und auf einer Seite flach sind, nicht kaufen. Das Gleiche gilt für Melonen mit Rissen und hellen oder dunklen Flecken.
* Melonen reifen nicht nach; unreif geerntete können also niemals ihren vollen Geschmack entfalten. Eine vollreife Melone hat eine weiche, leicht eingesunkene Narbe am Stielansatz. Das ist ein sicheres Zeichen dafür, dass die Melone bei der Ernte reif war und sich leicht abpflücken ließ.
* Befindet sich an der Narbe noch ein Teil des Stiels, wurde die Melone unreif geerntet.
* Reife Melonen verströmen einen intensiven Duft.
* Reife Wassermelonen rasseln beim Schütteln, weil die Kerne sich mit zunehmender Reife der Frucht lockern. Beim Daraufklopfen sollte eine reife Wassermelone leicht hohl klingen.
* Am besten ganze Melonen kaufen. Sie enthalten noch alle Vitamine, vor allem empfindliche wie Vitamin C.

Aufbewahrungstipps

* Ganze (ungewaschene) Melonen im Gemüsefach des Kühlschranks lagern; innerhalb von 5 Tagen verbrauchen. Je reifer sie ist, desto kürzer hält sie sich.
* Vor dem Aufschneiden die Schale mit einer Gemüsebürste unter fließendem Wasser reinigen, dann trocken tupfen. Das senkt die Infektionsgefahr durch Bakterien.
* In Stücke geschnittene Melone im Kühlschrank bei 4–7 °C maximal eine Woche lagern. Aufgeschnittene Melone bzw. Melonenstücke, die länger als 6 Stunden bei Raumtemperatur herumgestanden haben, wegwerfen.

Milch und Milchprodukte

Siehe auch Butter und Margarine, Seite 72; Joghurt, Seite 112; Käse, Seite 120

GESUNDHEITSRISIKEN

- Erhöhter Cholesterinspiegel
- Laktoseintoleranz
- Allergische Reaktionen
- Akne

GESUNDHEITSPLUS

- Osteoporose
- Insulinresistenz

Milch ist ein ausgezeichneter Kalziumlieferant. Kalzium benötigt der Körper zum Aufbau gesunder Knochen und Zähne sowie für den reibungslosen Ablauf zahlreicher Stoffwechselreaktionen. In 250 ml Milch (egal ob vollfett- oder fettreduziert) stecken ca. 300 mg Kalzium, die gleiche Menge wie in etwa 40 g Schnittkäse oder 75 g Weichkäse.

Rohe Milch wird in Molkereien bearbeitet, damit sie länger haltbar ist und bestimmten Verbraucheransprüchen oder Diäterfordernissen genügt (beispielsweise durch die Verringerung des Fettgehalts). Beim Homogenisieren wird die Milch mit hohem Druck durch feine Düsen gepresst; dadurch werden die Fettkügelchen kleiner und verteilen sich gleichmäßiger.

Weit verbreitete Milchsorten sind Vollmilch (mit mindestens 3,5 % Fettgehalt), teilentrahmte/fettarme Milch (Fettgehalt zwischen 1,5 und 1,8 %), Magermilch (höchstens 0,5 % Fett) und Buttermilch (weniger als 1 % Fett). H-Milch (ultrahocherhitzte bzw. UHT-Milch) wird sehr kurz auf eine hohe Temperatur gebracht und ist ohne Kühlung längere Zeit haltbar.

Das von der Milch abgeschöpfte Fett bzw. das bei der Milchentrahmung anfallende Fett ist die Sahne. Je nach Produkt variiert ihr Fettgehalt. So enthält Kaffeesahne 10–15 % Fett, Schlagsahne mindestens 30 % und Créme double zwischen 40 und 43 %. Weitere beliebte Milchprodukte sind Butter, Käse, Quark und Joghurt.

Milch und Milchprodukte stammen weltweit meist von Rindern ab. Doch auch Ziegenmilch und daraus hergestellte Produkte sind äußerst beliebt. Ziegenmilch ist eine gute Quelle für Vitamin A und Riboflavin. Wer an Laktoseintoleranz leidet, wird auch Ziegenmilch nicht vertragen. Dies gilt ebenso für Menschen mit einer Kuhmilchallergie.

Gesundheitsplus

Osteoporose In 250 ml Milch stecken ca. 300 mg Kalzium – eine kalziumreiche Ernährung hilft, Osteoporose vorzubeugen.

Insulinresistenz Schwedische Wissenschaftler fanden in einer groß angelegten mehrjährigen Studie heraus, dass bei den

ROH ODER NICHT ROH?

Es gibt Studien, die darauf hinweisen, dass Roh- bzw. Vorzugsmilch im Vergleich zu erhitzter Milch z. B. gesundheitsschützende Effekte gegenüber Allergien und Asthma hat. Unbestritten ist, dass sich in unpasteurisierter Milch Krankheitserreger befinden können, die von der Kuh, den mit der Milchverarbeitung beschäftigten Menschen oder den Melk- und Verarbeitungsgeräten stammen. Beim Pasteurisieren wird die Milch 30 Sekunden lang bei 72–75 °C erhitzt. Dabei werden die meisten Erreger abgetötet, Geschmack und Nährwert der Milch jedoch nicht beeinträchtigt. Der Verkauf von Roh- bzw. Vorzugsmilch ist in den EU-Ländern individuell geregelt. Generell werden Betriebe, die Rohmilch direkt an Kunden abgeben, sehr streng kontrolliert. Rohmilch muss vor dem Trinken abgekocht werden. Schwangere Frauen und Menschen mit geschwächtem Immunsystem sollten keinen Rohmilchkäse essen.

Probanden, die täglich 8 Portionen Vollmilchprodukte zu sich nahmen, das Risiko einen Diabetes Typ 2 zu entwickeln, um 23 % gesenkt werden konnte. (1 Portion entspricht 200 ml Milch oder Joghurt; 20 g Käse; 25 g Sahne oder 7 g Butter.) Die Forscher vermuten, dass Milchfett die Insulinempfindlichkeit der Zellen erhöhen könnte.

Gesundheitsrisiken

Erhöhter Cholesterinspiegel Noch halten Ernährungsgesellschaften an der Empfehlung fest, vollfette Milch und Milchprodukte einzuschränken, da die enthaltenen gesättigten Fettsäuren den Cholesterinspiegel erhöhen könnten. Doch aktuelle Studien bestätigen das Gegenteil: Es gibt Hinweise darauf, dass Menschen, die viel Vollfettmilch tranken, sogar seltener an Herzkrankheiten litten. Das kann auch mit der Herkunft der Milch zusammenhängen: Milch von grasfressenden Kühen enthält z. B. mehr Omega-3-Fettsäuren.

Laktoseintoleranz Weltweit leiden 70 % der Bevölkerung an einer Laktoseunverträglichkeit, wobei die Verteilung sehr unterschiedlich ist: in Asien sind 90 % der Menschen betroffen, in Skandinavien nur 2 %. Menschen mit Laktoseintoleranz haben einen Mangel an Laktase, das Enzym, das Laktose (Milchzucker) im Körper abbaut. Oft werden kleine Mengen an Milch vertragen. Bei höherem Milchverzehr sollte man auf laktosefreie Alternativen ausweichen. Laktose in Joghurt und Käse wird meist gut vertragen.

Allergische Reaktionen Kuhmilchallergie betrifft 2–3 % der Kinder in der westlichen Welt. Diese Kinder müssen Kuhmilch und Produkte daraus meiden.

Akne Studien bestätigen einen Zusammenhang zwischen Milchkonsum und Akne. Dabei scheint fettreduzierte Milch Akne eher auszulösen als vollfette.

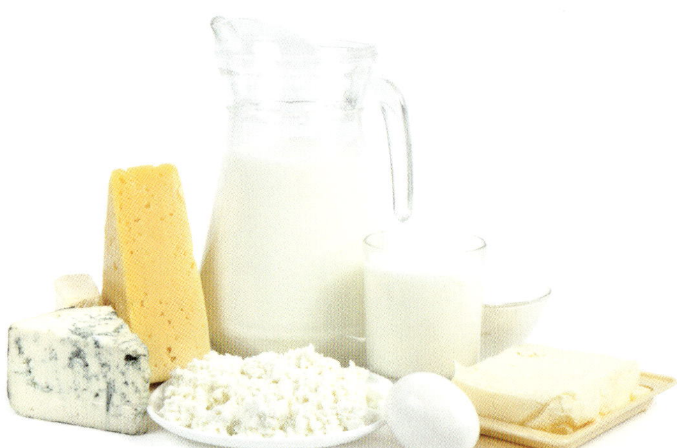

Verzehrtipps

- Milch anstelle von Sahne für Suppen und Saucen verwenden. Das spart Kalorien.
- Buttermilch ist von Natur aus kalziumreich, fettarm und dank Säure ein wunderbarer Durstlöscher.

Einkaufstipps

- Beim Kauf auf das Mindesthaltbarkeitsdatum (MHD) achten; es wird vom Hersteller festgelegt und ist seine Garantie dafür, dass bis zu diesem Zeitpunkt das Produkt eine optimale Qualität behält.
- Auch nach Ablauf des MHD sind die Produkte noch problemlos genießbar. Riecht und schmeckt das entsprechende Produkt gut und sieht es zudem noch appetitlich aus, kann es auf jeden Fall gegessen werden.
- Zunehmend bieten Geschäfte Milch und Milchprodukte mit abgelaufenem oder demnächst ablaufendem MHD preisreduziert an.

Aufbewahrungstipps

- Milch und Milchprodukte weder Licht noch Wärme aussetzen. Sie sollten nach dem Kauf so schnell wie möglich im mittleren Fach des Kühlschranks bei 6 °C gelagert werden.
- Fettreiche Produkte wie Butter oder Frischkäse kann man bis zu 6 Monate einfrieren. Vor dem Verzehr im Kühlschrank auftauen lassen. Auch H-Milch eignet sich zum Einfrieren.

Möhren

GESUNDHEITSRISIKEN
- Gelbfärbung der Haut

GESUNDHEITSPLUS
- Herz-Kreislauf-Erkrankungen
- Diabetes
- Krebserkrankungen
- Augenerkrankungen (Makuladegeneration, grauer Star, Nachtblindheit)

Möhren (auch Karotten, gelbe Rüben oder Wurzeln genannt) stammen vermutlich ursprünglich aus Afghanistan, wo sie bereits vor 4000 Jahren angebaut wurden. Sie sind eine hervorragende Quelle für Betakarotin, das als Antioxidans wirkt und vom Körper in Vitamin A umgewandelt wird. In dieser Form unterstützt es die Gesundheit von Haaren, Haut, Augen, Knochen und Schleimhäuten und sorgt für ein starkes Immunsystem.

Je intensiver eine Möhre gefärbt ist, desto mehr Betakarotin enthält sie. In 100 g Möhre stecken 25 kcal, 3,5 g Ballaststoffe und knapp 3 mg Betakarotin.

Nichtsehen im Dunklen
Nachtblindheit äußert sich durch eine deutlich verminderte Sehfähigkeit in der Dämmerung und in der Dunkelheit. Der Grund: Die für das Hell-Dunkel-Sehen verantwortlichen Stäbchenzellen auf der Netzhaut des Auges funktionieren nicht mehr. Die Ursache dafür können verschiedene Krankheiten sein, möglicherweise auch ein Mangel an Vitamin A. Der kommt in der westlichen Welt jedoch nur selten vor.

Möhren sind meist orangefarben. Es gibt aber auch dunkelrote, gelbe und fast weiße Sorten. Ebenso kann sich das Wurzelgemüse in Form und Größe unterscheiden – es kann klein, groß, lang oder rund sein. Eine Spezialität sind die kleinen, runden Pariser Karotten. Sie werden manchmal imitiert, indem sie aus großen Möhren geformt und als Konserven- oder Tiefkühlware angeboten werden.

Die als Urmöhre bezeichnete violette Sorte verdankt ihre Farbe Anthocyan, einem Pflanzenfarbstoff, der ebenfalls antioxidative Eigenschaften besitzt.

Gesundheitsplus

Herz-Kreislauf-Erkrankungen
Im Rahmen einer US-Studie wurde Teilnehmern über einen längeren Zeitraum täglich ca. 125 g Möhren verabreicht. Nach nur 3 Wochen stellte man fest, dass die Blutcholesterinspiegel der Teilnehmer um durchschnittlich 11 % gesunken waren. Dieser positive Effekt beruht vermutlich auf dem hohen Gehalt an löslichen Ballaststoffen, überwiegend in Form von Pektin.

Überholt
Rohe Möhren sind nährstoffreicher als gegarte.

Aktuell
Hitze verbessert die Verfügbarkeit der Möhren-Nährstoffe. Die Zellwände werden aufgebrochen, wodurch Betakarotin besser „freigelassen" wird.

Diabetes Betakarotin wird mit einem sinkenden Risiko für Diabetes in Verbindung gebracht. In einer Untersuchung fanden Forscher heraus, dass Studienteilnehmer mit den höchsten Betakarotinwerten um 32 % niedrigere Insulinspiegel im Blut aufwiesen als die Teilnehmer mit den niedrigsten Betakarotinwerten. Betakarotin scheint demnach die Insulinresistenz positiv zu beeinflussen und damit an der Blutzuckerregulation beteiligt zu sein. Abgesehen vom Betakarotin üben auch die Ballaststoffe der Möhre einen blutzuckerregulierenden Effekt aus.

M

Krebserkrankungen Neben Betakarotin enthalten Möhren weitere Karotinoide, (z. B. Alphakarotin) sowie sekundäre Pflanzenstoffe, die mit einem sinkenden Krebsrisiko in Verbindung gebracht werden. Vor allem bei Lungenkrebs zeigen Möhren schützende Effekte. Wichtig: Eine vor Krebs schützende Wirkung kann nicht nach Einnahme von Präparaten nachgewiesen werden, sondern nur nach dem Verzehr von Möhren.

Augenerkrankungen Mit ihrem außerordentlich hohen Betakarotingehalt gehören Möhren zu den besten Nahrungsmitteln, um die Sehkraft zu stärken. (Das gilt nicht für Fehlsichtigkeiten wie Kurz- und Weitsichtigkeit). Wer auf eine Ernährung achtet, die reich an Betakarotin ist, kann deshalb möglicherweise sein Risiko senken, an Makuladegeneration und grauem Star zu erkranken. Ebenso gilt Betakarotin als ein Schutzfaktor vor Nachtblindheit.

Gesundheitsrisiken

Gelbfärbung der Haut Ein übermäßiger Verzehr von Möhren kann zu einer leichten gelborangen Färbung der Haut führen. Dieser harmlose Zustand wird als Karotinodermie bezeichnet und verschwindet normalerweise innerhalb weniger Wochen, nachdem man den Möhrenkonsum reduziert hat. Bleibt die Gelbfärbung der Haut bestehen oder ist sogar das Weiße im Auge gelblich verfärbt, liegt evtl. eine Gelbsucht vor, was der Hinweis auf eine Lebererkrankung sein könnte. Zur Abklärung unbedingt zum Arzt gehen, der entsprechende Blutuntersuchungen durchführt.

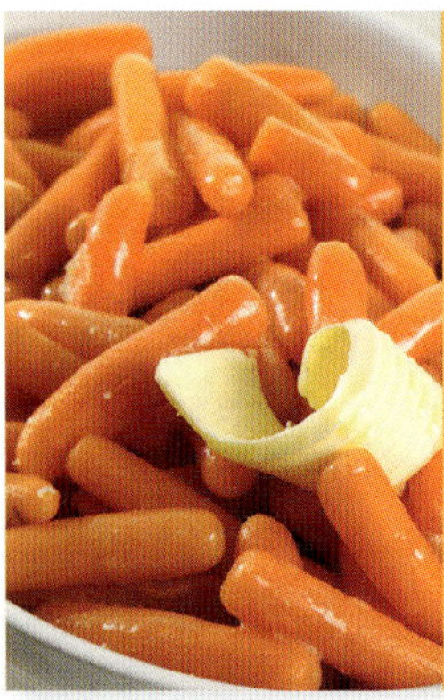

Möhren mit einem Stich Butter

Damit der Körper das fettlösliche Betakarotin optimal aufnehmen und nutzen kann, ist etwas Fett nötig. Ein Stich Butter oder ein paar Tropfen Olivenöl, unter gekochte bzw. rohe Möhren (auch Möhrensaft) gemischt, genügen.

Verzehrtipps

- Fein geraspelte Möhren mit Obst oder Rohkost sowie Zitronensaft, Öl, Salz und Pfeffer mischen. Evtl. mit Orangensaft süßen.
- Möhren mit Kartoffeln zusammen weich kochen und zu einem Püree zerdrücken.
- Fein geraspelte Möhren in Tomatensauce kurz mitgaren. Die Sauce unter Pasta heben.

Einkaufstipp

- Knackige Möhren mit kräftigem Grün sind frisch. Bei Möhren ohne Grün darauf achten, dass sie knackig sind, eine gleichmäßige Färbung haben und keine Risse aufweisen.

Aufbewahrungstipps

- Immer ohne Grün lagern – dies würde den Möhren Nährstoffe und Feuchtigkeit rauben.
- Möhren halten sich in perforierten Plastikbeuteln mehrere Wochen im Gemüsefach des Kühlschranks.

Nektarinen

Siehe Pfirsiche und Nektarinen, Seite 169

Nudeln

Siehe Teigwaren, Seite 209

N

Nüsse und Samen

Siehe auch Leinsamen, Seite 139; Erdnüsse und Erdnusscreme, Seite 83

GESUNDHEITSRISIKEN
- Fett- und kalorienreich
- Allergische Reaktionen
- Dehydration (Austrocknung)

GESUNDHEITSPLUS
- Diabetes
- Herzerkrankungen
- Erhöhter Cholesterinspiegel
- Krebserkrankungen
- Anhaltende Energie
- Verdauung
- Anämie
- Gewichtskontrolle

Nusskerne im Inneren der Nüsse sind die Samen verschiedener Bäume, Sträucher und anderer Pflanzen. Wie alle Samen sind sie mit den Nährstoffen ausgestattet, die für das Wachstum einer neuen Pflanze nötig sind. Schon seit prähistorischen Zeiten werden Nüsse und Samen wegen ihres außergewöhnlichen Nährwerts geschätzt und die Pflanzen kultiviert.

Nüsse tragen nachweislich dazu bei, einen erhöhten Blutcholesterinspiegel zu senken und helfen ein gesundes Körpergewicht zu halten bzw. zu erreichen. Der regelmäßige Verzehr von Nüssen und Samen scheint auch das Risiko für Schlaganfall oder Herzinfarkt reduzieren zu können. Die gesundheitsfördernden Eigenschaften beruhen höchstwahrscheinlich auf ihrer günstigen Fettsäurenzusammensetzung in Kombination mit dem Protein-, Ballaststoff- und Magnesiumgehalt.

Nüsse und Samen gehören zu den besten Quellen für Vitamin E, das als Antioxidans das Immunsystem stärkt, Zellmembranen schützt und unentbehrlich für die Bildung roter Blutkörperchen ist. Außerdem enthalten Nüsse und Samen Folsäure und Mineralstoffe wie Eisen, Kalzium, Selen, Mangan, Zink und Kalium sowie sekundäre Pflanzenstoffe aus den Gruppen der Flavonoide und Pflanzensterole.

Samen, wie z. B. Chia, werden zunehmend beliebter. Die winzigen Samen gelten wegen ihrer Dichte an wertvollen Nährstoffen als „Superfood". Chiapflanzen sind mit Salbei verwandt und werden in Mittel- und Südamerika, aber auch in Australien angebaut. Anders als Leinsamen, braucht man Chiasamen nicht zu zerkleinern, damit ihre Inhaltsstoffe für den Körper verfügbar sind. Sie sind eine hervorragende Quelle für Omega-3-Fettsäuren. Man kann Chiasamen wie andere Samen auch für Müslis, Smoothies und als Backzutat verwenden.

Überholt
Nüsse und Samen sind Knabberzeug.
Aktuell
Nüsse sind dank ihrer Nährstoffe eine ideale Zwischenmahlzeit, so lange man nicht mehr als eine kleine Handvoll davon isst.

Gesundheitsplus

Diabetes Nüsse und Samen helfen dabei, den Blutzuckerspiegel auf konstantem Niveau zu halten. US-Forscher haben herausgefunden, dass Frauen, die regelmäßig Nüsse und Samen aßen (eine kleine Handvoll fünfmal in der Woche) ihr Risiko an Diabetes Typ 2 zu erkranken, um 20 % senken konnten, gegenüber denen, die selten Nüsse und Samen zu sich nahmen.

Herzerkrankungen Mehrere groß angelegte Studien zeigten, dass der regelmäßige Genuss von Nüssen und Samen den Schutz vor Herzerkrankungen erhöhen kann. In einer dieser Studien fanden die Forscher heraus, dass Frauen, die pro

N

Woche mehr als 150 g Nüsse und Samen zu sich nahmen, ihr Risiko einen Herzinfarkt oder andere Herzerkrankungen zu erleiden um 35 % senken konnten, im Vergleich zu den Frauen, die überhaupt keine oder weniger als einmal im Monat Nüsse und Samen aßen. Einer der Gründe dafür könnte der hohe Gehalt an Kalium sein, das als Gegenspieler von Natrium blutdrucksenkend wirkt.

Eine kleine Handvoll (½ Tasse) Mandeln, Erdnusskerne, Pinienkerne, Pistazien oder Sonnenblumenkerne enthalten ca. 500 mg Kalium – mehr als in einer ganzen Banane steckt.

Um **30–50%** niedriger könnte das Risiko für Herzerkrankungen sein, wenn man mehrmals in der Woche **Nüsse und Samen** isst.

Erhöhter Cholesterinspiegel Forscher stellten fest, dass Menschen mit erhöhten Blutwerten für LDL-Cholesterin den Wert senken konnten, nachdem sie über einen Monat lang täglich etwa 40 g Sesamsamen in ihre bereits herzgesunde Ernährung einbauten. Insgesamt sanken die LDL-Spiegel um fast 10 % mehr als bei der herzgesunden Ernährungsweise ohne Sesam. Überraschenderweise stiegen die LDL-Blutwerte wieder an, nachdem die Probanden den Sesam weggelassen hatten. Nüsse und Samen enthalten Pflanzensterole, die dabei helfen, den Cholesterinspiegel zu regulieren.

In einer Studie wurde festgestellt, dass auch Mandeln erhöhte LDL-Cholesterinspiegel deutlich senken konnten. Und eine weitere Studie kam zu dem Ergebnis, dass bei einer Ernährung mit Mandeln und Walnüssen die cholesterinsenkende Wirkung um 10 % höher ist als bei einer „normalen" cholesterinsenkenden Diät. Walnusskerne sind ebenfalls reich an herzgesunden Omega-3-Fettsäuren.

Krebserkrankungen Antioxidanzien verleihen Nüssen und Samen antikrebswirksames Potenzial. 50 g Mandeln oder Haselnüsse enthalten fast so viel Vitamin E wie die Ernährungsgesellschaften (D-A-CH) als angemesssene tägliche Zufuhr für Erwachsene einschätzen. Walnusskerne sind reich an Ellagsäure, ein sekundärer Pflanzenstoff, der als Antioxidans das Wachstum von Krebszellen hemmen kann. Paranüsse gelten als beste pflanzliche Quelle für das Spurenelement Selen, das über eine hohe antioxidative Wirkkraft verfügt – mit nur einer Paranuss ist die geschätzte tägliche Zufuhrmenge für Erwachsene an Selen bereits gedeckt.

Anhaltende Energie Fett und Protein der Nüsse werden im Körper langsam abgebaut und umgewandelt, wodurch er über einen längeren Zeitraum kontinuierlich mit Energie versorgt wird.

Verdauung Die meisten Nüsse sind ballaststoffreich und wirken verdauungsfördernd. Beispielsweise enthalten 100 g Mandeln 13,5 g Ballaststoffe.

Anämie Gewichtsmäßig betrachtet liefern Kürbiskerne und Sesamsamen mehr Eisen als Leber. Allerdings wird Eisen aus Nüssen und Samen nicht so leicht vom Körper aufgenommen wie aus Leber. Kürbiskerne sind ebenfalls eine gute Quelle für Zink, Sesamsamen für Kalzium.

Gewichtskontrolle Wissenschaftler fanden heraus, dass nach dem Verzehr von Erdnüssen oder Erdnusscreme das Hungergefühl der Probanden für 2 ½ Stunden vermindert war. Beim Verzehr von an-

Ideal für Vegetarier
Die meisten Nüsse liefern nennenswerte Mengen an hochwertigem pflanzlichem Eiweiß. Für Vegetarier sind Nüsse daher eine wertvolle Eiweißquelle. Allen Nüssen – außer Erdnüssen – fehlt die essenzielle Aminosäure Lysin, die man jedoch einfach durch Kombination der Nüsse mit Hülsenfrüchten ergänzen kann.

deren Nahrungsmitteln (auch anderen Nüssen) verspürten die Testpersonen bereits innerhalb von 30 Minuten wieder ein Hungergefühl. Weil sie sich so lange gesättigt fühlten, nahmen die Erdnussesser – obwohl Erdnüsse kalorienreich sind – insgesamt nicht mehr Kalorien zu sich als zuvor. Zusätzlich verbesserte sich aufgrund der hochwertigen Fette in den Erdnüssen die Fettsäurezusammensetzung der Gesamternährung positiv.

Gesundheitsrisiken

Fett- und kalorienreich Nüsse sind wegen ihres hohen Fettgehalts sehr kalorienreich. Mit Ausnahme des Fetts von Kokosnüssen bestehen Nussfette jedoch größtenteils aus herzschützenden ein- oder mehrfach ungesättigten Fettsäuren. Diese scheinen ihre beste Wirkung zu entfalten, wenn sie im Austausch mit gesättigten Fettsäuren verwendet werden und nicht zusätzlich. Dennoch sollte man Nüsse nur in Maßen verzehren. Mit gut 700 kcal in 100 g sind Macadamianüsse Spitzenreiter im Fett- und Kaloriengehalt, gefolgt von Para-, Wal- und Haselnüssen.

Allergische Reaktionen Einige Nusssorten können bei empfindlichen Menschen Allergien auslösen. Das gilt insbesondere für Erdnüsse, aber auch für Haselnüsse. Die Symptome reichen dabei von einem Jucken im Mund über Nesselfieber bis hin zu einem lebensbedrohlichen anaphylaktischen Schock. Da die verschiedenen Nüsse nicht eng miteinander verwandt sind, verträgt man z. B. bei einer Allergie gegen Walnüsse durchaus Pekannüsse.

Dehydration (Austrocknung) Chiasamen absorbieren sehr viel Flüssigkeit. Deshalb muss man sie vor dem Essen in Wasser einweichen, damit sie dem Körper während der Verdauung keine Flüssigkeit entziehen.

Verzehrtipps

* Süße und pikante Gerichte mit gerösteten Sesamsamen bestreuen.
* Chiasamen zum Binden von Suppen und Saucen nehmen – sie quellen in Flüssigkeit.
* Süßer Snack: Geschmolzene Schokolade über Nusskerne träufeln; fest werden lassen.
* Nüsse und Samen vor der Verwendung in Ofen oder Pfanne ohne Fett rösten. So entfaltet sich das Aroma besonders gut.

Einkaufstipps

* Am besten ganze Nüsse kaufen und nach Bedarf knacken. Die Schalen sollten keine Verfärbungen aufweisen und die Nüsse unbeschädigt und prall sein.
* Beim Kauf von gerösteten Nusskernen darauf achten, dass kein Salz zugesetzt wurde.

Aufbewahrungstipp

* Geschälte und zerkleinerte Nüsse im Kühlschrank lagern, damit sie nicht ranzig werden. Ganze Nusskerne halten sich dagegen luftdicht verpackt an einem kühlen Platz bis zu 6 Monate. Ganze, ungeknackte Nüsse kann man im Herbst im Keller oder auf Balkon oder Terrasse in einem Korb oder Karton aufbewahren.

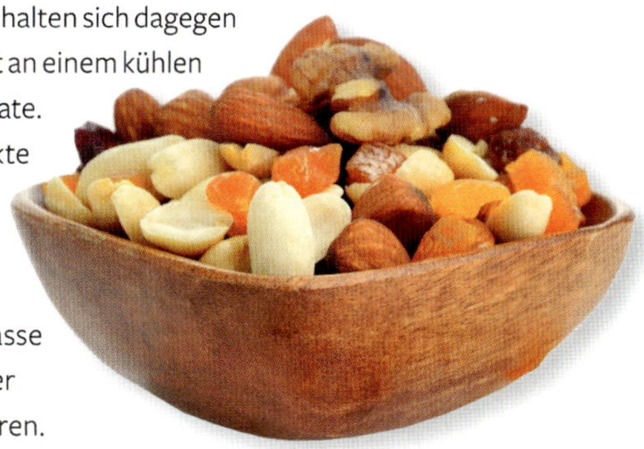

Reisezeit:

GESUNDES ESSEN FÜR UNTERWEGS

Ob mit Auto, Zug oder Flugzeug – auf dem Weg in den Urlaub oder zu einem Geschäftstermin begegnet man reichlich Fast Food und abgepackten Sandwiches. Hier sind ein paar Vorschläge für leichte Reise-Snacks.

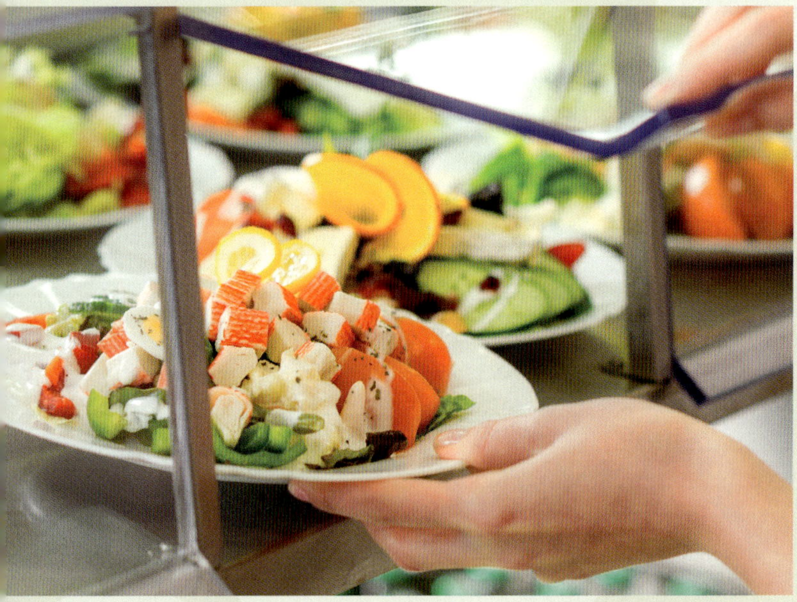

Für Auto- und Zugfahrten

Während einer längeren Auto- oder Zugfahrt hält man für eine kleine Zwischenmahlzeit oft an der Raststätte an oder stattet dem Zug-Restaurant bzw. -Bistro einen Besuch ab. Doch die beste Wahl ist, sich sein Essen vor der Abfahrt einzupacken und während einer Rast oder im Zug zu genießen. Hier sind ein paar Vorschläge für Mitnehm-Snacks, die für anhaltende Energie sorgen und nicht schwer im Magen liegen. Wichtig: Vor längeren Autofahrten noch eine gut bekömmliche Mahlzeit essen – beispielsweise eine Portion Pasta mit Tomatensauce oder einen Teller Suppe.

Kekse, Trockenobst und Nüsse Als kleine Snacks sind sie einfach ideal. Vor allem im Stau kann auch der Fahrer zwischendurch immer wieder zugreifen, damit Laune und Energie erhalten bleiben.

Obst Frisches Obst erfrischt und sättigt, ohne den Magen zu überlasten. Am besten Obst zu Hause waschen und großstückiges (wie Apfel, Birne, Orange) im Ganzen einpacken – klein geschnittenes Obst wird schneller unansehlich und wirkt dann unappetitlich. Taschenmesser und Küchenpapier mitnehmen. Während einer Rast das Obst aufschneiden.

Getränke Trinkwasser in Plastikflaschen gehören in jedes Auto bzw. ins Zuggepäck – vor allem bei einer langen Fahrt. Auch ungesüßte Kräuter- oder Früchtetees versorgen mit Flüssigkeit. Kaffee kann den Fahrer vor Übermüdung schützen und sein Konzentrationsvermögen wieder steigern. Falls man die Thermoskanne vergessen hat: Eine Tasse Kaffee bekommt man an jeder Raststätte.

Essen von Raststätte und Tankstelle Falls der Proviant ausgehen sollte: An jeder Raststätte oder Tankstelle werden geeignete Snacks wie Trockenobst, Nüsse, Studentenfutter, auch frisches Obst (Bananen lassen sich leicht schälen!) oder Joghurt angeboten. Fast Food wie Pommes, Currywurst oder Wurstbrötchen besser meiden.

Sandwiches und belegte Brote Ob Sandwich mit Salatblatt, Tomate und Schnittkäse, oder ein belegtes Brot mit Schinken oder Hähnchenbrustscheiben, es lässt sich gut zu Hause zubereiten, in Brotpapier wickeln, in eine Box packen und transportieren. Wichtig: Servietten oder Küchenpapier mitnehmen.

Für Flugreisen

Sobald man die Sicherheitskontrolle im Flughafen passiert hat, gibt es kein Zurück mehr: Fast Food lauert an jeder Ecke. Doch, wer genau hinschaut, wird gesunde Alternativen entdecken bzw. kann sich mit kleinen Snacks vorher selbst eindecken. Allerdings: Getränke und cremige Snacks (z. B. Joghurt) müssen meist bei der Sicherheitskontrolle abgegeben werden. Es empfiehlt sich, sich rechtzeitig über die jeweiligen Bedingungen am Abflughafen zu informieren. Zu beachten ist auch, dass Lebensmittel in bestimmte Länder nicht eingeführt werden dürfen. Also am besten nur so viel Essen mitnehmen, wie man bis zur Ankunft am Zielort tatsächlich benötigen wird.

Essen im Flughafen Vor dem Abflug kann man sich per Internet über das Angebot an Restaurants im Flughafen informieren und die Speisekarten online einsehen. Auch hier gilt: Leicht Verdauliches sollte bevorzugt werden. Salat, Rohkost und blähende Zutaten (Hülsenfrüchte, Kohl) gehören zu den Lebensmitteln, die man vor einer Flugreise nicht essen sollte. Aus Rücksicht auf die anderen Passagiere und für das eigene Wohlbefinden. Die Gasbildung im Darm wird in Flughöhe nämlich verstärkt.

Alkoholische Getränke meiden Es mag zwar verführerisch sein, noch ein Bier oder ein anderes alkoholisches Getränk vor dem Abflug zu trinken, doch gerade vor einem Langstreckenflug sollte man darauf besser verzichten. Alkohol fördert die Dehydration, was beispielsweise eine Thrombose auslösen kann. Außerdem wirkt Alkohol diuretisch, also harntreibend.

Essen während des Flugs Forscher haben herausgefunden, dass Flugbedingungen die Geschmacksnerven beeinflussen. Essen, das am Boden gut schmeckt, wird während des Flugs deshalb als geschmacklos und fad empfunden. Diese Tatsache berücksichtigen gute Fluglinien beim Würzen des Bordessens.

Trinken Experten empfehlen während eines Flugs alle 2 Stunden 500 ml Wasser zu trinken, um einer Dehydration vorzubeugen. Für Alkohol an Bord gilt dasselbe wie vor dem Abflug.

In tropischen Ländern

Bei einer Reise in fremde Länder gehört das Probieren landestypischer Speisen dazu. Vor allem in tropischen Ländern sollte man jedoch ein paar Regeln beachten, um sich vor Magen-Darm-Infektionen zu schützen.

Der beste Schutz Was das Essen betrifft, gilt in tropischen Ländern nach wie vor die alte englische Regel, die noch aus Kolonialzeiten stammt: „Boil it, cook it, peel it or forget it." – „Koch es, brat es, schäl es oder vergiss es!" Also: Rohkost (z. B. Salate), frisch gepresste Säfte, Eis, Eiswürfel und vieles mehr sind tabu.

FAZIT

- Vor und während einer Reise mit dem Auto, Zug oder Flugzeug: Mit leicht verdaulicher Kost und reichlich Flüssigkeit in Form von Wasser kommt man am Ziel entspannter an.
- Nüsse und Trockenfrüchte sind ideale Snacks.
- In tropischen Ländern gegarte Speisen essen und Wasser bzw. Erfrischungsgetränke aus versiegelten Flaschen trinken.

Okraschoten

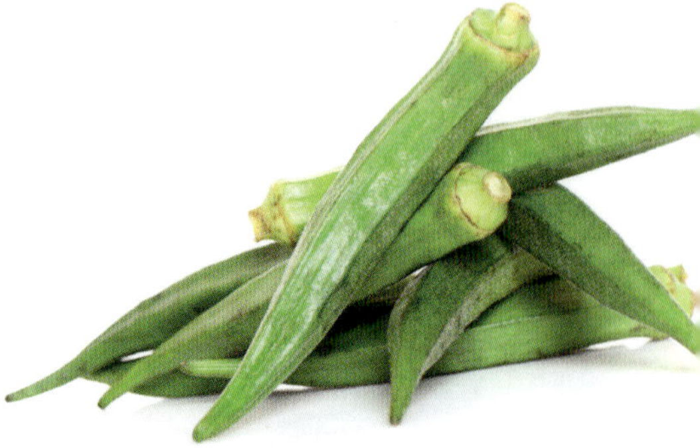

GESUNDHEITSPLUS
- Erhöhter Cholesterinspiegel
- Verdauung
- Gewichtskontrolle

Okraschoten finden seit den 1970er-Jahren zunehmend auch in Mitteleuropa ihren Weg ins Gemüseangebot und in den Kochtopf.

Okraschoten sind die unreif geernteten Früchte eines ursprünglich in Afrika heimischen Malvengewächses. Die dunkelgrünen Schoten werden als Zutat überwiegend in orientalischen, afrikanischen, südostasiatischen und kreolischen Gerichten verwendet.

Das kalorienarme Gemüse ist eine wertvolle Quelle für Antioxidanzien wie Betakarotin und Vitamin C. Außerdem enthält es viel Kalium, das für die Regulierung des Flüssigkeitshaushalts, die Weiterleitung von Nervenimpulsen und für die reibungslose Funktion der Muskulatur unentbehrlich ist. Okraschoten enthalten auch nennenswerte Mengen an Thiamin und Magnesium.

Die schleimige Konsistenz der Garflüssigkeit von Okraschoten schreckt manch einen von der Verwendung des Gemüses ab. Diese lässt sich verringern, wenn man die Schoten vor dem Garen nicht zerkleinert und die Stiele der Schoten durch bleistiftartiges Zuspitzen der Schoten entfernt. Wichtig ist, die Schoten nicht zu verletzen, damit während des Garens kein Pflanzensaft austreten kann. Ebenso kann man das Gelieren des Pflanzensafts reduzieren, indem man Okraschoten mit einem säurehaltigen Gemüse wie Tomaten zubereitet. Okraschoten schmecken auch roh mit Dips oder mit anderem frischem Gemüse als Rohkost oder im Salat.

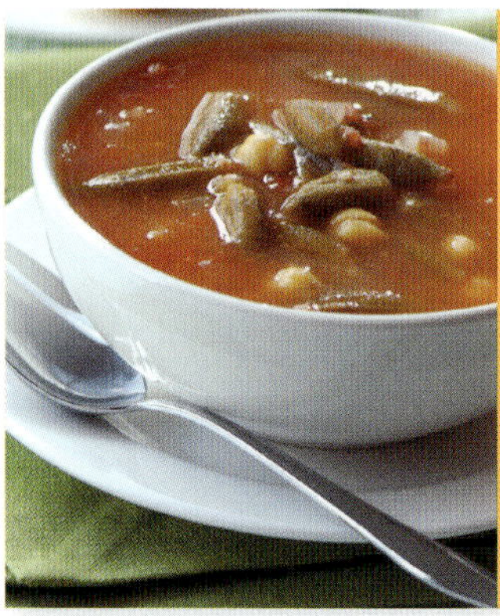

Suppen mit Okras binden

Okraschoten enthalten viel Stärke und lösliche Ballaststoffe, was sie zu einem guten Bindemittel für Suppen und Eintöpfe macht. Während des Garens werden die quellenden Inhaltsstoffe freigesetzt.

Gesundheitsplus

Erhöhter Cholesterinspiegel Okraschoten enthalten viel Pektin, einen löslichen Ballaststoff, der nachweislich dazu beiträgt den Blutcholesterinspiegel zu senken.
Verdauung Der hohe Anteil an löslichen Ballaststoffen vergrößert das Stuhlvolumen und beugt damit Verstopfung vor.
Gewichtskontrolle Okra ist kalorienarm und fördert dank Ballaststoffen zugleich das Sättigungsgefühl.

Verzehrtipps

* Okras mit Tomaten und Zwiebeln dünsten.
* Zum Grillen Okras einölen und mit Cajun-Gewürz bestreuen.
* Blanchierte Okras in Einlegsud (z. B. von Gurken) im Kühlschrank 2–6 Tage ziehen lassen.

Einkaufstipp

* Pralle, kräftig grüne Schoten kaufen.

Aufbewahrungstipp

* Ungewaschene Okras halten sich in einem perforierten Plastikbeutel bis zu 3 Tage im Gemüsefach des Kühlschranks.

Öle

GESUNDHEITSRISIKEN
- Gesättigte Fettsäuren
- Bakterielle Infektionen

GESUNDHEITSPLUS
- Erhöhter Cholesterinspiegel
- Hormonproduktion
- Nährstoffaufnahme

Öle werden aus verschiedenen Früchten und Samen hergestellt. Im Kaloriengehalt sind sie fast identisch – je nach Fettsäuremuster liefern sie pro Gramm rund 9 kcal. Vor Erfindung der Kühltechnik, war das Einlegen von Lebensmitteln in Öl eine wichtige Konservierungsmethode. Heute sind Öle Bestandteil einer gesunden Ernährung. Einige Öle sind wertvoller als andere, doch alle liefern konzentrierte Energie und Fettsäuren, die für den Aufbau und Erhalt von Zellwänden lebensnotwendig sind. Darüber hinaus sorgen Öle für Aroma und Textur, und sie halten länger satt als andere Grundnahrungsmittel, weil Fette langsam verdaut werden.

Gesundheitsplus

Erhöhte Cholesterinspiegel Öle enthalten unterschiedliche Mengen an gesättigten, einfach ungesättigten und mehrfach ungesättigten Fettsäuren. Einfach und mehrfach ungesättigte Fettsäuren wirken senkend auf den LDL-Cholesterinspiegel. Daher wird Menschen mit erhöhten Cholesterinwerten oft empfohlen, weniger gesättigte Fettsäure und mehr einfach und mehrfach ungesättigte Fettsäuren zu konsumieren. Diese sind z. B. in Raps-, Mais-, Oliven-, Erdnuss-, Distel-, Soja- und Sonnenblumenöl enthalten. Weil sie pflanzlichen Ursprungs sind, enthalten Öle natürlicherweise kein Cholesterin.

Hormonproduktion Die in Ölen enthaltenen Fettsäuren sind für die Bildung von Wachstums- und Geschlechtshormonen sowie Prostaglandinen notwendig. Letzere wirken wie Gewebshormone und sind an der Regulation zahlreicher Stoffwechselabläufe beteiligt.

Nährstoffaufnahme Öle erhöhen die Resorption von fettlöslichen Nährstoffen (z. B. Vitamine A, D, E und K).

Gesundheitsrisiken

Gesättigte Fettsäuren Inwiefern sie dazu beitragen, den Anteil des LDL-Cholesterins im Blut zu erhöhen, ist umstritten. Dennoch wird dazu geraten, Öle mit einem hohen Anteil an gesättigten Fetten, wie sie z. B. in Kokos-, Baumwollsamen- und Palmöl vorliegen, weniger zu verzehren als Öle mit überwiegend ungesättigen Fetten.

In den Industrieländern stammen etwa **30%** der Kalorienaufnahme aus **Fetten** und **Ölen.**

Bakterielle Infektion Wer Öle mit frischen Kräutern, Knoblauch oder anderen Zutaten aromatisieren möchte, sollte das angesetzte Öl im Kühlschrank aufbewahren, die Aroma-Zutaten nach 2 Tagen herausnehmen und wegwerfen. Besser ist es, die aromagebenden Zutaten zu erhitzen (blanchieren) und erst dann ins Öl zu geben. Öl kann das Wachstum von *Clostridium botulinum* fördern. Botulinumbakterien können sich auf Kräutern oder Gemüse befinden. Sie bilden Toxine, die lebensgefährliche Vergiftungen auslösen können. Experten raten deshalb von der Bevorratung selbst hergestellter Ölkon-

O

serven ab. Durch haushaltsübliches Erhitzen werden die Bakterien zwar in ihrer Aktivität gebremst, jedoch nicht abgetötet. Dies ist erst bei Temperaturen über 100 °C (im Lebensmittel) möglich.

Verzehrtipps

* Rohkost, gedämpftes Gemüse, Kartoffelbrei und viele andere Gerichte vor dem Servieren mit einem aromatischen kalt gepressten Öl beträufeln.
* Zum Kochen, Braten und Backen Öle verwenden, die hoch erhitzbar sind. Kalt gepresste Sorten sind zu schade – Erhitzen verringert den Gehalt an gesunden Fettsäuren.

Einkaufstipp

* Möglichst sortenreine Öle, wie Walnuss-, Oliven-, Distel- oder Rapsöl kaufen und diese nach Bedarf und Geschmack (beispielsweise für ein Dressing) miteinander mischen.

Aufbewahrungstipps

* Fest verschlossen und an einem kühlen, dunklen Platz lagern.
* Kalt gepresste Öle innerhalb von 6 Monaten verbrauchen.

Oliven und Olivenöl

Siehe auch Öle, Seite 159

GESUNDHEITSRISIKEN
- Bluthochdruck

GESUNDHEITSPLUS
- Erhöhter Cholesterinspiegel
- Krebserkrankungen
- Entzündungen
- Immunsystem
- Gewichtskontrolle

Oliven sind im gesamten Mittelmeerraum heimisch und aus den dortigen Regionalküchen nicht wegzudenken. Sie werden in verschiedensten Gerichten mitgeschmort, als Pizzabelag sowie Salatzutat verwendet und sind ein unverzichtbarer Bestandteil mediterraner Vorspeisenplatten wie Antipasti oder Mezze.

Eine mittelgroße grüne Olive liefert ungefähr 7 kcal, eine reife dunkle (je nach Sorte rötlich violett bis bläulich schwarz) ca. 10 kcal. Oliven und Olivenöl enthalten nur wenig gesättigte, aber viele einfach ungesättigte Fettsäuren. Letztere haben eine positive Wirkung auf das gefäßschützende HDL-Cholesterin und stehen vermutlich in Zusammenhang mit der niedrigen Rate an Herz-Kreislauf-Erkrankungen in den Mittelmeerländern.

In Salzlake oder trockenes Salz eingelegte Oliven enthalten viel Natrium. Salzempfindliche Bluthochdruckpatienten sollten diese Art von Oliven meiden.

Olivenöl spielt eine zentrale Rolle in der herzgesunden Mittelmeerdiät. Das aus den Oliven gepresste Öl ist vielseitig einsetzbar – nicht nur in der Küche, sondern auch für die Körperpflege als Bestandteil von Seifen und Pflegecremes.

Olivensorte, Bodenbeschaffenheit, Klima, Ernte (wann und wie) sowie das Herstellungsverfahren (die Pressmethode) bestimmen die Qualität eines Olivenöls. „Natives Olivenöl extra" und „Natives Olivenöl" werden durch mechanische Verfahren ohne Wärmezufuhr hergestellt.

Gesundheitsplus

Erhöhter Cholesterinspiegel Der hohe Anteil einfach ungesättigter Fettsäuren in Oliven und dem daraus gewonnenen Öl trägt zur Herzgesundheit bei. Im Rahmen einer Studie nahmen Erwachsene eine Woche lang täglich 2 EL natives Olivenöl extra auf. Anschließend wurden bei ihnen niedrigere LDL-Cholesterinwerte und höhere Antioxidanzienwerte gemessen. Zahlreiche andere Studien in den vergangenen 40 Jahren bestätigen die herzgesunden Eigenschaften von Olivenöl. Dazu gehört ebenso ein positiver Effekt auf HDL-Cholesterin.

Olivenöl enthält neben den herzgesunden Fettsäuren auch sekundäre Pflanzenstoffe und Vitamin E, was die Gefäße vor Ablagerungen schützt. Wichtig: Diese positiven Wirkungen von Olivenöl machen sich nur bemerkbar, wenn Olivenöl anstelle von gesättigten Fetten (z. B. Butter, Margarine) und nicht als Ergänzung dazu verzehrt wird.

Krebserkrankungen Die im Olivenöl enthaltenen antioxidativ wirksamen sekundären Pflanzenstoffe (Phenolverbindungen) wie Hydroxytyrosol und Oleuropein in Oliven und Olivenöl scheinen gemeinsam das Risiko für die Entstehung von Brustkrebs senken zu können. Lignane, die in nativem Olivenöl extra vorkommen, könnten evtl. vor Krebs schützen, indem sie das Wachstum von Krebszellen im frühen Stadium aufhalten.

Entzündungen Natives Olivenöl extra lindert Entzündungen, die durch Arthritis/Arthrose und andere Erkrankungen verursacht werden. Darüber hinaus stärkt das Öl der Oliven vermutlich auch das Immunsystem und verbessert die Aufnahme sekundärer Pflanzenstoffe aus anderen Nahrungsmitteln. Dazu gehört beispielsweise Lykopin, ein fettlösliches Karotinoid, das u. a. in Tomaten steckt.

Gewichtskontrolle Oliven und Olivenöl scheinen die Magenkontraktion zu verlangsamen – man fühlt sich länger satt.

Gesundheitsrisiken

Bluthochdruck Eingelegte oder eingesalzene Oliven enthalten viel Natrium, das den Blutdruck erhöhen kann.

Verzehrtipps

- Für mediterrane Frikadellen fein gehackte Oliven unter die Hackfleischmasse mischen.
- Gekochte, dicke weiße Bohnen mit Olivenöl beträufeln.
- Tapenade (Olivenpaste) auf eine geröstete Scheibe Baguette streichen.

Einkaufstipps

- Natives Olivenöl extra für Salate, Vorspeisen und zum Würzen von Suppen, Saucen kaufen. Zum Kochen, Braten und Backen kann man raffiniertes Olivenöl („Olivenöl“) verwenden.
- Dunkle Oliven schmecken milder als grüne.
- In Salz eingelegte Oliven über Nacht in Wasser legen. So lässt sich der Natriumgehalt senken.
- Bei Olivenöl auf das Herstellungsdatum achten.

Aufbewahrungstipps

- Damit das Aroma erhalten bleibt, Olivenöl in einem fest verschlossenen Behälter an einem kühlen, dunklen Platz aufbewahren. Notfalls im Kühlschrank. Bei niedrigeren Temperaturen flockt das Öl aus. Das mindert nicht seine Qualität. Sobald es Raumtemperatur annimmt, wird es wieder klar und flüssig.
- Richtig gelagert, hält sich Olivenöl mehrere Jahre. Während der Lagerung verändert sich jedoch der Geschmack. Falls das Öl „wolkig“ wird, ist das ein Hinweis auf sinkende Qualität.
- Im Kühlschrank halten sich Oliven problemlos bis zu 2 Monate.

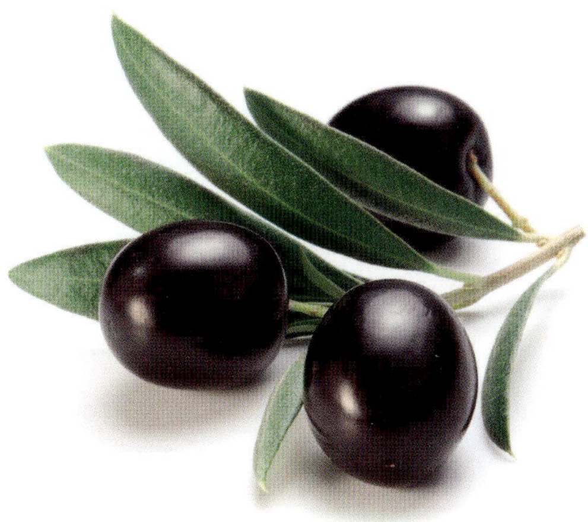

O

Orangen und Mandarinen

GESUNDHEITSRISIKEN
- Allergische Reaktionen
- Zahnschäden (Erosionen)
- Wechselwirkung mit Medikamenten
- Mundgeschwüre (Aphthen)

GESUNDHEITSPLUS
- Krebserkrankungen
- Bluthochdruck
- Erhöhter Cholesterinspiegel
- Verdauungsbeschwerden
- Entzündungen
- Gewichtskontrolle

Bei Orangen und Mandarinen denkt man genau wie bei anderen Zitrusfrüchten sofort an Vitamin C. Aus gutem Grund: Eine mittelgroße Orange enthält schließlich ca. 70 mg davon – das entspricht rund 75 % der täglich empfohlenen Zufuhr für Erwachsene. Ebenso sind die orangefarbenen Früchte reich an Kalium. Andere Vitamine und Mineralstoffe sind in vergleichsweise niedrigerer Menge vertreten.

Frisch ausgepresster und durch ein Sieb gegossener Saft liefert ungefähr die gleichen Nährstoffe wie das Fruchtfleisch. Allerdings fehlen Ballaststoffe und die weißen Häutchen, die voller sekundärer Pflanzenstoffe stecken.

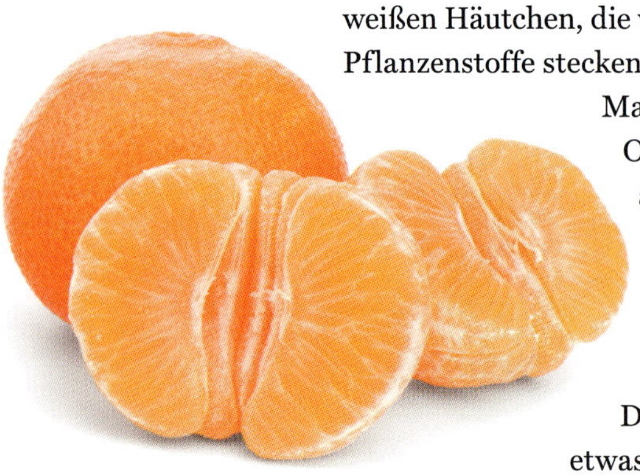

Mandarinen sind wie Orangen kalorienarm, enthalten jedoch deutlich mehr Betakarotin als diese und andere Zitrusfrüchte. Der Kaliumgehalt ist etwas geringer als der von Orangen (in 100 g Mandarine stecken 150 mg, in 100 g Orange 165 mg Kalium).

Tangerinen, Clementinen und Satsumas sind kernlose Zitrusfrüchte, die aus Kreuzungen zwischen Orangen und Mandarinen entstanden sind.

Gesundheitsplus

Krebserkrankungen Orangen helfen dank ihres Gehalts an Antioxidanzien und anderen sekundären Pflanzenstoffen Krebs zu bekämpfen. Diese Substanzen befinden sich in der Schale, den weißen Häutchen und dem Fruchtfleisch der Früchte. So kann z. B. Vitamin C vor Schäden durch freie Radikale schützen, während Pflanzenfarbstoffe wie Rutin und Hesperidin das Wachstum von Tumoren verhindern bzw. verlangsamen können. Und Cryptoxanthin ist ein Karotinoid, das möglicherweise den Schutz vor Dickdarmkrebs erhöht. Darüber hinaus könnte Nobiletin, ein Flavonoid der Orangen- bzw. Mandarinenschale, eine entzündungshemmende Wirkung haben und Tangeretin weist unter Versuchsbedingungen auf einen wachstumshemmenden Effekt bei bestimmten Tumorzellen hin.

Bluthochdruck Gemäß einer französischen Studie könnte Orangensaft einen blutdrucksenkenden Effekt haben: Möglicherweise hängt das mit der Wirkung von Hesperidin zusammen, das in der ganzen Frucht vorliegt. Zudem enthalten Orangen reichlich Kalium, was ebenfalls eine wichtige Rolle bei der Regulierung des Blutdrucks spielt.

Erhöhter Cholesterinspiegel Die dünnen Häutchen, die die Orangenfilets umhüllen, enthalten viel Pektin. Der lösliche Ballaststoff hilft, den Cholesterinspiegel auf ein gesundes Niveau zu bringen.

Verdauungsbeschwerden In China isst man bei Verdauungsbeschwerden traditionell Mandarinen, ebenso bei Übelkeit.

In Frankreich sind sie ein beliebtes Hausmittel für Kinder, um die Verdauung zu fördern und Schluckauf zu lindern.

Entzündungen Das reichlich vorhandene Vitamin C in Orangen und Mandarinen schützt vor Zellschäden durch freie Radikale, die natürlicherweise im Stoffwechsel entstehen, aber vor allem auch in Zigarettenrauch, Abgasen und anderen Umweltgiften vorkommen.

Gewichtskontrolle Orangen und Mandarinen sind kalorienarm. Wer die ganze Frucht isst und nicht nur den Saft trinkt, kommt in den Genuss zahlreicher wertvoller Inhaltsstoffe und vor allem auch der Ballaststoffe, die ein länger anhaltendes Sättigungsgefühl erzeugen.

Gesundheitsrisiken

Allergische Reaktionen Orangen- und Mandarinenschalen sind evtl. mit Sulfiten behandelt, die bei empfindlichen Menschen allergische Reaktionen auslösen können. Außerdem enthalten Zitrusschalen Limonen. Es ist ein häufiges Allergen, das in Orangenöl und anderen Zitrusölen vorkommt. Orangensaft kann aus Geschmacksgründen während der Produktion Limonen zugesetzt werden. Das könnte ein Grund für eine allergische Reaktion auf Orangensaft sein. Geschälte Orangen werden dagegen oft vertragen.

Achtung! Wechselwirkung mit Medikamenten!

Orangensaft, genau wie Grapefruit- oder Apfelsaft, könnten die Wirkung bestimmter Medikamente hemmen. Dazu gehören z. B. Etoposide (zur Behandlung von Krebs); Betablocker (gegen Bluthochdruck); Ciclosporine (Immunsupressiva) und einige Antibiotika.

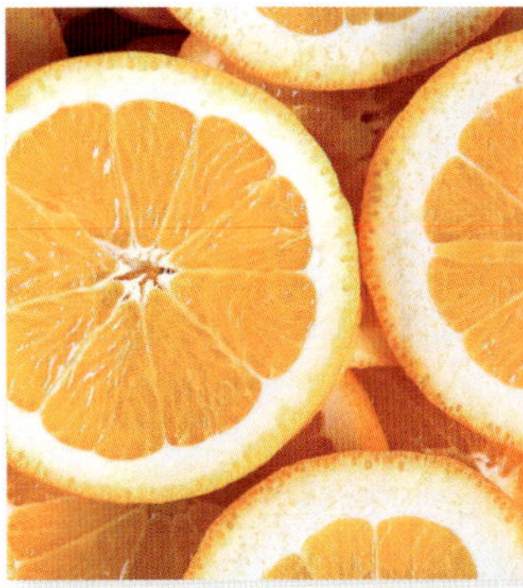

Weiße Haut mitessen

In der schwammigen weißen Schicht zwischen Schale und Fruchtfleisch stecken viele Ballast- und sekundäre Pflanzenstoffe. Die Früchte dünn schälen, damit viel weiße Haut am Fruchtfleisch bleibt.

Zahnschäden Säure aus Getränken kann eine Zahnerosion (den Verlust von Zahnschmelz und Dentin) verursachen, denn sie kommen direkt mit den Zähnen in Kontakt. Da die Zahnerosion schleichend und schmerzfrei vonstatten geht, wird sie meist gar nicht bemerkt. Deshalb: Säurehaltige Säfte nicht über den ganzen Tag trinken, sondern lieber ein Glas in kurzer Zeit oder zum Essen. Dasselbe gilt auch für Obst: besser eine Orange auf einmal essen, als immer wieder einen Schnitz.

Mundgeschwüre Orangen und Mandarinen können bei Aphthen im Mundbereich Schmerzen auslösen.

Verzehrtipps

- Für Obstsalat Orangen- und Mandarinenschnitze (mit Häutchen!) klein schneiden.
- Orangenscheiben mit roter Zwiebel (in Ringen) unter Feldsalat mischen. Mit Olivenöl und Himbeeressig anmachen.
- Hähnchenfleisch in Orangensaft mit süßer Chilisauce marinieren.

Einkaufstipps

- Alle Sorten sollten fest und schwer für ihre Größe sein.
- Orangen und Mandarinen mit grünen Stellen sind reif. Reifen die Früchte bei geringen Temperaturschwankungen, bleiben sie grün bzw. grünfleckig. Der Grünton ist ein Zeichen dafür, dass das natürlich vorhandene Chlorophyll in der Schale nicht ganz abgebaut wurde. Leuch-

tend orange wird die Schale nur durch tiefe nächtliche Temperaturen kurz vor dem Gefrierpunkt.

* Bräunliche Stellen auf der Schale weisen auf falsche Lagerung hin.
* Im Winter werden frische Mandarinen und Orangen aus Südeuropa und Nordafrika angeboten.

Aufbewahrungstipps

* Orangen und Mandarinen bei Raumtemperatur bis zu 2 Wochen lagern. Im Gemüsefach des Kühlschranks halten sie sich länger.
* In Papier gewickelt, an geschützter Stelle bei über 0 °C auf Balkon oder Terrasse lagern.
* Frisch gepressten Saft und abgeriebene Schale bzw. Zesten kann man gut einfrieren.

Papayas

Papayas enthalten das Enzym Papain, das ähnlich wie das Verdauungsenzym Pepsin wirkt. Den höchsten Gehalt an Papain weisen dabei die unreifen grünen Früchte auf.

GESUNDHEITSRISIKEN

- Allergische Reaktionen

GESUNDHEITSPLUS

- Herzerkrankungen
- Krebserkrankungen
- Entzündungen
- Arthritis/Arthrose
- Makuladegeneration

Ursprünglich stammen Papayas aus Mittelamerika, sie werden aber inzwischen in allen tropischen Regionen der Welt angebaut. Und wie fast alle gelborangefarbenen Früchte enthalten auch Papayas reichlich Betakarotin, die pflanzliche Vorstufe von Vitamin A. Eine mittlere Papaya (300 g Fruchtfleisch) liefert knapp 250 mg Vitamin C (das entspricht ca. der 2,5-fachen täglich empfohlenen Zufuhr für Erwachsene) sowie mehr als 650 mg Kalium und nennenswerte Mengen an Folsäure.

Gesundheitsplus

Herzerkrankungen Neben Vitamin C und Betakarotin enthalten Papayas auch Vitamin E. Diese Antioxidanzien helfen die Oxidation von Cholesterin im Blut zu begrenzen, was vermutlich den Schutz vor Herzinfarkt und Schlaganfall erhöht.

Krebserkrankungen Die Ballaststoffe der Papaya binden im Darm schädliche Substanzen, die gesunde Zellen angreifen könnten. Darüber hinaus wird der hohe Gehalt an Folsäure und Betakarotin mit einem sinkenden Risiko für Krebs in Verbindung gebracht. Wissenschaftler haben mit einem Extrakt von getrockneten Papayablättern die krebshemmenden Eigenschaften der Papaya bei verschiedenen laborgezüchteten Tumoren getestet (u. a. Brust-, Gebärmutterhals-, Bauchspeicheldrüsen-, Leber- und Lungenkrebs). Es zeigte sich, dass sich das Wachstum der Krebszellen innerhalb von 24 Stunden verlangsamte.

Entzündungen, Arthritis Papayas enthalten verschiedene proteinspaltende Enzyme, die möglicherweise dabei helfen, Entzündungen zu lindern und Verbrennungen zu heilen. Forschungsergebnisse weisen darauf hin, dass diese Enzyme die Symptome bei Menschen mit chronischen entzündlichen Erkrankungen wie Arthritis abschwächen können. So sollen die Enzyme dafür sorgen, dass die entzündlichen Schwellungen zurückgehen und Stoffwechselprodukte schneller abtransportiert werden, was die Entzündungen eindämmen kann.

Makuladegeneration Papayas enthalten neben Betakarotin auch die Karotinoide Lutein und Zeaxanthin. Diese scheinen eine besondere Rolle bei der Prophylaxe einer altersbedingten Makuladegeneration zu spielen. Eine bereits bestehende Erkrankung kann in ihrer Entwicklung evtl. verlangsamt werden.

Gesundheitsrisiken

Allergische Reaktionen Papayas gehören zu den wenigen Früchten, die bei Menschen, die empfindlich auf Latex reagieren, eine Allergie auslösen können. Wer latexempfindlich ist, sollte Früchte aus biologischem Anbau kaufen, die nicht mit Ethylen behandelt wurden. Vermutlich erhöht dieses Gas die Menge an allergieauslösenden Enzymen.

Verzehrtipps

* Grüne Papaya ist die unreife Frucht, die in der südostasiatischen Küche häufig für Salate und Currys verwendet wird.
* Papayasamen nicht wegwerfen. Sie verleihen pikanten und süßen Gerichten eine pfeffrig-aromatische Note.
* Fruchtfleisch mit Limettensaft beträufeln.
* Garnelensalat in einer entkernten Papayahälfte servieren.

Einkaufstipps

* Früchte, die auf sanften Druck nachgeben und eine rot-orange Schale haben, sind reif.
* Gelbe Flecken auf der Schale weisen darauf hin, dass die Frucht noch nachreifen muss.

Aufbewahrungstipps

* Reife Früchte sofort verbrauchen.
* Zum schnellen Nachreifen unreife Papayas mit einer Banane in eine Papiertüte geben.
* Unreife Früchte in einer Papier- oder Plastiktüte bei Raumtemperatur gut 3 Tage lagern.

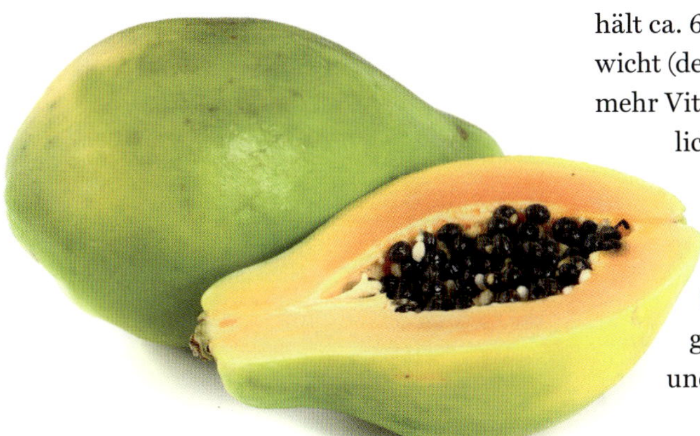

Paprikaschoten

Siehe auch Chilischoten, Seite 73

GESUNDHEITSRISIKEN
- Salicylsäure
- Pestizide
- Mundgeschwüre (Aphthen)

GESUNDHEITSPLUS
- Krebserkrankungen
- Herzerkrankungen
- Immunsystem
- Makuladegeneration

Gemüse- und Gewürzpaprika stammen ursprünglich aus der westlichen Hemisphäre, werden heutzutage jedoch weltweit in zahlreichen Sorten in tropischen und gemäßigten Zonen angebaut. Die Sorten unterscheiden sich in Farbe, Form, Größe und Geschmack.

Je nach Reifegrad variiert die Farbe von Gemüsepaprikaschoten von grün über gelb und orange bis hin zu rot und schwarzviolett. Werden Paprikaschoten im ersten Reifestadium geerntet sind sie grün. Sie können nach der Ernte zwar rötlich nachfärben, werden aber niemals so gleichmäßig rot wie vollreif geerntete Früchte. Je reifer Paprikaschoten sind, desto süßer schmecken sie und desto mehr Vitamin C enthalten sie.

Eine rote Paprikaschote (200 g) enthält ca. 65 kcal. In Bezug auf ihr Nettogewicht (den verzehrbaren Anteil) liefert sie mehr Vitamin C als Zitrusfrüchte, nämlich 225 mg. Rote Paprikaschoten bieten außerdem bis zu zehnmal mehr Betakarotin als grüne. Zusätzlich liefern Paprikaschoten, unabhängig von ihrer Farbe, geringere Mengen an Vitamin B_6 und Folsäure.

P

Am besten schnell und schonend garen

Garmethoden wie Dämpfen, Dünsten oder Pfannenrühren erhalten die Nährstoffe in Paprikaschoten weitgehend. Durch Grillen kann hingegen fast die Hälfte der sekundären Pflanzenstoffe zerstört werden.

Gesundheitsplus

Krebserkrankungen Vor allem dunkel gefärbte Schoten sind reich an Bioflavonoiden, die zum Schutz vor Krebs beitragen können. Die enthaltenen Phenolsäuren hemmen die Bildung krebserregender Nitrosamine und die ebenfalls vorhandenen pflanzlichen Sterole (Vorstufen des Vitamin D) schützen vermutlich auch vor Krebs.

Überholt

Paprikaschoten sind schwer verdaulich.

Aktuell

Das Fruchtfleisch der Schoten ist leicht verdaulich. Tatsächlich sind es nur die Schalen, die schwer verdaulich sind. Geschälte Schoten sind gut bekömmlich.

Herzerkrankungen Betakarotin und Vitamin C tragen beide zur Vorbeugung von Arteriosklerose bei, die Herzerkrankungen verursachen kann.

Immunsystem Antioxidanzien wie Vitamin C stärken die Immunabwehr und erhöhen dadurch den Schutz vor Infektionen, außerdem fördern Antioxidanzien die Gesundheit von Knochen, Zähnen, Haaren und Haut.

Makuladegeneration Paprikaschoten enthalten die Karotinoide Lutein und Zeaxanthin, die das Risiko für die Entstehung einer Makuladegeneration, der Hauptursache für Erblindung im Alter, höchstwahrscheinlich senken können.

Gesundheitsrisiken

Salicylsäure Die Schale der Paprikaschoten enthält Salicylsäure, die bei Menschen mit entsprechender Veranlagung zu unerwünschten Reaktionen führen kann. Gegarte und geschälte Schoten sind dagegen normalerweise gut verträglich.

Pestizide Paprikaschoten sind (wie viele andere Gemüse auch) mehr oder weniger stark mit Pestiziden belastet. Selbst in Bio-Paprika konnten Pestizide nachgewiesen werden. Am niedrigsten belastet sind in der Regel Freilandpaprika, die man zwischen Juni und November bekommen kann, und natürlich Schoten aus dem eigenen Anbau.

Mundgeschwüre Wer zu schmerzhaften Aphthen neigt, sollte Paprikaschoten und Chilischoten meiden.

Verzehrtipps

- Paprikaschoten mit Fleisch-, Gemüse- oder Getreidemasse füllen und im Ofen garen.
- Dip: Geröstete rote Schoten häuten; mit Mandeln, Olivenöl und Sherryessig pürieren.
- Gemüse: Paprika mit Zwiebeln, Tomaten und Kräutern schmoren.

Einkaufstipp

- Freilandpaprika im Sommer sind die beste Wahl. Sie sollten schwer für ihre Größe sein und eine glatte Haut ohne weiche oder dunkle Stellen haben.

Aufbewahrungstipp

- Im Gemüsefach des Kühlschranks halten sich frische Schoten mindestens 7 Tage.

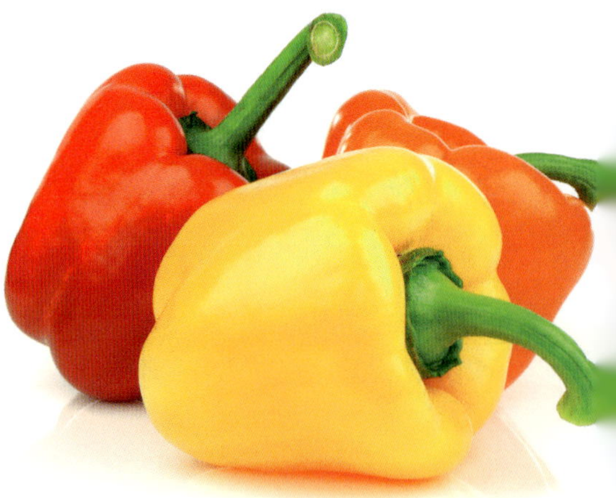

Passionsfrüchte

GESUNDHEITSRISIKEN
- Blähungen

GESUNDHEITSPLUS
- Sehvermögen
- Knochen
- Zellwachstum
- Immunsystem
- Kollagenproduktion
- Verdauung
- Gewichtskontrolle

Passionsfrüchte gehören wie die Maracujas zur Gattung der Passionsblumen. Die Maracuja oder gelbe Passionsfrucht ist etwas größer als die Passionsfrucht und hat im reifen Zustand eine gelbe Schale. Die Passionsfrucht ist dagegen etwa so groß wie ein Hühnerei und hat eine braunviolette Schale, die im reifen Zustand runzelig ist. Und während das geleeartige Fruchtfleisch der Passionsfrucht eher süß schmeckt, dominiert bei der Maracuja eine säuerliche Note.

Gesundheitsplus

Sehvermögen, Knochen, Zellwachstum
Das in der Passionsfrucht enthaltene Betakarotin wird im Körper zu Vitamin A umgewandelt, das für die Sehfähigkeit unentbehrlich ist. Darüber hinaus regt Vitamin A die Produktion weißer Blutkörperchen an und ist für Zellteilung und Wachstumsprozesse sowie für die Erneuerung von Haut und Schleimhäuten unerlässlich.
Immunsystem, Kollagenproduktion Einerseits trägt Vitamin A zur Stärkung des Immunsystems bei (weiße Blutkörperchen sind wichtiger Bestandteil des Abwehrsystems und gesunde Schleimhäute bilden eine Barriere vor Krankheitserregern), zusätzlich schützt Vitamin C vor schädlichen freien Radikalen und stärkt die Immunabwehr. Außerdem ist Vitamin C an der Produktion von Kollagen beteiligt, das u. a. für gesunde, feste Nägel, Haare, Zähne und Knochen wichtig ist.
Verdauung, Gewichtskontrolle Die schwarzen Samen der Passionsfrucht sind sehr ballaststoffreich, was die Verdauung fördert und einer Verstopfung vorbeugt. Darüber hinaus beschleunigen und erhöhen Ballaststoffe das Sättigungsgefühl.

Gesundheitsrisiken

Blähungen Isst man zu viele der köstlichen Früchte auf einmal, kann dies zu Verdauungsstörungen wie Blähungen, Magenkrämpfen und Durchfall führen.

Verzehrtipps

* Auch wenn die Schale nicht verzehrt wird, sollte man die saftigen Früchte vor dem Aufschneiden waschen.
* Das Fruchtfleisch mitsamt den Samen aus den Hälften löffeln, pur genießen oder unter Joghurt oder Quark mischen.

Samen entfernen
Zum Entfernen der Samen das ausgelöffelte Fruchtfleisch in ein Passiertuch oder in ein feines Sieb geben und den Saft abtropfen lassen.

Einkaufstipp

* Reife Passionsfrüchte sind für ihre Größe schwer und haben eine schrumpelige, meist violette Schale. Weil die Früchte nicht gut nachreifen, sollte man reife Exemplare kaufen, die frei von Druckstellen sind.

Aufbewahrungstipp

* Reife Passionsfrüchte halten sich im Gemüsefach des Kühlschranks bis zu einer Woche.

P

Pastinaken

GESUNDHEITSRISIKEN
- Allergische Reaktionen

GESUNDHEITSPLUS
- Erhöhter Cholesterinspiegel
- Krebserkrankungen
- Geburtsfehler
- Verstopfung

Pastinaken sehen wie lange, blasse Möhren aus, sind kalorienarm und enthalten viel Stärke, die nach dem ersten Frost in Zucker umgewandelt wird. Das Wurzelgemüse hat einen süßlichen, würzigen und angenehm nussigen Geschmack und ist eine ideale Zutat für Suppen und Schmorgerichte. Pastinaken bieten sich ebenso als Beilage anstelle von Kartoffeln an.

Sie enthalten mehr Ballaststoffe als Vollkornbrot, sind eine gute Quelle für Kalium und liefern auch Vitamin C und Folsäure.

Gesundheitsplus

Erhöhter Cholesterinspiegel Pastinaken enthalten sowohl lösliche als auch unlösliche Ballaststoffe; in 150 g stecken insgesamt ca. 3 g. Das hilft erhöhte Cholesterinspiegel zu senken sowie Übergewicht und Verstopfung vorzubeugen.

Krebserkrankungen, Geburtsfehler Wie Möhren enthalten Pastinaken viel Kalium und Folsäure. In 100 g sind 520 mg Kalium und über 50 Mikrogramm Folsäure (in 100 g Möhre 320 mg Kalium und 25 Mikrogramm Folsäure). Während Kalium der Herzgesundheit dient, ist Folsäure für die Bildung intakter Zellen notwendig. Ein Mangel wird in Verbindung mit Krebs und Geburtsfehlern gebracht.

Verstopfung Pastinaken enthalten zwar nur etwa die Hälfte an Protein und Vitamin C gegenüber Kartoffeln, dafür aber deutlich mehr unlösliche Ballaststoffe. Diese unterstützen den Transport des Nahrungsbreis durch den Darm und fördern so die Darmgesundheit.

Mit Schale zubereiten
Die meisten Nährstoffe der Pastinake befinden sich direkt unter der Schale. Aus diesem Grund sollte man das Wurzelgemüse möglichst mit Schale zubereiten und essen.

Gesundheitsrisiken

Allergische Reaktionen Grundsätzlich gelten Pastinaken als allergenarm; eine Allergie gegen das Gemüse ist sehr selten. Doch können Menschen, die allergisch auf Birkenpollen oder Doldenblütler (Sellerie) reagieren, auch beim Verzehr von Pastinaken allergische Reaktionen zeigen. Betroffene sollten Pastinaken meiden.

Verzehrtipps

- Pastinaken evtl. zusammen mit Möhren und Kartoffeln mit Öl beträufeln und im ca. 200 °C heißen Backofen backen.
- Für eine cremige Suppe gegarte Pastinaken mit Birnen pürieren.

Einkaufstipps

- Nach dem ersten Frost, wenn die Stärke in Zucker umgewandelt wurde, schmecken Pastinaken am besten.
- Feste Exemplare von mittlerer Größe ohne Wurzeln und weiche Stellen wählen.

Aufbewahrungstipps

- Vorhandenes Grün abschneiden, damit den Wurzeln keine Feuchtigkeit entzogen wird.
- Pastinaken halten sich gut 3 Wochen im Gemüsefach des Kühlschranks.

Pekannüsse

Siehe Nüsse und Samen, Seite 153

Pfeffer

Siehe Kräuter und Gewürze, Seite 132

Pfirsiche und Nektarinen

GESUNDHEITSRISIKEN
- Allergische Reaktionen und Unverträglichkeiten
- Blausäurevergiftung

GESUNDHEITSPLUS
- Erhöhter Cholesterinspiegel
- Krebserkrankungen
- Verstopfung
- Gewichtskontrolle

Die nährstoffreichen und gesundheitsfördernden Früchte sind eng miteinander verwandt und schmecken frisch genauso wie gegart. Weißfleischige Pfirsiche und Nektarinen sind süßer als gelb- oder orangefleischige Sorten.

Nektarinen enthalten deutlich mehr Betakarotin bzw. Vitamin A als Pfirsiche. Doch liefern beide Früchte beachtliche Mengen an Kalium sowie Vitamin E und C.

Gesundheitsplus

Erhöhter Cholesterinspiegel Pfirsiche und Nektarinen sind reich an Ballaststoffen, vor allen an löslichem Pektin, das nachweislich einen erhöhten Cholesterinspiegel senken kann.

Krebserkrankungen Das Fruchtfleisch der beiden Steinfrüchte enthält verschiedene Antioxidanzien, hauptsächlich Karotinoide. Diese tragen vermutlich dazu bei, das Risiko für die Entstehung von Krebs und verschiedene chronische Erkrankungen zu senken.

Verstopfung Die dünnen Schalen von Pfirsichen und Nektarinen steuern unlösliche Ballaststoffe bei, die Verstopfung vorbeugen und lindern können.

Gewichtskontrolle Für alle, die auf ihr Gewicht achten, sind Pfirsiche und Nektarinen ideal. Sie steuern wertvolle Nährstoffe in Verbindung mit wenig Kalorien bei. Das gilt nur für frische oder gegarte Früchte, denen kein Zucker, Honig oder ähnliche Süßungsmittel zugesetzt wurden. Aufgrund ihres Ballaststoffgehalts sättigen Pfirsiche und Nektarinen anhaltend.

Gesundheitsrisiken

Allergische Reaktionen, Intoleranzen Getrocknete Pfrsiche bzw. Nektarinen enthalten (wie viele andere Trockenfrüchte) aus konservierungstechnischen Gründen häufig Sulfite, die bei empfindlichen Menschen allergische Reaktionen hervorrufen können. Ebenso können (frische) Pfirsiche bzw. Nektarinen genau wie Pflaumen, Kirschen, Mandeln und andere Lebensmittel, die Salicylsäure enthalten, bei Menschen mit Salicylsäureunverträglichkeit entsprechende Reaktionen hervorrufen.

Blausäurevergiftung In den Steinen von Nektarinen und Pfirsichen steckt Amygdalin, eine Verbindung, die im Magen Cyanide freisetzt. Falls man einen Stein versehentlich einmal verschluckt, ist das nicht schlimm. Isst man mehrere auf einmal, könnte dies zu einer Blausäurevergiftung führen.

Verzehrtipps

- Frische Pfirsich- bzw. Nektarinenspalten sind im Sommer eine köstliche Zutat für Obstsalate und Müslis.
- Gegrillte Pfirsich- oder Nektarinenhälften passen als Beilage zu gegrilltem Geflügel und Fleisch.
- Fruchthälften mit Mascarpone füllen, mit braunem Zucker bestreuen und gratinieren.

Einkaufstipps

- Früchte mit gelber Schale und roten Bäckchen sind reif. Außerdem geben reife Früchte auf sanften Fingerdruck nach.
- Pfirsiche und Nektarinen mit grünlichen Nuancen wurden zu früh gepflückt.
- Reife Früchte guter Qualität haben eine glatte Haut ohne dunkle Stellen.
- Steinharte Früchte liegen lassen – sie reifen nicht mehr nach.
- Reife Früchte riechen am Stängelansatz nach Pfirsich bzw. Nektarine.
- Die Steinfrüchte haben im Sommer Saison. Nach dem Pflücken entwickelt sich ihr Aroma nicht mehr weiter.

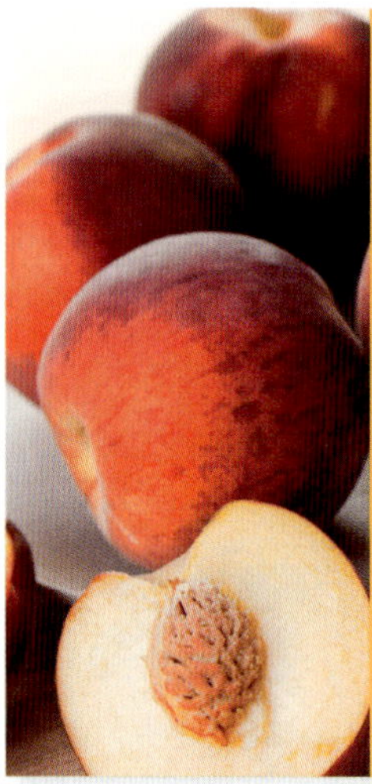

Säure gegen Verfärbung
Aufgeschnittene Pfirsiche und Nektarinen werden an den Schnittstellen rasch braun. Diese Verfärbungen entstehen durch ein Enzym, das in Verbindung mit Sauerstoff aktiv wird. Aufhalten lässt sich der Prozess (und damit die Verfärbung), indem man die Fruchtstücke in Wasser mit einem Schuss Essig oder Zitrone legt oder die Schnittflächen mit Zitronen- oder Limettensaft bestreicht.

Aufbewahrungstipps

- Reife, weiche Früchte innerhalb von 2 Tagen verzehren.
- Noch festere Früchte in Papier wickeln und in 2–3 Tagen weich werden lassen.
- Reife Früchte bis zu 5 Tage kühl lagern.
- Zum Lagern reife Früchte nicht übereinander-, sondern nebeneinanderlegen.
- Weiche Pfirsiche und Nektarinen häuten (die Haut lässt sich bei weichen Früchten leicht abziehen), das Fruchtfleisch pürieren und einfrieren.
- Pfirsiche zu Kompott kochen, heiß in Gläser füllen; fest verschließen. 4–6 Monate haltbar.

Pflaumen

GESUNDHEITSRISIKEN
- Allergische Reaktionen
- Blausäurevergiftung
- Zahnschäden (Trockenpflaumen)

GESUNDHEITSPLUS
- Krebserkrankungen
- Gewichtskontrolle
- Verstopfung
- Knochenschwund

Pflaumen sind kalorienarm und nährstoffreich. Sie sind nicht nur pur ein Genuss, sondern auch als Zutat im Obstsalat, als Kuchenbelag, für Kompott und Mus. 100 g frische Pflaumen (je nach Größe sind das 2–3 Stück) liefern fast 50 kcal, außerdem reichlich Ballaststoffe, Vitamin C, Kalium und andere Nährstoffe. Pflaumenkompott bzw. eingemachte Pflaumen weisen zwar immer noch gute Mengen an Riboflavin und Kalium auf, aber deutlich weniger Vitamin C als frische Früchte.

Zur Herstellung von Trockenpflaumen werden sehr süße, festfleischige Pflaumensorten mit hohem Säuregehalt verwendet. Trockenpflaumen sind sehr ballaststoffreich: 5 Stück enthalten ca. 3 g Ballaststoffe sowie nennenswerte Mengen an Eisen und Kalium. Trockenpflaumensaft bietet alle Nährstoffe der Trockenpflaumen, denn dafür werden ganze Früchte eingeweicht, dann püriert und das Püree wird evtl. mit Wasser verdünnt.

Gesundheitsplus

Krebserkrankungen Pflaumen enthalten Anthocyane, die den Pflaumen ihre rotblaue Farbe geben. Diese antioxidativ wirksamen Farbstoffe erhöhen möglicherweise den Schutz vor Krebs, indem sie freie Radikale (instabile Moleküle, die Zellen schädigen können) neutralisieren.

Gewichtskontrolle Pflaumen sind kalorienarm und ballaststoffreich. Das macht sie zu einem idealen Snack, um plötzlich aufkommenden Hunger rasch zu stillen. In einer US-amerikanischen Studie gab man einer Versuchsgruppe Pflaumen als Snack, einer anderen fettarme Kekse. Die Pflaumen-Gruppe wurde im Vergleich zur Keks-Gruppe langsamer hungrig. Tatsächlich waren die Blutzuckerspiegel der Pflaumen-Gruppe weniger stark anstiegen als in der Vergleichsgruppe und es konnte auch weniger Ghrelin (ein Hormon, das den Appetit ankurbelt) im Blut gemessen werden.

Verstopfung Trocken- bzw. Dörrpflaumen sind wegen ihres hohen Ballaststoffgehalts ein altbewährtes Hausmittel gegen oder zur Vorbeugung von Verstopfung. Darüber hinaus enthalten Pflaumen (frische und getrocknete) Isatin, eine Verbindung mit abführender Wirkung, die angeblich sogar die von Flohsamenschalen übertrifft.

Knochenschwund Forscher gaben einer Gruppe von Frauen (alle nach den Wechseljahren) täglich Kalziumpräparate plus Trockenpflaumen, einer anderen Gruppe Kalziumpräparate plus getrocknete Äpfel. Untersucht wurde die Knochendichte beider Gruppen nach 3, 6 und 12 Monaten. Bei der Pflaumen-Gruppe konnte ein deutlich geringerer Knochenverlust festgestellt werden als bei der Apfel-Gruppe. Der hohe Gehalt an Kalium und Vitamin K in Pflaumen könnte für die Knochengesundheit eine Rolle spielen.

Gesundheitsrisiken

Allergische Reaktionen Pflaumen können bei Menschen, die auf anderes Steinobst wie Aprikosen, Mandeln, Pfirsiche und Kirschen überempfindlich reagieren, ebenfalls allergische Reaktionen auslösen. Der Grund dafür ist meist Salicylsäure.

Blausäurevergiftung Wie bei Pfirsichen, Nektarinen, Aprikosen und anderen Steinfrüchten, enthalten die Steine von Pflaumen Amygdalin, eine Verbindung, die im Magen Blausäure freisetzen und in größerer Menge zu Vergiftungen führen kann.

Zahnschäden Trockenpflaumen enthalten viele Kalorien, die vor allem aus Zucker stammen. An den Zähnen verbleibende klebrige Rückstände können deshalb die Entstehung von Karies fördern.

Verzehrtipps

* Lachsfilet mit Pflaumen (in Scheiben) bedecken und in Teriyakisauce garen.
* Schokoladenstückchen in Kuchenteigen durch gehackte Trockenpflaumen ersetzen.
* Halbierte Pflaumen mit Ricotta-Orangen-Creme füllen.
* Für Kompott Pflaumenstücke mit Agavendicksaft und Zimt kochen oder im Ofen garen.

Einkaufstipps

* Überreife Pflaumen sind sehr weich und ihre Schale ist schrumplig; evtl. tritt sogar Saft aus.
* Reife Früchte sollten bläulich-schwarz und etwas weich sein, auf leichten Fingerdruck nachgeben und eine intakte Schale haben.

Aufbewahrungstipps

* Feste Pflaumen werden in 1–2 Tagen bei Raumtemperatur weicher.
* Reife, feste Pflaumen halten sich in einer Papiertüte oder einem perforierten Plastikbeutel im Kühlschrank gut eine Woche.
* Entsteinte Pflaumen einfrieren; nach Bedarf für Kuchen oder Kompott verwenden.

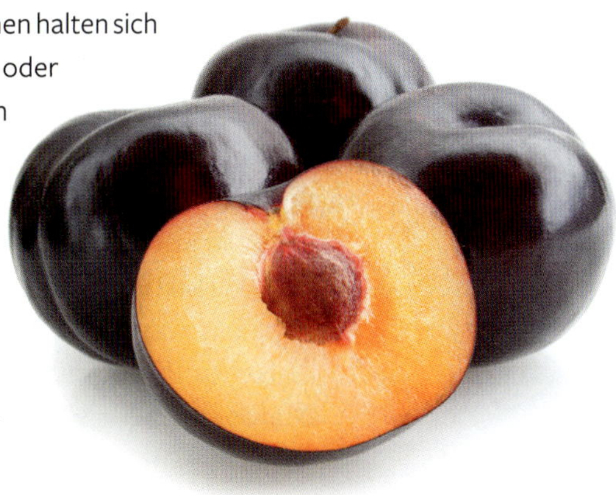

P

Pilze und Trüffeln

GESUNDHEITSRISIKEN
- Vergiftungsgefahr
- Schadstoffbelastung

GESUNDHEITSPLUS
- Herzerkrankungen
- Bluthochdruck
- Erhöhter Cholesterinspiegel
- Prostata- und Brustkrebs
- Immunsystem
- Gewichtskontrolle

Pilze sind eine eigenständige Organismengruppe. Sie gewinnen ihre Energie nicht wie Pflanzen durch Fotosynthese, sondern aus Nährstoffen, die sie z. B dem Humus entziehen. Ihre Zellwände bestehen aus Chitin, ein unverdaulicher Ballaststoff mit nachweislich cholesterinspiegelsenkender Wirkung.

Champignons wurden erstmals vor 300 Jahren in aufgegebenen Gipsbrüchen kultiviert. Mittlerweile baut man auch zahlreiche andere Pilzarten auf kommerzieller Basis an. Dank dieser Entwicklung werden inzwischen Zuchtpilze in großer Auswahl im Handel angeboten.

Trüffeln wachsen unterirdisch zwischen den Wurzeln von Haselsträuchern, Linden und verschiedenen Eichenarten. Infolge einer zu starken Ausbeutung in Kombination mit fortschreitender Abholzung sind Trüffeln mitterweile zu einer seltenen und teuren Delikatesse geworden. Versuche, Trüffeln im großen Stil anzubauen, waren bislang erfolglos.

Neben Pfifferlingen, Steinpilzen und Maronen gibt es zahlreiche andere Waldpilze, die von Kennern geschätzt werden.

Gesundheitsplus

Herzerkrankungen Pilze gelten als beste Quelle für Niacin, das nicht tierischen Ursprungs ist. Studien haben gezeigt, dass Niacin daran beteiligt ist, das Risiko für Herzerkrankungen und Arteriosklerose zu senken. 100 g Champignons liefern etwa ein Drittel der täglich empfohlenen Niacin-Zufuhr für Erwachsene. Darüber hinaus tragen Pilze auch zur Deckung des Bedarfs an Thiamin und Riboflavin bei.

Bluthochdruck, erhöhter Cholesterinspiegel Alle Pilze enthalten nennenswerte Mengen an Kalium, das an der Regulation des Blutdrucks beteiligt ist. Ebenso konnte in Pilzen Eritadenin nachgewiesen werden, das regulierend auf den Cholesterinspiegel wirkt, indem es die Ausscheidung von Cholesterin beschleunigt. Mu-Err-Pilze (Wolkenohrpilze) hemmen die Blutgerinnung und senken möglicherweise auch den Cholesterinspiegel.

Prostata- und Brustkrebs Champignons sind reich an Selen, das gemeinsam mit Vitamin E freie Radikale unschädlich macht und somit den Zellschutz vor zerstörerischen Angriffen erhöht. In einer US-amerikanischen Studie stellte man fest, dass Männer mit sehr niedrigen Selenwerten im Blut mit einer vier- bis fünfmal höheren Wahrscheinlichkeit Prostatakrebs entwickeln könnten als Männer mit hohen Werten. Außerdem enthalten Pilze reichlich krankheitsbekämpfende sekundäre Pflanzenstoffe. Studien in China und Korea fanden heraus, dass der regel-

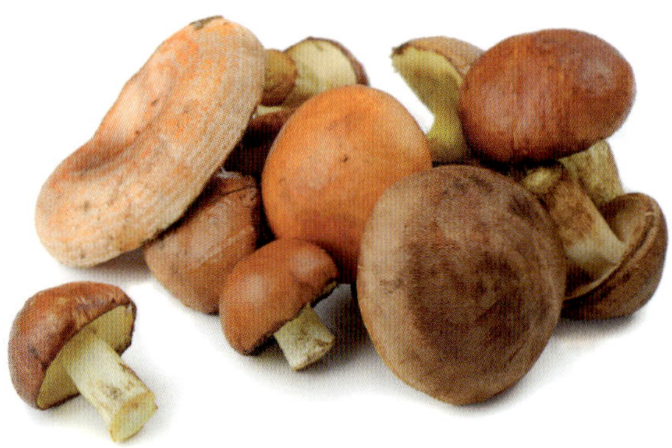

mäßige Verzehr von Pilzen das Brustkrebsrisiko bei Frauen senken konnte.
Immunsystem Japanische Forscher entdeckten, dass bestimmte Pilze das Immunsystem stärken können, was sich vor allem im Kampf gegen Krebs, Infektionen und Autoimmunerkrankungen wie Rheumatoide Arthritis und Lupus positiv bemerkbar macht. Möglicherweise hängt dieser Effekt mit dem hohen Gehalt an Glutaminsäure zusammen, eine Aminosäure, die eine wichtige Rolle im Proteinstoffwechsel und für das Immunsystem inne hat. Shiitakepilze enthalten Lentinan, einen sekundären Pflanzenstoff, der das Immunsystem stärkt.
Gewichtskontrolle Pilze sind kalorienarm, enthalten kein Fett und viele Ballaststoffe.

Gesundheitsrisiken

Vergiftungsgefahr Viele Wildpilzarten produzieren Gifte, die sowohl roh als auch gekocht bereits in geringen Dosen tödlich wirken können. Giftige Pilze haben kein einheitliches Erkennungsmerkmal und sehen essbaren Arten oft sehr ähnlich. Aus diesem Grund sollten nur Wildpilze gegessen werden, die von Pilz-Experten eindeutig als essbar identifiziert wurden.

Der gleichzeitige Genuss von Pilzgerichten und Alkohol kann zu Unverträglichkeitsreaktionen führen. Die Intensität der Symptome ist dabei individuell sehr unterschiedlich. Es können Kopfschmerzen, ansteigender Blutdruck und auch Erbrechen auftreten. In der Regel sind die Symptome jedoch nicht lebensbedrohlich.
Schadstoffbelastung Pilze aus dem Wald können radioaktiv belastet sein, je nachdem wo sie wachsen. Alle Wildpilze können Schwermetalle wie Blei, Quecksilber oder Kadmium enthalten. Für gesunde Menschen sind sie, in Maßen genossen, dennoch unbedenklich. Um ganz sicher zu gehen, empfehlen Experten jedoch, nicht mehr als 200–250 g Wildpilze pro Woche zu essen. Kleinkinder, Schwangere und Stillende sollten sie ganz vom Speiseplan streichen. Bei Zuchtpilzen ist die Belastung mit Schwermetallen u. a. Schadstoffen dagegen äußerst gering; radioaktive Rückstände sind hier nicht zu befürchten.

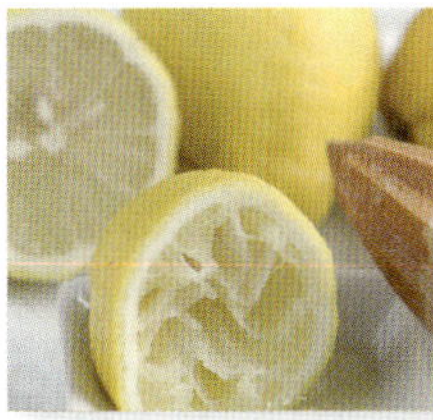

Zitronensaft
Aufgeschnittene Pilze mit Zitronensaft beträufeln, damit sich die Schnittflächen nicht verfärben.

Verzehrtipps

* Für eine Suppe Pilzscheiben, Zwiebel- und Tomatenwürfel mit Knoblauch in Olivenöl dünsten; Rosmarin und Brühe zugeben.
* Trüffeln über Pasta oder Rührei hobeln.
* Pilze mit trockenem Küchenpapier abreiben oder mit einer weichen Pilzbürste säubern. Nicht mit Wasser waschen, sie würden sich damit vollsaugen.
* Die Hüte nicht schälen – die meisten Nährstoffe befinden sich in der äußeren Schale.

Überholt
Pilze darf man nicht aufwärmen.
Aktuell
Werden Pilze nach dem Kochen schnell abgekühlt (z. B. im kalten Wasserbad) und danach im Kühlschrank gelagert, kann man sie innerhalb von 24 Stunden aufwärmen (mind. 70 °C) und bedenkenlos genießen.

Einkaufstipps

* Pilze mit unbeschädigten, festen und geschlossenen Hüten kaufen.
* Pilze sind empfindlich; zum Transport locker in eine Papiertüte oder einen Korb geben.
* Der Geschmack von Pilzen nimmt mit ihrer Größe zu. Deshalb möglichst große Exemplare wählen.

Aufbewahrungstipps

* In einer Papiertüte im Gemüsefach des Kühlschranks lagern; nicht in einer Plastiktüte.
* Nicht länger als 5 Tage im Kühlschrank lassen.

Quinoa

GESUNDHEITSRISIKEN

- Nierensteine

GESUNDHEITSPLUS

- Zöliakie
- Krebserkrankungen
- Herzerkrankungen
- Diabetes
- Bluthochdruck
- Gewichtskontrolle

Weil Quinoa ein sehr nahrhaftes und vielseitiges Gewächs ist, das auf nährstoffarmen Böden unter trockenen heißen Bedingungen gut gedeiht, eignet es sich für den Anbau als Grundnahrungsmittel in den armen Ländern dieser Welt.

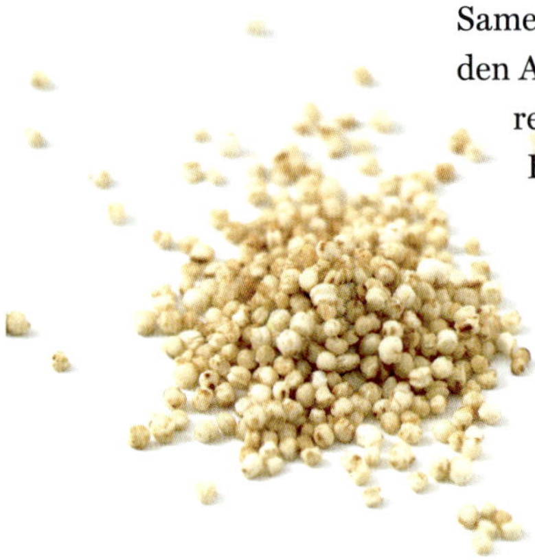

Quinoa wird oft als Getreide betrachtet, tatsächlich ist es ein sog. Pseudogetreide und gehört zur gleichen botanischen Familie wie Spinat. Obwohl die grünen Blätter essbar sind, werden in unseren Breitengraden fast immer nur die kleinen Samen verzehrt. Quinoa gedeiht gut in den Anden, wo es seit mehr als 5000 Jahren als Hauptnahrungsmittel für die Bewohner angebaut wird.

Die winzigen Quinoasamen stecken voller wertvoller Nährstoffe: 50 g liefern rund 4 mg Eisen und damit mehr als jedes andere Getreide mit Ausnahme von Hirse. Außerdem stecken darin etliche wichtige Mineralstoffe, einschließlich rund 140 mg Magnesium, 165 mg Phosphor, 400 mg Kalium und 1,25 mg Zink sowie vor allem die B-Vitamine Vitamin B_6, Folsäure, Niacin und Thiamin.

Quinoa ist kohlenhydratreich und seine Energie stammt überwiegend aus Kohlenhydraten. Doch sein guter Nährwert wird auch vom hochwertigen Protein bestimmt, das die lebensnotwendige Aminosäure Lysin enthält, die in Mais, Weizen und anderen Getreidearten fehlt. Quinoa ist glutenfrei.

Gesundheitsplus

Zöliakie Das Eiweiß Gluten ist der Auslöser für diese Erkrankung, weshalb eine glutenfreie Ernährung bei Zöliakie unerlässlich ist. Forscher konnten nachweisen, dass sich nach dem regelmäßigen Verzehr von Quinoa im Rahmen einer glutenfreien Ernährung die Blutspiegel für Eiweiß, Eisen und Kalzium verbesserten, ebenso stieg die Versorgung mit Ballaststoffen.

Krebs- und Herzerkrankungen Die kleinen Körner enthalten Saponine, das sind sekundäre Pflanzenstoffe, die dabei helfen, der Entstehung von Krebs- und Herzerkrankungen vorzubeugen.

Diabetes und Bluthochdruck Quinoa scheint bei Diabetikern einen positiven Effekt auf den Blutzuckerspiegel und Bluthochdruck zu haben. Im Vergleich zu anderen Pseudogetreide- und Getreidearten haben die Samen einen relativ hohen Gehalt an Quercetin und Antioxidanzien. Der hohe Ballaststoffgehalt von Quinoa unterstützt ebenfalls die Regulation des Blutzuckerspiegels.

Gewichtskontrolle Der hohe Ballaststoffgehalt von Quinoa wirkt appetitzügelnd und trägt dadurch dazu bei, das Gewicht unter Kontrolle zu halten. Zusätzlich haben französische Forscher beobachtet, dass Mäuse, denen eine fettreiche Diät verabreicht wurde, nicht mehr an Gewicht zunahmen, nachdem das Futter mit Quinoaextrakt angereichert worden war. Darüber hinaus stellten sie fest, dass gleichzeitig die Insulinresistenz sank und zudem die Entzündungsparameter im Blut niedriger waren.

Gesundheitsrisiken

Nierensteine Genau wie seine Verwandten Spinat und Mangold, enthält auch Quinoa Oxalsäure (gelegentlich sogar in nennenswerten Mengen). Oxalsäure kann bei Menschen mit entsprechender Veranlagung die Entstehung von Nierensteinen begünstigen. Der Gehalt an Oxalsäure unterliegt zwar starken Schwankungen, doch selbst ein sehr geringer Oxalsäuregehalt in Quinoa ist noch zu hoch für Menschen, die auf einen niedrigen Oxalsäuregehalt in ihrer Ernährung achten müssen.

Verzehrtipps

- Gekochte Quinoa als Beilage anstelle von Reis verwenden.
- Aus gekochter Quinoa mit Ei und Gewürzen Bratlinge zubereiten.
- Zum Backen die Hälfte des Weizenmehls durch fein gemahlene Quinoa bei der Herstellung des Teigs ersetzen.
- Frühstücksbrei aus Quinoa, Rosinen oder anderen Trockenfrüchten und Zimt kochen.

Quinoa-Pops

In einer Pfanne mit schwerem Boden wenig Öl erhitzen. Den Pfannenboden mit einer Schicht Quinoa bedecken. Pfanne mit dem Deckel schließen und hin- und herrütteln, während sie aufpoppen.

Einkaufstipps

- Quinoa gibt's im Bioladen, Reformhaus und häufig auch im Supermarktregal neben Reis und anderem Getreide.
- Weltweit werden tausende von Quinoasorten mit unterschiedlichen Farben angebaut. Im Handel werden weiße, rote und schwarze Körnchen angeboten.

Aufbewahrungstipps

- Die Körnchen halten sich in einem fest verschlossenen Gefäß an einem kühlen und dunklen Platz mindestens 6 Monate.
- In Wasser gekochte Quinoa kann man im Kühlschrank 5–7 Tage, im Tiefkühlgerät bis zu 3 Monate aufbewahren.

R

Radieschen und Rettiche

GESUNDHEITSRISIKEN
- Blähungen
- Allergische Reaktionen

GESUNDHEITSPLUS
- Gewichtskontrolle
- Krebserkrankungen

Radieschen und Rettiche sind eng miteinander verwandt. Während man bei Rettichen die Wurzel isst, verzehrt man bei Radieschen die oberirdische Sprossknolle.

Radieschen und Rettiche gehören wie Kohl und Rüben zur Familie der Kreuzblütler. Sie sind zwar nicht besonders reich an Nährstoffen, enthalten aber gesundheitsfördernde sekundäre Pflanzenstoffe wie Glucosinolate und kaum Kalorien. Ihr erfrischender, mehr oder weniger scharfer Geschmack macht Radieschen und Rettiche zu einem willkommenen Snack und bietet sich als Zutat für Salate, Suppen und Dips an. Im Sommer geerntete Sorten sind schärfer als die im Frühling und Herbst geernteten. Runde rote Radieschen und lange weiße Rettiche sind in unseren Breitengraden am bekanntesten, doch es gibt sie auch in vielen anderen Größen, Formen und Farben.

Gesundheitsplus

Gewichtskontrolle Neben etwas Vitamin C bieten Radieschen und Rettiche auch kleine Mengen an Eisen, Kalium und Folsäure. In 50 g Radieschen (3–5 Stück) stecken ca. 13 mg Vitamin C und nur 7 kcal. Perfekt für alle, die auf ein gesundes Körpergewicht achten.

Krebserkrankungen Wie anderes Kreuzblütler-Gemüse, enthalten Radies-

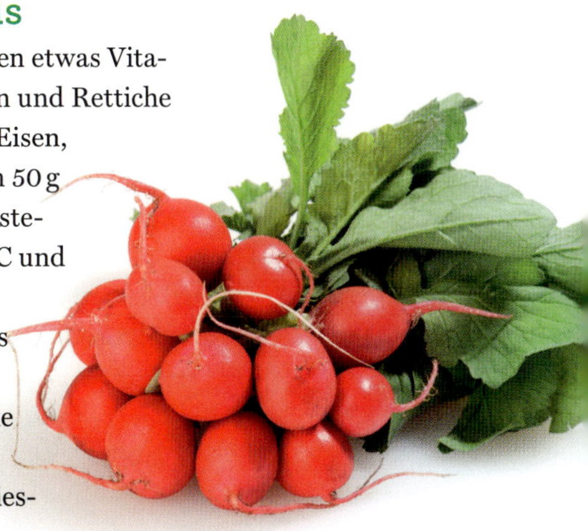

R

chen und Rettiche schweflige Verbindungen, die möglicherweise den Schutz vor Krebs erhöhen können. In einer polnischen Studie mit 1500 Teilnehmern konnten die Forscher eine deutliche Abnahme des Magenkrebsrisikos bei den Probanden feststellen, die die meisten Rettiche und Zwiebeln aßen.

Gesundheitsrisiken

Blähungen Wer nach dem Essen von Kohl und anderem Kreuzblütler-Gemüse Blähungen entwickelt, wird dies vermutlich auch nach dem Genuss von Radieschen und Rettich erleben.

Allergische Reaktionen Radieschen und Rettiche enthalten Salicylate. Bei empfindlichen Menschen könnten deshalb Symptome einer Salicylsäureunverträglichkeit ausgelöst werden.

Verzehrtipps

* Für einen Dip geraspelte Radieschen unter Frischkäse oder Quark mischen.
* Salat aus Weißkohl und Rettich zubereiten.
* Radieschen in feinen Scheiben und gedünsteten Spargel mit Essig und Öl anmachen.

Einkaufstipps

* Die Ernte ist vom Frühjahr bis Herbst. Am schärfsten sind Radieschen und Rettiche im Sommer.
* Kleinere Exemplare bevorzugen, größere könnten holzig sein.
* Feste Radieschen und Rettiche mit kräftig gefärbter und glatter Schale sind frisch. Ebenfalls grüne, feste Blätter sind ein weiteres Frischemerkmal.

Aufbewahrungstipps

* Vorhandene Blätter abschneiden. So bleiben Knollen und Wurzeln länger frisch.
* In eine Plastiktüte gepackt, halten sich Radieschen und Rettiche gut 2 Wochen im Gemüsefach des Kühlschranks frisch.

Räucher- und Pökelwaren

GESUNDHEITSRISIKEN

- Krebserkrankungen
- Bluthochdruck
- Herzerkrankungen
- Migräne
- Listeriose
- Toxoplasmose
- Wechselwirkung mit Medikamenten

GESUNDHEITSPLUS

- Muskelaufbau

Vor der Erfindung des Kühlschranks wurden Fleisch und Fisch auf der ganzen Welt auf ähnliche Weise haltbar gemacht: durch Räuchern, Salzen und Lufttrocknen. Obwohl diese Art der Haltbarmachung heutzutage in Industrienationen nicht mehr zwingend notwendig ist, sind die so entstandenen würzigen Produkte aufgrund ihres Geschmacks sehr beliebt.

Räuchern konserviert Fleisch, Wurst und Fisch sowohl durch langsames Garen bei niedriger Temperatur als auch durch Bestandteile im Rauch. Diese Konservierungsmethode wird heute fast nur noch aus Geschmacksgründen eingesetzt – man denke an Räucherschinken oder -fisch.

Die Lufttrocknung bzw. das Konservieren durch Wasserentzug wird seit Tausenden von Jahren praktiziert. Parmaschinken oder Bündner Fleisch sind Beispiele für luftgetrocknetes Fleisch. Durch das Lufttrocknen werden die Nährstoffe konzentriert, insbesondere die Mineralstoffe, wobei der Vitamingehalt von getrocknetem Fleisch deutlich niedriger ist als der von frischem. Während des Trocknens entwickelt sich ein intensiveres Aroma.

Fleisch wie Kochschinken oder Kasseler wird durch Einlegen in eine Pökellake oder trockenes Einsalzen haltbar gemacht. Das Prinzip: Salz entzieht dem Fleisch und damit Bakterien und Schimmelpilzen per Osmose Wasser – das Fleisch bleibt erhalten, doch schädliche Mikroorganismen werden zerstört.

Würste bestehen in der Hauptsache aus Schweine- und Rindfleisch. Je nach Rezeptur werden Gewürze, Kräuter und andere Zutaten wie Getreide (z. B. Hafergrütze) hinzugefügt. Je nachdem wie die Wurstmasse (das Brät) weiterverarbeitet wird, unterscheidet man zwischen Roh-, Koch- und Brühwurst. Rohwürste werden nach einem Reifungsprozess (Trocknung) oft noch geräuchert (z. B. Salami, Cervelat- oder Mettwurst), Leberwurst ist wohl die bekannteste Kochwurst, während Wiener, Frankfurter und Mortadella typische Beispiele für Brühwürste sind. Schinken und Wurst bzw. geräuchertes und gepökeltes Fleisch enthalten viel Salz (Natrium). Darüber hinaus können Würste Getreide und damit Gluten enthalten. Oft sind Wurst- und Fleischwaren auch sehr fettreich, wobei das Fett einen hohen Anteil an gesättigten Fettsäuren aufweist.

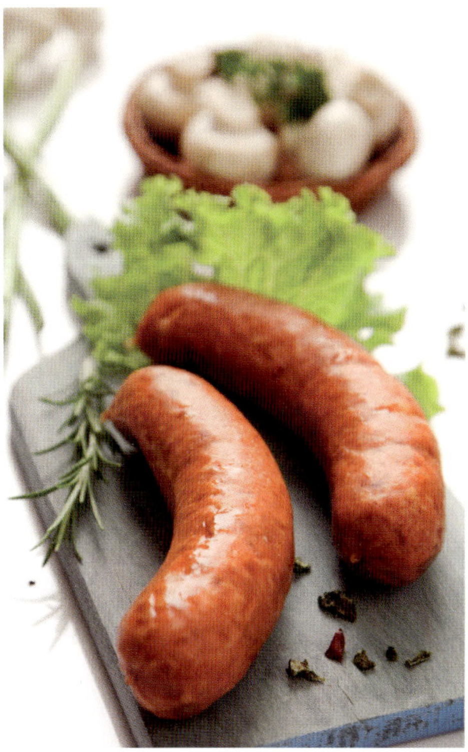

28% beträgt der durchschnittliche **Fettgehalt** von **Wurstwaren.** Relativ **wenig Fett** enthält **Schinken.**

Gesundheitsplus

Muskelaufbau Fleisch- und Wurstwaren enthalten hochwertiges Protein, das im Körper u. a. für den Aufbau von Muskelmasse genutzt wird. Aufgeschnittenes gegartes Roastbeef oder Hähnchenbrustaufschnitt sind eine salz- und fettarme Alternative zu Wurst.

Gesundheitsrisiken

Krebserkrankungen Die rötliche Farbe von gepökelten Fleischwaren entsteht durch Nitrite. Diese chemische Verbindung verstärkt die konservierende Wirkung des Salzes, indem es das Bakterienwachstum hemmt und die Fettoxidation verlangsamt. In Laborversuchen können Nitrite in hohen Mengen bei Tieren jedoch Tumore auslösen. Aus Kompromissgründen ist Nitrit in Form von Nitritpökelsalz weiterhin vom Gesetzgeber als Zusatzstoff für Fleischwaren zugelassen: Die Verbindung ist zwar potenziell krebserregend, andererseits bietet sie einen wirkungsvollen Schutz vor Lebensmittelvergiftern wie *Clostridium botulinum*. Botulinumbakterien produzieren ein Gift, das die lebensbedrohliche Botulinum-Vergiftung (Botulismus) auslösen kann.

R

Bluthochdruck, Herzerkrankungen Wegen ihres hohen Natriumgehalts können Wurstwaren und gepökeltes Fleisch die Entwicklung von Bluthochdruck begünstigen, was als eine der Hauptursachen für Herz-Kreislauf-Erkrankungen gilt.

Achtung! Wechselwirkung mit Medikamenten
Menschen, die Monoaminooxidase-Hemmer (MAO-Hemmer) gegen Depressionen einnehmen, sollten gepökelte Wurst- und Fleischwaren mit Bedacht essen. Diese enthalten die Aminosäure Tyrosin in höherer Konzentration, was in Kombination mit MAO-Hemmern zu Migräne, Blutdruckanstieg und bis zu einem tödlichen Kollaps führen kann.

Migräne Tyramin ist ein Abbauprodukt der Aminosäure Tyrosin, die in höherer Konzentration in gepökelten Fleisch- und Wurstwaren vorkommt. Genau wie Histamin ist Tyramin ein biogenes Amin, das für manche Menschen unverträglich ist und beispielsweise Migräne auslösen kann.
Listeriose und Toxoplasmose Listerien sind Bakterien, die immer wieder in die Schlagzeilen geraten, nachdem sie in Fleisch- und Wurstwaren oder anderen Lebensmitteln (z. B. Räucherfisch) entdeckt wurden. Listerien sind vor allem für Schwangere gefährlich, da sie zu Früh- und Fehlgeburten sowie zu Schädigungen des Embryos führen können. Ebenso gefährdet sind Senioren und Menschen mit geschwächtem Abwehrsystem. Eine Infektion kann grippeähnliche Symptome, aber auch lebensbedrohliche Zustände wie Hirnhautentzündung oder Blutvergiftung auslösen. Für gesunde Erwachsene verläuft eine Listerien-Infektion in der Regel harmlos. Listerien werden durch Hitze (Pasteurisieren, Kochen) getötet; doch können sie nach diesem Prozess wieder auf die Produkte gelangen, da diese Bakterien überall vorkommen. Rohe luftgetrocknete oder gepökelte Fleisch- und Wurstwaren können auch mit Toxoplasmose-Erregern befallen sein. Vor allem schwangere Frauen sollten solche Produkte meiden, da die Erreger zu ähnlichen Schäden wie Listerien führen können.

Verzehrtipps

* Corned Beef unter gedünsteten Kohl mischen.
* Kasseler in Würfeln unter Getreide- und Gemüseeintöpfe mischen.
* Salamiwürfel mit Zwiebel und Knoblauch anbraten; Spinat zugeben. Unter Pasta heben.
* Vor dem Verzehr von Wurst stets Aussehen und Geruch überprüfen: unangenehmer Geruch, Verfärbungen, schmierige Oberfläche oder eingetrocknete Ränder sind Anzeichen für Verderb.

Einkaufstipps

* Die Zutatenliste lesen: Je weniger Zusatzstoffe aufgeführt sind, desto besser.
* Aufgeschnittener Braten ist eine gute Alternative zu Wurstaufschnitt.
* Wurst, die nach handwerklichen Kriterien und ohne Zusatzstoffe hergestellt wurde, gibt es eher beim Fleischer als im Supermarkt.
* Frisch aufgeschnittene Wurst in kleinen Mengen und öfter kaufen. Alternativ vorverpackte Produkte wählen, die meist länger haltbar sind (Mindesthaltbarkeitsdatum).

Aufbewahrungstipps

* Brüh- und Rohwurstaufschnitt sowie angebrochene Gläser mit Kochwurst im Kühlschrank lagern und in 1–3 Tagen verbrauchen.
* Ganze Rohwürste wie Salami oder Schwarzwälder Schinken am Stück kann man außerhalb des Kühlschranks an einem luftigen und kühlen Platz (10–15 °C) lagern.

Reis

GESUNDHEITSRISIKEN
- Blutzucker (weißer Reis)
- Arsenbelastung

GESUNDHEITSPLUS
- Dickdarmkrebs (brauner Reis)
- Durchfall
- Diabetes (brauner Reis)
- Zöliakie

Seit Tausenden von Jahren ist Reis Hauptnahrungsmittel für mehr als die Hälfte der Weltbevölkerung. Wie bei Hafer und Gerste müssen auch bei Reiskörnern die Spelzen entfernt werden, damit man die Körner für Ernährungszwecke verwenden kann. Werden für weißen Reis noch Schalen und Keimling entfernt, gehen sehr viele wertvolle Nährstoffe verloren, denn sie befinden sich überwiegend in den Randschichten und im Keimling. Ungeschälte Körner liefern dagegen alle Nährstoffe der Randschichten – brauner Reis (Naturreis) ist deshalb nährstoffreicher als weißer Reis.

Arborioreis ist eine italienische Reissorte mit mittelgroßen, stärkereicheren Körnern, die für Risotto ideal sind. Die Körner bleiben in der Mitte auch nach längerer Garzeit noch bissfest.

Basmatireis ist ein Reis mit blumigem Duft, dessen Anbau auf die Region Punjab am Fuße des Himalaya im Grenzgebiet zwischen Indien und Pakistan begrenzt ist. Beim Kochen quellen die Körner nur in der Längsrichtung, bleiben dabei trocken und körnig, weshalb sie vorzugsweise für Pilaws verwendet werden.

Jasminreis ist ein thailändischer Duftreis. Die gegarten Körner sind weich und kleben zusammen.

Reis ist ein vielseitiges Grundnahrungsmittel. Gerichte wie Gemüse-Risotto oder Pilaw mit gehackten Nüssen und Trockenfrüchten ist preiswert und nährstoffreich. Die Körner bieten sich auch als Zutat für Salate und als Beilage zu Gemüse, Fisch und Fleisch an. Als Suppeneinlage ist Reis ebenfalls beliebt und nicht zu vergessen als Zutat für Süßspeisen wie Milchreis oder Reiskuchen. Mit Reiskleie lassen sich Teige mit Ballaststoffen anreichern.

Gesundheitsplus

Dickdarmkrebs Im Rahmen einer US-amerikanischen Studie mit 2600 Teilnehmern wurde festgestellt, dass brauner Reis das Risiko für die Entwicklung von Dickdarmpolypen um 40 % senken konnte. Voraussetzung dafür war, dass er mindestens einmal pro Woche verzehrt wurde. Aus Dickdarmpolypen geht sehr häufig Darmkrebs hervor.

Durchfall Reis bindet Flüssigkeit und ist daher eine ideale, leicht verdauliche Kost bei Magen-Darm-Infektionen mit Durchfall. Als Aufbaunahrung nach einer Krankheit sind die Körner ebenfalls bestens geeignet. Gekochter Reis sättigt und belastet den Magen nicht.

Diabetes Während weißer Reis einen hohen glykämischen Index hat, zeigen Studien, dass Natur- und Wildreis (die beide reichlich Ballaststoffe, Vitamine und Mi-

Reis ist hypoallergen

Reis löst äußerst selten allergische Reaktionen aus. Diese Eigenschaft macht ihn zu einem idealen Nahrungsmittel während einer sog. Eliminationsdiät, mit der man versucht, mögliche Nahrungsmittelallergene zu identifizieren.

Wildreis ist nur sehr entfernt verwandt mit gewöhnlichem Reis. Tatsächlich handelt es sich um die Samen einer Grassorte. Wildreis enthält mehr Protein als herkömmlicher Reis und mehr Lysin, eine lebensnotwendige Aminosäure, die in vielen Getreidekörnern fehlt.

R

neralstoffe enthalten) dazu beitragen, bei Diabetikern den Blutzucker langsam abzubauen und so den Blutzuckerspiegel auf einem gleichmäßigen Niveau zu halten.

Zöliakie Reis enthält kein Gluten – ein Protein, das in Weizen, Gerste, Roggen und anderen Getreidearten vorkommt. Für Menschen, die an Zöliakie erkrankt sind oder eine Glutenunverträglichkeit haben, ist Reis ein sicheres Getreide.

Gesundheitsrisiken

Blutzucker Weißer Reis hat einen hohen glykämischen Index, das bedeutet er wird schnell verdaut, lässt den Blutzuckerspiegel schnell ansteigen und liefert Energie. Weißer Reis sollte also von denen gemieden werden, die ihren Blutzucker unter Kontrolle halten müssen.

Arsenbelastung In Reis konnte häufig anorganisches Arsen nachgewiesen werden. Das metallische Element wird als krebserregend eingestuft und kann auch die Entstehung von Herz-Kreislauf-Erkrankungen fördern. Vor allem für Babys und Kleinkinder sind belastete Reisprodukte (Brei, Waffeln) gefährlich.

Verzehrtipps

* Reis vor dem Garen in Wasser einweichen, danach in einem Sieb gründlich abspülen und anschließend in reichlich Wasser kochen – Experten empfehlen die fünffache Menge an Wasser. Auf diese Weise soll das meiste Arsen aus dem Reis entfernt werden.
* Basmatireis im Reisdämpfer nach Herstellerangabe garen.
* Wildreis mit gerösteten Kokoschips und Limettensaft mischen.
* Reste von (kaltem) Risotto zu Bratlingen oder Kugeln formen, mit Olivenöl beträufeln und knusprig braten.
* Reste von gekochtem Reis für gebratenen Reis verwenden. Diesen mit Sojasauce würzen.

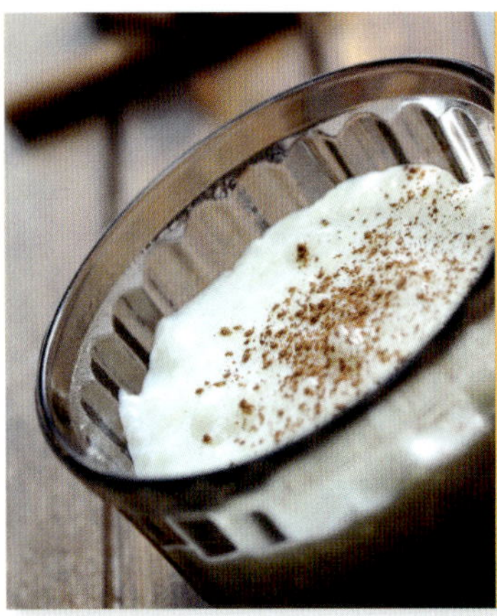

Milchreis – ein Wohlfühlessen
In Milch und Wasser gegarter Rundkornreis mit Zimt gewürzt, ist ein cremiges, leicht verdauliches und nahrhaftes Essen, das bei wenig Appetit und evtl. Schluckproblemen guttut.

Einkaufstipps

* In europäischen Reissorten wurde weniger Arsen nachgewiesen als in asiatischen (Ausnahme: Basmatireis).
* Die vielen Reissorten werden nach Größe und Form klassifiziert. Es gibt Langkorn-, Mittelkorn- und Rundkornreis.Langkornreis enthält weniger Stärke als Mittel- oder Rundkornreis und eignet sich z. B. für Salate oder für Beilagen; Mittelkorn- oder Rundkornreis sind kürzer und stärkereicher. Diese Sorten werden beim Kochen klebriger und weicher, weshalb sie eher für Gerichte wie Risotto oder Milchreis verwendet werden.
* Alle Reissorten werden geschält als weißer oder ungeschält als brauner Reis bzw. Naturreis angeboten.

Aufbewahrungstipps

* Weißer Reis kann luftdicht verpackt, an einem kühlen, trocknen Platz mindestens ein Jahr aufbewahrt werden.
* Brauner Reis hält sich luftdicht verpackt an einem kühlen, trockenen Platz max. 6 Monate. Das enthaltene Öl könnte ranzig werden.
* Übrig gebliebenen gekochten Reis nicht länger als 5 Tage in einer fest verschlossenen Dose im Kühlschrank lagern. Im Gefriergerät hält er sich dagegen gut 6 Monate. Zum Auftauen die gefrorenen Körner mit sprudelnd kochendem Wasser übergießen, in einem Sieb gut abtropfen lassen; weiterverwenden.

Rhabarber

GESUNDHEITSRISIKEN
- Vergiftungsgefahr (Blätter)
- Kalziumaufnahme
- Nierensteine
- Gallensteine

GESUNDHEITSPLUS
- Krebserkrankungen
- Zellschutz
- Bluthochdruck

Botanisch betrachtet ist Rhabarber ein Gemüse. Es wird jedoch überwiegend wie Obst verwendet. Die Stangen sind außerhalb der Saison als Tiefkühlware und Konserve erhältlich. 100 g Rhabarber liefern 13 kcal in Verbindung mit 10 mg Vitamin C, 270 mg Kalium und mehr als 3 g Ballaststoffen. Rhabarber schmeckt als Kompott oder Kuchenbelag, aber auch pikant zubereitet z. B. zu Schweinebraten.

Gesundheitsplus

Krebserkrankungen Rhabarber enthält den Pflanzenfarbstoff Parietin, der das Wachstum von Leukämie- und anderen Krebszellen hemmen kann, ohne dabei gesunde Blutzellen zu schädigen. Darauf weisen Forschungsergebnisse hin.

Zellschutz Das antioxidativ wirksame Vitamin C im Rhabarber hilft, die Zellen vor Angriffen durch freie Radikale und somit vor Schäden zu schützen.

Bluthochdruck Kalium als Gegenspieler zu Natrium trägt zur Regulation des Blutdrucks bei.

Gesundheitsrisiken

Vergiftungsgefahr Rhabarber ist reich an Oxalsäure bzw. Oxalaten, wobei sich der größte Teil davon in den Blättern befindet. Werden Rhabarberblätter gegessen, kann das zu einer Oxalsäurevergiftung führen, bei der Symptome wie Atemprobleme, Übelkeit und Durchfall auftreten. Rhabarberstangen enthalten dagegen deutlich weniger Oxalsäure und ihr Genuss stellt kein Gesundheitsrisiko dar.

Kalziumaufnahme Obwohl Rhabarber relativ viel Kalzium enthält (in 100 g stecken 52 mg) ist er keine gute Quelle für diesen Mineralstoff. Der Grund: Oxalsäure bildet in Verbindung mit Kalzium unlösliche Kristalle, wodurch Kalzium dem Körper nicht mehr zur Verfügung steht.

Nieren- und Gallensteine Wer an einer Nierenfunktionsstörung leidet oder zu Nieren- oder Gallensteinen neigt, sollte auf Rhabarber besser verzichten.

Verzehrtipps

- Gehackte Rhabarberstangen mit der gleichen Menge gehackter Datteln dick einkochen und als Dip oder statt Konfitüre genießen.
- Um Zucker einzusparen, Rhabarber mit süßen Früchten wie Erdbeeren oder Äpfeln kochen. Ganz ohne Zucker ein Kompott aus Rhabarber, Sultaninen und Ananassaft kochen.
- Etwas gehackten Rhabarber zusammen mit Schweinefleisch und Gemüse schmoren.

Einkaufstipps

- Am besten junge, rötliche Stangen kaufen.
- Die Saison dauert von April bis Ende Juni (später geerntete Rhabarberstangen haben oft einen hohen Oxalsäuregehalt).

Aufbewahrungstipps

- Stangen in kaltem Wasser waschen, trocken tupfen, in eine Plastiktüte geben und ins Gemüsefach des Kühlschranks legen. Innerhalb von einer Woche verarbeiten.
- Zum Einfrieren Rhabarber waschen, trocken tupfen und in Stückchen schneiden. In Gefrierbeutel packen, fest verschließen und bis zu einem Jahr im Tiefkühlgerät lagern.

Nach dem Essen von Rhabarber kann ein stumpfes oder pelziges Gefühl auf den Zähnen entstehen. Grund dafür ist die Oxalsäure, die den Zahnschmelz angreift. Damit die Zähne nicht noch mehr beschädigt werden, sollte man mit dem Zähneputzen mindestens 30 Minuten warten.

R

Rind- und Kalbfleisch

GESUNDHEITSRISIKEN

- Herzerkrankungen
- Krebserkrankungen
- Bakterielle Infektionen
- Medikamentenrückstände

GESUNDHEITSPLUS

- Anämie
- Gewichtskontrolle
- Immunsystem
- Zellwachstum

Fleisch steht nach wie vor oft noch in dem Ruf, fett- und damit kalorienreich zu sein. Das stimmt nicht für Rind- und Kalbfleisch. Oft stammt das angebotene Rindfleisch von Jungbullen ab, die mit 18 Monaten geschlachtet werden, weil danach die zunehmende Verfettung beginnt. Von fetteren Teilstücken wird das sichtbare Fett beim Zerlegen oft weitmöglichst abgeschnitten. 100 g mageres Muskelfleisch vom Rind mit 1–2 % intramuskulärem Fett liefern 100–120 kcal. Rind- und Kalbfleisch sind hervorragende Quellen für hochwertiges Protein, B-Vitamine (vor allem Vitamin B_{12}, Vitamin B_6) sowie Selen, Zink und optimal verwertbares Eisen sowie Phosphor und Kalium.

Überholt
Tierisches Fett ist schlechter als pflanzliches.

Aktuell
Gesättigte Fettsäuren sind nicht so schädlich wie oft angenommen. Das Fett von Weiderindern bietet ein gutes Verhältnis von gesättigten zu ungesättigten Fettsäuren.

Gesundheitsplus

Anämie Rind- und Kalbfleisch enthalten Eisen in einer Form, das der Körper besonders leicht aufnimmt. Das Spurenelement ist ein Baustein des Blutfarbstoffs Hämoglobin. Wird zu wenig Hämoglobin gebildet, besteht die Gefahr für Anämie.

Gewichtskontrolle Eiweiß ist der Nährstoff mit dem höchsten Sättigungswert. Mageres Muskelfleisch von Rind und Kalb besteht zu fast 22 % aus wertvollem Eiweiß (Protein), das den Blutzucker stabil und den Hunger damit in Grenzen hält.

Immunsystem Selen und Zink sind Spurenelemente, die für ein gesundes Immunsystem notwendig sind.

Zellwachstum Das Eiweiß aus Rind- und Kalbfleisch kann zu ca. 90 % in körpereigenes Eiweiß umgesetzt werden. Davon profitieren nicht nur Muskeln, Haut, Haare, Knochen, Knorpel, sondern auch Enzyme und Hormone, die für ihre Bildung bestimmte Aminosäuren (Proteinbausteine) benötigen.

Gesundheitsrisiken

Herzerkrankungen Wer zu viel (fettes) Fleisch isst, könnte sein Risiko für Arteriosklerose und Herz-Kreislauf-Erkrankungen erhöhen. Das liegt nicht an den gesättigten Fettsäuren an sich, sondern an der Menge der Fettsäuren, die man mit der Fleischmenge aufnimmt. Sie könnten eine Erhöhung des Cholesterinspiegels bewirken.

Krebserkrankungen Ein hoher Fleischverzehr kann das Risiko für Dickdarmkrebs und andere Krebsarten erhöhen.

Bakterielle Infektionen Rohes Rindfleisch könnte von Bakterien bzw. Krankheitserregern wie *Staphylococcus aureus, Listeria monocytogenes, E. coli* und Salmonellen besiedelt sein; rohes Kalbfleisch von *E. coli* und Salmonellen. Mit einer angemessenen Küchenhygiene kann man sich jedoch vor Infektionen schützen: Zum Schneiden von rohem Fleisch andere Bretter und Messer als etwa für Gemüse benutzen. Alte, zerfurchte Bretter ausrangieren, denn in den Rillen können sich die Keime gut ansiedeln. Bretter, Messer und

Hände (!) nach dem Schneiden gründlich reinigen. Fleisch durchgaren; eine Kerntemperatur von 70 °C sollte für mindestens 2 Minuten gehalten werden.

Medikamentenrückstände Immer wieder gerät Fleisch in Negativschlagzeilen, weil beispielsweise Rückstände von Medikamenten nachgewiesen wurden und bei der Tierhaltung Verstöße gegen den Tierschutz entdeckt werden. Meist handelt es sich bei solchen Skandalen um Fleisch von Tieren aus Massenbetrieben.

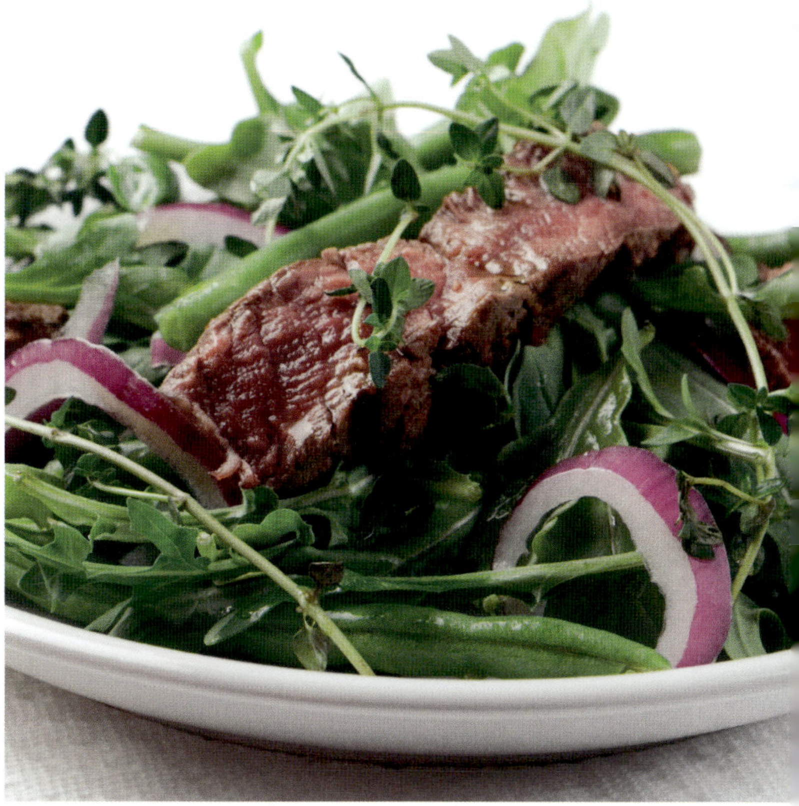

Verzehrtipps

* Bindegewebsreiche Teilstücke vom Rind (z. B. Schulter, Brust) brauchen eine längere Garzeit bei niedriger Temperatur (z. B. Kochen bzw. Sieden oder Schmoren), damit sie schön zart und weich werden.
* Teile vom Rind aus Rücken, Hüfte und das Filetstück sollte man am besten kurzbraten. Zuerst bei starker Hitze anbraten, damit sich die Poren schließen und ein Saftaustritt verhindert wird. Wie lange die jeweiligen Stücke dann gebraten werden, ist Geschmackssache.
* Oft genügt schon ein bisschen fein zerkleinertes Fleisch, um Gerichten wie Suppen und Eintöpfen eine herzhafte, fleischige Geschmacksnote zu verleihen.
* Pochieren und Dämpfen sind schonende und „feuchte" Garmethoden, die vor allem für Kalbfleisch empfehlenswert sind.

Fett entfernen

Sichtbares Fett vom Fleisch abschneiden. Zum Grillen oder Braten im Ofen das Fleisch auf den Rost legen, so kann das Fett abtropfen.

Brühen, Suppen und Schmorgerichte im Voraus kochen und abkühlen lassen. Das Fett setzt sich an der Oberfläche ab und kann leicht abgeschöpft werden. Anschließend das Gericht erhitzen und servieren.

Schnellmethode: Einen Eiswürfel ins heiße Gericht geben – das Fett erstarrt sofort um ihn herum und lässt sich leicht entfernen.

Einkaufstipps

* Rindfleisch von Tieren aus Weidehaltung hat eine bessere Fettsäurenzusammensetzung als Fleisch von Tieren aus anderen Haltungen.
* Auch aus Tierschutzgründen sollte man Fleisch von Tieren aus artgerechter Haltung bevorzugen.

Aufbewahrungstipps

* Bis zur Zubereitung rohes Fleisch zugedeckt im kältesten Bereich des Kühlschranks so lagern, dass es nicht mit anderen Lebensmitteln in Kontakt kommt.
* Rindfleisch hält sich 10–12 und Kalbfleisch 9–12 Monate im Tiefkühlgerät.

Mageres Rindfleisch enthält nur 1–2 % Fett. Vor allem aber hochwertiges Protein sowie gut verwertbare Mineralstoffe, Spurenelemente und fettlösliche Vitamine.

R

Roggen

Siehe Getreide, Seite 100

Rosenkohl

Rosenkohl wird als Tiefkühlware das ganze Jahr über angeboten, erntefrisch hauptsächlich von September bis Januar.

GESUNDHEITSRISIKEN
- Blähungen

GESUNDHEITSPLUS
- Krebserkrankungen
- Herzerkrankungen
- Bluthochdruck
- Fetale Fehlbildungen
- Verdauung
- Grauer Star (Katarakt)
- Gewichtskontrolle

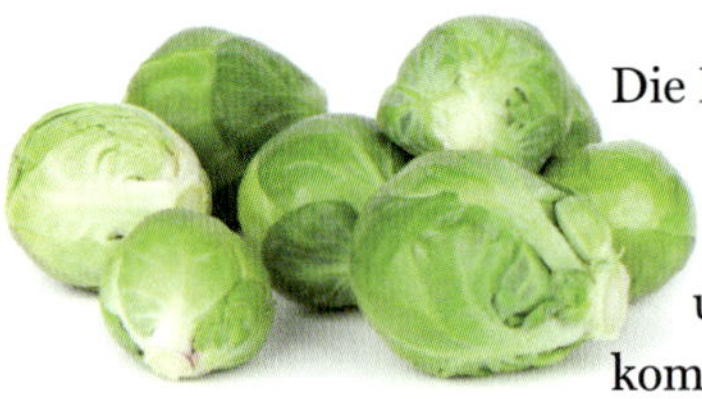

Die Röschen des Rosenkohls sehen aus wie kleine Weißkohlköpfe, ihr Geschmack ist allerdings etwas milder und die Struktur der Mini-Köpfchen kompakter und fester als der von Weißkohl. Wie dieser gehört auch der Rosenkohl zu den Kreuzblütlern und steckt voller gesundheitsfördernder Substanzen.

Gesundheitsplus

Krebserkrankungen Rosenkohl enthält Antioxidanzien, die krebserregende freie Radikale unschädlich machen können. Verschiedene Studien konnten nachweisen, dass ein höherer Verzehr von Kreuzblütler-Gemüse mit einer niedrigeren Rate für die Entstehung unterschiedlicher Krebsarten zusammenhängt.

Herzerkrankungen In 100 g rohem Rosenkohl stecken durchschnittlich 110 mg Vitamin C (damit gehört Rosenkohl zu den Spitzenlieferanten dieses Vitamins) und außerdem eine beachtliche Menge an Vitamin A (in Form von Betakarotin). Beide Vitamine fördern die Herzgesundheit. Damit das hitzeempfindliche Vitamin C weitestgehend erhalten bleibt, sollte man die Kohlröschen nur in wenig Flüssigkeit bissfest dünsten oder dämpfen.

Bluthochdruck Der Kaliumgehalt des Rosenkohls hilft einen erhöhten Blutdruck zu senken.

Fetale Fehlbildungen Der Folatgehalt im Rosenkohl kann dazu beitragen, möglichen Fehlbildungen, vor allem Neuralrohrdefekten wie Spina bifida (offener Rücken), vorzubeugen.

Verdauung Der hohe Ballaststoffgehalt von Rosenkohl wirkt verdauungsfördernd.

Grauer Star Die Vitamine A und C sind auch für die Erhaltung der Augengesundheit wichtig. Eine hohe Vitamin-C-Aufnahme verlangsamt möglicherweise das Fortschreiten von grauem Star.

Gewichtskontrolle Die Ballaststoffe des Rosenkohls rufen ein schnelleres und länger anhaltendes Sättigungsgefühl hervor – man isst also automatisch weniger.

Gesundheitsrisiken

Blähungen Wie bei anderen Kohlarten auch, können die unverdaulichen Ballaststoffe des Rosenkohl bei manchen Menschen Blähungen auslösen.

Verzehrtipps

* Röschen in Scheiben schneiden und mit gehacktem Knoblauch nur kurz dünsten.
* Bissfest gegarte Röschen in Butter schwenken, mit Pfeffer würzen und mit reichlich frisch geriebenem Parmesan bestreuen.
* Rosenkohl harmoniert gut mit Walnusskernen und Kastanien.

Einkaufstipps

* Feste, kompakte, unbeschädigte Röschen mit kräftiger Farbe sind frisch und eine gute Wahl.
* Gelbliche oder welke äußere Blättchen und ggf. ein starker Kohlgeruch weisen auf ältere Ware hin.

* Am besten Rosenkohl lose kaufen, damit man jedes Röschen begutachten kann. Erntefrische Ware gibt es auf dem Wochenmarkt oder beim Gemüsehändler.
* Röschen von ähnlicher Größe kaufen; sie haben die gleiche Garzeit.
* Hauptsaison für Rosenkohl ist September bis Januar. Am besten schmeckt er nach den ersten Nachtfrösten.

Aufbewahrungstipps

* Rosenkohl vor dem Lagern nicht waschen und putzen. Ggf. äußere gelbliche Blätter entfernen.
* In einer perforierten Plastiktüte hält sich Rosenkohl im Gemüsefach des Kühlschranks 4–5 Tage. Nicht zusammen mit Äpfeln oder Tomaten lagern, sie lassen Rosenkohl schneller welken.
* Zum Einfrieren die Röschen 4–5 Minuten in kochendem Salzwasser garen; gut abtropfen lassen. Wie Beeren zuerst nebeneinanderliegend anfrieren lassen, dann in Gefrierbeutel füllen und bis zu einem Jahr tiefgefrieren.

Rosinen

Siehe Weintrauben und Rosinen, Seite 214

Rote Beten

GESUNDHEITSRISIKEN

- Nierensteine
- Verfärbungen von Urin und Stuhl

GESUNDHEITSPLUS

- Krebserkrankungen
- Herzerkrankungen
- Demenz
- Bluthochdruck
- Verstopfung
- Augen und Nerven

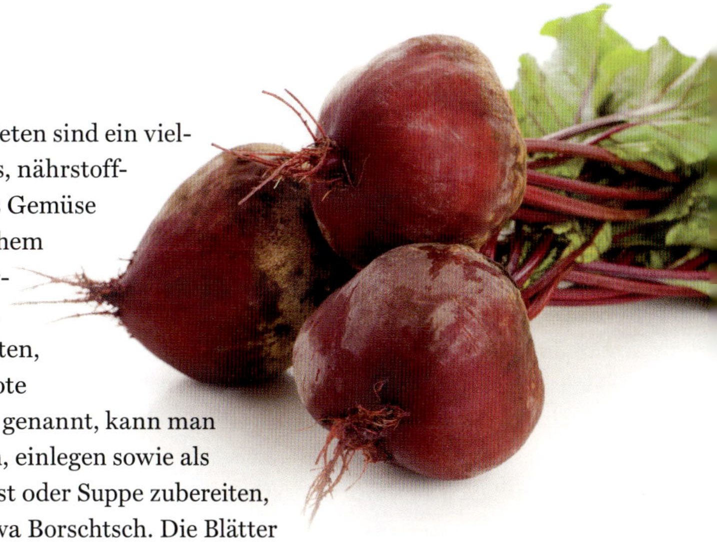

Rote Beten sind ein vielseitiges, nährstoffreiches Gemüse mit hohem Zuckergehalt. Die Beten, auch rote Rüben genannt, kann man kochen, einlegen sowie als Rohkost oder Suppe zubereiten, wie etwa Borschtsch. Die Blätter sind der nährstoffreichste Teil der Pflanze und können wie Spinat oder Mangold gekocht und gegessen werden. Rote Beten enthalten zahlreiche gesundheitsfördernde Substanzen einschließlich der Vitamine A, B_6, C, E und K sowie Folsäure. Darüber hinaus liefern sie auch nennenswerte Mengen an Kalzium, Eisen, Kalium und Ballaststoffen.

Gesundheitsplus

Krebserkrankungen Rote Beten enthalten Betacyanin, ein Pflanzenfarbstoff, der einigen Studien zufolge möglicherweise den Zellschutz vor Schäden durch kanzerogene Substanzen erhöhen kann.

Ebenso könnte der hohe Gehalt an Antioxidanzien und entzündungshemmenden Verbindungen möglicherweise noch das Risiko für die Entstehung bestimmter Krebsarten senken. Der hohe Ballaststoffgehalt trägt höchstwahrscheinlich dazu bei, das Darmkrebsrisiko zu senken.

Herzerkrankungen Rote Beten sind eine gute Quelle für Folsäure und Betain (ein Aminosäureabkömmling). Die beiden Substanzen tragen gemeinsam dazu bei, erhöhte Homocysteinwerte im Blut zu senken. Homocystein ist eine Aminosäure, die als Zwischenprodukt natürlicherweise im Stoffwechsel entsteht. Zu viel davon kann jedoch Schäden an den Arterieninnenwänden anrichten, was zu Arteriosklerose

R

Rote Beten haben zwar den höchsten Zuckergehalt von allen Gemüsesorten, aber dennoch wenig Kalorien.

Gelbe, weiße und andersfarbige Beten liefern so wertvolle Nährstoffe wie ihre roten Verwandten. Allerdings fehlt ihnen der rote Farbstoff Betacyanin.

und damit zu einem erhöhten Risiko für Herzerkrankungen führen kann.

Demenz Rote Beten enthalten Nitrate, die der Körper zu Nitrit und Salpetersäure umwandelt. Beide Verbindungen tragen dazu bei, dass die Blutgefäße sich erweitern, also mehr Sauerstoff in die Muskeln und auch das Gehirn gelangt. Kernspintomographische Untersuchungen bei älteren Erwachsenen ergaben, dass ihre Gehirne (speziell die Frontallappen) nach dem Genuss von Rote-Bete-Saft und anderen nitratreichen Lebensmitteln sichtbar verbessert waren.

Bluthochdruck Mehrere Studien konnten nachweisen, dass durch Trinken von Rote-Bete-Saft ein erhöhter Blutdruck gesenkt werden kann.

Verstopfung Rote Beten sind reich an Ballaststoffen, die bekanntermaßen die Verdauung fördern und dabei helfen, den Darm gesund zu halten.

Augen und Nerven Die große Bandbreite an sekundären Pflanzenstoffen verbessert möglicherweise die Gesundheit von Augen und Nervengewebe. Außerdem sind Rote Beten eine gute Quelle für Lutein, ein Karotinoid, das vermutlich den Schutz vor grauem Star und altersbedingter Makuladegeneration erhöhen kann.

Rote Beten garen

Die beste Art die roten Rüben zu garen besteht darin, sie im Ofen zu backen oder in Wasser zu kochen. Vorher auf keinen Fall schälen, damit die Nährstoffe und die rote Farbe erhalten bleiben. Sobald die Knollen abgekühlt sind, lässt sich die Schale leicht abziehen. Anschließend kann man die Knollen in Scheiben oder in Würfel schneiden oder pürieren und nach Belieben weiterverarbeiten.

Gesundheitsrisiken

Nierensteine Wer zu Nierensteinen neigt, sollte bei Roten Beten zurückhaltend sein, denn sie enthalten Oxalsäure. Diese Säure bindet nicht nur Kalzium aus der Nahrung, sondern trägt auch zur Steinbildung in den Harnwegen bei.

Verfärbungen von Urin und Stuhl Das ist keineswegs beängstigend, doch mag es irritierend erscheinen, wenn Urin und Stuhl nach dem Genuss von Roten Beten rot gefärbt sind. Nach kurzer Zeit verschwindet die Verfärbung wieder.

Verzehrtipps

- Gekochte Rote-Bete-Würfel mit griechischem Joghurt, Dill und Frühlingszwiebeln mischen.
- Gegarte Rote-Bete-Scheiben mit Ziegenkäserolle belegen. Pfeffern, salzen und mit Kürbiskernöl beträufeln.
- Gehackte Rote-Bete-Blätter mit Knoblauch und etwas Sesamöl unter Rühren braten.
- Ganze Rote-Bete-Knollen (ungeschält) in Folie wickeln und im Ofen garen.

Einkaufstipps

- Am besten schmecken kleine Rote-Bete-Knollen mit frischem, knackigem Grün.
- Rote Beten werden frisch von September bis März angeboten.
- Beim Kauf auf feste, glatte Knollen achten. Die Blätter sollen ebenfalls fest sein und eine kräftige Farbe haben.
- Rote Beten werden sowohl als Sauerkonserve als auch gegart im Vakuumbeutel angeboten. So kann man die gesunde Knolle schnell für ein Gericht verwenden.

Aufbewahrungstipps

- Die Blätter von den Knollen bis auf 2,5 cm abschneiden; die Knollen im Gemüsefach des Kühlschranks bis zu 2 Wochen lagern.
- Die nährstoffreichen Blätter innerhalb von 1–2 Tagen verbrauchen.

Rübennnn

GESUNDHEITSRISIKEN

- Blähungen
- Schilddrüse

GESUNDHEITSPLUS

- Krebserkrankungen
- Erhöhter Cholesterinspiegel
- Augen
- Knochen
- Fortpflanzung
- Immunsystem

Speiserüben wie Mairübchen (Navets), Teltower Rübchen oder Herbstrübe und auch Steck- bzw. Kohlrüben gehören botanisch alle zur großen Familie der Kreuzblütler. Rüben sind preiswert, kalorienarm, nährstoffreich und leicht zuzubereiten.

Je nach Sorte enthalten sie mehr oder weniger große Mengen an unterschiedlichen B-Vitaminen sowie Folsäure, Vitamin C, Karotine (nur bei gelbem Fruchtfleisch) sowie Spurenelemente und Mineralstoffe wie Zink, Eisen, Kalium, Kalzium, Magnesium. Rüben liefern außerdem lebensnotwendige Aminosäuren wie Lysin und reichlich sekundäre Pflanzenstoffe. Die Rübenblätter bieten mehr Nährstoffe als die Rüben selbst, vor allem im Hinblick auf Vitamin C, Kalium und Kalzium. Darüber hinaus liefern sie (im Gegensatz zu den Rüben) Betakarotin. Aus gutem Grund sollte man die Blätter also nicht wegwerfen, sondern wie Blattgemüse zubereiten.

Gesundheitsplus

Krebserkrankungen Als Kreuzblütler-Gemüse, wozu z. B. alle Kohlarten sowie Rettiche und Radieschen gehören, enthalten Rüben schweflige Verbindungen, die möglicherweise den Schutz vor der Entstehung verschiedener Krebsarten erhöhen können.

Erhöhter Cholesterinspiegel Sowohl die Blätter als auch die Rüben an sich sind eine reichhaltige Ballaststoffquelle – für lösliche und unlösliche Ballaststoffe. Die löslichen Ballaststoffe helfen dabei, LDL-Cholesterin zu verringern.

Augen, Knochen, Fortpflanzung, Immunsystem Rübenblätter enthalten Betakarotin, das der Körper in Vitamin A umwandelt. Als Antioxidans spielt Vitamin A eine Rolle für den Sehvorgang, das Knochenwachstum, die Funktion einiger zur Fortpflanzung wichtiger Vorgänge sowie ein gesundes Immunsystem.

Gesundheitsrisiken

Blähungen Wie alle Gemüse der Kreuzblütlerfamilie können auch Rüben bei empfindlichen Menschen unangenehme Blähungen verursachen.

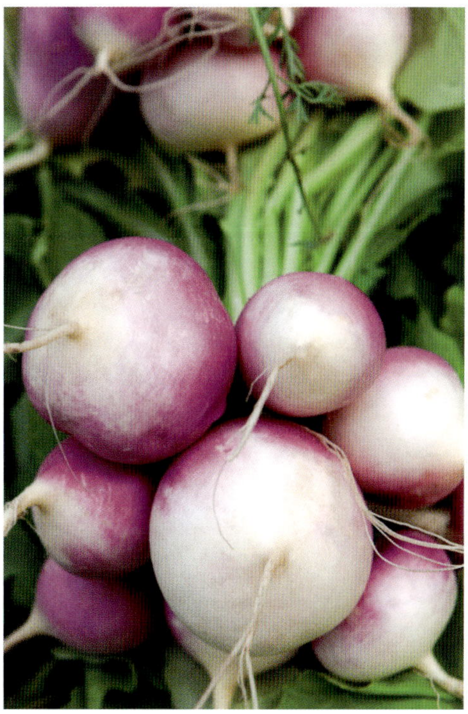

R

Schilddrüse Rüben enthalten die Substanzen Progoitrin und Glukonasturtiin, sie gehören zu den sog. Goitrogenen. Diese Verbindungen beeinträchtigen die Bildung von Schilddrüsenhormonen, indem sie die Einlagerung von Jod verhindern. Sie können dadurch eine Kropfbildung fördern. Für gesunde Menschen, die gelegentlich Rüben essen, ist das kein Problem. Bei einer bereits bestehenden Schilddrüsenunterfunktion sollte man jedoch Rüben, wenn überhaupt, nur gegart verzehren. Hitze zerstört die meisten Goitrogene.

Verzehrtipps

- Gekochte Rüben pürieren und mit den Blättern als Gemüse servieren.
- Rüben mit Kartoffeln und Möhren sowie etwas Öl auf einem Blech im Backofen rösten.
- Rüben in Scheiben schneiden und wie ein Kartoffelgratin zubereiten.

Rüben garen
Oft werden Rüben zum Garen in Wasser gekocht. Doch man kann sie auch im Backofen rösten (wie Kartoffeln, Möhren oder Pastinaken) oder im Dampfgarer garen.

Einkaufstipps

- Rüben sollten für ihre Größe schwer sein und eine glatte Schale ohne braune Stellen haben.
- Die Rübenblätter frischer Rüben haben eine kräftige Farbe und sind auf keinen Fall welk und gelb.
- Der Durchmesser von Rüben sollte weniger als 8 cm sein, zu große Exemplare sind höchstwahrscheinlich innen holzig.

Aufbewahrungstipp

- Vorhandene Blätter von den Rüben abschneiden; die Rüben in einer Plastiktüte bis zu 2 Wochen im Gemüsefach des Kühlschranks lagern.

Säfte

GESUNDHEITSRISIKEN
- Gewichtskontrolle
- Bluthochdruck
- Wachstumsstörungen (Kinder)
- Nierensteine
- Zahnschäden

GESUNDHEITSPLUS
- Nährstoffdichte
- Unterzucker

Ernährungsexperten empfehlen weltweit, dass man täglich mindestens 5 Portionen Obst bzw. Gemüse zu sich nehmen sollte. Am einfachsten scheint dies über das Trinken von Säften zu sein. Doch die Experten warnen: Fruchtsäfte enthalten neben Vitaminen und Mineralstoffen vor allem auch viele Kalorien. Als Durstlöscher sind sie deshalb nicht geeignet. 200 ml Saft können sehr wohl aber eine Portion Obst bzw. Gemüse am Tag ersetzen. Mehr sollte es nicht sein. Obst und Gemüse im Ganzen liefern dem Körper mehr Nährstoffe als in Saftform, vor allem im Hinblick auf die Ballaststoffe.

Gesundheitsplus

Nährstoffdichte Säfte liefern Flüssigkeit und einen Großteil der Nährstoffe der jeweiligen Obst- bzw. Gemüsesorte.
Unterzucker Wer an Unterzucker leidet, kann den Blutzuckerspiegel rasch erhöhen, indem er ein Glas Fruchtsaft trinkt.

Gesundheitsrisiken

Gewichtskontrolle Der gute Nährwertgehalt von Säften büßt von seinem Nutzen ein, wenn man den Zuckergehalt (natürlicher Fruchtzucker plus evtl. zugesetzter Zucker) und die damit verbundene Kalo-

S

rienmenge betrachtet. So bringt es ein Liter Apfelsaft auf rund 500 kcal, während die gleiche Menge Cola nur 400 kcal liefert. Die Folge: Wer regelmäßig viel Saft trinkt, treibt nicht nur seinen Blutzuckerspiegel in die Höhe, sondern auch sein Kalorienkonto.

Bluthochdruck Abgepackte Gemüsesäfte können zusätzlich mit Salz gewürzt sein, was sich bei entsprechender Veranlagung negativ auf den Blutdruck auswirken kann.

Wachstumsstörungen Trinken Kinder zu viel Saft, kann das nicht nur zu Zahnschäden (siehe unten), sondern auch zu Durchfall, Gewichtsverlust und verzögertem Wachstum führen. Generell sollten Kinder nur mit Wasser verdünnten Fruchtsaft (ohne Zuckerzusätze) trinken, und das in kleinen Mengen und nicht regelmäßig. Klein geschnittenes Obst ist die bessere Wahl.

Nierensteine Oxalate sind häufig ein Bestandteil für Nierensteine. Säfte (meist Gemüsesäfte) mit hohem Oxalat- bzw. Oxalsäuregehalt können deshalb das Risiko für die Bildung von Nierensteinen erhöhen.

Zahnschäden Die Kombination von Säure und Zucker in Fruchtsäften (in naturbelassenen Säften ist Fruchtzucker) kann Zahnschäden verursachen. Die Säure zerstört den Zahnschmelz irreversibel und der Zucker ist eine willkommene Nahrung für Kariesbakterien. Der zahnschädigende Effekt durch Säfte fällt etwas niedriger aus, wenn man den Saft zu einer Mahlzeit trinkt. Zwischen den Mahlzeiten sind ungezuckerte Tees oder Wasser die besten Durstlöscher.

Verzehrtipps

* Fruchtsaft in Eiswürfelbereiter füllen; gefrieren lassen. Die Eiswürfel zum Aromatisieren von Getränken wie kaltem Früchte- bzw. Kräutertee oder Mineralwasser verwenden.
* Salatdressings kann man mit Orangen- oder anderem Fruchtsaft „strecken". Dasselbe gilt für Marinaden zum Einlegen von Fisch oder Geflügel.
* Am besten frische Säfte aus Gemüse oder Früchten selbst auspressen und (in kleiner Menge) sofort genießen.

Einkaufstipps

* Fruchtsäfte mit 100 % Fruchtanteil ohne Zuckerzusatz kaufen. „Fruchtnektar" und „Fruchtsaftgetränk" sind mit Wasser verdünnte und zusätzlich gesüßte Säfte.
* Viele fertige Säfte enthalten Zusatzstoffe, die man nicht darin erwarten würde. Beim Kauf deshalb das Etikett genau lesen. Bio-Säften darf kein Zucker zugesetzt sein.

Aufbewahrungstipps

* Frisch gepresste Säfte und angebrochene Flaschen gehören in den Kühlschrank und sollten innerhalb von 2 Tagen getrunken werden.
* Falls man zu viel Saft hat, kann man ihn portionsweise z. B. in Silikonförmchen oder speziellen Eisformen (mit Stiel) einfrieren.

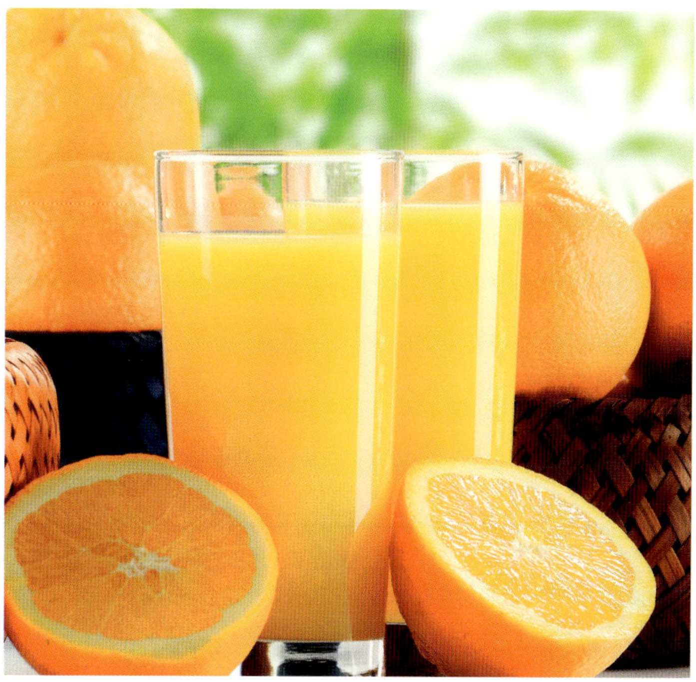

S

Salz und Natrium

GESUNDHEITSRISIKEN

- Bluthochdruck und Flüssigkeitsretention
- Nierensteine
- Arthrose

GESUNDHEITSPLUS

- Nervenfunktion

In sogenannten Salzgärten wird ***Meersalz*** *mithilfe von Sonne, Wind und Wärme aus Meerwasser gewonnen. Neben Natriumchlorid enthält es weitere Mineralien, die ihm einen typischen Geschmack geben.*

Weltweit entfallen etwa 70 % der Salzproduktion auf ***Steinsalze****. Sie stammen aus Steinsalzvorkommen, die sich durch Verdunsten früherer Meere (Urmeere) gebildet haben.*

Die beiden Begriffe Salz und Natrium werden oft in einem Atemzug genannt, sind aber nicht dasselbe. Wissenschaftlich betrachtet bezieht sich die Bezeichnung Salze auf Verbindungen aus unterschiedlich elektrisch geladenen Teilchen, die kraft ihrer gegensätzlichen Ladung zusammengehalten werden. Kalk (Kalziumkarbonat) ist deshalb ebenso ein Salz wie Backpulver (Natriumhydrogenkarbonat). Das Salz, das zum Kochen verwendet wird, heißt Natriumchlorid (NaCl). Es entsteht aus der Verbindung von Natrium und Chlor. Natrium kommt von Natur aus in den meisten Nahrungsmitteln vor, und Natriumchlorid ist in der Ernährung die wichtigste Natriumquelle. Für den Säure-Basen-Haushalt und den Flüssigkeitshaushalt des Körpers ist Natrium sehr wichtig. Außerdem hat es eine große Bedeutung bei der Steuerung der Nervenfunktion und der Muskelbewegung.

Allerdings benötigt der Körper wesentlich weniger Natrium als normalerweise aufgenommen wird. Wie viel tatsächlich gebraucht wird, hängt von individuellen Lebensumständen und dem Klima ab. Der von den Ernährungsgesellschaften (D-A-CH) ermittelte Schätzwert für eine angemessene Zufuhr für Erwachsene beträgt 1,5 g Natrium pro Tag. Das entspricht noch nicht einmal 4 g Salz. Tatsächlich werden in den meisten Industrienationen oft mehr als 10 g Salz am Tag aufgenommen (also 4 g Natrium). Die WHO und D-A-CH empfehlen nicht mehr als 5 bzw. 6 g Salz (2 g Natrium) pro Tag, das ist etwa 1 TL, aufzunehmen.

Einige Menschen reagieren auf Salz empfindlicher als andere. Sie würden von einem niedrigeren Salzverbrauch gesundheitlich profitieren, die anderen brauchen keine gesundheitlichen Nachteile zu befürchten. Die Salzempfindlichkeit scheint mit dem Alter zu steigen und äußert sich z. B. durch einen erhöhten Blutdruck.

Wegen der Zunahme der extrazellulären Flüssigkeit in der Schwangerschaft und des hohen Natriumgehalts der Muttermilch ist bei schwangeren und stillenden Frauen vorübergehend der Bedarf an Salz minimal höher. Dieser Mehrbedarf wird jedoch leicht durch den Speisesalzgehalt der Nahrung gedeckt. Wie für alle anderen, gilt auch für schwangere und stillende Frauen: Das Nachsalzen von Gerichten ist nicht nötig. Am besten ist es, den Salzstreuer vom Tisch zu verbannen.

Gesundheitsplus

Nervenfunktion Natrium trägt (in Form von Na^{+}) im Körper zum Aufbau der elektrischen Spannung an den Zellmembranen bei und spielt daher für die Weiterleitung von Nervenimpulsen, den Herzrhythmus, aber auch die Muskelarbeit eine wichtige Rolle. Von großer Bedeutung ist Natrium darüber hinaus für die Wasserregulation im Körper.

Gesundheitsrisiken

Bluthochdruck Bei hohem Blutdruck wird empfohlen, den Salzverbrauch zu reduzieren, denn Natrium beeinträchtigt die Nierenfunktion. Bei zu viel Natrium kön-

nen die Nieren nicht mehr genügend Abfallprodukte und Wasser ausscheiden.
Ist der Natriumspiegel im Körper niedrig, filtern die Nieren das Natrium aus dem Urin heraus, und es gelangt so wieder in den Blutkreislauf. Manche Menschen haben jedoch eine genetische Veranlagung dafür, dass die Nieren ständig Natrium zurückhalten – unabhängig vom Natriumspiegel. Dadurch erhöht sich ihr Risiko, an Bluthochdruck zu erkranken. Der Grund: Wenn die Nieren mehr Salz als nötig speichern, scheiden sie weniger Urin aus. So verbleibt mehr Flüssigkeit im Körper, um die richtige Natriumkonzentration beibehalten zu können. Das Herz muss wegen der überschüssigen Flüssigkeit schwerer arbeiten und der Blutdruck steigt an, um den Blutfluss zu bewältigen. Durch eine eingeschränkte Salzzufuhr lässt sich diese Form des Bluthochdrucks korrigieren.
Nierensteine und Arthrose Eine salzreiche Ernährung kann das Risiko für Nierensteine und Arthrose erhöhen. Natrium und Kalzium scheinen über ähnliche Systeme im Körper reguliert zu werden – wenn Natrium ausgeschieden wird, betrifft das auch Kalzium. Und eine übermäßige Kalziumausscheidung kann die Bildung von Nierensteinen (aus Kalzium) und Arthrose begünstigen.

Verzehrtipps

- Während der Zubereitung vorsichtig oder gar nicht salzen und erst das fertige Gericht mit Salz abschmecken.
- Körniges Salz oder Salzflocken haben eine größere Oberfläche – solche Salzkörnchen schmecken intensiver und sind besser erkennbar. Weniger hat also einen größeren Effekt.

Einkaufstipps

- Natrium ist auch Bestandteil von Mononatriumglutamat (MSG), Gewürzsalzen wie Knoblauchsalz, Gewürzmischungen und Gewürzsaucen wie Sojasauce oder Tomatenketchup sowie Pökel- und Räucherwaren, eingelegten Gurken etc. und Backpulver.
- Das meiste Salz wird mit Fertig- und Halbfertigprodukten aufgenommen.
- Koch-, Tafel- oder Speisesalz ist ein raffiniertes Steinsalz, dem Stoffe wie z. B. Rieselhilfen zugesetzt wurden. Auch Jod, Fluor und Folsäure dürfen zugesetzt sein. Ob natürliches, also unbehandeltes Meer- oder Steinsalz vergleichsweise gesünder ist, ist nicht erwiesen.

Aufbewahrungstipps

- Luftdicht verpackt an einem trockenen Platz, hält sich Salz fast unbegrenzt; Kräuter- und Gewürzsalze gut ein Jahr.
- Reiskörner im Salzstreuer verhindern das Zusammenklumpen von Salz.

WENIGER SALZ IST MACHBAR!

1 Einzelne Gewürze anstelle von salzhaltigen Gewürzmischungen verwenden. Beispielsweise: frische und getrocknete Kräuter, Knoblauchpulver oder frischen Knoblauch, abgeriebene Zitronenschale, Chilischoten oder Cayennepfeffer, frischen Ingwer oder Ingwerpulver, Pfeffer.

2 Salatsaucen oder -dressings selber herstellen statt auf Fertigprodukte zurückzugreifen; dabei sparsam salzen. Aromatisierte Essige würzen salzfrei.

3 Frisches oder tiefgekühltes Obst und Gemüse enthält kein Salz im Vergleich zu Konserven. Pellkartoffeln sind im Vergleich zu Kartoffelpüree die salzärmere Wahl, ebenso wie frische Gurken gegenüber Salz- oder Gewürzgurken. Zum Kochen von Gemüse nur wenig Salz und dafür zusätzlich Gewürze und Kräuter ins Wasser geben.

4 Vorzugsweise frisches oder tiefgekühltes Obst und Gemüse essen. Bei Gemüsekonserven salzarme Produkte auswählen. Gemüse in schwach gesalzenem Wasser kochen, dem Kochwasser lieber noch Gewürze und Kräuter hinzufügen.

5 Erst kosten, dann salzen. Frische Zutaten, statt Fertiggerichte verwenden. Oft genügt zum Kochen und Backen die Hälfte der im jeweiligen Rezept angegebenen Salzmenge. Salz ist meist eine Frage der Gewohnheit. Und: Geschmacksknospen lassen sich umtrainieren!

S

Schokolade

GESUNDHEITSRISIKEN
- Gewichtskontrolle
- Migräne

GESUNDHEITSPLUS
- Bluthochdruck
- Herzerkrankungen
- Stimmungstiefs

Im Jahr 1502 brachte Kolumbus von seiner vierten Reise die ersten Kakaobohnen aus der Neuen Welt nach Europa. Die Spanier stellten daraus mit Vanille und anderen Aromastoffen, Rohrzucker und Milch ein Getränk her, „für das man sterben könnte“, wie ein Schreiber dieser Zeit bemerkte. Der Aztekenherrscher Montezuma beschrieb es als „Göttertrank, der die Widerstandskraft stärkt und die Müdigkeit bekämpft“.

Überholt
Schokolade enthält viel Koffein.

Aktuell
In Kakao bzw. Schokolade steckt kaum Koffein, umso mehr jedoch von dem koffeinähnlichen Wirkstoff Theobromin. Sein Gehalt in 100 g Halbbitterschokolade entspricht ca. dem Koffeingehalt von 150 ml Kaffee.

Die erste Schokoladentafel kam erst um 1910 auf den Markt. Die Beliebtheit von Schokolade ist seitdem ungebrochen und sie wird in Hunderten von Marken und unterschiedlichsten Varianten angeboten.

Neben gesundheitsfördernden sekundären Pflanzenstoffen enthält Schokolade wie auch Kakaopulver kleine Mengen an B-Vitaminen sowie Spuren von Chrom, Eisen, Magnesium, Phosphor und Kalium. Je dunkler die Schokolade, desto höher ihr Kakaomasseanteil und ihr Gehalt an sekundären Pflanzenstoffen und anderen Nährstoffen. In weißer Schokolade ist kein Kakao enthalten, sondern nur Kakaobutter, das Fett der Kakaobohne.

Gesundheitsplus

Bluthochdruck Schokolade enthält sog. Flavanole. Diese farblosen Verbindungen gehören zur Gruppe der Flavonoide (sekundäre Pflanzenstoffe) und erweitern in Labortests die Blutgefäße, wodurch der Blutdruck abnimmt. Die meisten Flavanole stecken in dunkler Schokolade (je höher der Kakaomasseanteil, desto mehr Flavanole). Studien konnten bestätigen, dass bereits kleine Mengen (20 g) Bitterschokolade positive Effekte auf den Blutdruck haben können.

Herzerkrankungen Untersuchungsergebnisse deuten darauf hin, dass Schokolade das Risiko für Herz-Kreislauf-Erkrankungen senken könnte. Experten sind sich weitestgehend darüber einig, dass auch Herzpatienten mit gutem Gewissen Schokolade in kleinen Mengen genießen dürfen. Inwiefern sie tatsächlich vor Herzerkrankungen schützen kann, dazu gibt es keine abschließenden Erkenntnisse.

Stimmungstiefs Bei vielen Menschen stimuliert Schokolade die Produktion von Dopamin im Gehirn, ein Botenstoff, der Glücksgefühle auslösen kann. Wer sehr gern Schokolade isst, bei dem regt evtl. schon das Betrachten eines Bildes mit Schokolade die Dopaminausschüttung an. Es sind also nicht bestimmte Substanzen in der Schokolade, die glücklich machen, sondern positive Erinnerungen und Gefühle, die mit Schokolade zusammen-

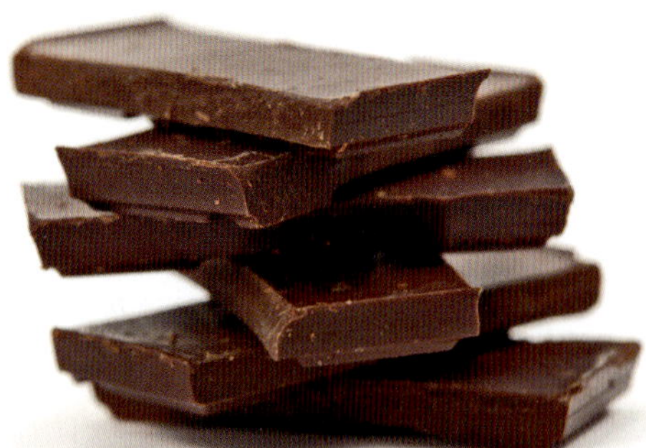

hängen und im Gehirn die Ausschüttung von stimmungsaufhellenden Botenstoffen zur Folge haben.

Gesundheitsrisiken

Gewichtskontrolle Bei allen gesundheitlichen Pluspunkten, die dunkle Schokolade zu bieten hat, sollte man berücksichtigen, dass 100 g Schokolade mit einem Kakaomasseanteil von 70 % mehr als 500 kcal liefern – das entspricht etwa einem Viertel der täglichen Energiezufuhr eines Erwachsenen mit geringerer körperlicher Aktivität (z. B. Bürotätigkeit).
Migräne Bei manchen Menschen kann Schokolade eine Migräneattacke auslösen. Vermutlich ist die Substanz PEA (Phenylethylamin), ein biogenes Amin, dafür verantwortlich.

Verzehrtipps

* Chili con Carne mit Kakaopulver oder geriebener Bitterschokolade würzen.
* Joghurt- und Quarkspeisen mit geriebener oder gehackter Bitterschokolade würzen.
* Kakaonibs sind in Stückchen gebrochene Kerne der Kakaobohnen. Sie enthalten alle wertvollen Inhaltsstoffe des Kakaos. Ideal zum Knabbern und Würzen.

Einkaufstipps

* Dunkle bzw. Bitterschokolade hat den höchsten Kakaoanteil.
* Schokolade sollte eine gleichmäßig glänzende Oberfläche haben. Ein weißlicher oder hellgräulicher Belag ist ein Zeichen für falsche Lagerung. Solche Schokolade ist noch genießbar, hat aber ggf. an Geschmack eingebüßt.

Aufbewahrungstipp

* Luftdicht verpackt an einem dunklen, trockenen Platz konstant bei 12–20 °C lagern. Bitterschokoladen halten so mindestens 2 Jahre, Vollmilchschokoladen und weiße Schokolade gut 1,5 Jahre.

Schweinefleisch

Siehe auch Räucher- und Pökelwaren, Seite 176

GESUNDHEITSRISIKEN
- Herz-Kreislauf-Erkrankungen
- Parasiten

GESUNDHEITSPLUS
- Knochen
- Muskeln
- Herz-, Muskel- und Nervenfunktion
- Anämie
- Immunsystem

Sparsame Köche scherzten schon immer, dass man von einem Schwein alles verwenden könne, außer dem Quieken. Ein Schwein liefert u. a. Schnitzel, Koteletts, Hachsen und Bratenfleisch. Haut und Knochen werden für die Gelatineherstellung verwendet

Die meisten Fleischstücke vom Schwein enthalten deutlich weniger Fett als früher. Der Fettanteil magerer Stücke ist ähnlich dem von Geflügel (ohne Haut). Zahlreiche Schweinefleischprodukte wie Schinken, Würste und Speck enthalten jedoch relativ viel Fett: Durchwachsener Speck besteht zu ca. 65 % aus Fett, grobe Leberwurst zu knapp 30 %. Darüber hinaus enthalten verarbeitete Schweinefleischprodukte auch oft Nitrate, aus denen im Körper krebserregende Substanzen entstehen.

Gesundheitsplus

Knochen und Muskeln Schweinefleisch bietet hochwertiges Protein für die Zellbildung – gut für starke Muskeln und kräftige Knochen.
Herz-, Muskel- und Nervenfunktion Schweinefleisch liefert sehr viel Thiamin (Vitamin B_1), das im Stoffwechsel am

S

Abbau von Kohlenhydraten beteiligt ist, wobei Energie für Körper und Gehirn entsteht. Es sorgt außerdem für ein reibungslos funktionierendes Herz-, Muskel- und Nervensystem.

Anämie Das in Schweinefleisch enthaltene Eisen wird besonders gut vom Körper aufgenommen und verwertet.

Immunsystem Das Spurenelement Zink liegt in Schweinefleisch (und anderem Fleisch) in besonders leicht verfügbarer Form vor. Zink ist vor allem für seine immunstärkende Wirkung (in Zusammenarbeit mit Vitamin C) und Förderung bei der Wundheilung bekannt. Dies beruht darauf, dass es an zahlreichen Stoffwechselvorgängen und der DNA (Proteinsynthese) beteiligt ist.

Gesundheitsrisiken

Herz-Kreislauf-Erkrankungen Vor allem durchwachsenes Schweinefleisch wie Rippchen, Nackenkoteletts und Produkte wie Schinken, Speck und Würstchen können bei zu häufigem Genuss zu Gesundheitsschäden einschließlich erhöhter Blutcholesterinwerte führen. Grund dafür ist u. a. der relativ hohe Anteil an gesättigten Fettsäuren im Fett.

Parasiten Mit Trichinen (Fadenwürmer der Gattung *Trichinella spiralis*) befallenes Schweinefleisch kommt in unseren Breitengraden sehr selten vor. Dennoch sollte man Schweinefleisch immer über 70 °C erhitzen, um möglicherweise vorhandene Erreger abzutöten.

Verzehrtipps

- Mageres Schweinefleisch kann man anstelle von Geflügelfleisch verwenden.
- Gegartes Schweinefleisch eignet sich fein zerkleinert für Salate oder dünn aufgeschnitten als Brotbelag.
- Getrocknete Aprikosen, Pflaumen oder Datteln mit Speck umwickeln und braten.

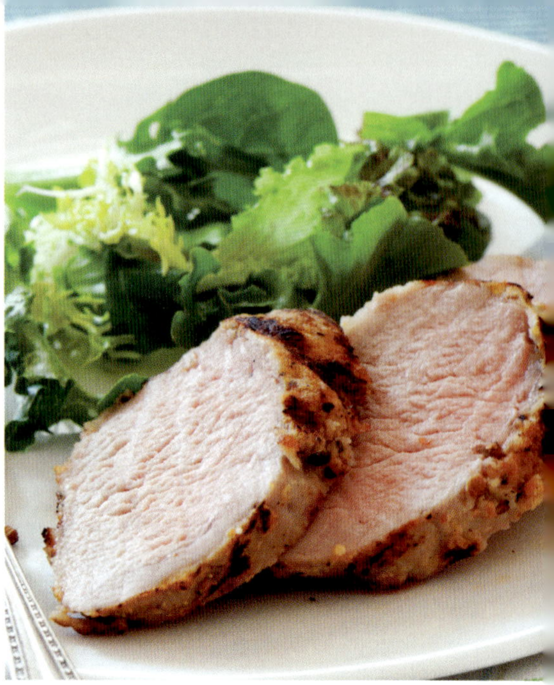

Einkaufstipps

- Frisches Schweinefleisch ist rosa und hat einen leichten hellen Glanz. Die Oberfläche darf auf keinen Fall schmierig aussehen.
- Liegt das Fleisch im eigenen Saft (ist also Flüssigkeit ausgetreten), hat es keine gute Qualität. Die Anschnittflächen sollten trocken sein. Außerdem sollte Fleisch guter Qualität auf Fingerdruck kaum nachgeben. Lässt es sich stark eindrücken oder wirkt es schwammig, ist das ein Zeichen für mindere Qualität bzw. für sog. PSE-Fleisch. PSE ist die englische Abkürzung für pale (blass), soft (weich) und exudative (wässrig). Schweinefleisch ist davon häufig betroffen. Solches Fleisch schrumpft beim Braten, wird zäh und schmeckt fade.
- Frisches Fleisch sollte neutral und mild riechen. Auf keinen Fall darf der Geruch beißend oder süßlich sein, wenn man das Fleisch aus der Verpackung nimmt.

Aufbewahrungstipps

- Frisches Schweinefleisch hält sich im Kühlschrank bei 2–4 °C etwa 3 Tage bzw. gemäß Verbrauchsdatum; gegartes kann bis zu 5 Tage im Kühlschrank aufbewahrt werden.
- Schweinefleisch kann man bei -18 °C maximal 6 Monate einfrieren. Es gilt die Faustregel: Je fetter es ist, desto kürzer die Lagerdauer.

Sellerieknollen

Siehe auch Selleriestangen, Seite 196

GESUNDHEITSPLUS
- Gewichtskontrolle
- Herzerkrankungen

Knollen- oder Wurzelsellerie ist ein winterliches Wurzelgemüse und gehört wie Stangen- oder Staudensellerie und Petersilie zu den Doldenblütlern. Eine frische Sellerieknolle sieht aus wie eine große, runde und knorrige Rübe. Schält man sie, kommt weißes Fleisch mit intensivem würzigem Geruch zum Vorschein. In 100 g rohem Knollensellerie stecken knapp 20 kcal sowie u. a. 8 mg Vitamin C, 0,2 mg Vitamin B_6 und relativ viele Ballaststoffe, nämlich mehr als 4 g.

Verfärbung verhindern
Selleriestücke verfärben sich rasch braun, sobald sie mit Sauerstoff in Kontakt kommen. Gibt man Sellerie sofort nach dem Schneiden in Zitronenwasser, bleibt er schön weiß.

Knollensellerie hat einen milden Geschmack und ist roh oder gekocht für viele Gerichte geeignet: in geraspelter Form für einen Rohkostsalat, gekocht und püriert als Beilage (statt Kartoffelpüree) oder Cremesuppe; zusammen mit Zwiebel, Möhre und Petersilie ist Knollensellerie Bestandteil von Suppengrün und verleiht nicht nur Suppen, sondern auch zahlreichen Eintöpfen und Schmorgerichten mit oder ohne Fleisch ein würziges Aroma. In Scheiben geschnitten und paniert ist Sellerie als Schnitzelersatz in der fleischlosen Küche beliebt.

Gesundheitsplus

Gewichtskontrolle Weil Knollensellerie kalorienarm ist, bietet er sich als Beilage anstelle von stärkereichen Kartoffeln (Kartoffelbrei) an. Dank seines guten Ballaststoffgehalts fördert er das Sättigungsgefühl und schützt davor, zu viel zu essen. Außerdem hat Sellerie eine entwässernde Wirkung, was nicht nur im Rahmen von Schlankheitsdiäten erwünscht ist.

Herzerkrankungen Das enthaltene Vitamin C hilft freie Radikale zu bekämpfen und Entzündungen vorzubeugen, während Vitamin B_6 zum Herzschutz beiträgt.

Verzehrtipps

- Gekochten Sellerie mit gekochten Kartoffeln zu einem Püree verarbeiten; mit Meerrettich würzen.
- Selleriestücke mit Möhren, Pastinaken, Kartoffeln auf dem Blech im Backofen rösten.
- Ein Gratin aus Selleriescheiben und Kartoffeln oder aus Sellerie- und Apfelscheiben zubereiten. Das Gratin nach Belieben mit gehackten Haselnusskernen bestreuen. Passt gut zu Wild.
- Sellerie und Äpfel kochen, pürieren und als Suppe servieren.

Einkaufstipp

- Kleine bis mittelgroße Knollen wählen, die fest sind und keine braunen Stellen haben.

Aufbewahrungstipps

- Im Gemüsefach des Kühlschranks hält sich Knollensellerie mehrere Wochen.
- Wenn eine Sellerieknolle nach dem Lagern weich ist, ist sie nicht mehr in Ordnung.

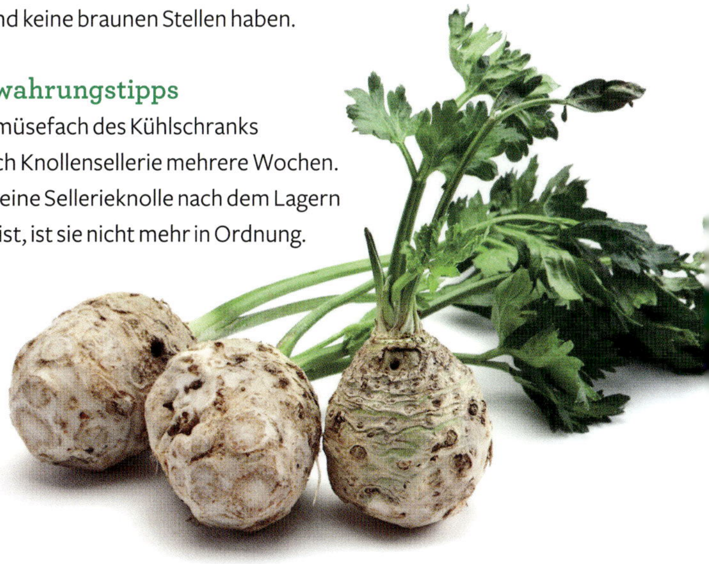

S

Selleriestangen

Siehe auch Sellerieknollen, Seite 195

GESUNDHEITSPLUS
- Gewichtskontrolle
- Bluthochdruck
- Entzündungen
- Krebserkrankungen

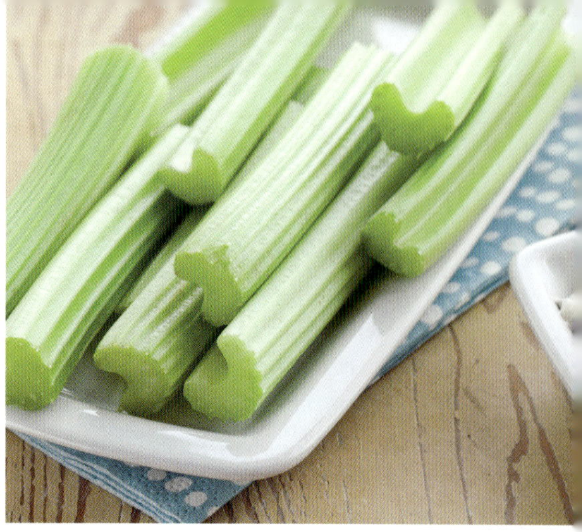

Wer Pfunde verlieren möchte, greift oft zu Selleriestangen bzw. Staudensellerie. Die bestehen zu 95 % aus Wasser, der Rest sind satt machende Ballaststoffe, außerdem enthalten sie u. a. etwas Vitamin C und Folsäure, Mineralstoffe wie Kalium sowie gesundheitsfördernde sekundäre Pflanzenstoffe. Selleriestangen verleihen Gerichten ein typisches Würzaroma.

Gesundheitsplus

Gewichtskontrolle Die Ballaststoffe fördern das Sättigungsgefühl, wodurch man weniger isst.

Bluthochdruck und Entzündungen Staudensellerie enthält Kalium, das für die Muskelfunktion relevant ist und als Gegenspieler von Natrium den Blutdruck reguliert. Natur- und Kräuterheilkundler empfehlen frischen Stangensellerie und Tee aus Selleriesamen zur Behandlung von Gicht und arthritischen Entzündungen sowie Bluthochdruck und Ödemen (Wassereinlagerungen). Studien weisen darauf hin, dass die im Stangensellerie enthaltenen Phtalide den Spiegel bestimmter Hormone senken, die die Blutgefäße verengen und den Blutdruck ansteigen lassen. Die ebenfalls im Sellerie vorkommenden Polyacetylene vermindern möglicherweise die Produktion bestimmter Prostaglandine, die an Entzündungsreaktionen beteiligt sind.

Krebserkrankungen Die Polyacetylene helfen auch dabei krebserregende Benzopyrene zu zerstören, die in bestimmten Lebensmitteln entstehen können, nachdem sie stark erhitzt wurden.

Überholt
Das Kauen von Selleriestangen verbraucht mehr Kalorien als sie liefern.

Aktuell
Selleriestangen benötigen für ihre Verdauung nicht mehr Kalorien als sie liefern. Doch mit 15 kcal pro 100 g sind sie sehr kalorienarm.

Verzehrtipps

- Blattsalat mit Sellerieblättern anreichern.
- Rohe Stangen mit Creme (z. B. Blauschimmelkäse) füllen, mit gehackten Nüssen bestreuen.
- In Scheiben geschnittene Selleriestangen, Möhren und Zwiebeln mit Salbei dünsten.

Einkaufstipp

- Stauden mit knackigen, hellen und unbeschädigten Stangen kaufen. Die Blätter sollten einheitlich gefärbt sein.

Aufbewahrungstipp

- In einer Plastiktüte im Gemüsefach des Kühlschranks hält sich Stangensellerie gut 8 Tage.

Blätter nutzen
Die Blätter sind der nährstoffreichste Teil der Selleriestaude. Sie enthalten mehr Kalzium, Eisen, Kalium, Betakarotin und Vitamin C als die Stangen. Das gehackte Grün kann man wie Petersilie verwenden.

Naschen:
WAS TUN, WENN DAS VERLANGEN NACH SÜSSEM AUFKOMMT ?

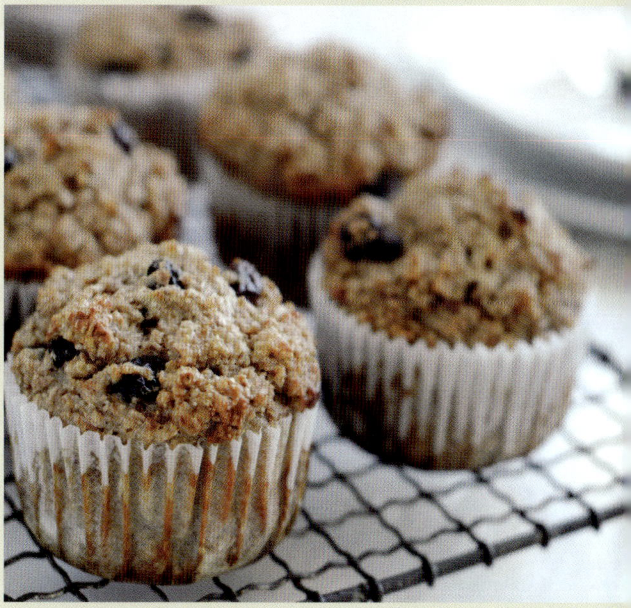

Es ist 15 Uhr, die Energie schwindet, die Augen fallen einem fast zu und der Gang zum Snackautomaten scheint unausweichlich …

Zuerst die gute Nachricht: Naschen ist gut, denn zu lange Ess-Pausen lassen den Blutzuckerspiegel drastisch nach unten fallen, was die Nahrungsmittelauswahl für den restlichen Tag negativ beeinflussen würde. Nun die schlechte Nachricht: Der Automat bietet in der Regel eher ungeeignete Snacks an. Hier sind ein paar Tipps für gesundes Snacken:

Snack-Pausen Ein kalorienarmer Happen zwischen weit auseinanderliegenden Mahlzeiten, kann den Hunger einbremsen und davor schützen, bei der nächsten Mahlzeit zu viel zu essen. Wenn Snacks gut geplant sind, können sie Energietiefs abschwächen.

Mini-Portionen Naschen muss nicht süß sein und bedeutet kleine Portionen: eine kleine Schale Gemüsesuppe, Cracker mit Käse, ein Mini-Sandwich, Joghurt mit Obst oder ein kleines Stück (Vollkorn-)Kuchen. Praktisch sind auch kleine Reste eines selbst gekochten Gerichts.

Nährstofflieferanten Kleine Happen helfen dabei, die täglich empfohlenen Nährstoffe in Verbindung mit relativ wenig Kalorien aufzunehmen. Obst oder Gemüse mit Brot, Brötchen oder Pita liefern nicht nur Vitamine, Mineralstoffe und sekundäre Pflanzenstoffe, sondern auch sättigende Kohlenhydrate.

Einkaufen Auf der wöchentlichen Einkaufsliste sollten auch Zutaten für süße und pikante Snacks stehen. Wenn die geeigneten Zutaten griffbereit sind, bereitet man sich leicht Kleinigkeiten zum Mitnehmen zu. Fertigprodukte wie Chips, Kekse oder Süßigkeiten im Regal lassen.

Snack-Fallen Jeder weiß, dass ein Stück Obst oder Rohkost gesünder ist als ein süßer Krapfen. Wer fertige Snacks kauft, sollte vorher aufmerksam die Zutatenliste lesen: Müsliriegel enthalten oft Unmengen von Zucker (in unterschiedlicher Form), in manchen Fruchtgetränken ist der Fruchtanteil niedrig, der Zuckeranteil hoch.

Gesunde Fertig-Snacks Eine Banane tut immer gut, eine kleine reicht. Nüsse (ohne Salz und Fettzusatz) sind perfekt, auch ein Glas Fruchtsaft (mit Wasser gemischt) kann den Zwischendurchhunger prima stillen.

FAZIT
- Kleine Happen zwischendurch dämpfen den Hunger und schützen vor zu großen Portionen bei den Hauptmahlzeiten.
- Fertig-Snacks, die gesund klingen, können jede Menge Fett und Zucker mitliefern.
- Obst mit Joghurt oder Gemüse mit einem Dip (z. B. Hummus) sind perfekte Snacks.

S

Softdrinks

Siehe Erfrischungsgetränke, Seite 85

Sojaprodukte

Siehe auch Bohnen und andere Hülsenfrüchte, Seite 65

GESUNDHEITSRISIKEN
- Krebserkrankungen
- Schilddrüsenfunktion

GESUNDHEITSPLUS
- Herzerkrankungen
- Brust- und Prostatakrebs
- Osteoporose
- Wechseljahresbeschwerden
- Muskelaufbau

Sojabohnen gehören zu den nährstoffreichsten und vielseitigsten pflanzlichen Nahrungsmitteln. Sie sind die Grundlage für eine Vielzahl von Produkten wie beispielsweise Tofu, der aus pürierten Sojabohnen ähnlich wie Quark hergestellt wird. Wird die Tofumasse gepresst, entsteht Schnitttofu, bleibt sie ungepresst erhält man den cremigen Seidentofu. Grüne Sojabohnen (Edamame) gibt es geschält oder in den Hülsen zu kaufen, frisch oder als Tiefkühlware. Sie werden als Snack oder Beilage serviert.

Vegetarier und Veganer verwenden Sojabohnen und Sojaprodukte häufig wegen des wertvollen Proteins. Mit Sojapulver, das aus Sojaprotein hergestellt wird, kann man Shakes oder Smoothies mit Protein anreichern. Außerdem enthält Soja reichlich Eisen, das der Körper allerdings nicht optimal aufnimmt. Die Eisenaufnahme kann durch Zugabe von Vitamin-C-reichen Nahrungsmitteln wie roten Paprikaschoten oder Zitrusfrüchten gesteigert werden.

Gesundheitsplus

Herzerkrankungen Es gibt zahlreiche Forschungsergebnisse, die dafür sprechen, dass man durch den teilweisen Austausch tierischer Produkte gegen Sojaprotein das Risiko für Herzerkrankungen senken kann. Das liegt daran, dass Soja das arterienverstopfende LDL-Cholesterin senken und das wünschenswerte HDL-Cholesterin etwas erhöhen kann.

Brust- und Prostatakrebs In ganz Asien ist Soja ein Grundnahrungsmittel. Dort erkranken wesentlich weniger Menschen an Brust- und Prostatakrebs als in westlichen Ländern. Diese schützende Wirkung ist auf die Sojaaufnahme im frühen Lebensalter zurückzuführen und vermutlich auf die in Soja enthaltenen Substanzen Genistein und Daidzein. Das sind Phytoöstrogene (sie gehören zu den Isoflavonen), die eine ähnliche Wirkung entfalten können wie das menschliche Hormon Östrogen. Diese Verbindungen scheinen die Wirkung von Östrogen auf das Brust- und Prostatagewebe abzuschwächen. Da die vor Krebs schützende Wirkung von Soja bislang noch nicht bewiesen werden konnte, und der Effekt von Soja bei bereits erkrankten Frauen noch ungeklärt ist,

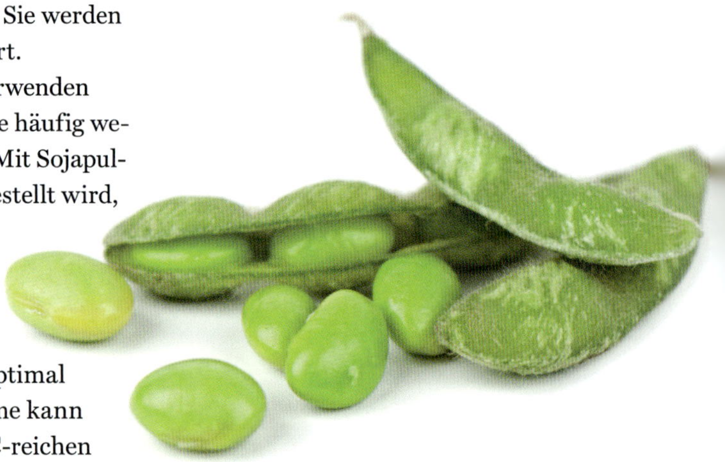

empfehlen Experten Soja in moderaten Mengen zu sich nehmen. Das bedeutet: täglich nicht mehr als 160 g Tofu oder 500 ml Sojamilch.

Osteoporose Untersuchungen weisen darauf hin, dass die Isoflavone in Soja den Knochenabbau verzögern und sogar die Knochendichte erhöhen könnten. Doch nicht alle Studien stimmen mit diesem Ergebnis überein: bei einigen Untersuchungen zeigte sich keinerlei Wirkung von Soja auf den Knochenabbau. Weitere Forschung ist hierzu nötig.

Wechseljahresbeschwerden Bei manchen Frauen kann eine sojareiche Ernährung mögliche Beschwerden während der Wechseljahre lindern. Das gilt vor allem für die Häufigkeit und Intensität von Hitzewallungen.

Muskelaufbau Das Protein der Sojabohne enthält alle lebensnotwendigen Aminosäuren. Es ist das einzige pflanzliche Protein, das in seiner Zusammensetzung tierischem Protein gleichzusetzen ist. Für alle, die sich fleischlos ernähren, ist Soja deshalb eine wertvolle Eiweißquelle. Der Körper benötigt u. a. Eiweiß für den Aufbau und Erhalt von Muskelmasse.

Gesundheitsrisiken

Krebserkrankungen Einige Forschungsergebnisse deuten darauf hin, dass ein hoher Verbrauch von sojahaltigen Nahrungsmitteln oder Sojapräparaten (das gilt nicht für Sojabohnen und vollwertige Sojabohnenprodukte) das Risiko für bestimmte Krebsarten erhöhen kann, insbesondere für Brustkrebs. Möglicherweise hängt dies mit erhöhten Isoflavonspiegeln im Blut zusammen. Solange diese Zusammenhänge nicht geklärt sind, sollte man Nahrungsergänzungen mit Isoflavonen besser meiden. Wer an Brust- oder Prostatakrebs erkrankt war oder ist, sollte mit seinem Arzt über Soja sprechen.

Plus Soja
In Stücke geschnittenen festen Tofu mit Gemüse anzubraten, ist eine einfache und köstliche Art, Gerichte mit Soja anzureichern.

Schilddrüsenfunktion Möglicherweise besteht ein Zusammenhang zwischen dem Verzehr von Soja und einer verminderten Schilddrüsenfunktion. Allerdings bezieht sich dies nur auf die Einnahme von Sojapräparaten oder eine sehr sojareiche Ernährung. Zur Klärung dieses Themas sind weitere Forschungen erforderlich.

Verzehrtipps

* Ein paar Teelöffel Misopaste (wird aus fermentierten Sojabohnen hergestellt) zum Würzen von Brühen, Dips oder Marinaden nehmen.
* Für Vanillesauce oder Rührteige Kuhmilch durch Sojamilch ersetzen.
* Gedämpfte Edamame pürieren und als Dip genießen.

Einkaufstipps

* Frische Edamame (ganze Schoten) oder die tiefgefrorenen Kerne der grünen Sojabohnen werden in Bioläden und zunehmend auch in gut sortierten Supermärkten angeboten.
* Tofu gibt es in Blöcken in der Vakuumverpackung im Kühlregal des Supermarkts. Marinierte Produkte könnten viel Salz enthalten; Zutatenliste beachten.

Aufbewahrungstipps

* Frische Edamame (Schoten) halten sich bis zu 5 Tage im Kühlschrank.
* Tofu in der Originalverpackung kühl halten. Übrigen ungegarten Tofu mit Wasser bedecken und luftdicht verpackt bis zu 2 Tage im Kühlschrank lagern.
* Sojamehl hält sich luftdicht verpackt und an einem kühlen Platz bis zu einem Jahr.

S

Spargel

GESUNDHEITSPLUS
- Gewichtskontrolle
- Verdauung
- Krebserkrankungen
- Ödeme
- Gehirnleistung

Spargel enthält Asparaginsäure, aus der im Körper unter Einfluss von einem bestimmten Enzym schwefelhaltige Abbauprodukte entstehen können. Bei gut der Hälfte der Menschen riecht der Urin danach. Wer nicht über das Enzym verfügt, bei dem wird die Asparaginsäure direkt und geruchlos ausgeschieden.

Die alten Griechen und Römer schrieben dem Spargel eine besondere Heilwirkung zu. Sie behandelten fast alle Krankheiten damit – von Zahnschmerzen über Rheuma bis Bienenstiche. Diese Wirkungen konnten bislang zwar nicht bestätigt werden, doch fest steht, dass Spargel reichlich Vitamine und Mineralstoffe enthält.

Spargelstangen gibt es in Grün, Weiß und Violett. Eine Portion weißer Spargel (500 g) liefert mit nur 90 kcal 7,5 g Ballaststoffe, rund 1 g Kalium, 3,5 mg Eisen, 100 mg Vitamin C und weitere Vitamine und Mineralstoffe. Grüner Spargel enthält demgegenüber mehr Vitamine, Mineralstoffe und vor allem Betakarotin.

Für ein Gemüse ist Spargel relativ reich an Purin und Harnsäure. Bis vor einigen Jahren wurde Menschen mit Gicht deshalb empfohlen, Spargel zu meiden. Heute vertritt die Wissenschaft die Auffassung, dass die in Gemüse enthaltene Harnsäure keine relevante Ursache für Gichtanfälle ist und Spargel in moderaten Mengen (ca. 500 g pro Portion) genossen werden kann.

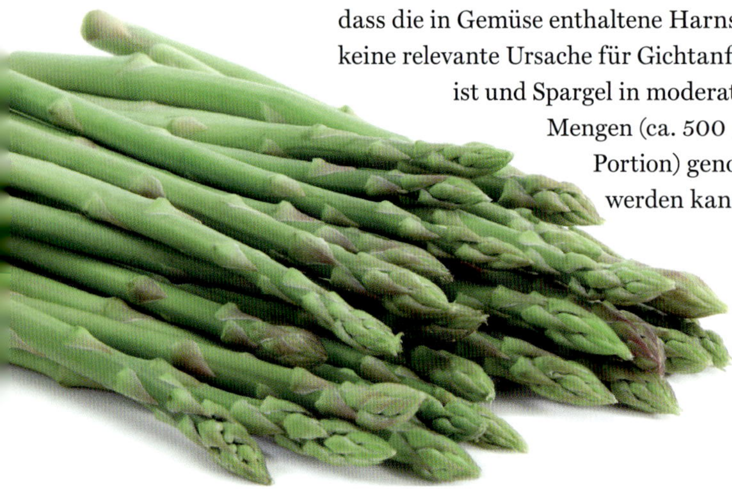

Gesundheitsplus

Gewichtskontrolle Kaum Kalorien und reichlich Ballaststoffe – das ist der richtige Mix für alle, die auf ihr Gewicht achten oder Pfunde verlieren möchten.

Verdauung Spargel enthält Inulin, ein Kohlenhydrat, das unverdaut in den Dickdarm gelangt und dort als Ballaststoff wirkt. Es regt jedoch nicht nur die Darmtätigkeit an, sondern fördert auch die Vermehrung gesunder Darmbakterien.

Krebserkrankungen Spargel enthält Antioxidanzien, die den Schutz vor Krebs und anderen Erkrankungen erhöhen können.

Ödeme Bluthochdruck oder andere Herzerkrankungen können Wassereinlagerungen im Gewebe verursachen. Die harntreibende Asparaginsäure und das Kalium im Spargel helfen Wasser auszuscheiden.

Gehirnleistung Der relativ hohe Folsäuregehalt im Spargel kann zusammen mit Vitamin B_{12} vor einer sinkenden Gehirnleistung schützen.

Verzehrtipps

* Gegarten Spargel mit einem Dressing aus Olivenöl und Orangensaft beträufeln.
* Gleich mehr Spargel auf Vorrat kochen, in kleine Stücke schneiden. Diese nach und nach als Zutat für Salate, Mischgemüse, Snacks usw. verwenden.
* Spargel und Erdbeeren passen gut zusammen.

Einkaufstipps

* Feste, „klingende" Stangen wählen.
* Grüne Stangen sollten dunkelgrün sein und fest geschlossene Köpfe haben.
* Dünnere Stangen sind zarter als dicke.

Aufbewahrungstipps

* In ein feuchtes Tuch wickeln und die Stangen im Kühlschrank 2–3 Tage lagern.
* Stangen schälen und einfrieren. Zum Garen die gefrorenen Stangen ins kochende Wasser geben und wie frische garen.

Spinat

GESUNDHEITSRISIKEN
- Mineralstoffe
- Nieren- und Gallensteine
- Wechselwirkung mit Medikamenten

GESUNDHEITSPLUS
- Makuladegeneration
- Krebserkrankungen
- Fehlbildungen
- Anämie
- Knochen

Spinat ist ein beliebtes Gemüse mit dunkelgrünen Blättern, die roh oder gegart serviert werden. Der Irrglaube, dass Spinat sehr reich an Eisen sei, rührt von einer Analyse her, bei der fälschlicherweise das Komma um eine Dezimalstelle verrutscht war. Dennoch enthält Spinat im Vergleich zu vielen anderen Gemüsesorten relativ viel Eisen und darüber hinaus zahlreiche weitere wertvolle Nährstoffe. Dazu gehören neben Vitamin C, Riboflavin, Vitamin B_6 und Kalium vor allem auch verschiedene Karotinoide.

Um möglichst viele Vitamine zu erhalten, sollte Spinat schonend gegart werden – Dämpfen oder kurzes Dünsten sind empfehlenswert. Obwohl Nährstoffe durch Hitze verloren gehen, ist gegarter Spinat – volumenmäßig betrachtet – nährstoffreicher als roher. Denn beim Kochen fällt Spinat enorm zusammen. Darüber hinaus ist gegarter leichter verdaulich als roher.

Gesundheitsplus

Makuladegeneration Spinat enthält verschiedene Karotinoide, Pflanzenpigmente (Farbstoffe), die für seine dunkelgrüne Farbe verantwortlich sind. Zu den Karotinoiden gehören Zeaxanthin und Lutein, die beide dazu beitragen einer altersbedingten Makuladegeneration (Sehverlust im Alter) vorzubeugen. Durch Erhitzen von Spinat wird Lutein leichter verfügbar für den Körper. Wie für alle Karotinoide gilt auch für Lutein, dass es mit ein wenig Fett besser aufgenommen wird. Deshalb stets ein wenig Fett unter Spinat mischen.

Krebserkrankungen Antioxidanzien und Bioflavonoide helfen gegen krebserregende Substanzen und bereits bestehende Krebszellen.

Fehlbildungen 100 g gegarter Spinat enthält ca. 100 Mikrogramm Folsäure, das sind mehr als 30 % der täglich empfohlenen Zufuhr für Erwachsene. Das wasserlösliche Vitamin ist besonders wichtig für Frauen, die schwanger sind oder schwanger werden möchten. Zu wenig Folsäure kann zu Fehlbildungen beim ungeborenen Kind führen, z. B. zu Neuralrohrdefekten wie Spina bifida (offener Rücken). Ein Mangel an Folsäure kann auch eine bestimmte Form der Anämie verursachen.

Knochen Vitamin K kommt in Form von Phyllochinon in den meisten grünen

Überholt
Roher Spinat ist gesünder als gekochter.

Aktuell
Durch Kochen werden einige Nährstoffe des Spinats leichter verfügbar. Wichtig ist, Spinat nicht zu lange zu kochen.

Waschen und garen
Spinatblätter am besten in einer Schüssel mit kaltem Wasser waschen, damit der Sand nach unten sinken kann. Anschließend die Blätter unter fließend kaltem Wasser abspülen. Für einen Salat den Spinat trocken schütteln; zum Dämpfen die tropfnassen Spinatblätter in einen Topf geben, den Topf schließen und die Blätter bei mittlerer Hitze zusammenfallen lassen.

S

Achtung! Wechselwirkung mit Medikamenten!
Menschen, die gerinnungshemmende Medikamente wie Makumar, Heparin oder Warfarin einnehmen, sollten Vitamin-K-reiche Gemüse zu denen Spinat gehört, nicht in zu großen Mengen und zu häufig essen. Vitamin K kann nämlich die Wirkung dieser Medikamente beeinträchtigen.

Blattgemüsen wie Spinat vor. Dieses Vitamin spielt eine wichtige Rolle bei der Blutgerinnung und könnte auch für die Knochengesundheit von Bedeutung sein. Im Zusammenspiel mit Proteinen, Kalzium und Vitamin D scheint das fettlösliche Vitamin K die Knochen zu verfestigen und somit Brüchen durch Knochenschwund (Osteoporose) vorzubeugen. In Studien fand man heraus, dass Menschen, deren Ernährung reich an Vitamin K war, seltener Hüftgelenksfrakturen erlitten als Personen, die weniger Vitamin K zu sich nahmen.

Gesundheitsrisiken

Mineralstoffe Die im Spinat enthaltene Oxalsäure hemmt die Aufnahme von Eisen, Kalzium und anderen Mineralstoffen. Der Oxalsäuregehalt von 100 g Spinat bindet z. B. die Kalziummenge aus 200 ml Milch. Spinat hat zwar recht hohe Kalzium- und Eisenwerte, doch nur ca. 5 % des Kalziums in Spinat können vom Körper aufgenommen werden (der Rest liegt als nicht resorbierbares Kalziumoxalat vor).

Nieren- und Blasensteine Für Patienten mit Nierenerkrankungen oder einer Neigung zu Kalziumoxalatsteinen, könnte der Verzehr oxalsäurereicher Lebensmittel wie Spinat problematisch sein.

Verzehrtipps

* Spinatblätter hacken, unter Tomatensauce mischen und darin zusammenfallen lassen.
* Für eine Pfannkuchenfüllung gekochten Spinat mit Schafskäse pürieren; würzen.
* Gekochten Spinat gut ausdrücken – das verringert den Oxalsäuregehalt. Oxalsäure ist wasserlöslich und geht teilweise in die Garflüssigkeit über.

Einkaufstipps

* Frischer Spinat ist ganzjährig erhältlich. Die Wintersorten haben festere Stängel und Blätter; zarten Blattspinat gibt es im Frühling.
* Frischer Spinat hat grüne, knackige Blätter; sind sie gelblich und welk, ist er alt.

Aufbewahrungstipp

* In einer Plastiktüte im Gemüsefach des Kühlschranks hält sich frischer Spinat ca. 3 Tage.

Sprossen

GESUNDHEITSRISIKEN
- Bakterien

GESUNDHEITSPLUS
- Krebserkrankungen

Eine Sprosse ist ein Samenkorn, das gerade zu keimen begonnen hat. Dabei kann es sich um Samen von Gemüse, Getreide oder Hülsenfrüchten handeln. Während des Keimungsprozesses finden zahlreiche biochemische Prozesse statt, durch die sich Geschmack, Verträglichkeit und Nährstoffgehalt des Keimlings gegenüber dem Samen verändern. So wird z. B. Stärke zu Zucker abgebaut (deshalb haben manche Sprossen einen süßlichen Geschmack) oder bei Hülsenfrüchten sinkt der Anteil an blähenden Stoffen. Alle Sprossen werden vitamin- und mineralstoffreicher. Bei Mungbohnen verdoppelt sich der Gehalt an Vitamin B_1 beim Keimen täglich. Weizen-, Soja- oder Linsensprossen enthalten mehr B-Vitamine und Vitamin C als Tomaten, Möhren oder Kopfsalat. Außerdem stecken Sprossen voller Kalium, Kalzium, Phosphor, Magnesium und Zink.

Gesundheitsplus

Krebserkrankungen Brokkoli u. a. Kreuzblütler enthalten Sulforaphan (bzw. eine Vorstufe). Es handelt sich dabei um eine der stärksten Antikrebssubstanzen, die man aus Pflanzen gewinnen konnte. Der Gehalt in Brokkolisprossen kann bis zu 50-mal höher sein als in Brokkoli.

Gesundheitsrisiken

Bakterien Rohe Sprossen können mit Bakterien (*E. coli*, Salmonellen) belastet sein. Vor allem für Kinder, alte Menschen und Menschen mit geschwächtem Immunsystem besteht dadurch eine Infektionsgefahr; sie sollten Sprossen nur gegart essen.

Verzehrtipp

* Frische Sprossen wie Petersilie zum Bestreuen verwenden. Gründlich waschen.

Einkaufstipp

* Sprossen sollen knackig sein und frische Knospen haben.

Aufbewahrungstipp

* Im Kühlschrank max. 3 Tage aufbewahren.

Roh oder gekocht?
Die meisten Sprossen kann man roh essen. Einige, wie Sojasprossen, bilden eine Ausnahme: Sie enthalten eine unverträgliche Substanz, die erst durch Garen zerstört wird.

Süßigkeiten

GESUNDHEITSRISIKEN
- Gewichtskontrolle
- Blutzuckerschaukel
- Karies
- Blutdruck
- Allergische Reaktionen

GESUNDHEITSPLUS
- Unterzucker

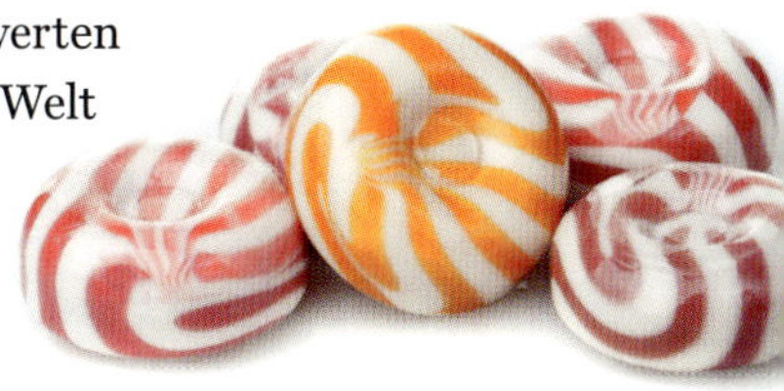

Süßigkeiten haben keinen nennenswerten Nährwert, sind aber auf der ganzen Welt bei Groß und Klein beliebt. Für die meisten gesunden Menschen spricht nichts dagegen, gelegentlich eine Süßigkeit zu genießen.

Die Vorliebe für Süßes scheint neben soziokulturellen Faktoren (Süßes als Belohnung) zu einem großen Teil auch evolutionsbedingt zu sein. Angeborene Nahrungsvorlieben waren für unsere Vorfahren von Vorteil: Süße Nahrungsmittel wurden als essbar erkannt, während bittere als riskant eingestuft wurden. Essbare Beeren und Früchte enthalten natürliche Zucker im Gegensatz zu giftigen Pflanzen, in denen oft Bitterstoffe sind.

Süßigkeiten waren etwas ganz Besonderes, bis zu dem Zeitpunkt als Zuckerrüben in großem Stil angebaut und Zucker als Grundstoff für Süßigkeiten erschwinglich wurde.

Gesundheitsplus

Unterzucker Traubenzucker hilft rasch aus einer Unterzuckerung heraus – für Diabetiker kann das überlebenswichtig sein. Auch andere Süßigkeiten wie Fruchtgummi oder Bonbons lassen den Blutzucker wieder steigen. (Für Diabetiker ist Traubenzucker die beste Wahl.)

Gesundheitsrisiken

Gewichtskontrolle Alle Süßigkeiten enthalten viel Zucker und damit Extra-Kalorien. Zucker kann dabei in unter-

S

schiedlichen Formen und Verbindungen vorliegen: z. B. als Saccharose, Maissirup oder Fruktose.

Blutzuckerschaukel Das Heraufschnellen des Blutzuckers nach dem Essen von Süßigkeiten kann den Insulinspiegel ebenfalls in die Höhe schießen lassen. Das regt die Leber dazu an, Zucker in Fett umzuwandeln. Sobald der Blutzucker dann gesunken ist, fühlt man sich hungrig und müde.

Karies Zucker und Zuckerhaltiges erhöhen den Säuregehalt des Speichels im Mund. Das greift den Zahnschmelz an und bietet Kariesbakterien optimale Wachstumsbedingungen. Generell schaden Lutschbonbons, die längere Zeit im Mund verweilen, den Zähnen mehr als Süßigkeiten, die man nur kurz lutscht und dann schluckt. Zähneputzen nicht vergessen!

Blutdruck Echte Lakritze kann bei empfindlichen Menschen den Blutdruck erhöhen. Wer an Bluthochdruck leidet, sollte also besser auf Lakritze verzichten. Tatsächlich enthalten viele Lakritz-Süßigkeiten gar keine echte Lakrtitze, sondern nur künstliche Aromastoffe, die den Blutdruck nicht beeinflussen.

Allergische Reaktionen Zahlreiche Süßigkeiten stecken voller Aroma-, Farb- und anderer Zusatzstoffe, die evtl. allergische Reaktionen auslösen können.

Verzehrtipps

* Den Heißhunger auf Süßes kann auch ein Stück Obst oder ein Glas Wasser stillen.
* Süßigkeiten am Ende einer Mahlzeit genießen – der Blutzucker steigt dann nicht so stark an.

Einkaufstipp

* Mindeshaltbarkeitsdatum beachten. Ältere Süßigkeiten können hart und trocken sein.

Aufbewahrungstipp

* Süßigkeiten gut verpackt an einem kühlen, dunklen Platz lagern.

Süßkartoffeln und Yamswurzeln

GESUNDHEITSRISIKEN
- Schilddrüsenunterfunktion
- Allergische Reaktionen

GESUNDHEITSPLUS
- Bluthochdruck
- Augen und Haut
- Immunsystem
- Herzerkrankungen
- Diabetes
- Cholesterinspiegel
- Krebserkrankungen

Süßkartoffeln (auch Bataten genannt) stammen ursprünglich aus Mittel- und Südamerika. Die Knollen gehören zu den nährstoffreichsten Gemüsen und sind hervorragende Quellen für die Antioxidanzien Betakarotin und Vitamin C. Es gibt zwei Sorten an Süßkartoffeln: eine mit blassgelbem, trockenerem Fleisch und eine mit dunkelorangem, feuchterem Fleisch. Die dunkelorange Sorte ist rundlicher und süßer als die blassgelbe. Weil die meisten Nährstoffe der Süßkartoffel direkt unter der Schale sitzen, sollte man die Knollen möglichst ungeschält garen. Ihren süßlichen Geschmack verdanken sie einem Enzym, das Stärke in Zucker um-

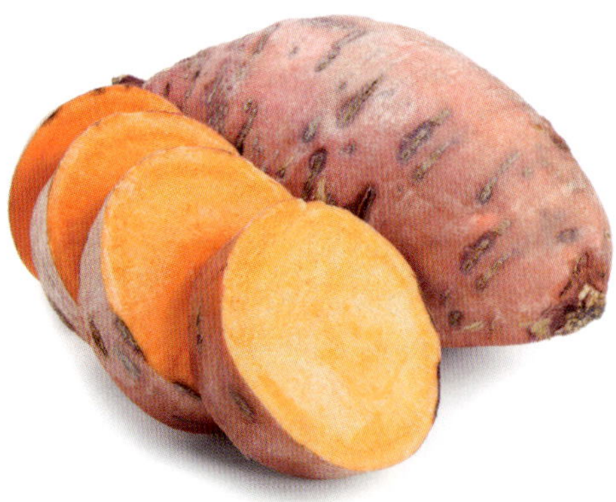

wandelt. Nach der Ernte werden Süßkartoffeln 4–6 Tage lang bei 30 °C getrocknet, wodurch sie süßer und besser haltbar werden. Durch längere Lagerung und Garen nimmt die Süße weiter zu.

Yamswurzeln und Süßkartoffeln sehen sich sehr ähnlich, sind botanisch jedoch nicht miteinander verwandt. In Rezepten kann man sie gegeneinander austauschen.

Jicama oder Yambohne ist eine weitere stärkereiche Knolle aus Mittelamerika, die wie Yamswurzel verwendet wird. Tatsächlich gehört die Knolle (die so ähnlich wie Sellerie aussieht) zu den Hülsenfrüchten. Man kann sie roh und gekocht essen. Süßkartoffeln und Yamswurzeln sind am kalorienärmsten, wenn man sie in Wasser gart.

Gesundheitsplus

Bluthochdruck Süßkartoffeln sind reich an Kalium: In 100 g stecken 400 mg, das ist mehr als in der gleichen Menge Banane. Und Kalium ist ein Mineralstoff, der entscheidend an der Regulierung des Blutdrucks beteiligt ist. Darüber hinaus scheint auch der sekundäre Pflanzenstoff Caiapo einen positiven Effekt auf einen erhöhten Blutdruck auszuüben.

Augen und Haut Der hohe Gehalt an Karotinoiden, vor allem an Betakarotin, unterstützt u. a. die Augengesundheit und trägt vor allem auch zur Verlangsamung des Alterungsprozesses der Haut bei.

Immunsystem, Herzerkrankungen Die Immunabwehr und die Herzgesundheit profitieren ebenfalls vom hohen Gehalt an Betakarotin und Vitamin C in Süßkartoffeln und Yamswurzeln.

Diabetes, Cholesterinspiegel In der Schale der Süßkartoffel steckt der sekundäre Pflanzenstoff Caiapo. Studien zufolge scheint diese Substanz bei Diabetes Typ 2 zu einer Senkung des Blutzuckerspiegels zu führen, indem es die Insulinproduktion in der Bauchspeicheldrüse fördert. Ebenso hat Caiapo vermutlich einen positiven Einfluss auf den Cholesterinspiegel.

Krebserkrankungen Karotinoide und Anthocyane schützen vor freien Radikalen, die gesunde Zellen angreifen und schädigen können. Aus diesem Grund werden die Knollen auch mit einer Verringerung des Krebsrisikos in Verbindung gebracht.

Gesundheitsrisiken

Schilddrüsenunterfunktion Süßkartoffeln und Yamswurzeln enthalten goitrogene Substanzen, die die Aktivität der Schilddrüsenhormone senken und eine Kropfbildung begünstigen können. Menschen mit einer Schilddrüsenunterfunktion sollten Nahrungsmittel mit Goitrogenen deshalb seltener essen.

Allergische Reaktion Bei empfindlichen Menschen kann Jicama (eine Hülsenfrucht) allergische Reaktionen auslösen.

Überholt
Süßkartoffel und Yams sind zwei Namen für ein und dieselbe Knolle.

Aktuell
Falsch. Yams und Süßkartoffel sind botanisch miteinander nicht verwandt.

Verzehrtipps

* Süßkartoffeln und Yamswurzeln wie Kartoffeln in Wasser garen oder im Ofen backen.
* Anstelle von Kartoffeln als Beilage servieren; in ganzer Form, als Püree, als Gratin oder als Zutat für Eintopfgerichte.

Einkaufstipp

* Feste Süßkartoffeln und Yamswurzeln mit glatter Schale und ohne schadhafte Stellen sind in Ordnung.

Aufbewahrungstipp

* An einem kühlen, dunklen und trockenen Platz, wie Keller oder Vorratskammer, halten sich Süßkartoffeln und Yamswurzeln gut 4 Wochen. Die Knollen nicht im Kühlschrank aufbewahren, das schadet ihrem Geschmack.

T

Tee

GESUNDHEITSRISIKEN
- Eisenaufnahme
- Diuretische Wirkung
- Schlaflosigkeit
- Migräne

GESUNDHEITSPLUS
- Gewichtskontrolle
- Schlaganfall
- Diabetes
- Herzerkrankungen
- Krebserkrankungen
- Infektionen
- Asthma
- Zähne
- Durchfall

Tee ist das beliebteste alkoholfreie Getränk der Welt. Hauptanbaugebiete des Strauchs aus der Kamelien-Familie sind Indien, Sri Lanka, China, Japan, Taiwan und Indonesien. Die besten Qualitäten stammen aus schattigen Hochlagen, und die Spitzen der jungen Triebe liefern die hochwertigsten Blätter. Ihr Gehalt an bestimmten Phenolverbindungen, Enzymen und Koffein ist höher als der anderer Blätter. Studien belegen, dass Tee nicht nur belebt, sondern auch die Gesundheit fördert.

Neben hunderten anderer Inhaltsstoffe, enthält Tee Flavonoide (Phenolverbindungen) mit stark antioxidativer Wirkung. Eine Untergruppe der Flavonoide, die Catechine, sind sowohl für den Geschmack als auch für zahlreiche gesundheitsfördernde Eigenschaften des Tees verantwortlich. Wie viele dieser Wirkstoffe im Teeaufguss letztendlich erhalten bleiben, hängt von der Bearbeitung der Teeblätter bei der Teeherstellung ab. Es gibt weißen, grünen und schwarzen Tee.

Für weißen Tee werden die jungen Knospen und Blätter gedämpft und getrocknet; es handelt sich um den am wenigsten bearbeiteten Tee. Für grünen Tee werden die Blätter nach dem Trocknen (bzw. Welken; es werden nur ca. 30 % Feuchtigkeit entzogen) mit Wasserdampf behandelt oder in eisernen Pfannen erhitzt, um so eine Fermentation zu verhindern und gesunde Inhaltsstoffe zu erhalten. Für schwarzen Tee werden die Blätter zerdrückt. Dadurch werden Enzyme freigesetzt, die mit den Catechinen reagieren und es entstehen Farbe und Geschmack der Teeblätter. Dieser Vorgang wird Fermentation genannt. Den höchsten Gehalt an Catechinen haben weißer und grüner Tee, aber auch schwarzer Tee enthält noch beachtliche Mengen dieser Verbindung.

Oolong-Tee ist ein halbfermentierter Tee – er ist weder Grün- noch Schwarztee. Für seine Herstellung werden bereits etwas ältere Blätter verwendet, die schon relativ dunkel gefärbt sind und eine lange, schmale Form besitzen. Manche Oolong-Tees werden mit Rosen- oder Jasminblüten aromatisiert. Während des Herstellungsprozesses werden die Blätter schwarz und sie rollen sich auf (sie werden nicht zerkleinert).

Im Handel erhältliche Tees können aus einer Blattmischung von bis zu 20 verschiedenen Teestrauchsorten bestehen. Das ist (genau wie bei Kaffeemischungen) notwendig, um bei einer Marke ein gleichbleibendes Aroma zu garantieren.

Kräutertees sind Aufgüsse von Blättern, Blüten, Wurzeln oder anderen Teilen verschiedener Pflanzen wie Kamille, Fenchel, Lavendel und Pfefferminze. Im englischen und französischen Sprachraum werden Kräutertees als „Infusion" bezeichnet – im Unterschied zu Tee aus der Teepflanze. Die meisten Kräutertees sind koffeinfrei; ideal für alle, die Koffein meiden möchten.

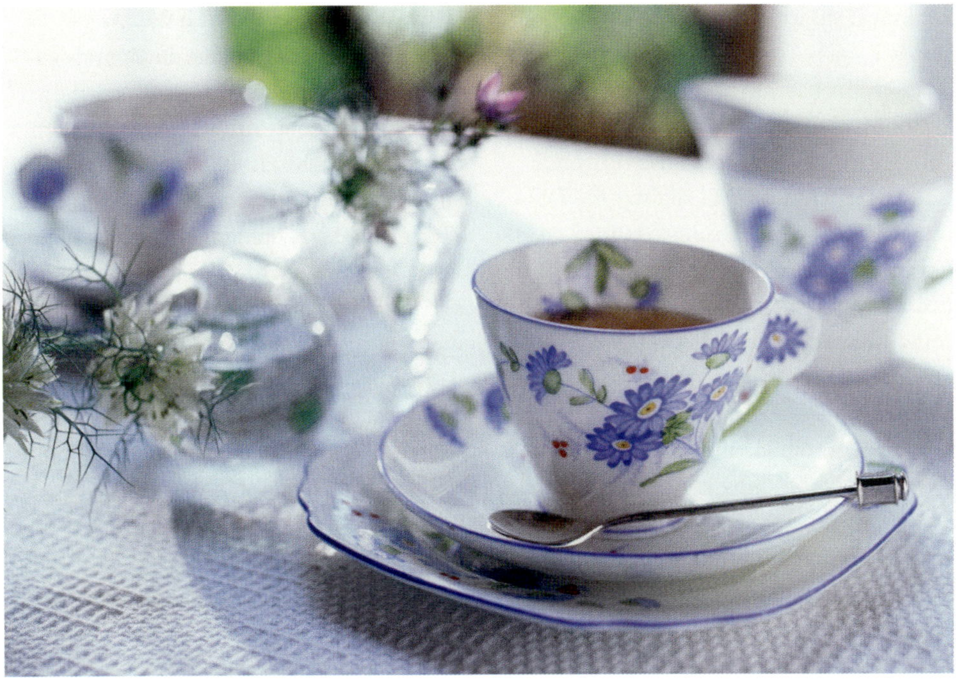

Gesundheitsplus

Gewichtskontrolle Möglicherweise hilft grüner Tee beim Abnehmen. Zahlreiche Studienergebnisse unterstützen diese Annahme. Verantwortlich dafür ist das Katechin EGCG (Epigallocatechin-Gallat), das in relativ hoher Konzentration in grünem Tee vorliegt. Um einen spürbaren Effekt zu erreichen, müsste man allerdings täglich mehrere Liter grünen Tee trinken. Alternativ könnte man auf Grüntee-Ergänzungspräparate zurückgreifen.
Schlaganfall In einer Studie wurde festgestellt, dass Männer ihr Risiko für einen Schlaganfall um 70 % senken konnten, wenn sie pro Tag mindestens 5 Tassen schwarzen Tee tranken. Andere Studien konnten nachweisen, dass das Risiko für einen Herzinfarkt bei Frauen und Männern um mehr als 40 % reduziert werden konnte, nachdem sie täglich mindestens eine Tasse schwarzen Tee getrunken hatten. Die im Tee enthaltenen Flavonoide könnten auf zweierlei Weise vor Schlaganfall schützen: Sie senken die Blutgerinnung und die Entstehung von Blutgerinnseln – die Ursache für die meisten Schlaganfälle – und sie schützen vermutlich die Arterien vor Zerstörungen durch freie Radikale.
Diabetes Forschungsergebnissen zufolge sinkt die Wahrscheinlichkeit Typ-2-Diabetes zu entwickeln bei Menschen, die grünen Tee trinken. Ebenso reduzieren sie ihr Risiko für Herz-Kreislauf-Erkrankungen im Vergleich zu Menschen, die keinen grünen Tee trinken. Die biochemischen Mechanismen dazu sind bislang noch ungeklärt. Eine Hypothese ist, dass das EGCG im grünen Tee blutdruck- und blutzuckersenkend wirkt und den Blutfluss verbessert.
Herzerkrankungen Der hohe Gehalt an Antioxidanzien könnte die Erklärung dafür sein, warum Teetrinker wahrscheinlich seltener an Herzerkrankungen sterben als Nicht-Teetrinker. Antioxidanzien verhindern nämlich die Oxidation von Choles-terin, das sich dann nicht an den Arterien festsetzen kann.

T

Fertige Eistees, die mit Fruchtsirup, Zucker oder anderen Süßungsmitteln gesüßt sind, liefern genauso viele Kalorien wie Soft- bzw. Erfrischungsgetränke.

Krebserkrankungen Zahlreiche Studien ergaben, dass Tee vor den unterschiedlichsten Krebserkrankungen schützen kann. Das antioxidativ wirksame Katechin EGCG scheint dabei die führende Rolle zu spielen. EGCG schützt die DNA in den Zellen vor krebsauslösenden Veränderungen. Möglicherweise hemmt es außerdem noch ein Enzym, das Krebszellen zur Vermehrung benötigen.
Infektionen Forscher konnten eine Substanz in Tee identifizieren, die die Immunabwehr um das Fünffache steigern kann. Die Verbindung L-Theanin kommt in schwarzem, grünem und Oolong-Tee vor. L-Theanin wird in der Leber zu Ethylamin abgebaut, das die Immunantwort von Gamma-Delta-T-Zellen ankurbelt. Schon wenige dieser Zellen im Blut genügen, um eine erste schlagkräftige Verteidigungslinie gegen krankmachende Bakterien, Viren, Pilze und Parasiten zu bilden.
Asthma Die natürlich im Tee vorkommenden Theophylline erweitern die Atemwege der Lunge und können auf diese Weise Patienten mit Asthma und anderen Erkrankungen der Atemwege das Atmen erleichtern. Tatsächlich wurden Medikamente mit dem Wirkstoff Theophyllin zur Behandlung von Asthma, Bronchitis u. ä. Lungenerkrankungen entwickelt.
Zähne Tannine kommen in Wein und Tee vor. Diese Gerbstoffe machen im Mund Bakterien, die Karies verursachen, unschädlich. Auch das im – insbesondere grünen – Tee vorhandene Fluorid schützt vor Zahnverfall.
Durchfall Die in schwarzem Tee enthaltenen Gerbstoffe beruhigen den Verdauungstrakt und verschaffen damit Linderung. Außerdem binden sie das Wasser im Darm, was den Durchfall stoppen kann. Und gleichzeitig hilft die antibakterielle Wirkung des Tees die Krankheitserreger zu bekämpfen.

Gesundheitsrisiken

Eisenaufnahme Wird Tee zu einer eisenreichen Mahlzeit getrunken, können die darin enthaltenen Tannine die Eisenaufnahme um mehr als 80 % verringern. Wer zu Anämie neigt, kann zu den Mahlzeiten Zitrusfruchtsaft trinken und damit die Eisenaufnahme fördern. Ein Spritzer Zitronensaft oder ein Schuss Milch im Tee bindet die Tannine, sodass mehr Eisen aufgenommen werden kann. Trinkt man Tee zwischen den Mahlzeiten, hat das keinen Einfluss auf die Eisenverwertung.
Diuretische Wirkung Tee wirkt – ebenso wie Kaffee – entwässernd und steigert die Urinproduktion in den Nieren. Übermäßiges Wasserlassen kann den Elektrolythaushalt ins Ungleichgewicht bringen, weil Kalium aus dem Körper gespült wird.
Schlaflosigkeit Eine Tasse schwarzer oder grüner Tee liefert 35–45 mg Koffein. Das ebenfalls enthaltene Theobromin wirkt ähnlich wie Koffein, allerdings schwächer.
Migräne Tee kann bei empfindlichen Menschen Migräne auslösen; bei anderen dagegen kann schwarzer Tee mit Zitrone akute Kopfschmerzen lindern.

Verzehrtipps

- Geflügel in schwarzem oder grünem Tee statt in Wein schmoren.
- Getrocknete Pflaumen oder Aprikosen in Rooibos-Tee einweichen.
- Granita aus starkem grünem Tee zubereiten.

Einkaufstipps

- Für Tee mit bestem Aroma und vielen Nährstoffen ganze Teeblätter verwenden.
- Bio-Tees sind in der Regel gar nicht oder weniger mit Pestiziden belastet als Tees aus konventionellem Anbau.

Aufbewahrungstipp

- Tee (lose, Beutel) hält sich luftdicht verpackt an einem dunklen, kühlen Platz gut ein Jahr.

Teigwaren

GESUNDHEITSRISIKEN
- Gewichtskontrolle

GESUNDHEITSPLUS
- Stimmung
- Blutzucker (Vollkorn)
- Herzerkrankungen (Vollkorn)
- Dickdarmkrebs (Vollkorn)

Ob Pasta, Eiernudeln, Spätzle, Maultaschen, Fleckerl – Teigwaren sind in vielerlei Formen ein beliebtes Nahrungsmittel. In der Hauptsache bestehen sie aus dem Mehl verschiedener Getreidesorten.

Der Nährwert von Teigwaren variiert je nach Sorte. Beispielsweise liefern Eiernudeln vollständiges Protein, während Teigwaren mit einer Füllung aus Spinat oder Tomaten eine kleine Extraportion an Antioxidanzien enthalten. Und Teigwaren, denen Soja- oder Quinoamehl hinzugefügt wurde, sind besonders proteinreich. Doch diese Nährwertunterschiede fallen nicht stark ins Gewicht. Für den größten Unterschied sorgt das Mehl: Teigwaren aus Quinoa, Buchweizen oder Vollkornweizen bieten die zwei- bis dreifache Menge an Ballaststoffen im Vergleich zu Teigwaren aus weißem (Hart- oder Weich-)Weizenmehl.

Gesundheitsplus

Stimmung Kohlenhydratreiche Lebensmittel wie Teigwaren tragen zu steigenden Serotoninspiegeln bei, die Glücksgefühle entstehen lassen.

Blutzucker Vollkornteigwaren mit einem hohen Gehalt an Ballaststoffen lassen den Blutzucker langsam und anhaltend ansteigen. Starke Blutzuckerschwankungen werden vermieden. Vor allem für Diabetiker sind Vollkornteigwaren eine gute Wahl, denn sie sind auf komplexe Kohlenhydrate in ihrer Ernährung angewiesen.

Herzerkrankungen Ballaststoffe helfen zu hohe Cholesterinspiegel zu senken, außerdem unterstützen sie die Gewichtsabnahme. Ein erhöhter Cholesterinspiegel und Übergewicht gelten als Risikofaktoren für die Herzgesundheit.

Dickdarmkrebs Vollkornteigwaren können das Risiko für Dickdarmkrebs senken. 10 g mehr an Ballaststoffen in der täglichen Nahrung könnten das Risiko für Darmkrebs um 10 % senken. Zu diesem Ergebnis kamen britische Wissenschaftler, nachdem sie 25 Studien mit ca. 2 Millionen Teilnehmern ausgewertet hatten.

350 kcal stecken in einer **großen Portion Spaghetti.**

Gesundheitsrisiken

Gewichtskontrolle Teigwaren an sich (v. a. eifreie Nudeln) sind relativ kalorienarm. Das Drumherum wie Käse, Sauce und Füllungen ist es meist, was für Kalorien sorgt. 100 g rohe (also ungekochte) Spaghetti reichen für eine Portion als Hauptgericht und liefern rund 350 kcal. Kommt eine Sahnesauce und Käse hinzu, können daraus 700–800 kcal werden. Mit einer leichten Tomatensauce erhöht sich der Kaloriengehalt dagegen nur auf ca. 500 kcal.

Verzehrtipps

* Restliche gekochte Nudeln als Suppeneinlage, Bestandteil eines Pfannengerichts oder für einen Auflauf verwenden.
* Parmesan auf der Mikroreibe raspeln, statt auf der Käsereibe. Das ergibt mehr Volumen und weniger Kalorien.

T

- Für Spätzleteig Gemüsepüree (von Kürbis, Möhre, rote Paprikaschote) statt Milch verwenden – das steuert extra Nährstoffe, Geschmack und Farbe bei. Die Hälfte des Mehls durch eine Vollkornvariante ersetzen.
- Weiße Nudeln mit gemüsereichen Saucen essen, das gleicht fehlende Ballaststoffe aus.

Einkaufstipps

- Teigwaren können Eier enthalten; sie machen Teig geschmeidig und sind oft in frischen Teigwaren enthalten; getrocknete Nudeln (vor allem aus Hartweizengrieß) sind meist eifrei.
- Vollkornteigwaren sind ballaststoffreicher als Teigwaren aus weißem Mehl.
- Wer Vollkornnudeln nicht mag, kann weiße Nudeln mit zugesetzten Ballaststoffen (z. B. Inulin) kaufen.

Aufbewahrungstipps

- Frische Pasta luftdicht verpackt im Kühlschrank lagern und innerhalb von 2–3 Tagen verbrauchen.
- Frische Teigwaren kann man gut 6 Wochen einfrieren. Getrocknete Nudeln halten sich luftdicht verpackt an einem trockenen Platz fast unbegrenzt.
- Übrige gekochte Nudeln nach dem Abkühlen in den Kühlschrank stellen und am nächsten Tag verbrauchen. Alternativ kann man sie im Tiefkühlgerät lagern. Zum Auftauen die gefrorenen Nudeln mit kochendem Wasser übergießen, abtropfen lassen und servieren.

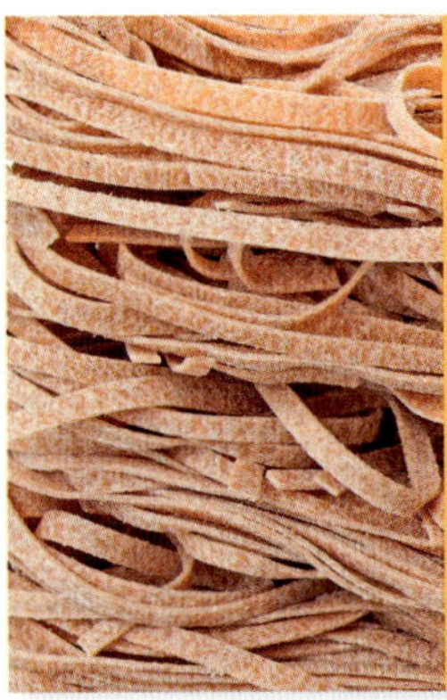

Garen in Salzwasser

Nudeln werden durch Garen in Salzwasser nicht salziger, sondern behalten ihren Geschmack. Würde man Nudeln in ungesalzenem Wasser kochen, würde das Salz aus den Nudeln ins Wasser gehen. Die Nudeln schmecken anschließend wässrig und lasch.

Tofu

Siehe Sojaprodukte, Seite 198

Tomaten

GESUNDHEITSRISIKEN

- Verdauungsstörungen
- Allergische Reaktionen
- Kopfschmerzen
- Mundgeschwüre (Aphthen)

GESUNDHEITSPLUS

- Krebserkrankungen
- Herzerkrankungen

Der Geschmack einer Tomate hängt von Sorte und Reife ab, nicht vom Wachstumsort. Beliebte Sorten sind die großen Fleischtomaten, Strauchtomaten, die länglichen Eier- oder Flaschentomaten und die kleinen Kirschtomaten. Egal, ob roh oder gekocht, Tomaten sind kalorienarm, aber gleichzeitig reich an Vitaminen und anderen gesundheitsfördernden Inhaltsstoffen. Eine mittelgroße reife Tomate (100 g) enthält 17 kcal, 25 mg Vitamin C und 22 Mikrogramm Folsäure.

Tomaten gehören wie Kartoffeln, Paprikaschoten und Avocados zu den Nachtschattengewächsen. Im 16. Jh. wurden sie von spanischen Eroberern aus Mittelamerika nach Europa gebracht, wo man sie zunächst als Zierpflanzen nutzte, denn man befürchtete, die Früchte seien ebenso giftig wie die Blätter.

Schließlich waren es die Italiener und Spanier, die die ersten Tomatengerichte zubereiteten und feststellten, dass Tomaten gut schmecken und essbar sind. Heute zählen Tomaten weltweit zu den beliebtesten Gemüsesorten (obwohl sie botanisch zum Obst zählen).

Gesundheitsplus

Krebserkrankungen Tomaten sind reich an Vitaminen, Mineralstoffen und sekundären Pflanzenstoffen. Bis vor einiger Zeit galt die Empfehlung, Tomaten als Schutz vor Prostatakrebs zu essen. Wissenschaftler nahmen an, dass dafür das Karotinoid Lykopin verantwortlich sei. Doch neuere Studien weisen darauf hin, dass Lykopin nicht allein, sondern nur zusammen mit anderen Inhaltsstoffen der Tomate zum Schutz vor diesem Krebs beitragen könnte. Isoliertes Lykopin als Ergänzungspräparats zeigt keine schützende Wirkung.

Ebenfalls könnte (neben Vitamin C und anderen Antioxidanzien) Chlorogensäure zum Schutz vor Krebs beitragen. Diese Verbindung scheint bestimmte krebsauslösende Substanzen aus der Umwelt zu blockieren. Dazu gehören z. B. Nitrosamine, krebserregende Substanzen in Rauch und gepökelten Fleischwaren.

Herzerkrankungen Die gallertartige Substanz im Fruchtinneren der Tomaten enthält Salicylate, die die Blutgerinnung hemmen können – das Blut fließt also besser durch die Gefäße. Dies trägt vermutlich zum Schutz vor Herzkrankheiten bei, genauso wie Lykopin, das eine cholesterinsenkende sowie aktivitätssteigernde Wirkung auf das Enzym Superoxid-Dismutase (SOD) zeigt. SOD ist ein hochwirksames Enzym, das sehr aggressive freie Radikale (sog. Superoxide) unschädlich macht und so den Zellschutz erhöht. Lykopin senkt außerdem DNA-Schäden in weißen Blutkörperchen.

Gesundheitsrisiken

Verdauungsstörungen Tomaten und Tomatenprodukte können Säurereflux mit Verdauungsstörungen und Sodbrennen auslösen oder verstärken. Wer oft unter Verdauungsstörungen leidet, sollte für 2–3 Wochen auf Tomaten verzichten und beobachten, ob eine Besserung eintritt.

Allergische Reaktionen Tomaten enthalten Salicylsäure, was bei Menschen mit Salicylsäureunverträglichkeit zu entsprechenden Reaktionen führen kann.

Kopfschmerzen Das Alkaloid Solanin steckt in allen Nachtschattengewächsen, vor allem in roten Tomaten mit grünen Stellen. Solanin kann Kopfschmerzen auslösen. Die gute Nachricht: Durch Kochen wird diese Substanz weitestgehend zerstört.

Mundgeschwüre Bei Aphthen im Mund, kann die Säure in Tomaten Reizungen auslösen.

Das Karotinoid Lykopin in Tomaten wird vom Körper besonders gut aus gegarten Tomaten aufgenommen. Weil Lykopin fettlöslich ist, sollte man stets etwas Olivenöl oder anderes Öl an Tomaten und Tomatengerichte geben.

Verzehrtipps

* In Scheiben geschnitten als Sandwichbelag.
* Tomatenscheiben mit Schafskäse bestreuen, mit Olivenöl beträufeln und im Ofen garen.
* Ausgehöhlte Tomaten mit Hackfleisch- oder Getreidemasse füllen und backen.

Einkaufstipps

* Vollreife, rote Tomaten haben den höchsten Lykopingehalt, und reif geerntete Früchte verfügen über mehr Lykopin als nachgereifte. Regional geerntete Tomaten während der Saison sind also die beste Wahl.
* Tomatenkonserven ohne Zusätze kaufen.

Aufbewahrungstipps

* Reife Tomaten bei Raumtemperatur lagern. Bei weniger als 4 °C werden sie mehlig.
* Tomatenkonserven (Dosen, Gläser) halten sich mindestens 12 Monate im Vorrat.

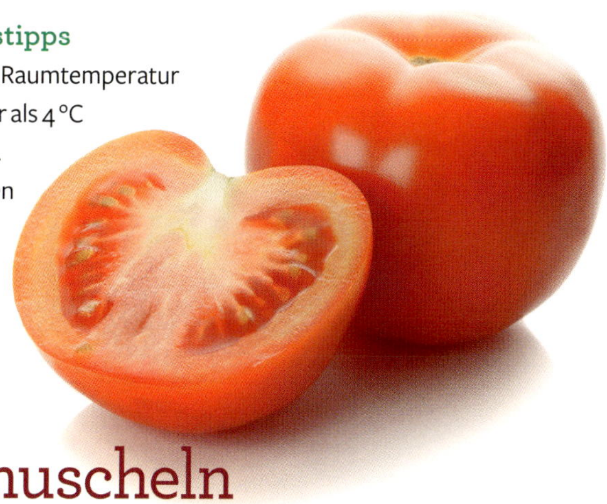

Venusmuscheln

Siehe Meeresfrüchte, Seite 146

W

Wasser

GESUNDHEITSRISIKEN

- Magen-Darm-Erkrankungen

GESUNDHEITSPLUS

- Stoffwechsel
- Dehydration
- Mineralstoffe

Ein Erwachsener, der in Mitteleuropa unter durchschnittlichen Klimabedingungen lebt und einen Energiebedarf von ca. 2650 kcal hat, benötigt täglich 2650 ml Wasser. Also: pro kcal 1 ml.

Zwei Teile Wasserstoff und ein Teil Sauerstoff – H_2O oder Wasser ist die Substanz, die am meisten im menschlichen Körper vorkommt. Wasser macht bei Erwachsenen um die 60 % des Körpergewichts aus. Eine zu geringe Wasseraufnahme führt in kurzer Zeit zu schweren gesundheitlichen Schäden: Nach 2–4 Tagen dickt das Blut ein und der Kreislauf bricht zusammen. Ein Erwachsener muss täglich mehr als 2,5 Liter Wasser aufnehmen, damit sein Stoffwechsel reibungslos arbeiten kann. Das meiste Wasser (rund 1,5 l) stammt aus Getränken wie Leitungs- und Mineralwasser, Kaffee, Tee, Säften und Erfrischungsgetränken. Ein erheblicher Teil Wasser wird jedoch auch mit fester Nahrung aufgenommen (knapp 900 ml); Obst und Gemüse bestehen z. B. zu 70–95 % aus Wasser. Ein Ei enthält bis zu 75 %, Fleisch, Geflügel und Fisch zwischen 40 und 60 % und Brot 35 % Wasser. Etwas Wasser (ca. 335 ml) entsteht durch Abbau von Protein, Kohlenhydraten und Fett im Körper.

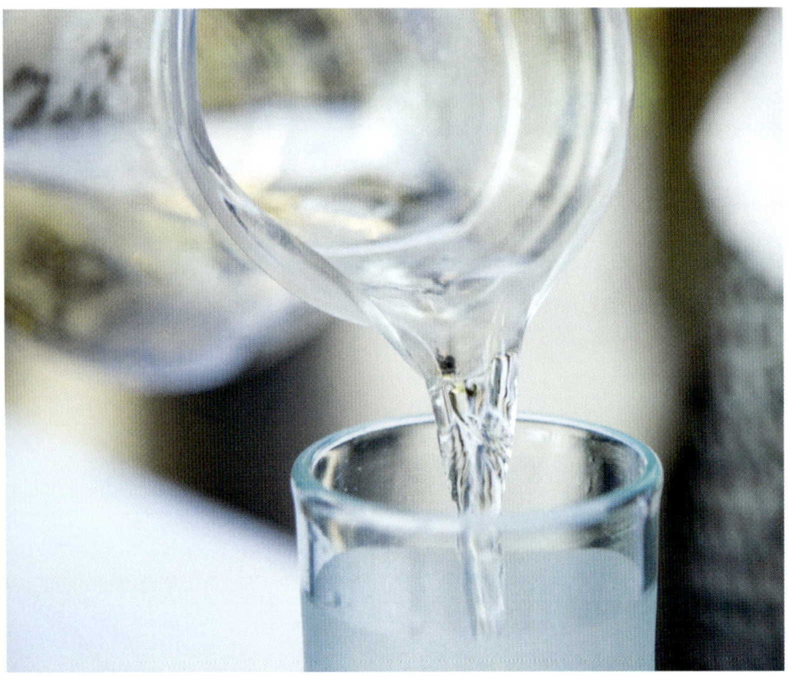

Wie hoch der individuelle Wasserbedarf ist, hängt von verschiedenen Faktoren ab und kann sich täglich ändern. Bei heißem Wetter, körperlicher Arbeit, Sport, Fieber, Erkältung oder anderer Krankheit ist der Wasserbedarf erhöht. Ebenso benötigen Frauen während Schwangerschaft und Stillzeit mehr Wasser.

Das Durstempfinden nimmt mit zunehmenden Alter ab, weshalb ältere Menschen Wasser trinken sollten, bevor sie sich durstig fühlen. Auch bei extremer körperlicher Belastung, starker Hitze und hoher Luftfeuchtigkeit kann das Durstgefühl eingeschränkt sein. Sobald man sich durstig fühlt, kann bereits eine Dehydrierung eingesetzt haben. Nimmt man mehr Flüssigkeit auf als benötigt, wird diese als Urin über die Nieren ausgeschieden.

Zu viel Flüssigkeit auf einmal kann gefährlich sein: Trinkt man 5–6 Liter in wenigen Stunden, bringt das den Mineralstoffhaushalt durcheinander – die Niere ist mit zu viel Flüssigkeit überfordert. Das Ergebnis: Überschüssiges Wasser wandert vom Blut in die Körperzellen und diese schwellen in der Folge stark an. Das ist kein Problem, wenn um die Zellen herum genug Platz zum Ausdehnen ist. Doch das Gehirn wird vom Schädel begrenzt: zu viel Flüssigkeit kann den Druck erhöhen und die Folge davon können Krampfanfälle, Koma, Lungenversagen und im schlimmsten Fall sogar der Tod sein.

Gesundheitsplus

Stoffwechsel, Dehydration Wasser ist lebensnotwendig. Obwohl es keine Kalorien und, bis auf Spuren von Mineralstoffen, keine Nährstoffe liefert, kann man nur ein paar Tage ohne Wasser überleben. Im Gegensatz dazu kann ein gesunder Mensch mehrere Wochen ohne feste Nahrung überstehen. Ein Verlust von 5–10 % des Körperwassers kann bereits zu einer Dehydration führen, ein Verlust von 15–20 % ist normalerweise tödlich. Wasser ist für jede Körperfunktion notwendig, einschließlich Verdauung, wie Aufnahme und Transport von Nährstoffen; Abtransport von Stoffwechselmüll; Regulation der Körpertemperatur sowie vielen anderen biochemischen Abläufen. Wasser schützt Körperzellen wie ein Kissen und (in Form von Fruchtwasser) schützt Wasser den Fötus. Wasser ist unentbehrlich für den Gewebeaufbau, hält Blut am Fließen und ist für die Produktion von Sekreten wie Tränen und Verdauungssäfte nötig. Außerdem hält es Gelenke (Gelenkschmiere) beweglich sowie die Haut glatt und schön geschmeidig.

Mineralstoffe Ob Mineralwasser oder Trinkwasser aus der Leitung, beide enthalten mehr oder weniger viele Mineralstoffe. Trinkwasser kann im Hinblick auf den Mineralstoffgehalt mit den meisten Mineralwässern mithalten, wenn nicht sogar übertreffen. Starkes Schwitzen (z. B. nach Hochleistungssport) führt nicht nur zu Verlust an Wasser, sondern auch an Elektrolyten. Dieser Verlust lässt sich mit Wasser nicht ausgleichen. Hier empfehlen Experten isotonische Getränke, die die Verluste schnell ausgleichen. Diese Getränke enthalten zugesetzte Kohlenhydrate und Mineralstoffe (in der Regel Natrium). Für Breitensportler genügen mit Mineralwasser verdünnte Fruchtsäfte, um den Elektrolythaushalt auszugleichen.

Gesundheitsrisiken

Magen-Darm-Erkrankungen In Industrieländern gehört Trinkwasser zu den sichersten Lebensmitteln. Dafür hat der Gesetzgeber Grenzwerte für schädliche Substanzen wie Blei, Kupfer, Nitrat und die Keimzahl festgelegt. Doch immer wieder treten erhöhte mikrobielle Belastungen auf, z. B. nach starken Regenfällen, weil Keime in oberflächennahes Grundwasser eindringen und damit in flachgebohrte Brunnen gelangen. Auch das Aufbringen von zu viel Gülle auf landwirtschaftliche Flächen in Wassereinzugsgebieten zum falschen Zeitpunkt kann zu einer mikrobiellen Verunreinigung des Grundwassers führen. Bis das Trinkwasser wieder frei von krankmachenden Keimen ist, muss es abgekocht werden. Neben Keimen werden im Trinkwasser auch unterschiedlichste Medikamentenrückstände wie von Antibiotika nachgewiesen. Wissenschaftler forschen an Möglichkeiten, diese Belastungen zu reduzieren.

Was bringen Wasserfilter?

Sie wurden dafür entwickelt, Schadstoffe wie Medikamentenrückstände oder chemische Stoffe aus Wasser zu entfernen. Ein Wasserfilter entzieht aber auch die Mineralstoffe. Zudem kann er bei Raumtemperatur (in der Küche) schnell verkeimen. Für Wasser aus der Leitung versprechen die Wasserwerke Keimfreiheit bis zum Hausanschluss. Doch durch alte Leitungen oder verdreckte Wasserhähne können danach Keime ins Wasser geraten. Experten empfehlen deshalb, Wasser erst einmal eine Minute lang laufen zu lassen, wenn man die Leitung längere Zeit nicht benutzt hat.

Elektrolytgetränke enthalten idealerweise pro Liter 60–80 g Kohlenhydrate und 400–1000 mg Natrium. Kalzium, Kalium und Magnesium können zugesetzt sein. Diese Getränke sind bei langen Ausdauerbelastungen sinnvoll. Achtung: Ein zu stark konzentriertes Elektrolytgetränk entzieht dem Körper Wasser.

W

Verwendungstipps

* Mit Zitronenscheiben, Gurkenscheiben, Minze- und Melisseblättern, Zitronenverbene oder gefrorenen Beeren lässt sich Wasser natürlich aromatisieren.
* Der Härtegrad von Trinkwasser beeinflusst den Geschmack von Tee und Kaffee: Ihr volles Aroma entfalten sie besser, wenn sie mit weichem Wasser zubereitet werden. Bei Kaltgetränken ist es umgekehrt.

Einkaufstipps

* Informationen zur Trinkwasserqualität gibt es beim zuständigen Wasserwirtschaftsamt.
* Isotonische Getränke und Elektrolytgetränke sind für Breitensportler im Gegensatz zu Hochleistungssportlern nicht empfehlenswert.
* Mineralwasser stammt aus unterirdischen Wasservorkommen, die vor Verunreinigungen geschützt sind. Je nach Herkunft unterscheiden sich Mineralwässer in ihrem Gehalt an Inhaltsstoffen wie Mineralstoffen und Kohlensäure.
* Tafelwasser ist eine Mischung aus Trink-, Quell- oder Mineralwasser. Zusätze wie Meerwasser, Sole oder Mineralsalze sind erlaubt.

Aufbewahrungstipps

* Original verschlossene Wasserflaschen können gut ein Jahr an einem kühlen Platz aufbewahrt werden.
* Das Wasser aus angebrochenen Flaschen innerhalb von 2 Tagen verbrauchen, damit sich keine Keime vermehren können. Die Flaschen in den Kühlschrank stellen.

Wassermelonen

Siehe Melonen, Seite 147

Wein

Siehe Alkohol, Seite 48

Weintrauben und Rosinen

GESUNDHEITSRISIKEN
- Asthmaanfälle
- Allergische Reaktionen

GESUNDHEITSPLUS
- Herzerkrankungen
- Krebserkrankungen
- Muskelkrämpfe und Anämie

Die kalorienarmen, süßen, saftigen Beeren zählen zu den ältesten und am weitesten verbreiteten Obstorten der Welt. Weintrauben werden weltweit angebaut; jährlich werden 60–65 Mio. Tonnen geerntet. Davon wird der größte Teil (ca. 80 %) für die Wein- und Sektproduktion verwendet. Die restlichen 20 % kommen als Tafeltrauben, Rosinen oder andere Traubenerzeugnisse wie Saft oder Gelee auf den Markt.

Getrocknete Weinbeeren (Rosinen) bieten den gleichen Gehalt an sekundären Pflanzenstoffen wie die frischen, aber deutlich mehr Kalorien. Schließlich entstehen aus 4–5 kg Weintrauben durch Trocknung 1 kg Rosinen mit einem Restwassergehalt von 18 %. Zum Vergleich: in 100 g frischen Weintrauben stecken 67 kcal, in 100 g Rosinen 292 kcal.

Gesundheitsplus

Herzerkrankungen Weintrauben enthalten in ihrer Schale den Pflanzenfarbstoff Quercetin, der an der Steuerung des Cholesterinspiegels beteiligt ist und die Blutgerinnung hemmen kann. Forscher vermuten, dass Quercetin das Herzinfarktrisiko leicht senken kann. Quercetin ist auch in Wein enthalten, stammt er aus sonnenreichen Gegenden ist der Gehalt erhöht.

Krebserkrankungen Resveratrol ist ein weiterer sekundärer Pflanzenstoff (Polyphenole), der in Schalen und Kernen von Trauben steckt und in größeren Mengen in Rotwein (10-mal mehr als in Traubensaft), aber auch in weißem Chardonnay zu finden ist. Diese Verbindung wirkt antioxidativ und trägt zum Schutz vor Krebs bei. Darüber hinaus wirkt Resveratrol der Verklebung der Blutplättchen (Thrombozytenaggregation) entgegen und senkt das Risiko für Herzinfarkt und Schlaganfall.
Muskelkrämpfe und Anämie Das enthaltene Kalium und Eisen hilft, Muskelkrämpfen und Anämie vorzubeugen.

Gesundheitsrisiken

Asthmaanfälle Im Handel erhältliche Trauben wurden meist mit Pestiziden gespritzt und mit Schwefeldioxid behandelt, um die Farbe zu erhalten und die Haltbarkeit zu verlängern. Deshalb sollte man die Beeren vor dem Essen gründlich waschen. Asthmatiker sollten nur Weintrauben essen, die garantiert frei von Schwefel sind.
Allergische Reaktionen Weintrauben enthalten Salicylate. Bei entsprechender Veranlagung können diese Verbindungen allergische Reaktionen auslösen.

Verzehrtipps

* Weintrauben evtl. kurze Zeit in warmem Wasser liegen lassen, um auf der Schale befindliche Pestizide und Schwefel zu entfernen.
* Aus Weintrauben, Pflaumen, Äpfel, Walnüssen einen herbstlichen Obstsalat bereiten.

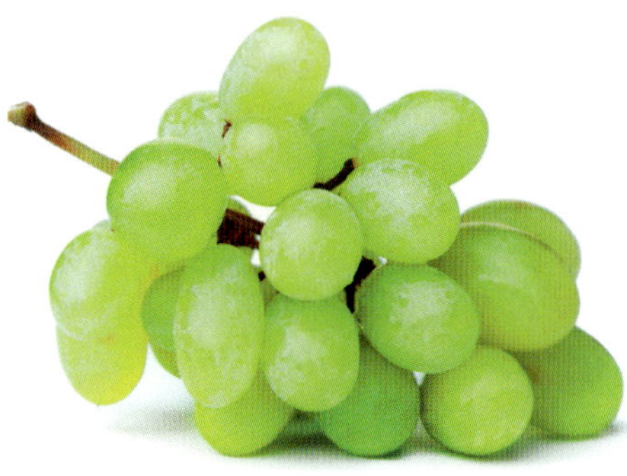

Einkaufstipps

* Trauben mit prallen, unbeschädigten Beeren auswählen. Beeren, die braune Stellen um den Stiel herum aufweisen, nicht nehmen.
* Die Pestizidbelastung hat in den letzten Jahren abgenommen, am geringsten ist sie bei Bio-Ware.

Aufbewahrungstipp

* Ungewaschene Trauben in einer perforierten Plastiktüte im Kühlschrank bis zu einer Woche aufbewahren.

*Je nach Rebsorte und Herkunft heißen **Rosinen** unterschiedlich. **Sultaninen** werden z. B. aus der süßen, kernlosen Sultana-Traube gewonnen.*

__Korinthen__ sind die getrockneten Beeren der griechischen Rebsorte 'Korinthiaki' Es handelt sich um die kleinste Rosinenart.

Weizen und Weizenkeime

Siehe auch Getreide, Seite 100

GESUNDHEITSRISIKEN
- Blutzucker
- Allergische Reaktionen

GESUNDHEITSPLUS
- Erhöhter Cholesterinspiegel
- Verdauung
- Gewichtskontrolle
- Herz-Kreislauf-Erkrankungen
- Bluthochdruck
- Entzündungen
- Anämie

Weizen ist das Getreide, das weltweit die meisten Menschen ernährt. Ungeschälte Weizenkörner sind am nährstoffreichsten.

Weizenkeime bilden die Nährstoffkammern der Weizenkörner. 2 EL Weizenkeime (15 g) enthalten rund 55 kcal, 5 g Protein, 6 g Kohlenhydrate, 1 g Fett und 2 g Ballaststoffe. Darüber hinaus helfen sie den Tagesbedarf an Vitamin E, Thiamin, Folsäure, Zink, Phosphor und Magnesium in nennenswerten Mengen zu

W

decken. Nicht zu verachten ist der Gehalt an weiteren B-Vitaminen sowie Eisen, Kupfer, Kalium und Mangan.

Gesundheitsplus

Cholesterinspiegel Die löslichen Ballaststoffe in Weizenvollkorn(produkten) helfen erhöhte Cholesterinspiegel zu senken.

Verdauung Die unlöslichen Ballaststoffe halten den Darm in Schwung und beugen Verstopfung vor.

Gewichtskontrolle Die Ballaststoffe in Vollkornweizen(produkten) erhöhen das Sättigungsgefühl. Das hilft dabei, Gewicht zu verlieren bzw. es zu halten.

Herz-Kreislauf-Erkrankungen In Weizenkeimen ist Vitamin E enthalten, ein hochwirksames Antioxidans, das mit Herzgesundheit und einem starken Immunsystem in Verbindung gebracht wird. Das Fett in Weizenkeimen besteht überwiegend aus mehrfach ungesättigten Fettsäuren, die LDL-Cholesterinspiegel senken können. Außerdem stecken in Weizenkeimen Pflanzensterole, die ebenfalls cholesterinspiegelsenkend wirken.

Überholt
Weizen macht krank.

Aktuell
Dafür gibt es keinerlei seriöse wissenschaftliche Begründungen. Tatsache ist: Einige Menschen vertragen kein Gluten (z. B. Zöliakiepatienten). Sie sollten glutenhaltiges Getreide wie Weizen und damit hergestellte Produkte meiden.

Bluthochdruck, Entzündungen Dank seines relativ hohen Magnesiumgehalts trägt Weizen dazu bei, Entzündungen zu lindern, Blutdruck und Blutzucker zu regulieren sowie Muskelkrämpfen vorzubeugen.

Anämie Eisen ist u. a. notwendig für den Transport von Sauerstoff im Körper und hilft Anämie vorzubeugen.

Gesundheitsrisiken

Blutzucker Nach dem Verzehr von Weißmehlprodukten, steigt der Blutzucker relativ stark an. Das kann mit der Zeit zu Insulinresistenz in Verbindung mit Übergewicht, Bluthochdruck, erhöhten Triglyzeridwerten, Typ-2-Diabetes und anderen chronischen Erkrankungen führen.

Allergische Reaktionen Weizenallergie, Glutenintoleranz und Zöliakie sind drei verschiedene Krankheiten. Eine Weizenallergie wird durch die im Weizen enthaltenen Proteine ausgelöst; sie bezieht sich nur auf Weizen. Bei einer Glutenintoleranz und Zöliakie ist Gluten der Auslöser für Beschwerden. Bei allen drei Krankheiten muss auf Weizen verzichtet werden.

Weißes Mehl anreichern
Weizenvollkornmehl ist unbestritten die gesündeste Mehl-Wahl. Doch nicht immer sind daraus gebackene Brote, Kuchen und Plätzchen beliebt. Damit Gebäck gesund ist und gern gegessen wird, kann man auch eine Mischung aus hellem und dunklem Mehl nehmen.

Verzehrtipps

- Weizenkeime unter Teige rühren bzw. kneten.
- Müsli mit Weizenkeimen anreichern.
- Gemüse- und Getreidebratlinge kann man ebenfalls mit Weizenkeimen anreichern.
- Weizenvollkornmehl oder Weizenmehl mit hoher Typezahl statt weißes Mehl verwenden.

Einkaufstipp

- Weizenvollkornprodukte wie Weizenvollkornmehl, -schrot, -grieß, -flocken usw. kaufen.

Aufbewahrungstipps

- Weizenvollkornmehl luftdicht verpackt, kühl und trocken lagern. Angebrochene Packungen halten sich bis zu 4 Monate, verschlossene gemäß MHD bzw. länger. Selbst gemahlenes Mehl innerhalb von 4–6 Wochen verbrauchen.
- Weizenkeime aus einer angebrochenen Packung in einen luftdicht verschließbaren Behälter füllen und in den Kühlschrank stellen.

Wurst und Fleischwaren

Siehe Räucher- und Pökelwaren, Seite 176

Zitronen und Limetten

GESUNDHEITSRISIKEN

- Hautreizungen
- Fungizide und Pestizide
- Sonnenlichtempfindlichkeit
- Mundgeschwüre (Aphthen)

GESUNDHEITSPLUS

- Erhöhter Cholesterinspiegel
- Krebserkrankungen
- Herzerkrankungen
- Nierensteine
- Krampfadern (Schmerzen)
- Mundtrockenheit

Zitronen sind die am häufigsten verwendeten Zitrusfrüchte, schließlich sind sie ideal zum Aromatisieren von Fisch über Gemüse bis zu Tee. Nicht zu vergessen ist ihre Bedeutung als erfrischender Durstlöscher in Form von gekühlter Lemonade. Und: Zitronen sind eine hervorragende Quelle für Vitamin C. In 100 ml Zitronensaft stecken mehr als 50 mg Vitamin C – die Hälfte der täglich empfohlenen Zufuhr für Erwachsene.

Limetten sind ebenfalls reich an Vitamin C. Mitte des 18. Jh. stellte der schottische Marinearzt James Lind fest, dass sich durch Trinken von Limetten- und Zitronensaft Skorbut verhindern lässt. Schon bald nahmen englische Schiffe reichlich Vorräte dieser Früchte mit an Bord, was den Seeleuten den Spitznamen „Limey“ einbrachte. Später erst entdeckte man den Zusammenhang zwischen Vitamin C und Skorbut.

Zitronen und Limetten enthalten sekundäre Pflanzenstoffe wie Bioflavonoide und sie aromatisieren Gerichte ohne dabei Kalorien hinzuzufügen.

Gesundheitsplus

Erhöhter Cholesterinspiegel Antioxidanzien wie Vitamin C senken die Wahrscheinlichkeit, dass sich Cholesterin an den Arterienwänden ablagern kann. Limetten und Zitronen enthalten die Verbindung Limonen, die möglicherweise ebenfalls zur Senkung des Cholesterinspiegels beiträgt.

Krebserkrankungen Vitamin C und Bioflavonoide aus Zitronen und Limetten sind hochwirksame Antioxidanzien, die auch den Schutz vor Krebs erhöhen können. Zusätzlich senkt Limonen, das sich hauptsächlich in den Fruchtschalen befindet, möglicherweise das Risiko für Krebs.

Herzerkrankungen Dieselben Bioflavonoide und Antioxidanzien wie Vitamin C, die Krebs vorbeugen könnten, dienen auch der Herzgesundheit.

Nierensteine Die Zitronensäure in Zitronen- und Limettensaft hemmt die Bildung von Kalzium-Oxalat-Steinen. Sie kann das weitere Wachstum vorhandener Steine stoppen und sie sogar auflösen. Wichtig: Reine Zitronensäure hat keine Auswirkungen auf Nierensteine

Krampfadern Das Bioflavonoid Rutin aus Zitronenschale und -fruchtfleisch stärkt die Wände von Venen und Kapillaren. Zitronen helfen deshalb Krampfadern vorzubeugen und Schmerzen, die durch Krampfadern verursacht werden, zu lindern.

Mundtrockenheit Ein Stück Zitrone auszulutschen oder verdünnten Zitronensaft zu trinken, regt den Speichelfluss an.

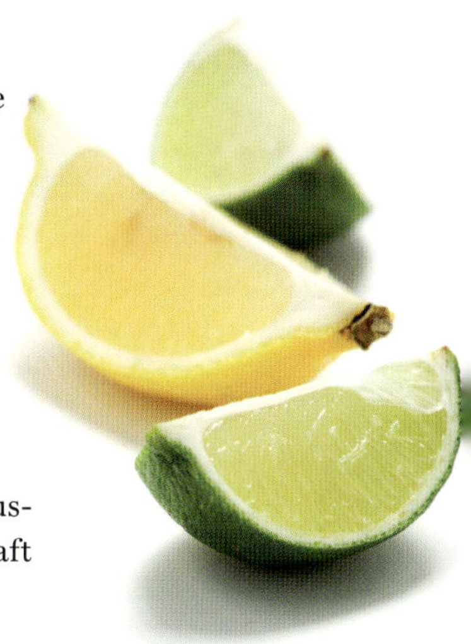

Z

Diese natürliche Methode sollte jedoch moderat angewendet werden, da der hohe Säuregehalt von Zitronen den Zahnschmelz schädigen kann.

Gesundheitsrisiken

Hautreizungen Limonen aus der Zitronenschale ist Bestandteil von Zitronenöl. Bei äußerlicher Anwendung kann es bei empfindlichen Menschen, vor allem in Verbindung mit Sonnenlicht, Auslöser von Hautrötungen oder Ödemen sein.

Fungizide und Pestizide Zitronen werden oft mit Pflanzenschutzmitteln behandelt. Und nach der Ernte evtl. noch mit Konservierungsstoffen. Bio-Ware ist frei von Pflanzenschutzmitteln und Konservierungsstoffen. Bei „unbehandelten“ Früchten ist die Schale frei von Konservierungs- und Wachsstoffen. Rückstände von Pflanzenschutzmitteln können dennoch vorhanden sein.

Lichtempfindlichkeit Zitronen- und Limettenschalen enthalten Psoralen, das die Haut extrem lichtempfindlich macht, was unter Einfluss von Sonnenlicht zu Verbrennungen führt. In den USA heißen sie *Margarita Burns*, weil für die Zubereitung der Margarita viele Limetten ausgepresst werden.

Mundgeschwüre Wer Aphthen im Mund hat, sollte vorübergehend auf Zitronen und Limetten verzichten. Die Säure würde Schmerzen verursachen.

Fleisch und Geflügel zart machen
Der Saft von Limetten eignet sich als Zartmacher für Fleisch und Geflügel. Dabei wird gleichzeitig der Geschmack erhöht.

Verzehrtipps

- Fisch würzen, mit hauchdünnen Zitronenscheiben belegen, in Backpapier wickeln und im Ofen garen.
- Für Zitronensalz abgeriebene Zitronenschale mit Salz mixen.
- Für einen gesunden Snack Mangostücke mit Limettensaft beträufeln.
- Für eine Gremolata abgeriebene Zitronenschale mit gehacktem Knoblauch und gehackter Petersilie mischen; z. B. Ossobuco damit bestreuen.

Einkaufstipps

- Vorzugsweise unbehandelte Zitronen und Limetten kaufen, am besten ist Bio-Ware.
- Früchte, die schwer für ihre Größe sind, sind besonders saftig.
- Früchte mit schadhaften Stellen liegen lassen.
- Kleine bräunliche Stellen auf Limettenschalen beeinträchtigen nicht den Geschmack.

Aufbewahrungstipps

- Zitronen und Limetten halten sich mehrere Tage bei Raumtemperatur; in einer Plastiktüte im Gemüsefach des Kühlschranks 2 Wochen.
- Ganze Früchte kann man nicht einfrieren, Saft und Schale getrennt voneinander aber schon.

Zucchini

Siehe auch Kürbisse, Seite 136

GESUNDHEITSPLUS
- Cholesterinspiegel
- Gewichtskontrolle

Neben langen, grünen Zucchini gibt es auch andersfarbige und runde Sorten mit gelber, weißer oder cremefarbener Schale. Obwohl Zucchini und Gurken zur Familie der Kürbisgewächse gehören, sind Zucchini enger mit Kürbissen verwandt. Sie werden unreif geerntet und gegessen. In diesem Zustand ist ihre Schale dünn und zart, das Fruchtfleisch hell und fest; es hat ein zurückhaltendes, frisches Aroma. Zucchini haben einen hohen Wassergehalt und gehören zu den kalorienärmsten

Gemüsesorten. 100 g liefern weniger als 20 kcal, gut 10 Mikrogramm Folsäure, ca. 15 mg Vitamin C und 200 mg Kalium. Zucchini möglichst nur kurz garen (dünsten), damit die Nährstoffe weitestgehend erhalten bleiben.

Gesundheitsplus

Cholesterinspiegel Zucchini enthalten lösliche Ballaststoffe, die zu einer Senkung des LDL-Cholesterins beitragen.
Gewichtskontrolle Wegen ihres hohen Ballaststoff- und Wassergehalts machen Zucchini schnell satt, ohne dabei viele Kalorien zu liefern.

Verzehrtipps

* Geraspelte Zucchini unter Tomatensauce mischen und nur kurz mitgaren.
* Längs halbierte und ausgehöhlte Zucchini wie Paprikaschoten füllen und garen.
* Geraspelte oder hauchdünn aufgeschnittene Zucchini statt Salatgurke für Salat nehmen.

Einkaufstipp

* Kleine, schlanke Zucchini schmecken besser als größere Exemplare. Am besten Zucchini wählen, die für ihre Größe schwer sind.

Aufbewahrungstipp

* Im Kühlschrank halten sie sich ein paar Tage.

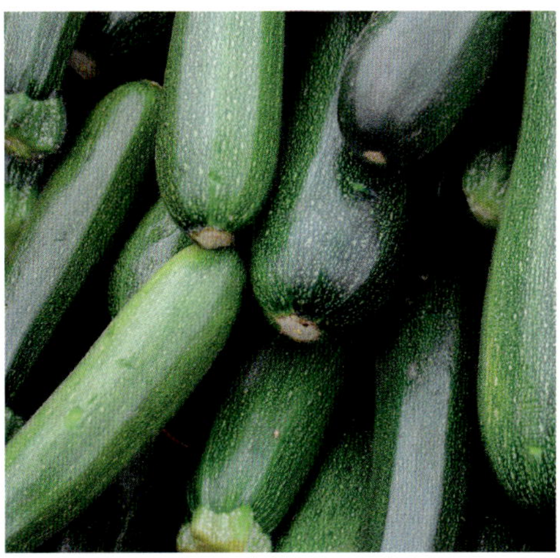

Zucker und andere Süßungsmittel

GESUNDHEITSRISIKEN
- Übergewicht
- Karies

GESUNDHEITSPLUS
- Energie

Raffinierter Zucker ist ein relativ neues Lebensmittel und für die breite Bevölkerung in Europa erst seit Anbau der Zuckerrübe und dem Bau der ersten Zuckerraffinerien (ab 1811) erschwinglich. Von da an stieg die Beliebtheit und der Verbrauch von Zucker kontinuierlich.

Zucker wird aus Zuckerrüben oder Zuckerrohr gewonnen, dabei fallen einige flüssige Süßungsmittel wie Melasse als Nebenprodukte beim Raffinieren des Zuckers an. Egal ob Rohr- oder Rübenzucker, sie können beide weiß oder braun sein, das hängt von der Verarbeitung ab.

In der asiatischen Küche wird häufig Palmzucker verwendet, der aus dem Saft von Zuckerpalmen gewonnen wird.

In der Industrie werden meist Süßungsmittel wie der aus Maisstärke gewonnene Maissirup (*HFCS; High Fructose Corn Sirup*) eingesetzt. Sie sind billiger und haben eine höhere Süßungskraft als Zucker. In der Zutatenliste taucht Maissirup als Glukose-Fruktose-Sirup oder Fruktose-Glukose-Sirup auf.

Honig, Ahornsirup und Agavendicksaft sind natürliche Süßungsmittel. Letzterer wird oft als gesündere Alternative zu Zucker betrachtet, da er den Blutzucker nicht so stark beeinflusst. Das gilt nicht für Menschen mit Fruktoseintoleranz, denn der Dicksaft besteht fast nur aus Fruktose.

Z

Süßstoffe wie Acesulfam, Aspartam oder Saccharin liefern keine Kalorien. Immer wieder stehen sie in der Diskussion im Hinblick auf eine Erhöhung des Krebsrisikos. Experten empfehlen deshalb, sich besser an weniger Süße zu gewöhnen, als zu künstlichen Zuckeralternativen zu greifen.

Zuckeraustauschstoffe (Zuckeralkohole) wie Sorbit, Xylit und Mannit sind zuckerähnliche Substanzen, die aus bestimmten Kohlenhydraten hergestellt werden. Sie liefern ca. 40 % weniger Kalorien als Zucker, lassen den Blutzuckerspiegel kaum ansteigen und wirken nicht kariesfördernd. Sie stecken vor allem in Bonbons und Süßigkeiten, die als zuckerfrei bzw. zahnschonend deklariert sind. Zunehmend werden Zuckeraustauschstoffe auch bei der Herstellung von süßen Getränken und Fertigprodukten eingesetzt. Größere Mengen können abführend wirken.

Gesundheitsplus

Energie Egal welcher Zucker: alle liefern pro Gramm fast 4 kcal, aber 1 EL weiße Raffinade ist leichter als 1 EL Muscovadozucker. Zucker ist an sich also nicht sehr kalorienreich. Doch in Süßigkeiten wie Schokolade oder in Gebäck kommt er oft gemeinsam mit Fett vor – und Fett liefert fast doppelt so viele Kalorien wie Zucker.

Gesundheitsrisiken

Übergewicht Jede im Körper nicht verbrauchte Zuckerkalorie wird in Körperfett umgewandelt und gespeichert. Wer wenig Energie verbraucht, sollte beim Zuckerkonsum also zurückhaltender sein als ein aktiver Mensch. Und: Nicht nur den Zucker berücksichtigen, den man sich beispielsweise in den Kaffee rührt, sondern vor allem auch den, der in Fertigprodukten steckt.

Karies Zucker und viele andere Süßungsmittel begünstigen Karies. Und auch stärkehaltige Nahrungsmittel werden vom Enzym Amylase im Speichel zu Karies verursachendem Zucker abgebaut. Gefährlicher als der Zucker an sich ist die Verweildauer des Zuckers an den Zähnen. Deshalb: Nach dem Verzehr zuckerhaltiger Lebensmittel Zähne putzen.

Verzehrtipp

* Brauner Zucker, Honig oder andere Süßungsmittel haben den gleichen Nährwert wie weißer Zucker, doch einen ausgeprägteren Eigengeschmack. Oft reicht weniger zum Süßen.

Einkaufstipp

* In Geschmack und Konsistenz sind weißer und brauner Zucker sowie Süßungsmittel unterschiedlich. Es lohnt sich verschiedene Zucker zu kaufen und beim Süßen zu variieren.

Aufbewahrungstipp

* Zucker enthält kein Wasser, weshalb sich keine Bakterien vermehren können. Luftdicht verpackt hält er sich unbegrenzt. Ausnahme: Muscovadozucker ist feucht und hat ein Mindeshaltbarkeitsdatum.

Zwiebeln

GESUNDHEITSRISIKEN

- Blähungen

GESUNDHEITSPLUS

- Krebserkrankungen
- Herzinfarkt
- Cholesterinspiegel
- Erhöhter Blutzucker
- Bakterielle Infektionen

Wie Knoblauch, Lauch und Schalotten gehören Zwiebeln zur großen botanischen Familie der Zwiebelgewächse. Generell unterscheidet man zwischen milden Frühlingszwiebeln, deren Blätter und weiße Knollen verzehrt werden, und den schärferen Knollenzwiebeln. Schalotten eignen sich für Schmorgerichte; rote Zwiebeln sind ideal für Salate; schärfere weiße und braune Sorten werden durch Erhitzen milder und süßlicher.

Die Blätter von Frühlingszwiebeln sind eine gute Quelle für Vitamin C und Betakarotin. Knollenzwiebeln liefern Kalium und sind vor allem reich an gesundheitsschützenden sekundären Pflanzenstoffen.

Gesundheitsplus

Krebserkrankungen Zwiebeln enthalten Flavonoide, die krebsauslösende freie Radikale neutralisieren können. In Studien wurde festgestellt, dass der regelmäßige Verzehr von rohen Zwiebeln das Risiko an Magen- oder Bauchspeicheldrüsenkrebs zu erkranken senkt. Ebenfalls scheinen die Flavonoide das Risiko für Prostatakrebs bei Männern zu senken.
Herzinfarkt Zwiebeln enthalten die Verbindung Adenosin, das die Gerinnselbildung des Bluts verhindern und so das Risiko eines Herzinfarkts senken kann.
Cholesterinspiegel Schwefelhaltige Verbindungen sind der Grund für den scharfen Geruch der Zwiebel und für verschiedene gesundheitsschützende Wirkungen. Die Verbindung Alliin hilft den Cholesterinspiegel zu regulieren und schützt so die Gefäße vor Ablagerungen; zudem wirkt es antioxidativ und trägt dazu bei, Gefäßschäden vorzubeugen. Wissenschaftler empfehlen Zwiebeln als Schutz vor altersbedingten Gefäßveränderungen.
Erhöhter Blutzucker Bei Diabetikern, denen im Rahmen einer Studie täglich 400 mg bzw. 600 mg Zwiebelextrakt pro kg Körpergewicht verabreicht wurde, sank der Blutzuckerspiegel um 35 bzw. um 50 %. Warum das so ist, ist noch unklar. Möglicherweise hängt diese Wirkung mit dem in der Zwiebel enthaltenen Chrom zusammen (Chrom erhöht die Insulinresistenz der Zellen), vielleicht regt die Zwiebel aber auch die Bauchspeicheldrüse zu einer erhöhten Insulinausschüttung an. Wichtig: Nur rohe Zwiebeln zeigen eine blutzuckersenkende Wirkung.
Bakterielle Infektionen Zwiebeln enthalten Schwefelverbindungen mit leicht antibakterieller Wirkung, was ihren Einsatz als schleimlösendes Mittel bei Husten und als Schutz vor Entzündungen bei kleineren Wunden erklärt.

Gesundheitsrisiken

Blähungen Zwiebeln enthalten Fruktane. Sie gehören zu den Fruktooligosacchariden (FOS) und können nur von Darmbakterien abgebaut werden. Bei manchen Menschen lösen sie Blähungen aus. Fruktane werden durch Hitze teilweise abgebaut, wodurch gegarte Zwiebeln besser verträglich werden.

Rohe Zwiebeln haben einen höheren Gesundheitswert als gekochte, denn Hitze zerstört wertvolle Inhaltsstoffe.

Verzehrtipps

* Rote Zwiebeln sind ein gesunder Brot- oder Sandwichbelag.
* Gekochte Gerichte mit fein gewürfelter roher Zwiebel bestreuen.
* Zwiebelwürfelchen in Salatdressings geben.

Einkaufstipps

* Zwiebeln sollten fest sein, eine trockene, aufgerissene äußere Schale haben und mild riechen.
* Die Blätter von Frühlingszwiebeln sollten dunkelgrün und knackig sein. Sorten mit schwach ausgeprägten Zwiebeln am unteren Ende sind meist süßlicher als solche, die Zwiebeln haben.

Aufbewahrungstipps

* Zwiebeln an einem dunklen, kühlen und gut durchlüfteten Platz lagern. Nicht in der Nähe von Kartoffeln aufbewahren, dadurch würden sie schneller verderben.
* Frühlingszwiebeln halten sich im Gemüsefach des Kühlschranks gut ein paar Tage. Möglichst verwenden, bevor die Blätter schlaff und welk werden.

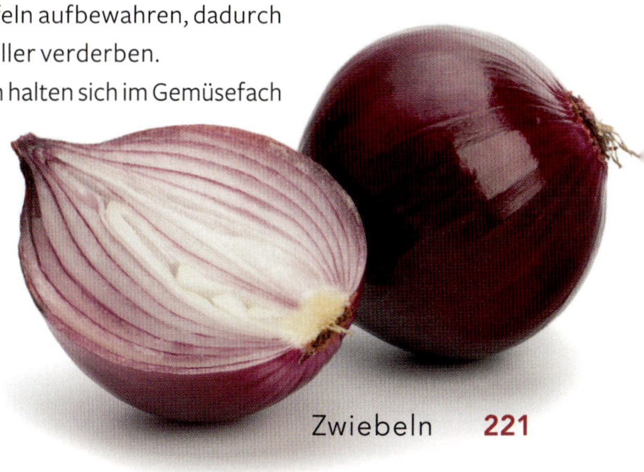

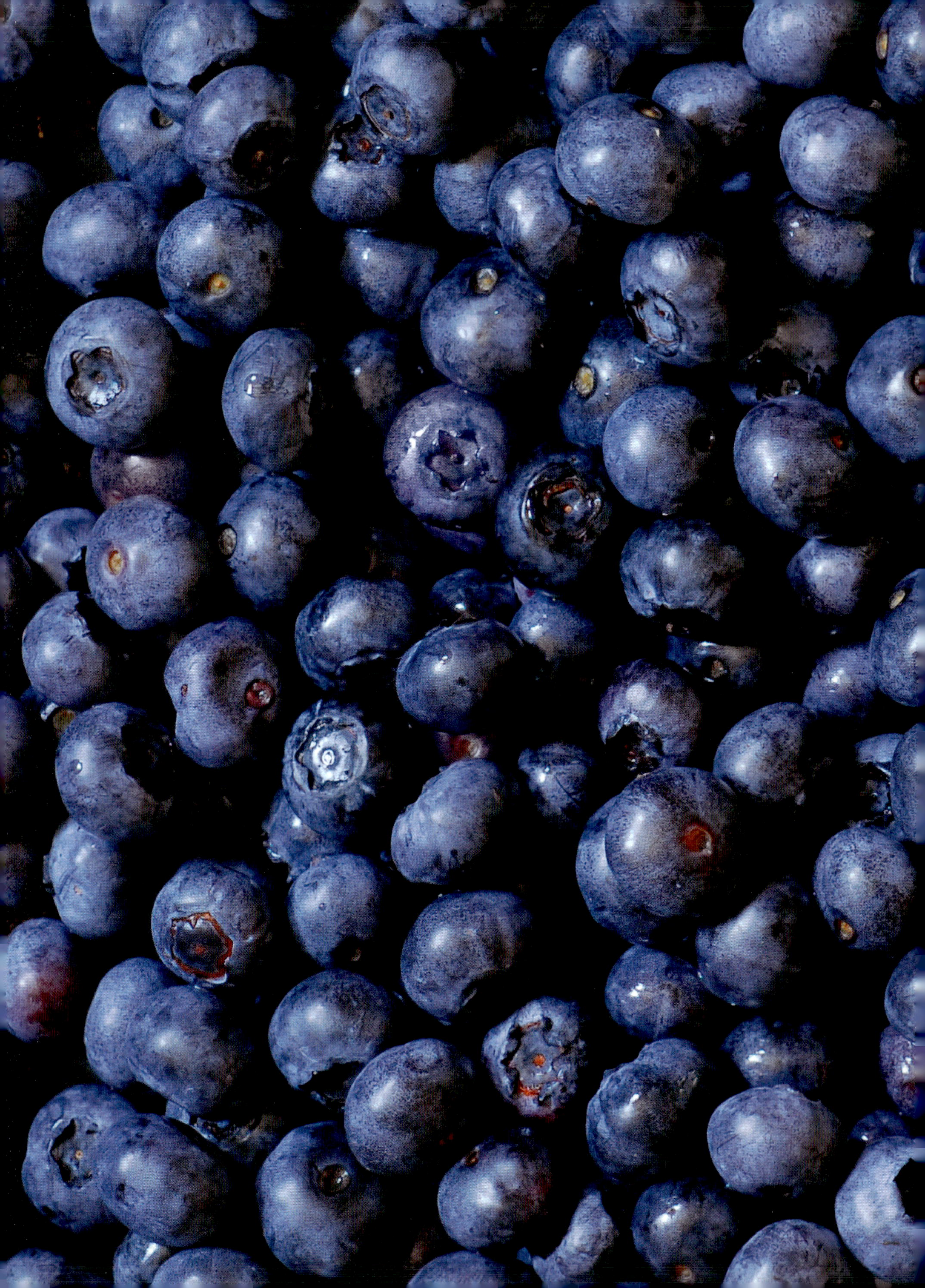

3

KRANKHEITEN UND BESCHWERDEN

Welche Nahrung schadet bzw. heilt bei welcher Krankheit oder Beschwerde

WER KRANK WIRD, denkt zuerst meist an Arzt, Rezept und Apotheke. Doch es gibt eine weitere Hilfe: die Heilkraft der Nahrung. Zwar lassen sich Krankheiten durch die Ernährung selten kurieren, doch sie spielt eine große Rolle für unser Wohlbefinden. Wenn wir das Richtige essen, versorgen wir unseren Körper mit den Nährstoffen, die er braucht, um Symptome zu lindern, Krankheiten zu bekämpfen und sich selbst zu heilen.

In diesem Kapitel werden zahlreiche Erkrankungen und Beschwerden in alphabetischer Reihenfolge von ADHS bis Zöliakie erläutert. Sie finden verbreitete Beschwerden wie Erkältungen (Seite 273), aber auch seltenere Erkrankungen wie Lupus erythematodes (Seite 304).

Jeder Artikel beginnt mit einer Übersicht, in der nicht empfehlenswerte, empfehlenswerte und bedenkliche Nahrungsmittel zur jeweiligen Erkrankung bzw. Beschwerde aufgeführt sind.

Im Mittelpunkt jedes Eintrags steht das Thema „Ernährung“. Dort wird erklärt, wie Lebensmittel vorbeugen, heilen, aber auch schaden können. Bananen sind z. B. reich an Kalium, das den Blutdruck (Seite 248) reguliert, und im Artikel „Heuschnupfen“ (Seite 291) steht, warum auch pflanzliche Nahrungsmittel Symptome auslösen können.

Auf Basis aktueller Forschungsergebnisse erfahren Sie, wie Nahrung Entzündungen bändigen, Asthmaanfälle stoppen und sogar vor Herzerkrankungen und Schlaganfall schützen kann.

A

ADHS

NICHT EMPFEHLENSWERT

Einige Kinder, die an ADHS leiden, könnten auch empfindlich auf Nahrungsmittel reagieren, die Salicylate in etwas größerer Menge enthalten. Dazu zählen:

- Verarbeitete Lebensmitttel
- Nahrungsmittel, die künstliche Farbstoffe enthalten (z. B. Süßigkeiten)
- Trockenfrüchte

EMPFEHLENSWERT

Nahrungsmittel mit niedrigem Salicylatgehalt:

- Bananen
- Birnen
- Linsen
- Brot und Vollkornprodukte (z. B. Frühstückscerealien aus Vollkorn)
- Fisch
- Mageres Fleisch und Geflügel
- Milch und Milchprodukte
- Eier

BEDENKLICH

- Süßes wie Kekse und Erfrischungsgetränke (Softdrinks)

Wer ist betroffen?

- *Kinder von 4–17 Jahren*
- *Auch Erwachsene können betroffen sein; bei Eltern von Kindern mit ADHS ist die Wahrscheinlichkeit, dass sie selbst ADHS haben, zwei- bis achtmal höher*

In Industrienationen scheint ADHS (Aufmerksamkeitsdefizit-/Hyperaktivitätsstörung) epidemisch zu sein; jedes Jahr bekommen Millionen von Kindern diese Diagnose (fast jedes zehnte Kind), und auch die Zahl der von dieser Störung betroffenen Erwachsenen steigt.

Die Diagnose steht fest, wenn ein Kind sechs oder mehr Symptome von Unaufmerksamkeit, motorischer Unruhe oder Impulsivität zeigt, die unangemessen stark und mit seinem Entwicklungsstand nicht vereinbar sind und mindestens sechs Monate in mindestens zwei verschiedenen Umgebungen (z. B. Zuhause und Schule) angedauert haben. Die Kinder machen beispielsweise Nachlässigkeitsfehler, sind leicht abzulenken und vergesslich, reden unangemessen viel, unterbrechen und stören häufig andere, sind ungeduldig und zappelig.

Ernährung

US-amerikanische Forscher berichteten, dass manche Kinder mit ADHS auf strenge Auslassungsdiäten ansprechen, die salicylathaltige Lebensmittel eliminieren. Doch eine solche Diät ist zeitaufwendig, wenig familienfreundlich und nur schwer durchzuhalten, insbesondere wenn die Kinder älter werden. Bei den meisten Kindern werden Symptome bereits gelindert, wenn Junkfood und Fertiggerichte gemieden werden. Die Ernährung des betroffenen Kindes sollte reich an Vollkornprodukten, Obst, Gemüse und magerem Eiweiß, insbesondere Fisch, sein. Hier sind die wesentlichen Regeln:

Keine raffinierten Kohlenhydrate Süßigkeiten, Softdrinks und stark zuckerhaltige Nahrungsmittel lassen den Blutzuckerspiegel ansteigen und können so zu Aufmerksamkeitsproblemen beitragen.

Auf vollwertige Kohlenhydrate setzen Bietet man Kindern am Nachmittag einen Snack mit niedrigem glykämischem Index an, kann das die Entspannung und das spätere Einschlafen fördern. Gut geeignet sind Vollkornbrot und -cerealien.

Proteine bevorzugen Zum Frühstück und nach der Schule sollten Lebensmittel wie Hülsenfrüchte, Eier, magerer Käse, Fisch und mageres Fleisch angeboten werden. Eiweißreiche Kost verbessert möglicherweise die Konzentrationsfähigkeit.

Salicylatreiche Lebensmittel meiden Manche Kinder mit ADHS könnten empfindlich auf Salicylate reagieren. Das sind chemische Substanzen, die von Natur aus

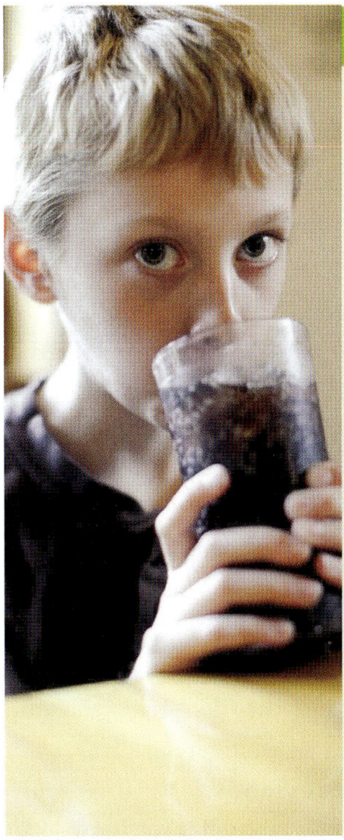

WAS IST MIT KOFFEIN?

Es gibt Hinweise darauf, dass Koffein bei manchen ADHS-Patienten paradox wirkt. Das heißt, Koffein, das normalerweise aufputschend wirkt, zeigt bei einigen ADHS-Patienten den gegenteiligen Effekt: Es wirkt beruhigend und trägt damit zur Linderung von ADHS-Symptomen wie Impulsivität und Hyperaktivität bei. Doch bei anderen ADHS-Patienten scheint Koffein normal, also aufputschend zu wirken, was in dem Fall die Krankheitssymptome noch verstärkt.
Die bislang vorliegenden Studien zu dem Thema sind nicht aussagekräftig genug, weshalb Experten keine gezielten Empfehlungen zur Koffeinaufnahme bei ADHS aussprechen können. Eine Studie weist darauf hin, dass Frauen, die koffeinhaltige Softdrinks während der Schwangerschaft trinken, die Wahrscheinlichkeit erhöhen, dass ihre Kinder im Alter von 18 Monaten ADHS-Symptome entwickeln. Interessanterweise zeigte sich dieser Effekt nicht bei Kaffee.

in Obst (vor allem in Trockenfrüchten) und Gemüse vorkommen und außerdem in Fertiggerichten, gefärbten Lebensmitteln sowie vielen Medikamenten und Haushaltsprodukten enthalten sind. Besteht die Vermutung, dass bestimmte Nahrungsmittel das Verhalten des betroffenen Kindes negativ beeinflussen, sollten diese nach und nach vom Speisezettel gestrichen werden, um herauszufinden, ob sich die Symptome bessern.

Weitere Maßnahmen

Der Arzt wird wahrscheinlich zu bestimmten Verhaltensstrategien raten, damit das betroffene Kind seine Aufmerksamkeitsprobleme in den Griff bekommt. Darüber hinaus können folgende Taktiken hilfreich sein:

Medikamente pünktlich nehmen Es sollte sichergestellt sein, dass ein Kind mit ADHS seine Medikamente jeden Tag zur selben Zeit einnimmt.

Wenig TV und Computerspiele Beides kann Kinder vor dem Zubettgehen überstimulieren; das kann zur Folge haben, dass sie nicht die 8 Stunden Schlaf bekommen, die sie eigentlich brauchen.

(Draußen) spielen Im Idealfall sollten Kinder die Möglichkeit haben (und auch dazu ermuntert werden), an den meisten Tagen der Woche jeweils mindestens 20–30 Minuten im Freien zu spielen oder eine Mannschaftssportart, beispielsweise Ballsport, betreiben.

Tief durchatmen Vielen betroffenen Kindern hilft es, wenn man ihnen zeigt, wie man bei Ärger oder Stress ein paarmal langsam tief ein- und ausatmet.

A

Adipositas

EMPFEHLENSWERT
- Hülsenfrüchte
- Möhren, Zucchini, Brokkoli
- Fisch
- Hühnerfleisch
- Milch und Milchprodukte
- Vollkornnudeln

BEDENKLICH
- Alkohol
- Kuchen und Desserts
- Salziges Knabbergebäck
- Raffinierte Kohlenhydrate (dazu gehören z. B. alle Arten von Zucker)

Wer ist betroffen?

- *Männer und Frauen mit einem Body-Mass-Index (BMI) von mehr als 30.*

In Industrienationen ist Übergewicht das häufigste ernährungsbedingte Gesundheitsproblem; mehr als die Hälfte aller Erwachsenen ist betroffen. Von diesen gelten mehr als ein Viertel als adipös und haben aufgrund dessen ein erhöhtes Risiko früher zu sterben. Fettleibigkeit kann Probleme wie Kurzatmigkeit und Schwierigkeiten beim Gehen zur Folge haben. Adipöse Menschen haben ein erhöhtes Risiko, an koronarer Herzkrankheit, Bluthochdruck, Schlaganfall, Diabetes und bestimmten Krebsformen zu erkranken. Andere gesundheitliche Konsequenzen sind Schäden an den gewichtstragenden Gelenken. Sie führen zu Arthrose und orthopädischen Problemen, die den Teufelskreis aus eingeschränkter Beweglichkeit und weiterer Gewichtszunahme fördern.

Ernährung

Mehr zu essen, als der Körper benötigt, ist die Hauptursache für Adipositas und Gewichtszunahme. Hier sind einige Ernährungsrichtlinien, die helfen sollen, Kilos zu verlieren:

Kalorien reduzieren Täglich 1500 kcal für Frauen bzw. 2000 kcal für Männer in Kombination mit einem moderaten Bewegungsprogramm, sollten zu einem Gewichtsverlust von 0,5 kg pro Woche führen.

Leere Kalorien meiden Grundsätzlich darf man alles essen. Doch Nahrungsmittel, die kaum oder gar keine Nährstoffe liefern, wie Alkohol, gesüßte und fettreiche Nahrungsmittel, vor allem auch Fertigprodukte, sollten gemieden werden.

Täglich frühstücken Auch wenn viele Menschen meinen, sie könnten Kalorien sparen, indem sie das Frühstück weglassen: das Gegenteil ist richtig. Eine US-Studie kam zu dem Ergebnis, dass Männer, die frühstücken, etwa 3 kg weniger wiegen als Männer, die nicht frühstücken; Frauen wiegen 4 kg weniger.

Ballaststoffreich essen Wer Naturreis mit Kichererbsen und gedünstetem Gemüse zu Mittag isst, wird bis zum Abendessen kein Verlangen nach einem weiteren Bissen haben. Der Grund: Ballaststoffreiche Lebensmittel, wie die genannten, haben wenig Kalorien, kaum Fett und eine Menge Ballaststoffe, die lange sättigen. Am besten den Tag mit Vollkorngetreide (Müsli) beginnen, das sorgt für einen ballaststoffreichen Start.

Ans Salatbüfett gehen Blattsalate und Rohkost wie Möhren, Zucchini und Brokkoli sind äußerst kalorienarm, enthalten aber viel Wasser und schwer verdauliche, sättigende Ballaststoffe. Cremige Dressings sowie Croûtons, Käse, Nüsse und andere Toppings, die Extrakalorien beisteuern, besser meiden. Forscher haben herausgefunden, dass Menschen, die sich vegetarisch ernähren, im Schnitt 3–20 % weniger wiegen als Fleischesser.

Proteinreiches genießen Zu jeder Mahlzeit sollte Eiweißreiches wie Fisch, Hühnerfleisch oder Hülsenfrüchte gegessen werden. Studien haben gezeigt, dass Menschen, die sich an eine eiweißbetonte Diät halten und zudem reichlich Kohlenhydrate mit niedrigem glykämischem Index (z. B. Obst und Gemüse, Hülsenfrüchte und Vollkornnudeln) zu sich nehmen, weniger hungrig sind und mehr abnehmen als Menschen, die eine proteinarme, kohlenhydratbetonte Diät einhalten.

Milch und Milchprodukte Kalzium aus Milch und Milchprodukten scheint den Fettabbau zu beschleunigen. Und: Vollmilch hält neueren Studien zufolge länger satt als fettarme und macht nicht dick.

Nüsse und Mandeln Studien ergaben, dass Menschen, die regelmäßig eine kleine Handvoll Nüsse oder Mandeln essen, einen niedrigeren Body-Mass-Index (BMI) haben als solche, die es nicht tun. Das gesunde Fett der Kerne hält länger satt.

Einseitige Diäten meiden Eine extrem kalorienarme Ernährung und einseitige Diäten führen meist zum Jojo-Effekt: Man nimmt ab und dann schnell wieder alles (und mehr) zu. Das zusätzliche Gewicht ist oft noch schwerer loszuwerden.

Weitere Maßnahmen

Zwar ist gesunde Ernährung die beste Vorbeugung gegen Übergewicht, doch es gibt noch andere hilfreiche Tipps:

Verbündete suchen Studien zeigen, dass Menschen, die sich im Rahmen eines Abnehmprogramms einer Selbsthilfegruppe anschließen, mehr Gewicht verlieren als Abnehmwillige, die den Weg allein gehen. Eine amerikanische Studie ergab, dass von denjenigen, die ein Gruppen-Programm absolvierten, 95 % bis zum Schluss durchhielten, aber nur 76 % derer, die ihre Schlankheitskur allein durchzogen.

Mehr bewegen Wer abnehmen will, sollte körperlich aktiver werden. Etwa eine Stunde mäßige Anstrengung oder 30 Minuten anstrengendere Aktivitäten wie Jogging, Power-Aerobics oder schnelles Radfahren sind ideal. Aber natürlich ist jede Sportart besser als gar kein Sport, und es kommt auf die Regelmäßigkeit an.

Tagebuch führen Am schwierigsten ist es, nicht wieder zuzunehmen. Die meisten Menschen haben 5 Jahre nach einer Diät wieder ihr altes Gewicht. Es hat sich aber gezeigt, dass regelmäßiges Wiegen und das Notieren der Erfolge helfen, das gute Ergebnis beizubehalten. Wer aufschreibt, was er gegessen hat und wann er sportlich aktiv war, verschafft sich einen Überblick und kann Angewohnheiten aufspüren, die dem Gewichtsverlust im Weg stehen. Solche Aufzeichnungen sind inzwischen einfach und bequem mit Kalorienzähl-Apps für Smartphone oder Computer möglich.

Fast **500 000** neue **Krebsfälle** pro Jahr werden weltweit im Zusammenhang mit **Übergewicht** diagnostiziert.

Körpergewicht beurteilen

Der Body-Mass-Index berücksichtigt Körpergröße und -gewicht, um eine Gefährdung durch Übergewicht zu erfassen. Online gibt es kostenlose BMI-Rechner. Ein BMI zwischen 25 und 29,9 steht für Übergewicht; beträgt er 30 oder mehr, ist der Betroffene adipös, also fettsüchtig. Ein anderes Maß ist der Taillenumfang: Liegt er bei Frauen über 88 cm und bei Männern über 102 cm, ist das Risiko für die Entwicklung von Herz-Kreislauf-Erkrankungen, Diabetes und anderen Problemen erhöht.

A

Aids und HIV-Infektion

NICHT EMPFEHLENSWERT
- Meeresfrüchte, Burger, Sushi, selbst gemachte Mayonnaise und andere nicht durchgegarte Nahrungsmittel

EMPFEHLENSWERT
- Fisch
- Mageres Fleisch und Geflügel ohne Haut
- Hülsenfrüchte
- Gegartes Obst und Gemüse
- Quinoa
- Gerste
- Buchweizen
- Olivenöl
- Walnüsse
- Leinsamen

BEDENKLICH
- Verarbeitete, gesüßte Nahrungsmittel und Softdrinks
- Rohes Obst und Gemüse
- Rotes Fleisch, Butter und andere Nahrungsmittel, die viele gesättigte Fettsäuren enthalten

Wer ist betroffen?

- *Mehr als 36 Millionen Menschen weltweit haben HIV*
- *Homosexuelle Männer, Süchtige, die Drogen spritzen, und Bluter sind am häufigsten betroffen*
- *Menschen, bei denen Aids festgestellt wird, sind zum Zeitpunkt der Diagnose meist zwischen 24 und 49 Jahre alt*

Aids (*acquired immune deficiency syndrome* = erworbenes Immunschwäche-Syndrom) ist eine Krankheit, bei der der Tod oft eher infolge einer Auszehrung als aufgrund anderer Aids-Komplikationen eintritt. Eine nährstoffreiche Ernährung ist deshalb oberstes Gebot. Ein optimaler Ernährungszustand ist bei Aids nur schwer aufrechtzuerhalten, da die Krankheit das Verdauungssystem beeinträchtigt. So ist beispielsweise die Aufnahme von Nährstoffen wie Folsäure, Riboflavin, Thiamin sowie den Vitaminen B_6 und B_{12} eingeschränkt. Oft führt auch ein unbehandelbarer Durchfall zu weiteren Nährstoffverlusten. Außerdem ist das Risiko für Magen-Darm-Infektionen erhöht. Viele Aids-Patienten leiden infolge der Krankheit oder wegen der Medikamente auch an Appetitlosigkeit und Übelkeit. Manche Experten raten zu einer künstlichen Ernährung, sobald die Nährstoffaufnahme auf normalem Weg nicht mehr ausreichend gewährleistet werden kann.

Ernährung

Für asymptomatische Träger des HI-Virus gelten dieselben Ernährungsempfehlungen wie für Gesunde: Sie sollten hochwertige Nahrungsmittel zu sich nehmen. Eine Ernährung, die aus Obst, Gemüse, Vollkornprodukten, Hülsenfrüchten und fettarmen Eiweißquellen besteht, kann zu Gesundheit und Wohlbefinden beitragen. Süßes wie Kekse und Softdrinks liefern keine Nährstoffe. Folgende Richtlinien können helfen, die Nahrung bestmöglich zu verwerten:

Täglich Obst und Gemüse Eine bunte Mischung an Obst und Gemüse sichert die Aufnahme von Vitaminen und Nährstoffen. Alles sollte gut gewaschen werden – manche Ärzte raten zu den Vorsichtsmaßnahmen, die auch für Fernreisen gelten: nur gegartes Gemüse verzehren und Obst nur essen, wenn es geschält oder erhitzt wurde. Andere vertreten die Meinung, Salate sowie rohes Obst und Gemüse seien ungefährlich, aber schwerer verdaulich.

50 % Kohlenhydrate aus Vollkorn Gut sind Quinoa, Gerste und Buchweizen.

Nicht zu viel Eiweiß Extreme Proteinmengen können die Nieren belasten.

Herzgesunde Nahrungsmittel Menschen mit HIV können medikamentenbedingte hohe Cholesterin- und Triglyzeridspiegel haben. Daher sollten gesättigte Fettsäuren gemieden werden. Sie erhöhen das Risiko für Herz-Kreislauf-Erkrankungen. Stattdessen sollte man mehrfach und einfach ungesättigten Fettsäuren den Vorzug geben – sie schützen vor Herzerkrankungen. Gute Quellen sind Fettfische (z. B. Lachs), Olivenöl, Walnüsse und Leinöl.

Hygiene Weil HIV das Immunsystem angreift, sind Betroffene empfänglicher für Infektionen, einschließlich Lebensmittelvergiftungen durch Salmonellen, Shigellen, Campylobacter und andere Bakterien.

Hilfe nach extremem Gewichtsverlust Aids-Patienten, die dramatisch an Gewicht verlieren, müssen evtl. künstlich ernährt werden; meist über eine Magensonde oder eine Infusion, die hochgereinigte Nährstoffe in die Blutbahn pumpt.

Ernährungsumstellung bei Durchfall Menschen mit Aids, die häufig Durchfall haben, sollten rohes Obst und Gemüse sowie ballaststoffreiche Nahrungsmittel wie Vollkornprodukte meiden. Auch von Blähendem (Zwiebeln, Bohnen, Kohl), scharfem Essen und kohlensäurehaltigen Getränken ist abzuraten, ebenso von fettreichen Nahrungsmitteln wie Wurst, Butter und Vollmilch. Und auch Koffein, Alkohol und Schokolade sind tabu.

Flüssigkeit bei Übelkeit Wer an Übelkeit oder Durchfall leidet – beides häufige Nebenwirkungen von HIV-Medikamenten –, sollte viel trinken, um den Flüssigkeitsverlust auszugleichen. Geeignete Getränke sind Wasser, Kräuter- und Früchtetee, Brühen oder abgestandenes Ginger Ale (angeblich soll es Übelkeit lindern). Falls Trinken nicht möglich ist, kann man stattdessen auch Eiswürfel lutschen. Sobald wieder gegessen werden kann, sind zu Beginn milde Speisen wie Reis, Toastbrot, Zwieback, Apfelmus oder gekochte Möhren empfehlenswert.

Weitere Maßnahmen

Für Menschen mit HIV oder Aids stehen mehr als 20 Medikamente zur Verfügung. Oft werden sie kombiniert, um die persönlichen Bedürfnisse des Patienten zu berücksichtigen. Es steht fest, dass diese Medikamentencocktails Aids-Symptome lindern und das Leben der Betroffenen verlängern können. Zusätzlich sollten Menschen mit HIV oder Aids in Sachen Gesundheit auch das Folgende beachten:

Vorsicht bei Nahrungsergänzungsmitteln Experten empfehlen HIV-Positiven oft Multivitamin- und Mineralstoffpräparate, um Mangelerscheinungen vorzubeugen. Doch sollten Nahrungsergänzungsmittel, die mehr als 100 % der empfohlenen Tagesdosis enthalten, grundsätzlich nur von einem Arzt verschrieben werden.

Naturheilkunde nicht auf eigene Faust Die Wirksamkeit von Naturheilkunde ist nicht ausreichend belegt. Pflanzenpräparate enthalten aber evtl. Stoffe, die schwere Nebenwirkungen oder Wechselwirkungen mit den Medikamenten haben können.

Erleichterung bei Mundinfekten Wenn die Nahrungsaufnahme durch Mund- oder Racheninfektionen wie Soor oder Geschwüre erschwert wird, ist es ratsam, Speisen zu sich zu nehmen, die leicht zu schlucken sind, z. B. Kartoffelbrei oder Sauce. Heißes Essen vor dem Verzehr auf Raumtemperatur abkühlen lassen. Ein Strohhalm kann das Trinken erleichtern. Speisen und Getränke mit hohem Säuregehalt sollten gemieden werden.

Keine Ernährungsexperimente

Zur Stärkung des Immunsystems wird von Selbsthilfegruppen manchmal die Einnahme von hoch dosiertem Zink oder Selen empfohlen. Inwiefern diese Mineralstoffe tatsächlich vor Infektionen schützen, konnte bislang nicht bewiesen werden. Im Gegenteil: Studien ergaben, dass die Einnahme von täglich 200–300 mg Zink über einen Zeitraum von 6 Wochen das Immunsystem sogar schwächt. Überdosiertes Selen kann darüber hinaus zu Erbrechen und Durchfall führen.

A

Akne

NICHT EMPFEHLENSWERT

- Nahrungsmittel mit einem hohen glykämischen Index, z. B. Softdrinks, weißes Mehl und raffinierter Zucker

EMPFEHLENSWERT

- Brokkoli
- Kohl
- Orangen
- Beeren
- Kiwis
- Melonen
- Paprikaschoten
- Spinat und andere grüne Blattgemüse
- Fisch
- Geflügel
- Vollkorngetreide und daraus hergestellte Produkte
- Hülsenfrüchte
- Avocados
- Kartoffeln
- Bananen
- Austern
- Leinsamen

BEDENKLICH

- Algenpräparate
- Jodiertes Salz
- Nährstoffergänzungsmittel, die höhere Dosen an Vitamin B_6 und B_{12} enthalten

Wer ist betroffen?

- *Teenager*
- *Erwachsene, insbesondere Frauen: 50 % der Frauen zwischen 20 und 30*
- *Frauen nach der Menopause*

Bei fast allen Menschen kommt es immer wieder zu Akneschüben. Am häufigsten tritt Akne während der Pubertät auf: 85 % der Teenager sind mehr oder weniger stark davon betroffen. Auch Erwachsene können Akne bekommen, insbesondere Frauen zwischen 20 und 30 sowie nach der Menopause. Man nimmt an, dass Hormone, darunter Testosteron und Insulin, für die meisten Aknefälle verantwortlich sind. Doch auch die Verbindung zwischen Lebensmitteln und Pickeln ist kein Ammenmärchen – neueste Forschungsergebnisse legen zumindest nahe, dass es einen Zusammenhang gibt. Vor allem Nahrungsmittel mit einem hohen glykämischen Index, etwa raffinierter Zucker, können den Insulinspiegel ansteigen lassen und so Akne hervorrufen.

In seltenen Fällen kann eine Nahrungsmittelüberempfindlichkeit eine bestehende Akne verschlimmern. Algen beispielsweise können zu schwerer Akne führen, und auch jodiertes Speisesalz kann Akne auslösen. Wer vermutet, dass die Akne die Folge einer Lebensmittelunverträglichkeit ist, sollte die verdächtigen Nahrungsmittel mehrere Wochen lang nicht mehr essen, um herauszufinden, ob die Akne-Symptome dadurch besser werden.

In einigen Fällen von schwerer Akne werden erbliche Faktoren vermutet. Auch bestimmte Medikamente können Akne auslösen, vor allem Kortikoide und andere Hormonpräparate sowie Jodpräparate, Lithium und Antiepileptika. Stress kann eine Akne akut verschlimmern, vermutlich, weil er die Hormonspiegel verändert und Gelüste nach bestimmten Lebensmitteln hervorruft.

Ernährung

Reine, strahlende Haut ist ein Zeichen für gute Gesundheit. Eine gesunde, ausgewogene Ernährung, die den folgenden Richtlinien entspricht, kann Akne vorbeugen und den Allgemeinzustand der Haut verbessern:

Lebensmittel mit hohem Glyx meiden Um den glykämischen Index (GI oder Glyx) der Mahlzeiten zu senken, sollten stark gesüßte Getränke und Produkte aus Weißmehl und raffiniertem Zucker eingeschränkt oder vollkommen gemieden werden.

Betakarotin- und Vitamin-C-reich essen Betakarotin, das im Körper in Vitamin A umgewandelt wird, und Vitamin C tragen dazu bei, dass die Haut gesund wird und bleibt. Talg, Fett und Hautzellen in den öligen Ausscheidungen der Talgdrüsen fördern die Entstehung von Akne. Betakarotin vermindert möglicherweise die Talgproduktion. Vitamin C ist ein wirkungsvolles Antioxidans und könnte das Wachstum neuer Hautzellen anregen. Die besten Quellen für Betakarotin sind kräftig gefärbtes Obst und dunkelgrünes Gemüse. Zitrusfrüchte, Beeren, Kiwis, Melonen, Paprikaschoten, Brokkoli und Kohl sind besonders reich an Vitamin C.

Auf Vitamin B_6 setzen Es kommt in Fleisch, Fisch, Geflügel, Vollkorn, Hülsenfrüchten, Avocados, Nüssen, Mandeln, Kartoffeln, Bananen und grünem Blattgemüse vor. Es kann helfen, die Hormone zu regulieren, die an der Entstehung der Hautunreinheiten beteiligt sind.

Zinkhaltiges verzehren Einige Studien stellen eine Verbindung zwischen dem Mineralstoff Zink und der Hautgesundheit her. Danach könnte Zink möglicherweise eine Akne lindern, indem er gesunde Hormonspiegel fördert und dadurch die Heilung beschleunigt. Meeresfrüchte – vor allem Austern –, rotes Fleisch, Geflügel und Vollkornprodukte enthalten viel Zink.

Nahrungsmittel mit Omega-3-Fettsäuren Omega-3-Fettsäuren können helfen, die Akne-typischen Entzündungen zu verhindern. Fisch und Leinsamen sind reich an diesen gesunden Fetten.

Keine Nahrungsergänzungsmittel Meist ist es am besten, Nährstoffe über Lebensmittel zu sich zu nehmen. Hoch dosierte Vitamine und Mineralstoffe können die Krankheit verschlimmern. Einige Studien haben dies für die Vitamine B_6 und B_{12} gezeigt. Vitamin A, in hohen Dosen eingenommen, kann darüber hinaus zu trockener, schuppender Haut und zu Haarausfall führen. Vitamin A wird auch mit einem gesteigerten Risiko für Osteoporose in Zusammenhang gebracht.

Überholt
Fettreiches Junkfood verursacht Akne.

Aktuell
Nahrungsmittel mit einem hohen glykämischen Index scheinen die Entstehung von Akne zu fördern.

Milch fördert Akne

In einer groß angelegten Studie fanden Forscher Hinweise darauf, dass Milch und Milchprodukte Akne fördern könnten. Möglicherweise sind Hormone oder bioaktive Moleküle in der Milch dafür verantwortlich.

Weitere Maßnahmen

Gesunde Ernährung ist die wichtigste Vorsorge, doch auch andere Maßnahmen können hilfreich sein:

Sport treiben Regelmäßige körperliche Aktivität verbessert die Durchblutung und lässt die Haut strahlen.

Nicht rauchen Nikotin verengt die Blutgefäße, was die Blutversorgung der Haut beeinträchtigt.

Rezeptfreie Medikamente ausprobieren Meist kann eine dauerhafte leichte bis mäßige Akne mit geeigneter Hautpflege, gesunder Ernährung und rezeptfreien Medikamenten, wie Benzoylperoxidgel, -lotion oder -salbe (jeweils 2,5–10 %ig), geheilt werden.

Einen Hautarzt aufsuchen Ein Dermatologe kann Tretinoin verschreiben, ein lokal aufzutragendes Medikament auf Basis von Vitamin A. Isotretinoin, ein hochwirksames Mittel zum Einnehmen, ist sehr schweren Fällen von Akne vorbehalten. In extremen Fällen von hormonbedingter Akne kann der Hautarzt Spironolacton, ein Antiandrogen, verschreiben.

A

Alkoholismus

NICHT EMPFEHLENSWERT

- Alkohol in jeder Form

EMPFEHLENSWERT

- Hülsenfrüchte
- Vollkorngetreide und -produkte
- Mageres Fleisch und Geflügel
- Nüsse und Samen
- Pilze, Brokkoli, Kohl
- Milch und Milchprodukte
- Spinat und andere grüne Blattgemüse

Wer ist betroffen?

- *Kinder von Alkoholikern haben ein zwei- bis siebenmal größeres Risiko, alkoholabhängig zu werden*

Alkoholismus ist definiert als chronisches Trinken, das das persönliche, das Familien- oder das Berufsleben beeinträchtigt. Zwar ist ein gelegentlicher Drink vermutlich nicht schädlich, doch es ist wichtig, sich klarzumachen, dass Alkohol leicht missbraucht werden kann.

Alkoholismus wird von diversen Faktoren gefördert. Genetische Veranlagung, angelerntes Verhalten und Kindheitserfahrungen (einschließlich Missbrauch) gelten als Risikofaktoren. Der Verlauf der Krankheit ist bei jedem Menschen anders. Bei einigen beginnt sie, sobald sie mit dem Trinken anfangen. Doch für die meisten entwickelt sich Alkoholismus langsam vom gelegentlichen Trinken in Gesellschaft über häufigeren Alkoholgenuss hin zur Abhängigkeit. Chronischer Alkoholmissbrauch hat schwere seelische und körperliche Folgen. Alkoholiker scheinen oft gar nicht betrunken zu sein, doch ihre Arbeitsfähigkeit und die Bewältigung des Alltags werden zunehmend beeinträchtigt. Grundsätzlich verringert Alkoholismus die Lebenserwartung und erhöht das Risiko, andere lebensbedrohliche Krankheiten zu bekommen wie Bauchspeicheldrüsen-, Leber- und Speiseröhrenkrebs. Schwangere, die Alkohol trinken, riskieren, dass ihr Kind mit Fetalem Alkoholsyndrom oder Geburtsfehlern zur Welt kommt.

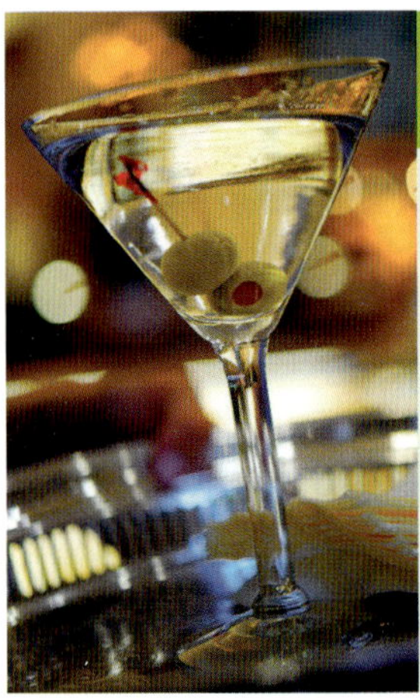

WIE HOCH IST DAS RISIKO, ALKOHOLIKER ZU WERDEN?

Das hängt u.a. davon ab, wie oft und wie viel man trinkt. Generell gilt: Wer täglich mehr als die empfohlene moderate Menge an Bier, Wein oder Schnaps konsumiert oder mindestens einmal pro Woche größere Mengen hintereinander trinkt, erhöht sein Risiko, von Alkohol abhängig zu werden.

Ernährung

Alkoholismus kann zu Mangelernährung führen, nicht nur, weil chronische Trinker sich oft schlecht ernähren, sondern auch, weil Alkohol die Verdauung und die Verstoffwechselung der meisten Nährstoffe verändert. Die einzig wahre Ernährung für alle genesenden Alkoholiker gibt es nicht. Die folgenden Richtlinien sollen das allgemeine Wohlbefinden fördern:

Gesund und ausgewogen essen Nach und nach sollte der Speiseplan durch buntes Obst und Gemüse, Vollkorngetreide (z. B. Haferflocken und Naturreis) und Vollkornprodukte sowie magere Eiweißquellen wie Fisch und Hähnchenbrust ohne Haut angereichert werden.

Nahrungsergänzung Bei bestimmten Nährstoffdefiziten rät der Arzt möglicherweise zur Einnahme von Vitaminpräparaten. Alkoholikern mangelt es typischerweise an Thiamin; der Mangel zeigt sich durch Muskelkrämpfe, Übelkeit, Appetitlosigkeit, Nervenerkrankungen und Depressionen. Auch Folsäure-, Riboflavin-Vitamin-B_6- und Selenmangel kommen häufig vor. Hülsenfrüchte, Vollkornprodukte, mageres Fleisch und Geflügel, Nüsse, Pilze und Kreuzblütler-Gemüse wie Brokkoli und Kohl sind gute Quellen für diese Vitamine und Mineralstoffe.

Mehr Kalzium zuführen Viele Alkoholiker haben ein höheres Risiko für Knochenbrüche und Osteoporose, weil sie an Vitamin-D-Mangel leiden. Dieses Vitamin unterstützt den Körper bei der Aufnahme von Kalzium. Milchprodukte und grünes Blattgemüse wie Spinat und Pak Choi sind gute Kalziumquellen.

Weitere Maßnahmen

Sich von Alkoholabhängigkeit zu erholen kann schwierig sein, doch diese Maßnahmen können die Situation entschärfen:

Regelmäßig Sport treiben Das hilft, Stress abzubauen, und setzt Endorphine frei, die die Stimmung und das Lebensgefühl aufhellen.

Auf gesunde Weise mit Stress umgehen Alkoholabhängigkeit kann als emotionale Krücke im Umgang mit Stress beginnen. Meditation, Yoga und weitere Atem- und Entspannungstechniken können helfen, Stress zu bewältigen.

Auf ein unterstützendes Netzwerk bauen Freunde und Familie, die dem Betroffenen zuhören und ihn unterstützen, tragen viel zur Genesung bei.

Allergien

Siehe Nahrungsmittelallergien, Seite 320

Altersbedingte Makuladegeneration (AMD)

Siehe Augenerkrankungen, Seite 244

Alzheimer

Siehe Demenzerkrankungen, Seite 259

Anämie

NICHT EMPFEHLENSWERT

- Eisenpräparate, die nicht vom Arzt verordnet wurden

EMPFEHLENSWERT

- Innereien
- Rotes Fleisch
- Geflügel
- Fisch
- Eigelb
- Sojaprodukte
- Grüne Blattgemüse (z. B. Grünkohl, Feldsalat; Ausnahme: Spinat (s. u.)
- Vollkorngetreide und Vollkornprodukte
- Zitrusfrüchte
- Brokkoli
- Paprikaschoten

BEDENKLICH

- Spinat
- Rhabarber
- Mangold
- Schokolade
- Kleie
- Nüsse
- Schwarztee

Wer ist betroffen?

- *Ältere Erwachsene und alte Menschen*
- *Menschen mit Darmerkrankungen, die die Nährstoffaufnahme beeinträchtigen*
- *Patienten nach einer OP*
- *Frauen im gebärfähigen Alter*
- *Frauen mit starken Monatsblutungen*
- *Ausdauersportler*
- *Alkoholiker*
- *Sehr strikte Vegetarier*

Unter dem Begriff Anämie werden zahlreiche Krankheiten zusammengefasst, bei denen die roten Blutkörperchen nicht mehr ausreichend Sauerstoff transportieren. Schuld daran kann ein verminderter Gehalt von Hämoglobin, dem roten Blutfarbstoff, sein. Die Symptome der Anämie entsprechen denen eines Sauerstoffmangels. Bei einer leichten Anämie

A

gehören dazu ein allgemeines Schwächegefühl sowie Blässe, Müdigkeit und brüchige Nägel. In schweren Fällen kommen Atemnot, Ohnmachtsanfälle und Herzrhythmusstörungen dazu.

Die häufigste Form der Anämie ist die Eisenmangelanämie, die meist durch Blutverluste entsteht. Darüber hinaus gibt es weitere Formen der Anämie. Werden die roten Blutzellen schneller als normal zerstört, spricht man von einer hämolytischen Anämie. Die perniziöse oder Megaloblastenanämie kann als Folge eines Mangels an Vitamin B_{12}, das zur Herstellung der roten Blutzellen benötigt wird, entstehen. Zu den Sonderformen der Anämie gehören die Thalassämie (eine Erbkrankheit) und die aplastische Anämie, die gleichfalls genetisch bedingt sein oder durch Infektionen, giftige Chemikalien und Strahlung entstehen kann.

Ernährung

Zur Herstellung von roten Blutkörperchen verwertet der Körper u. a. das Eisen, das von zugrunde gegangenen Zellen freigesetzt wurde. Weil der Körper nur einen kleinen Anteil des mit der Nahrung zugeführten Eisens aufnehmen kann, empfehlen Ernährungsgesellschaften (D-A-CH) die tägliche Zufuhr von 8 mg Eisen für Kinder zwischen 4 Monaten und unter 7 Jahren und 10 mg bis zur Vollendung des 10. Lebensjahrs. Bis zur Vollendung des 19. Lebensjahrs sollten Jugendliche 12 mg (männlich) bzw. 15 mg (weiblich) Eisen am Tag aufnehmen. Ab dem 19. Lebensjahr wird Männern eine tägliche Zufuhr von 10 mg empfohlen, Frauen zwischen 19 und 51 Jahren dagegen 15 mg und ab dem 52. Lebensjahr 10 mg. Schwangere sollten 30 mg, Stillende 20 mg Eisen am Tag zu sich nehmen. Mit den folgenden allgemeinen Ernährungsempfehlungen lässt sich der Eisenspiegel erhöhen:

Eisen aus der Nahrung Die besten Eisenquellen sind tierische Produkte – Fleisch, Fisch, Geflügel und Eigelb. Der Körper nimmt das Eisen (sog. Häm-Eisen) daraus zu einem viel höheren Prozentsatz auf als das Eisen aus pflanzlichen Nahrungsmitteln wie Blattgemüse, Trockenobst, Hülsenfrüchten, Nüssen und Samen (Nicht-Häm-Eisen).

Vitamin C Die Aufnahme von Eisen aus pflanzlichen Quellen wird durch den gleichzeitigen Verzehr Vitamin-C-reicher Lebensmittel wie Zitrusfrüchte, Brokkoli oder Paprikaschoten verbessert.

Höherer Vitamin-B_{12}-Bedarf ab 50 Bis zu ein Drittel der älteren Erwachsenen produziert keine ausreichenden Mengen an Magensäure mehr und kann deshalb Vitamin B_{12} nicht mehr richtig aus der Nahrung aufnehmen. Wer über 50 ist, sollte daher mehr Nahrungsmittel mit hohem Vitamin-B_{12}-Gehalt konsumieren, z. B. Fleisch, Geflügel, Fisch, Milchprodukte und Eier, oder täglich ein entsprechendes Nahrungsergänzungspräparat einnehmen.

Kein Tee während der Mahlzeiten Die im Tee natürlich vorkommenden Tannine binden Eisen und verhindern so dessen Aufnahme in den Körper. Tee sollte daher am besten zwischen den Mahlzeiten und nicht zum Essen getrunken werden.

Bestimmte Lebensmittel einschränken Oxalsäure in Spinat, Rhabarber, Mangold und Schokolade sowie Phytat in Erdnüssen und Getreidekleie können die Aufnahme von Eisen in den Körper verhindern.

Eisenpräparate Wenn kein Eisenmangel durch einen Bluttest bestätigt wurde, können Eisenpräparate gefährlich sein. Solche Präparate sollten nur nach Rücksprache mit dem Arzt eingenommen werden.

Angststörung

Siehe Stimmungsschwankungen, Seite 343

Anorexia nervosa

EMPFEHLENSWERT
- Eier, Milch und Milchprodukte
- Fleisch, Geflügel, Fisch
- Produkte aus fein gemahlenem Vollkorn
- hochkalorische Trinknahrung und/ oder Multivitaminpräparate nach Rücksprache mit dem Arzt

BEDENKLICH
- Kalorienreduzierte Produkte
- Nahrungsmittel mit diuretischer und/ oder abführender Wirkung

Die Magersucht (Anorexia nervosa), das freiwillige Hungern, wird durch eine komplexe psychische Störung hervorgerufen. Betroffen sind überwiegend Mädchen und junge Frauen, doch auch Jungen und Männer können daran erkranken. Häufig beginnt die Krankheit in der Pubertät. Vermutlich ist eine Kombination aus hormonellen, gesellschaftlichen und psychologischen Faktoren für die Krankheit verantwortlich. Die Betroffenen halten fanatisch oder streng Diät, verausgaben sich körperlich und beschäftigen sich unverhältnismäßig intensiv mit Ernährung und Essen. Oft wird auch Erbrechen selbst herbeigeführt oder es werden Abführmittel genommen.

Müdigkeit, Nervosität oder Hyperaktivität, aber auch trockene Haut, Haarausfall und ein gesteigertes Kälteempfinden sind typische Krankheitssymptome. Mit fortschreitender Krankheit bleibt bei Frauen die Menstruation aus und es entsteht ein massiver Nährstoffmangel. Schwerwiegende Krankheitsfolgen können Herzrhythmusstörungen, eine Verringerung der Knochendichte und Nierenversagen sein. In 5–10 % der Fälle endet die Magersucht tödlich.

Die Behandlung ist oft langwierig und sollte nur von Psychotherapeuten, Ärzten u. a. Fachpersonal durchgeführt werden, die Erfahrung mit dieser Erkrankung haben. Auch Familienangehörige benötigen häufig psychotherapeutische Hilfe.

Ernährung

Die größten Hürden bei der Behandlung der Anorexia sind, den Patienten die krankhafte Angst vor dem Essen zu nehmen und die gestörte Selbstwahrnehmung zu überwinden. Weitere Schritte können bei der Gewichtszunahme helfen:

Kleine Mengen Zu Beginn sind kleine Portionen nährstoffreicher, leicht verdaulicher Nahrung am besten. Allmählich vergrößert man die Portionen und steigert die Vielfalt der Nahrungsmittel.

Nährstoffe auffüllen Experten können dabei helfen, Pläne für eine abwechslungsreiche Ernährung zu erstellen. Sie sollte genügend Eiweiß, Kohlenhydrate und mäßig Fett liefern. Evtl. müssen zusätzlich Nährstoffpräparate eingenommen werden.

Essverhalten beobachten Magersüchtige sind sehr geschickt darin, andere über ihre Nahrungsaufnahme zu täuschen. Manchmal kann nur durch sehr genaue Beobachtung sichergestellt werden, dass die Betroffenen wirklich essen. Andererseits sollte das Essen nicht zu sehr im Vordergrund stehen und nicht zu einem ständigen Streitpunkt werden.

Weitere Maßnahmen

Unterstützung suchen Gesprächstherapien, z. B. kognitive Verhaltenstherapie, Gruppen- oder Familientherapie und auch Selbsthilfegruppen können hilfreich sein.

Medikamente in Erwägung ziehen Möglicherweise verschreibt der Arzt im Rahmen eines Behandlungsplans Antidepressiva, Antipsychotika und Mood Stabilizer (stimmungsstabilisierende Medikamente).

Wer ist betroffen?

- *Weltweit werden 2 von 100 Mädchen im Jugendalter magersüchtig*
- *Das Durchschnittsalter der Betroffenen beträgt 19 Jahre. Bei 95 % der Betroffenen beginnt die Krankheit im Alter zwischen 12 und etwa 25 Jahren*
- *Auch Männer erkranken an Anorexia nervosa: etwa 10 % derjenigen, die an Magersucht leiden, sind männlich*

A

Arteriosklerose

NICHT EMPFEHLENSWERT

- Verarbeitete Nahrungsmittel, die Transfettsäuren enthalten

EMPFEHLENSWERT

- Olivenöl
- Mandeln
- Avocados
- Haferflocken
- Linsen
- Sojaprodukte
- Lachs
- Sardinen
- Äpfel
- Birnen
- Zitrusfrüchte

BEDENKLICH

- Fettes Fleisch u. a. Nahrungsmittel mit einem hohen Anteil an gesättigten Fettsäuren
- Cholesterinreiche Lebensmittel

Wer ist betroffen?

- *Männer Ende 40 in den meisten Industrienationen*
- *Frauen nach der Menopause*
- *Raucher*
- *Menschen mit hohen Cholesterinwerten*
- *Personen mit Bluthochdruck*

Mit zunehmendem Alter verlieren die Arterien nach und nach an Elastizität und versteifen. Dies kann zu einer fortschreitenden Erkrankung namens Arteriosklerose führen. Dabei handelt es sich um eine Verhärtung (Sklerose) der Arterien, in deren Wänden sich Plaques bilden. Das sind kleine, fleckförmige entzündliche Veränderungen der Gefäßwände, die u. a. Cholesterin und Kalzium enthalten.

An den Stellen, wo sich Plaques in den Arterien angesiedelt haben, können sich Blutgerinnsel bilden, was zu einem erhöhten Infarkt- oder Schlaganfallrisiko führt.

Viele Studien deuten auf eine Verbindung zwischen hohen Cholesterin- und Triglyzeridwerten und Arteriosklerose hin. In industrialisierten Ländern haben die meisten Männer Ende 40 Arteriosklerose in unterschiedlichen Ausprägungen. Bei Frauen ist dieser Prozess etwas verlangsamt, was an der schützenden Wirkung der Östrogene während der Reproduktionsphase liegen kann. Frauen nach der Menopause haben ein genauso hohes Risiko für die Entwicklung von Arteriosklerose wie Männer.

Was genau die Ursache einer Arteriosklerose ist, weiß man nicht. Die meisten Experten stimmen allerdings darin überein, dass eine genetische Vorbelastung und eine Kombination bestimmter Lebensgewohnheiten den Prozess beschleunigen. Dazu gehören eine fett- und cholesterinreiche Ernährung, Rauchen, übermäßiger Stress und zu wenig Bewegung. Auch ein schlecht eingestellter Diabetes und ein hoher Blutdruck können die Entstehung einer Arteriosklerose begünstigen.

Ernährung

Dass die Ernährung bei Entstehung und Behandlung von Arteriosklerose eine entscheidende Rolle spielt, ist unbestritten. Doch welche Ernährungsfaktoren genau die Krankheitsentstehung begünstigen und inwiefern auch die Darmflora daran beteiligt ist, konnten Wissenschaftler bislang nicht aufklären. Hier sind einige Empfehlungen, die die Erkrankung aufschieben oder ihr vorbeugen können:

Weniger Fett zu sich nehmen Höchstens 20–30 % der Kalorien sollten aus Fett stammen, wobei gesättigte Fette (die überwiegend in tierischen Produkten enthalten sind) maximal 10 % ausmachen sollten. Kleinere Fleischportionen ohne sichtbares Fett sind deshalb die bessere Wahl. Olivenöl sowie reichlich Obst und Gemüse sind dagegen in größerer Menge empfehlenswert. Außerdem raten Experten zu einer verringerten Aufnahme von Transfettsäuren und gehärteten Fetten. Transfette sind

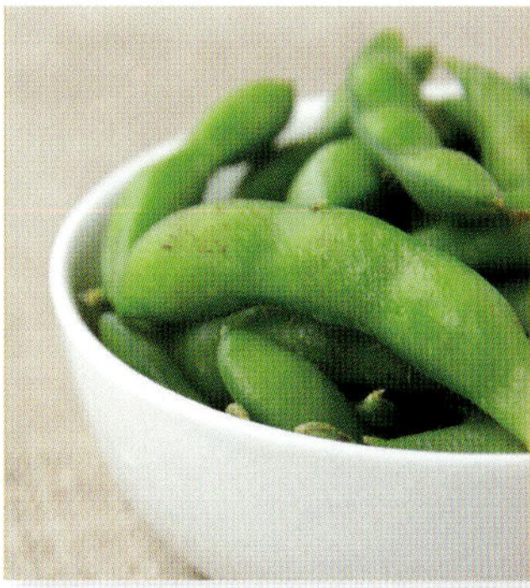

Soja kann helfen
Soja kann viel zur Gesundheit beitragen. Bereits 25 g Sojaprotein am Tag können bei Menschen mit erhöhtem LDL-Cholesterinspiegel die LDL-Cholesterinwerte bis zu 15 % senken.

beispielsweise in Fertig-Backwaren, Chips und Mikrowellenpopcorn enthalten. Diese Fettsäuren lassen den LDL-Cholesterinspiegel ansteigen.

Cholesterinbewusst essen Ein erhöhter LDL-Cholesterinspiegel scheint nicht bei jedem Menschen einen so großen Einfluss auf die Entstehung der Arteriosklerose zu haben wie in der Vergangenheit angenommen wurde. Es gibt Forscher, die die Beteiligung von Cholesterin an der Entstehung der Arteriosklerose generell infrage stellen. Doch unabhängig davon, kann sehr viel Nahrungscholesterin bei Menschen mit entsprechender Veranlagung den LDL-Cholesterinspiegel und die Blutfettspiegel ansteigen lassen. Viele Experten raten deshalb dazu, täglich nicht mehr als 200–300 mg Cholesterin aus der Nahrung aufzunehmen – das entspricht in etwa der Menge in 1½ Eidottern.

Herzgesunde Fette bevorzugen Omega-3-Fettsäuren, die in Lachs, Sardinen und anderen Fettfischen, aber auch in Lein- und Hanföl vorhanden sind, senken den Triglyzeridspiegel im Blut und damit das Thromboserisiko. Einfach ungesättigte Fettsäuren aus Olivenöl, Mandeln und Avocados können dazu beitragen, den LDL-Cholesterinspiegel zu senken.

Ballaststoffreich essen Haferkleie, Haferflocken, Linsen u. a. Hülsenfrüchte sowie Gerste, Guarkernmehl, Flohsamen, pektinreiches Obst wie Birnen, Äpfel und Zitrusfrüchte liefern lösliche Ballaststoffe. Diese senken den Cholesterinspiegel im Blut, indem sie Gallensäuren im Darm binden und mit dem Stuhl aus dem Körper befördern. Für die Herstellung neuer Gallensäure verwendet die Leber frei zirkulierendes Cholesterin aus dem Blut. Die Folge: Der Cholesterinspiegel sinkt.

Auf Antioxidanzien setzen Kräftig gefärbtes Obst und Gemüse liefert Betakarotin sowie die Vitamine C und E. Studien zufolge verhindern diese, dass sich LDL-Cholesterin als Plaque in den Arterien absetzt. Sojaeiweiß kann mit dazu beitragen, dass der HDL-Cholesterinspiegel ansteigt und bietet antioxidativen Schutz.

Weitere Maßnahmen

Häufig werden Medikamente wie Nitrate, Betablocker, Statine und Kalziumantagonisten verschrieben. Man kann aber auch ergänzend einiges tun, die Plaques verschwinden zu lassen. Möglicherweise werden Medikamente dadurch sogar überflüssig.

Sport treiben Studien haben ergeben, dass mäßige bis häufige körperliche Aktivität der Arteriosklerose vorbeugen kann.

Nicht rauchen Rauchen verursacht viele Erkrankungen und beeinträchtigt Beschaffenheit und Funktion der Blutgefäße.

Richtig mit Stress umgehen Stress kann den Blutdruck ansteigen lassen, was in Kombination mit Arteriosklerose zu Herzerkrankungen führen kann. Spazieren gehen oder das Erlernen von Entspannungstechniken helfen, Stress abzubauen.

Vorsorgeuntersuchungen wahrnehmen Der Arzt kann Blutdruck und Blutzuckerwerte überwachen.

A

Arthritis und Arthrose

NICHT EMPFEHLENSWERT

- Fettes Fleisch u. a. Nahrungsmittel mit vielen gesättigten Fetten
- Verarbeitete Nahrungsmittel, die Transfettsäuren enthalten
- Raffinierte Kohlenhydrate wie Zucker und weißes Mehl

EMPFEHLENSWERT

- Lachs
- Sardinen
- Forelle
- Sardellen
- Zitrusfrüchte
- Kiwis
- Kürbis
- Paprikaschoten
- Süßkartoffeln
- Kohl
- Spinat und andere grüne Blattgemüse
- Rhabarber
- Chiasamen
- Walnüsse
- Ananas
- Hülsenfrüchte
- Sojaprodukte

Wer ist von Arthrose betroffen?

- *Ältere Menschen leiden häufiger unter einer Arthrose als jüngere*
- *Ab dem 60. Lebensjahr sind gut die Hälfte der Frauen und ein Drittel der Männer betroffen, vor dem 30. Lebensjahr nur ca. 1,6 %*

Arthrose bedeutet, dass nach und nach Gelenkknorpel verloren geht. Die am häufigsten betroffenen Körperteile sind Finger, Knie, Hüftgelenke, Hals und Wirbelsäule. Je mehr Knorpel abgebaut wird, desto eher kann die Reibung von Knochen auf Knochen Schmerzen verursachen und das Gelenk instabil machen.

Das Karpaltunnelsyndrom, eine häufige Beeinträchtigung des *Nervus medianus*, der Handgelenk und Finger mit dem Unterarm verbindet, kann durch Arthrose, aber auch durch Überbelastung verursacht werden.

Weil die Arthrose eine degenerative Erkrankung ist, verschlimmern sich die Symptome mit der Zeit. Ursache kann jahrzehntelange Überlastung der Gelenke sein, doch auch eine genetische Vorbelastung sowie Übergewicht und ein Unvermögen des Körpers, Knorpel zu regenerieren, können die Krankheit auslösen. In manchen Fällen geht der Arthrose eine Verletzung oder eine (sportliche oder berufsbedingte) Überbeanspruchung des Gelenks voraus, oder es liegt ein angeborener Gelenkdefekt vor.

Eine Arthritis – Gelenkentzündung – kann Folge einer Arthrose sein. Bei der rheumatoiden Arthritis dagegen greift ein überaktives Immunsystem Bindegewebe, Gelenke und Organe an und verursacht dort Entzündungen und Schmerzen. Man geht davon aus, dass genetische, aber auch umweltbedingte Faktoren die Ursache sind. Die Symptome der rheumatoiden Arthritis sind vielfältig. Die Bandbreite reicht von Versteifung, Entzündung, Druck-

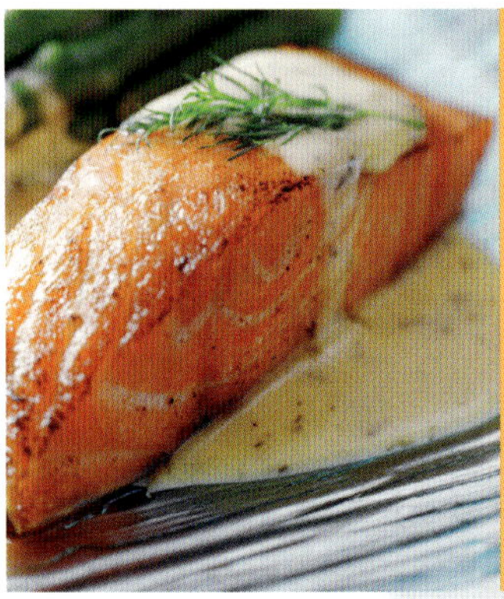

Omega-3-Fettsäuren können helfen

Der menschliche Körper benötigt Omega-3-Fettsäuren, um Prostaglandine herzustellen. Diese Verbindungen sind an vielen Stoffwechselprozessen beteiligt, u. a. an der Eindämmung von Entzündungen. Nicht nur Fettfische, sondern auch Hanf-, Lein- und Chiasamen sowie Hanf- und Leinöl sichern eine gute Grundversorgung mit Omega-3-Fettsäuren.

> **Vom Schmerz ablenken**
> Wenn Arthritisschmerzen aufflackern, sollte man ihnen möglichst wenig Aufmerksamkeit schenken, sondern sich gezielt ablenken. Geeignete Tätigkeiten sind Lesen, Puzzlen, Fernsehen, ein Besuch bei Freunden, Handwerken oder der Besuch einer künstlerischen Aufführung. Wenn das alles gerade nicht in Frage kommt, helfen Ablenkungsmanöver wie von 100 rückwärts zu zählen oder zu versuchen, sich an die Namen aller Lehrkräfte der Grundschule zu erinnern.

empfindlichkeit und Erwärmung um das Gelenk herum bis hin zu starken Schmerzen, Gelenkdeformation, Fieber, Abgeschlagenheit und Gewichtsverlust. Diagnostiziert wird die rheumatoide Arthritis mittels Blutuntersuchungen und Röntgen. Noch gibt es keine Heilung, doch es gibt Medikamente und Therapien, die das Schmerzmanagement unterstützen, die Gelenkschädigung verringern und das Voranschreiten der Krankheit verlangsamen.

Ernährung

Arthrose und Arthritis werden medikamentös unterschiedlich behandelt. Doch was Ernährung und Lebensweise angeht, gelten die gleichen Empfehlungen:

Reichlich Antioxidanzien aufnehmen
Für Menschen mit Arthritis kann es hilfreich sein, vermehrt Lebensmittel zu sich zu nehmen, die reich an wirksamen Antioxidanzien wie Vitamin C, Vitamin E und Betakarotin sind. Diese unterstützen die Kollagenproduktion, lindern Entzündungen und verlangsamen den Fortschritt dieser belastenden Erkrankung. Gute Quellen für die genannten Vitamine sind Zitrusfrüchte, Beeren, Kiwis, Melonen, Kürbis, Brokkoli, Paprikaschoten, Kartoffeln, Süßkartoffeln und Kohl.

Auf Vitamin D und Kalzium achten Eine verstärkte Zufuhr von Vitamin D und Kalzium kann das Arthritisrisiko verringern und gewichtstragende Gelenke, die durch die Krankheit geschädigt sind, stärken. Daher sollten vermehrt Fettfische wie Lachs, Makrele, Hering, Sardinen sowie Milchprodukte, Eigelb, Blattgemüse wie Spinat und auch Rhabarber auf dem Speisezettel stehen.

Omega-3-Fettsäuren integrieren Studien lassen den Schluss zu, dass Omega-3-Fettsäuren entzündliche Prozesse sowie Schmerzen und Schwellungen verringern können. Gute Quellen sind neben Fettfischen vor allem auch Lein- und Chiasamen und Walnüsse.

Auf Ingwer setzen In wissenschaftlichen Studien wurde festgestellt, dass Ingwer ähnlich starke entzündungshemmende und schmerzstillende Eigenschaften besitzt wie manche Medikamente. Die Wirksamkeit konnte auch für Schmerzen bei Arthrose, Rheuma und Arthritis belegt werden. Ingwer bietet sich für die Zubereitung von Ingwerwasser und -tee an. Außerdem verleiht Ingwer vielen Gerichten eine angenehme Schärfe.

Bromelain nutzen Das Enzym Bromelain ist in frischer Ananas enthalten. Es wirkt entzündungshemmend und kann möglicherweise Schwellungen verringern. Um jedoch eine therapeutisch wirksame Menge aufzunehmen, müsste man etwa 30 Früchte essen.

Auf Isoflavone und Lignane achten
Bestimmte sekundäre Pflanzenstoffe können das Arthroserisiko senken und den negativen Einfluss von Östrogen auf von Arthrose betroffene Gelenke abwehren. Die wichtigsten Gruppen sind Isoflavone

Wer ist von rheumatoider Arthritis betroffen?

- *Weltweit erkranken 0,5–1 % der Menschen an rheumatoider Arthritis*
- *Frauen sind etwa dreimal häufiger betroffen als Männer*
- *Die Erkrankung tritt meist zwischen dem 40. und 60. Lebensjahr auf, kann allerdimngs in jedem Alter*

A

und Lignane, die sich in Hülsenfrüchten wie Sojabohnen befinden.

Fettqualität beachten Gesättigte und Omega-6-Fettsäuren in fettem Fleisch und in Eigelb können (genau wie Transfettsäuren aus verarbeiteten Lebensmitteln) Entzündungsreaktionen begünstigen.

Weitere Maßnahmen

Medikamentöse Behandlung Medikamente können bei Arthrose und Arthitis helfen. Eingesetzt werden z. B. nichtsteroidale Entzündungshemmer oder (bei rheumatoider Arthritis) Medikamente mit Steroiden (DMARS *disease-modifying anti-rheumatic drugs*) sowie Tumornekrosefaktorhemmer (Alpha-TNF-Hemmer). Eine Operation kann infrage kommen.

Regelmäßig Bewegung Sanfte Sportarten wie Tai-Chi, Yoga und Schwimmen können Arthritisschmerzen lindern.

Abnehmen Selbst nur geringes Übergewicht belastet Knie- und Hüftgelenke zusätzlich. Eine gesunde, ausgewogene Ernährung, Gewichtsverlust und mehr Bewegung bessern häufig die schmerzhaften Symptome.

Kalte oder warme Kompressen Eis in Form von Kompressen hilft Entzündungen auf natürliche Weise zu lindern. Bei akuten, gelegentlichen Schmerzen werden kalte, bei eher chronischen Schmerzen warme Kompressen angewendet.

Physiotherapie Ein Physiotherapeut kann Wege aufzeigen, wie man die Gelenke beweglich hält.

Alternative Therapien Manchmal helfen Akupunktur oder auch die Einnahme von Glukosaminsulfat.

Barfußlaufen Wer ohne Schuhe geht, entlastet seine Kniegelenke; laut einer US-amerikanischen Studie wurden bei Arthrosepatienten Schmerzen und Bewegungseinschränkungen durch Barfußlaufen um 12 % reduziert.

Asthma

NICHT EMPFEHLENSWERT

- Trockenobst
- Bier
- Wein
- Zitronen-, Limetten-, Apfel- und heller Traubensaft
- Instant-Suppen
- Instant-Kartoffelpüree
- Käse
- Sojasauce
- Pilze
- Fleisch- und Wurstwaren

EMPFEHLENSWERT

- Lachs
- Makrele
- Sardinen
- Beeren
- Grüne Blattgemüse

Asthma ist eine chronische Atemwegserkrankung, bei der sich die Bronchien verengen. Die Folge sind u. a. keuchende Atemgeräusche, Brustenge und Atemnot. Als Auslöser gilt eine Kombination bestimmter Faktoren, darunter Zigarettenrauch, Luftschadstoffe, Hausstaubmilben, Nahrungsmittel, Haustiere und Pollen.

Bei Asthma handelt es sich um eine chronische Erkrankung. Die während eines Anfalls auftretenden Symptome sind vorübergehend, die Lungen funktionieren ansonsten einwandfrei. Tritt die Krankheit bereits in der Kindheit auf, lassen Häufigkeit und Schwere der Anfälle meist mit zunehmendem Alter nach. Das Asthma kann nach der Pubertät sogar ganz verschwunden sein. Allerdings können Erwachsene möglicherweise einen Rückfall erleiden, häufig als Folge einer Virusinfektion.

Ernährung

Bei vielen Asthmatikern sind Lebensmittelallergien die Ursache der Krankheit. In dem Fall ist es nicht immer einfach, die Auslöser zu identifizieren (siehe auch Nahrungsmittelallergien, Seite 320). Die folgenden allgemeinen Richtlinien können die Wahrscheinlichkeit eines Asthmaanfalls oder von Komplikationen verringern:

Sulfite meiden Vielen Lebensmitteln werden Konservierungsstoffe auf Basis von Schwefel zugesetzt. Man findet sie in Trockenobst, Instant-Suppen, Kartoffelprodukten, Wein, Bier und industriell hergestelltem Fruchtsaft. Wer empfindlich auf Sulfite reagiert, sollte Produkte mit Zusatzstoffen wie Kaliumbisulfat oder Schwefeldioxid oder mit dem Hinweis „enthält Sulfite" nicht verwenden.

Salicylate meiden Diese Substanzen gehören zur gleichen Familie wie der schmerzstillende Wirkstoff Acetylsalicylsäure (ASS). Sie kommen natürlich in diversen Obst- und Gemüsesorten sowie Pilzen, Mandeln und Erdnüssen vor, finden sich außerdem in Gewürzen und Gewürzmischungen, Würzsaucen und Tees.

Auslöser identifizieren Wer gegen Schimmel allergisch ist, reagiert möglicherweise auch auf Lebensmittel wie Käse, Pilze, Wurst sowie auf fermentierte Lebensmittel wie Sojasauce, Bier, Wein und Essig. Beim Einkauf sollte man also Sorgfalt walten lassen und bei Restaurantbesuchen das Personal informieren.

Mehr Fettfisch essen Omega-3-Fettsäuren, die in Fettfischen wie Lachs, Makrele vorkommen, lindern Entzündungen und können deshalb einer Bronchitis entgegenwirken. Omega-3-Fettsäuren sind z. B. auch in Lein- und Hanföl enthalten.

Täglich Obst und Gemüse essen Mehr und mehr verdichtet sich die Vermutung, dass der Verzehr von Obst und Gemüse die Lungenfunktion fördert. Je farbenfroher die Mischung ist, desto größer ist die Vielfalt an Vitaminen, Mineralstoffen und Antioxidanzien, die sie liefert. Vor allem Vitamin C, das u. a. in Beeren und grünem Blattgemüse enthalten ist, stärkt das Immunsystem und hilft bei asthmakranken Kindern, die keuchenden Atemgeräusche zu verringern.

Fachlichen Rat einholen Wenn ganze Nahrungsmittelgruppen (wie Milch und Milchprodukte) wegen Allergien gemieden werden müssen, kann man sich mit Unterstützung einer Ernährungsberatung dennoch ausgewogen ernähren.

Ein Arzt kann Nahrungsergänzungsmittel vorschlagen, die Nebenwirkungen von Asthmamedikamenten entgegensteuern. So kann z. B. eine langfristige Einnahme von Kortison zu Knochenschwund führen, doch Vitamin-D- und Kalziumpräparate tragen dazu bei, dass die Knochen trotzdem gesund bleiben.

Eine Tasse Kaffee trinken

Bei einem leichten Asthmaanfall kann es helfen, ein bis zwei Tassen Kaffee zu trinken. Koffeinhaltiger Kaffee und Schwarz- oder Grüntee enthalten Theophyllin, das entspannend auf die Bronchialmuskulatur wirkt und bei Patienten ohne Salicylatüberempfindlichkeit als Medikament zur Asthmatherapie eingesetzt wird. Wer Theophyllin einnimmt, sollte jedoch nicht zu viel Tee oder Kaffee trinken.

Wer ist betroffen?

- *300 Millionen Menschen auf der ganzen Welt*
- *Etwa 10 % der Asthmatiker sind Kinder*

Weitere Maßnahmen

Manche Asthmaanfälle lassen sich schnell durch krampflösende Medikamente stoppen. Manchmal dauern Anfälle aber länger und verlaufen schwerer. In diesen Fällen können intravenöse Gaben von Adrenalin und einem Kortikoid erforderlich sein, um den Anfall zu beenden. Am allerbesten ist es jedoch, Anfällen vorzubeugen:

Auslösern aus dem Weg gehen Asthmatiker sollten sich möglichst wenig Tabakrauch, kalter Luft oder einem Allergen aussetzen. Jahreszeitlich bedingtes Asthma wird meist durch diverse Pollen, Schimmel und andere Umweltfaktoren ausgelöst.

Aufs Gewicht achten Es gibt Studien, die auf eine Verbindung zwischen Gewichtszunahme und im Erwachsenenalter einsetzendem Asthma hinweisen. Außerdem wurde beobachtet, dass Asthmasymptome bei übergewichtigen Menschen zurückgehen, wenn diese Personen abnehmen.

Atemwegserkrankungen

Wer ist betroffen?

- *Raucher*
- *Menschen, die Staub, Luftverschmutzung oder chemischen Dämpfen ausgesetzt sind*
- *Menschen, deren Immunsystem geschwächt ist*

NICHT EMPFEHLENSWERT

- Alkohol
- Gepökelte Fleischwaren

EMPFEHLENSWERT

- Tomaten
- Cantaloupe-Melonen
- Grüne Blattgemüse
- Mageres Fleisch
- Joghurt
- Vollkorngetreide und -produkte
- Knoblauch
- Chilischoten
- Meerrettich

BEDENKLICH

- Hülsenfrüchte
- Rot- und Weißkohl, Rosenkohl
- Brokkoli
- Zwiebeln

Atemwegserkrankungen reichen vom erkältungsbedingten Husten, dessen Ursache meist nur eine leichte Infektion ist, bis zu chronischen Krankheiten wie Asthma. Zu den häufigsten Atemwegserkrankungen zählen Bronchitis, die chronisch obstruktive Lungenerkrankung (COPD) mit oder ohne Lungenemphysem sowie Lungenentzündung und Sinusitis. Charakteristische Symptome der Bronchitis sind erschwerte Atmung, hartnäckiger Husten und zähflüssiger Schleim, der durch eine Entzündung der Bronchien verursacht wird. Eine COPD kann sich durch ähnliche Symptome wie die einer Bronchitis bemerkbar machen, ein deutlicher Hinweis auf die Krankheit ist jedoch auftretende Atemnot bei körperlicher Betätigung. Raucher sind besonders gefährdet, aber auch eine genetische Veranlagung scheint eine Rolle zu spielen. Die Krankheit kann sich als Folge einer chronischen Bronchitis entwickeln. Dabei verlieren die Lungenbläschen ihre Elastizität und es kommt zu chronischer Atemnot. Die Lungenentzündung wird durch Viren, Bakterien, Pilze, Parasiten und das Einwirken lungengiftiger Substanzen verursacht. Die allgemeinen Symptome sind Husten mit Auswurf, Fieber, Schüttelfrost und Brustschmerzen. Die Sinusitis ist eine akute oder chronische Entzündung der Schleimhäute in den Nebenhöhlen, die zu dumpfen Kopfschmerzen führt.

Ernährung

Eine nährstoffreiche, ausgewogene Ernährung kann Bronchitis, Lungenentzündung und anderen Infektionen der Lungen vorbeugen oder ihre Schwere verringern. Es gelten folgende Richtlinien:

Reichlich trinken Bei jeder Atemwegsinfektion sollte man genügend Flüssigkeit zu sich nehmen. Sie verflüssigt den Schleim und erleichtert das Atmen. Empfehlenswert sind Hühnerbrühe und warme Getränke. Heißer Schwarztee enthält Theophyllin, eine Substanz, die vermutlich das Luftholen erleichtert, indem sie die glatte Muskulatur der Atemwege entspannt.

Auf Antioxidanzien setzen Die Vitamine A und C, Betakarotin und andere Antioxidanzien können das Lungengewebe vor Zellschädigungen durch freie Radikale schützen. Außerdem unterstützen sie den Körper dabei, Epithelzellen zu bilden und zu reparieren. Diese schützen die Atemwege vor Bakterien und unterstützen das Immunsystem im Kampf gegen Lungenerkrankungen. Tomaten, Cantaloupe-Melonen und grünes Blattgemüse wie Spinat sind gute Quellen für diese Vitamine.

Auf die Zinkzufuhr achten Zink kommt in magerem Fleisch, Austern, Joghurt und Vollkornprodukten vor. Es stärkt die Abwehrkräfte, besonders wenn es um Atemwegsinfekte geht. Die Ernährungsgesellschaften (D-A-CH) empfehlen, nicht mehr als 25 mg am Tag zu sich nehmen, um unerwünschte Nebenwirkungen zu meiden.

Richtig würzen Einige Lebensmittel, Kräuter und Gewürze wie Knoblauch, Zwiebeln, Chilischoten, Meerrettich, Ingwer, Thymian, Kreuzkümmel, Gewürznelken und Zimt helfen dabei, die Schleimhäute abschwellen zu lassen.

Blähendes weglassen Alles, was Blähungen oder Aufgeblähtheit verursacht, kann das Atmen erschweren und sollte daher nur in geringen Mengen verzehrt werden. Dazu gehören Hülsenfrüchte, Kohl, Rosenkohl, Brokkoli und Zwiebeln. Langsames Essen kleiner Portionen hilft ebenfalls Blähungen zu vermeiden.

Häufig kleine Mahlzeiten essen Menschen mit Lungenemphysem fühlen sich im allgemeinen besser, wenn sie häufiger kleine Mahlzeiten zu sich nehmen. Isst man zu viel auf einmal, vergrößert sich der Magen und engt die aufgeblähten Lungen ein, was zu Beschwerden führen und das Atmen erschweren kann.

Mindestens 5 **Äpfel pro Woche** scheinen einer Studie zufolge die **Lungenfunktion zu verbessern.**

Gepökelte Fleischwaren meiden Schinken, Würstchen und Salami bilden im Körper toxische Stickstoffverbindungen, die das Lungengewebe schädigen können.

Alkohol meiden Alkohol schwächt das Immunsystem und sollte bei jeder Infektion gemieden werden. Weil chronische Bronchitis und Lungenemphysem die Anfälligkeit für Lungeninfekte erhöhen, sollte man besser keinen Alkohol trinken.

Weitere Maßnahmen

Hier sind einige Tipps, wie man die Symptome von Atembeschwerden lindern kann:

Nicht rauchen Rauchen ist die Hauptursache für chronische Atemwegserkrankungen wie chronische Bronchitis, Lungenemphysem und Lungenkrebs. Auch Passivrauchen und verschmutzte Luft sollten gemieden werden.

Aromatherapie ausprobieren Das Inhalieren von Dampf soll das Atmen erleichtern. Dafür eine große Schüssel mit heißem Wasser füllen, einige Tropfen ätherisches Öl hineingeben und den Dampf inhalieren. Zur Linderung von Bronchitis wird häufig eine Mischung aus Eukalyptus, Thymian, Pinie und Lavendel empfohlen. Besonders Eukalyptusöl kann die Atemwege befreien und für Menschen mit Lungenemphysem angenehm sein.

Die Luft befeuchten Hitze und Lufttrockenheit können die Nasenschleimhäute anschwellen und austrocknen lassen, was die Anfälligkeit für Nebenhöhlenentzündungen erhöht. Ein Luftbefeuchter oder das Aufstellen von Wasserschalen auf der Heizung können dieses Problem lösen.

A

Augenerkrankungen

NICHT EMPFEHLENSWERT

- Fettes Fleisch u. a. Nahrungsmittel mit einem hohen Anteil an gesättigten Fetten

EMPFEHLENSWERT

- Möhren, Mais
- Paprikaschoten
- Grüne Blattgemüse
- Fisch

Wer ist betroffen?

- *Menschen ab 50*
- *Raucher*
- *Personen, in deren Familie Augenerkrankungen gehäuft vorkommen*
- *Diabetiker*
- *Sonnenanbeter*

Die altersbedingte Makuladegeneration (AMD) ist eine der häufigsten Ursachen für die Erblindung älterer Menschen. Sie geht mit einer allmählichen, schmerzlosen Zerstörung des sog. Gelben Flecks im Zentrum der Netzhaut einher. Erstes Symptom ist meist Verschwommensehen im Zentrum des Gesichtsfelds, schließlich wird auch das Sehen am Rand des Gesichtsfelds beeinträchtigt.

Ein Katarakt (grauer Star) entsteht, wenn die Augenlinse trüb wird. Dies behindert den Lichteinfall, und die Sicht wird verschwommen – als würde man durch eine beschlagene Fensterscheibe schauen. Katarakte können sich in einem oder beiden Augen entwickeln und sind meist eine Folge des Älterwerdens. Bei Menschen mittleren Alters sind Katarakte oft klein und beinträchtigen die Sehfähigkeit nicht. Werden sie größer, wird die Sicht zunehmend unscharf, Lesen und Autofahren, insbesondere bei Nacht, werden schwieriger. Schließlich kann nur noch eine Operation mit Ersatz der Linse das Erblinden verhindern.

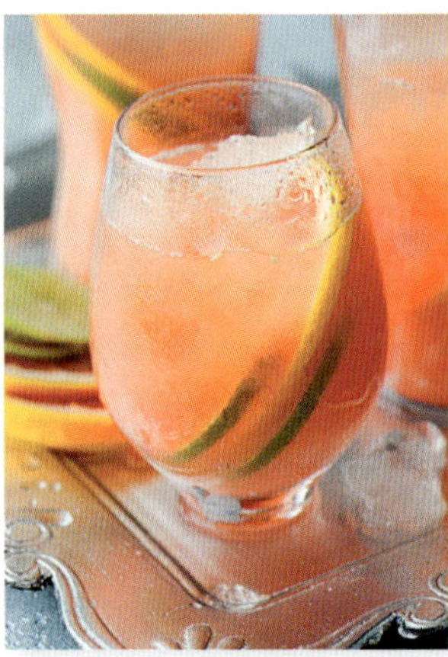

Mit Obst in den Tag starten

Wer zum Frühstück Orangen- oder Tomatensaft trinkt oder es beispielsweise mit Grapefruit, Erdbeeren, Kiwis oder Cantaloupe-Melone anreichert, tut seinen Augen etwas Gutes. Das Obst liefert zellschützende Antioxidanzien.

Ernährung

Antioxidanzien aus Obst und Gemüse Antioxidanzien wie Betakarotin, Vitamin C, Vitamin E, Lutein und Zeaxanthin aus dunklem Blattgemüse, Mais und Paprikaschoten sind gut für die Augen.

Gesundes Körpergewicht Zu viel Körpergewicht erhöht evtl. das Risiko, an grauem Star zu erkranken. Deswegen: Kalorien im Blick behalten, Sport treiben, um abzunehmen und das Gewicht zu halten.

Vitaminpräparate Möglicherweise könnte für Menschen mit erhöhtem AMD-Risiko ein Präparat mit antioxidativen Vitaminen und Zink eine wirksame Prophylaxe sein.

Omega-3-Fettsäuren Auch sie scheinen das Risiko für eine AMD zu senken.

Weniger gesättigte Fettsäuren Zu viele gesättigte Fettsäuren (aus tierischem Fett) könnten das AMD-Risiko erhöhen. Vermutlich weil sie auf die Netzhautarterien eine ähnliche arteriosklerotische Wirkung haben wie z. B. auf die Herzkranzgefäße.

Weitere Maßnahmen

Augen schützen Sonnenbrille und Hut schützen die Augen vor UV-Strahlung, die vermutlich zur Entstehung altersbedingter Augenprobleme beiträgt.

Schlank und aktiv bleiben Bei übergewichtigen Menschen können Augenerkrankungen schneller voranschreiten. 1–2 Stunden am Tag körperliche Aktivität kann das AMD-Risiko um 54 % senken.

Blutdruck und Cholesterinspiegel beachten Bluthochdruck und ein Zuviel an Cholesterin erhöhen das Risiko für AMD.

Mit dem Rauchen aufhören Wer das nicht tut, erhöht die Wahrscheinlichkeit für die Entwicklung von grauem Star.

Blähungen

NICHT EMPFEHLENSWERT

- Kohlensäurehaltige Getränke
- Kaugummi

EMPFEHLENSWERT

- Pfefferminz-, Kamille-, Fenchel- und Ingwertee
- Joghurt
- Anis
- Rosmarin
- Lorbeerblatt
- Kombu (Alge)

BEDENKLICH

- Milch (bei Laktoseintoleranz ggf. auf laktosefreie Produkte zurückgreifen)
- Hülsenfrüchte
- Rosenkohl
- Blumenkohl
- Zwiebeln
- Mais
- Spargel
- Kleie
- Sorbitol

Gasansammlungen im Darm verursachen einen aufgeblähten Bauch und können nur nach oben über den Magen (Aufstoßen) oder durch den Anus abgeleitet werden. Das kann peinlich sein, ist aber ein völlig natürliches Ergebnis der Tätigkeit der Darmbakterien in den unteren Darmabschnitten, die unverdaute Kohlenhydrate und Eiweiße verstoffwechseln. Bei fast jedem Menschen treten täglich 14–23-mal am Tag Blähungen auf, meist unbemerkt. Nur wenn übelriechende Gase freigesetzt werden, kann es problematisch werden. Blähungen scheinen bei älteren Menschen häufiger zu sein als bei jungen, und manche Leute sind anfälliger als andere.

Ernährung

Blähungen können ein unerwünschter Nebeneffekt der guten Absicht sein, sich ballaststoffreicher zu ernähren. Einige Ernährungsumstellungen können helfen, die Gasbildung zu verringern:

Beim Essen weniger Luft schlucken Langsames Essen und gründliches Kauen sowie der Verzicht auf Getränke zu den Mahlzeiten kann die Blähungsneigung verringern, genau wie das Meiden von kohlensäurehaltigen Getränken.

Kräutertee trinken Nach dem Essen eine Tasse Pfefferminz-, Kamillen- oder Fencheltee trinken. Das fördert die Verdauung und verringert Blähungen. Gleiches gilt für Ingwertee.

Joghurt essen Bei einigen Menschen scheint der Verzehr von Joghurt mit lebenden Kulturen Blähungen zu vermindern.

Getrocknete Bohnen einweichen Getrocknete Hülsenfrüchte sollten mindestens 4, besser noch 8 oder mehr Stunden eingeweicht werden, bevor man sie in reichlich frischem Wasser gart. So verringert man ihren Gehalt an den unverdaulichen Zuckern Raffinose und Stachyose (die Blähungen auslösen). Linsen brauchen nicht eingeweicht zu werden.

Weniger Kohl essen Weiß-, Rot- und Rosenkohl, Wirsing, Brokkoli, Blumenkohl und andere Mitglieder der Kohl-Familie sind zwar überaus gesund, verursachen aber bei vielen Menschen Blähungen. Andere Gemüsesorten mit blähender Wirkung sind Zwiebeln, Mais und Spargel.

Wer ist betroffen?

- *Menschen mit Reizdarmsyndrom*
- *Personen mit chronisch-entzündlichen Darmerkrankungen*
- *Patienten mit bestimmten Infektionskrankheiten, z. B. Giardiasis*

B

Wer ist betroffen?

- *Junge Frauen und Frauen mittleren Alters*
- *Menschen, die Blasenerkrankungen oder -operationen hinter sich haben*
- *Personen nach einer Wirbelsäulenverletzung (Spinaltrauma)*

Die blähende Wirkung lässt sich verringern, wenn man beim Kochen Gewürze wie Anis, Ingwer, Rosmarin, Lorbeer und Fenchelsamen hinzufügt. Aus demselben Grund geben manche Köche Kombu ins Kochwasser. Diese Algen sind in Asien-Märkten und Bioläden erhältlich.

Ballaststoffanteil langsam erhöhen Wer den Ballaststoffanteil seiner Ernährung erhöhen möchte, sollte dies – so die Empfehlung von Ernährungsexperten – nach und nach tun. Kleie und ballaststoffreiche Abführmittel sollten gemieden werden.

Verpackungsangaben lesen Sorbit, Fruktose und andere Süßungsmittel können bei einigen Menschen Blähungen verursachen – deshalb sollte man bei Fertigprodukten die Verpackungsangaben sorgfältig lesen. Auch Vitamin C in höherer Dosierung kann blähend wirken.

Weitere Maßnahmen

Hier sind ein paar einfache Tipps, wie man (neben einer Veränderung der Essgewohnheiten) die Gasproduktion im Darm verringern kann:

Luftschlucken nicht unterstützen Kaugummikauen, Rauchen oder Trinken durch einen Strohhalm – all das fördert das Schlucken von Luft und sollte vermieden werden.

Enzyme ausprobieren In Apotheken sind blähungshemmende Medikamente auf Basis natürlicher Verdauungsenzyme erhältlich.

Mit dem Arzt sprechen Blähungen können auch ein Krankheitssymptom sein. Sofern die Beschwerden sehr stark oder hartnäckig sind, könnten sie auf eine Nahrungsmittelallergie oder -unverträglichkeit, aber auch auf Krankheiten wie Morbus Crohn, Reizdarmsyndrom, Laktoseintoleranz oder eine Darminfektion hindeuten. Zur Abklärung sind genauere Untersuchungen nötig.

Blasenentzündung, chronische

NICHT EMPFEHLENSWERT

- Chilischoten
- Koffein
- Fruchtsäfte
- Süßstoffe (Zuckeraustauschstoffe)

EMPFEHLENSWERT

- Wasser
- Frisches Obst und Gemüse
- Milch und Milchprodukte

BEDENKLICH

- Verarbeitete Nahrungsmittel mit Konservierungs- und anderen Zusatzstoffen

Die interstitielle Zystitis (IC), auch Blasenschmerzsyndrom genannt, ist eine chronische Erkrankung. Zu den Symptomen zählen häufiger Harndrang, Schmerzen im Beckenbodenbereich und schmerzhafter Geschlechtsverkehr. Die Ursachen der Krankheit sind unbekannt. Die Probleme können kommen und gehen, Rückfälle sind häufig, und die Erkrankung hält meist lebenslang an. Sie wird oft erst diagnostiziert, wenn andere Möglichkeiten wie Geschlechtskrankheiten, Blasenkrebs und Blaseninfektion ausgeschlossen wurden. Weil Ärzte bei der interstitiellen Zystitis zunächst fälschlich eine Blaseninfektion diagnostizieren, können Jahre vergehen, bis die Erkrankung erkannt wird.

Ernährung

Bestimmte Nahrungsmittel können bei IC Rückfälle auslösen, wobei es große individuelle Unterschiede gibt. Hier sind einige

Ernährungsstrategien, die helfen können, die Symptome zu lindern:

Auslösende Nahrungsmittel meiden Zu den häufigsten Auslösern gehören Alkohol, Fruchtsäfte, Chilis, Koffein und Fertig- bzw. Halbfertiggerichte. Identifizierte Auslöser auf keinen Fall verzehren, wenn mit einer neuen Medikation begonnen wird.

Auslassdiät versuchen Von manchen Lebensmitteln weiß man, dass sie die Symptome verschlimmern, doch die Menschen reagieren verschieden auf unterschiedliche Lebensmittel. Statt alle verdächtigen Lebensmittel auf einmal aus der Ernährung zu eliminieren, sollte man immer nur eins für ein paar Tage weglassen und beobachten, ob sich die Beschwerden bessern oder nicht. Wenn das nicht zielführend ist, sollte ein Ernährungsberater aufgesucht werden, der auf Nahrungsmittelallergien und -unverträglichkeiten spezialisiert ist.

Weitere Maßnahmen

Die richtige Medikation Zur Behandlung von IC werden Ibuprofen, trizyklische Antidepressiva, Diphenhydramin und Pentosanpolisulfat eingesetzt.

Physikalische Therapie Physikalische Therapie kann insbesondere hilfreich sein, wenn Beckenbodenschmerzen vorliegen. Der Therapeut sollte Erfahrung in der Behandlung von IC-Patienten haben.

Blutarmut

Siehe Anämie, Seite 233

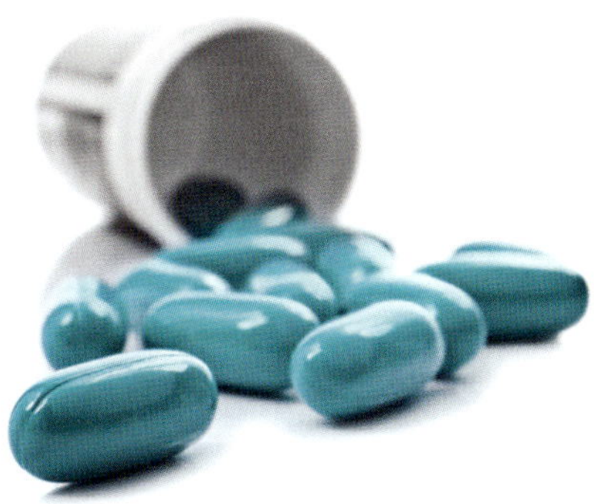

Blutgerinnungsstörungen

NICHT EMPFEHLENSWERT
- Alkohol

EMPFEHLENSWERT
- Grüne Erbsen
- Spinat
- Brokkoli
- Leber
- Mageres rotes Fleisch
- Hülsenfrüchte
- Zitrusfrüchte

BEDENKLICH
- Omega-3-Fettsäure-Präparate

Wer ist betroffen?

- *Personen mit erblichen Blutgerinnungsstörungen, z. B. Bluter*
- *Patienten mit bestimmten Krebserkrankungen, z. B. Leukämie*
- *Menschen mit Vitamin-K-Mangel*

Die meisten Blutgerinnungsstörungen sind auf eine Form der Thrombozytopenie zurückzuführen. Dabei handelt es sich um einen Mangel an Blutplättchen, die für die Blutgerinnung unabdingbar sind. Die Symptome sind sehr unterschiedlich. Meist wird jedoch eine Neigung zu Blutergüssen sowie häufiges Nasenbluten und starke Blutungen selbst bei kleinen Verletzungen und ebenso auch Zahnfleischbluten ohne Zahnbeschwerden beobachtet. Bei betroffenen Frauen können ungewohnt starke Regelblutungen auftreten.

Blutgerinnungsstörungen aufgrund von Mangelernährung sind in industrialisierten Ländern ungewöhnlich, kommen aber durchaus vor.

Ernährung

Es gibt keine Studien, die sich mit dem Zusammenhang zwischen Ernährung und Blutgerinnungsstörungen beschäftigt haben. Dennoch gibt es zu dieser Krankheit allgemeine Empfehlungen:

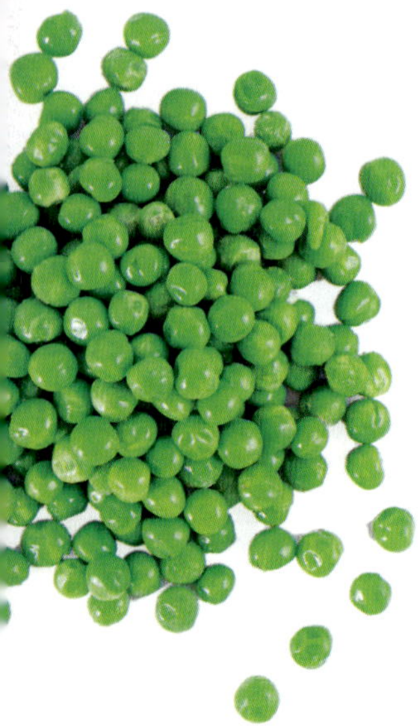

Auf Vitamin K achten Dieses Vitamin ist für eine normale Blutgerinnung erforderlich und wird von Bakterien im menschlichen Darm hergestellt. Daneben kommt es in frischen Erbsen, Brokkoli, Rosenkohl und anderen Kohlsorten, in Spinat und anderem grünem Blattgemüse sowie in Innereien vor. Patienten, die gerinnungshemmende Medikamente (Cumarine) einnehmen, sollten nur wenig Vitamin-K-haltige Nahrungsmittel essen.

Evtl. Vitamin-K-Präparate nehmen Vitamin-K-Präparate können eine stärkere Wirkung haben als Vitamin K aus der Nahrung. Ob sie sinnvoll sind, entscheidet der Arzt. Wer Blutverdünner einnimmt, darf diese Präparate nicht einnehmen.

Omega-3-Fettsäuren meiden Sie können die Funktion der Blutplättchen und damit die Gerinnung hemmen. Wer hohe Dosen an Ergänzungspräparaten mit Omega-3-Fettsäuren (z. B. Fischölkapseln) nimmt, erhöht sein Risiko für Gerinnungsstörungen – vor allem bei gleichzeitiger Aufnahme von Acetylsalicylsäure.

Mehr Vitamin-C-haltiges verzehren Vitamin-C-Mangel kann Zahnfleischbluten verursachen. Dieser Mangel kann bei Alkoholikern auftreten sowie bei Menschen, die wenig Obst und Gemüse essen.

Eisenwerte im Blick behalten Chronischer Blutverlust kann zu Blutarmut (Anämie), d. h. einem Mangel an roten Blutkörperchen, führen. Leber, mageres Fleisch, Hülsenfrüchte und ggf. Nahrungsergänzungspräparate mit Eisen, Folsäure und Vitamin B_{12} können Abhilfe schaffen.

Weniger bzw. keinen Alkohol trinken Alkohol kann die Blutgerinnung hemmen. Wunden heilen langsamer und Blutungen lassen sich weniger leicht stillen.

Weitere Maßnahmen

Je nach Ursache der Gerinnungsstörung unterscheiden sich die Behandlungsmethoden. Folgendes gilt in jedem Fall:

Medikationen überprüfen Eine länger dauernde Antibiotikatherapie kann die Vitamin K bildenden Bakterien zerstören, was zu Gerinnungsstörungen führen könnte. Eine Überdosierung unterdrückt die normale Funktion der Blutplättchen.

Achtung! Wechselwirkung mit Medikamenten

Fast jeder mit einer Blutgerinnungsstörung sollte Lebensmittel mit sehr hohem Vitamin-K-Gehalt verzehren. Wer jedoch gerinnungshemmende Medikamente einnimmt, sollte nur wenig Vitamin-K-haltiges essen – das Vitamin wirkt dem Medikament entgegen.

Bluthochdruck

NICHT EMPFEHLENSWERT

- Halbfertig- und Fertigprodukte mit hohem Salz- und Zuckergehalt

EMPFEHLENSWERT

- Grüne Blattgemüse
- Milch und Milchprodukte
- Hülsenfrüchte
- Obst (z. B. Bananen)
- Nüsse und Samen
- Vollkornnudeln
- Möhren
- Süßkartoffeln

BEDENKLICH

- Fettreiche Nahrungsmittel, vor allem solche mit einem hohen Gehalt an gesättigten Fettsäuren
- Alkohol
- Koffein

Weltweit haben etwa 40 % der Erwachsenen einen zu hohen Blutdruck (Hypertonie). Im Frühstadium ist Bluthochdruck symptomlos – man spürt ihn nicht. Unbehandelt schädigt ein zu hoher Blutdruck auf Dauer jedoch Herz und Blutgefäße und kann Schlaganfälle, Herzinfarkte und andere schwerwiegende Komplikationen bedingen. In 5–10 % der Fälle gibt es einen konkreten Auslöser für den Bluthochdruck, z. B. eine verengte Nierenarterie, Schwangerschaft, eine Erkrankung der Nebennieren oder bestimmte Medikamente. Doch meist lässt sich keine Ursache finden; in diesen Fällen spricht man von einer primären oder essenziellen Hypertonie.

Welche Faktoren letztlich zu Bluthochdruck führen, ist bislang ungeklärt. Verantwortlich scheint die Kombination von genetischer Prädisposition, Diabetes und Fettleibigkeit zu sein, darüber hinaus erhöhen einige andere Krankheiten das Risiko für Bluthochdruck. Weitere Risikofaktoren sind Rauchen, übermäßiger Alkoholkonsum und zu wenig Bewegung. Mit zunehmendem Alter steigt auch bei Gesunden der Blutdruck; deshalb sollte, wer über 40 ist, seinen Blutdruck jährlich kontrollieren lassen.

Ernährung

Die Ernährung spielt sowohl bei der Prävention als auch bei der Behandlung des Bluthochdrucks eine wichtige Rolle. Eine langfristige Ernährung nach den Regeln der DASH-Diät (*Dietary Approaches to Stop Hypertension* = Ernährung gegen Bluthochdruck) sowie einige begleitende Maßnahmen helfen dabei, einen zu hohen Blutdruck in den Griff zu bekommen.

Täglich Getreide Wegen des höheren Gehalts an Nähr- und Ballaststoffen sollte Vollkorngetreide (z. B. Vollkornnudeln) der Vorzug gegeben werden.

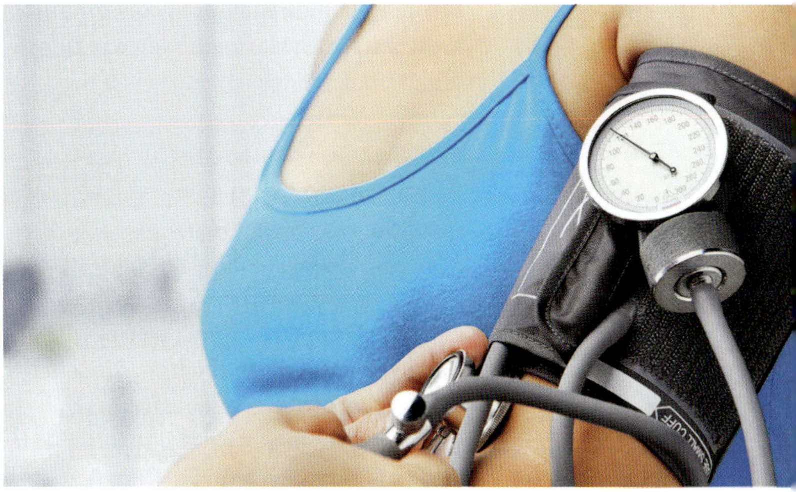

Täglich Obst und Gemüse Lebensmittel wie Möhren, grünes Blattgemüse und Süßkartoffeln enthalten Nährstoffe, die den Blutdruck senken, darunter Ballaststoffe, Vitamine sowie Mineralstoffe wie Kalium und Magnesium.

Täglich Milch und Milchprodukte Studien zeigten, dass eine Ernährung, die viel Kalzium liefert, den Blutdruck senken kann. Wer viel Käse ist, sollte seine Salzaufnahme im Blick behalten.

Fleisch, Geflügel und Fisch begrenzen Pro Tag nicht mehr als 150 g mageres Fleisch und Geflügel essen. Für Fisch gilt: zweimal pro Woche je 150 g genügen.

Nüsse, Saaten und Hülsenfrüchte Diese Nahrungsmittel bieten eine Menge wertvoller Mineralstoffe. Allerdings können sie sehr kalorienreich sein und sollten daher nur in Maßen genossen werden. Fünfmal 30 g pro Woche werden empfohlen.

Fettqualität Ein zu hoher Fettkonsum führt zu Übergewicht. Es empfiehlt sich, die Fettaufnahme auf maximal 30 % der Tageskalorien zu begrenzen. Höchstens ein Drittel davon sollte gesättigte Fettsäuren enthalten. Das bedeutet: Anstelle von fettem Fleisch, fettreicher Wurst und fettreichen Milchprodukten mageres Fleisch, magere Wurst und fettreduzierte

Wer ist betroffen?

- *Über eine Milliarde Menschen leiden weltweit an Bluthochdruck*
- *Raucher*
- *Personen mit Übergewicht oder Fettsucht*

Milchprodukte wählen. Darüber hinaus sollte fettarmen Garmethoden wie Dünsten, Dämpfen und Grillen der Vorzug gegeben werden.

Süßigkeiten in Maßen Wer Süßes liebt, soll darauf nicht verzichten. Ab und zu etwas Schokolade, ein kleines Stück Kuchen oder eine kleine Portion Dessert sind o.k.

Vielleicht weniger Salz Was entscheidend zum Erfolg der DASH-Diät beiträgt, ist die Begrenzung der Salzaufnahme. Sie sollte die empfohlenen 6 g pro Tag (ca. 1 TL) nicht überschreiten. Das lässt sich mit Verzicht auf Nachsalzen und auf Fertiggerichte, Konserven und Gepökeltes schaffen.

Mehr Kalium Einige Mineralstoffe können vor Bluthochdruck schützen. Kalium etwa ist an der Steuerung des Flüssigkeitshaushalts beteiligt und damit wichtig für einen normalen Blutdruck. Gute Quellen sind Bananen, Milchprodukte, Kartoffeln, Tomaten und Hülsenfrüchte.

Mehr Kalzium Studien haben einen Zusammenhang zwischen Kalziummangel und Bluthochdruck hergestellt. Bietet die Ernährung kalziumreiche Nahrungsmittel wie fettarme Milchprodukte, angereicherte Sojagetränke und grünes Blattgemüse, steigen die Kalziumwerte im Blut, und der Blutdruck wird gesenkt. Ungeklärt ist allerdings bislang noch, inwiefern Kalziumpräparate bei Bluthochdruck förderlich oder schädlich sind.

Weniger Alkohol und Koffein Der tägliche Genuss von einem Glas Wein oder einem anderen alkoholischen Getränk scheint das Infarktrisiko zu senken. Größere Alkoholmengen erhöhen dagegen möglicherweise das Risiko für einen Bluthochdruck. Ebenso kann zu viel Koffein den Blutdruck in die Höhe treiben. Ältere Erwachsene mit Bluthochdruck reagieren oft sehr empfindlich auf Koffein und sollten daher ihren täglichen Kaffee- oder Teekonsum einschränken.

Weitere Maßnahmen

Zwar ist eine ausgewogene Ernährung unabdingbar, um den Blutdruck im Normalbereich zu halten, doch auch andere Faktoren der Lebensführung spielen eine wichtige Rolle.

Regelmäßig Sport Ausdauersport trägt zur Blutdrucksenkung bei. Das Herz wird dabei trainiert, effizienter zu arbeiten. Außerdem lässt schon eine geringe Gewichtsabnahme den Blutdruck sinken.

Nicht rauchen Nikotin erhöht den Blutdruck. Gibt man das Rauchen auf, lässt sich dadurch der Blutdruck um 10 und mehr Punkte senken.

Weniger Stress Stress lässt den Adrenalinspiegel und den Blutdruck vorübergehend ansteigen. Einige Experten vermuten, dass Dauerstress eine Rolle bei der Entwicklung eines Bluthochdrucks spielt. Meditation, Yoga und andere Entspannungsverfahren können deshalb möglicherweise zu einer Senkung des Blutdrucks beitragen.

Medikamentöse Therapie Führen die genannten Veränderungen der Lebensführung nicht innerhalb von 6 Monaten zur Normalisierung des Blutdrucks, sollte mit dem Arzt über eine medikamentöse Behandlung zur Blutdrucksenkung gesprochen werden.

Behandlung der Grunderkrankungen
Diabetes und erhöhte Cholesterinwerte können das Risiko für Herzprobleme erhöhen und mit der Entwicklung eines Bluthochdrucks in Verbindung stehen.

Blutzucker

Siehe Diabetes, Seite 262

Bronchitis

Siehe Atemwegserkrankungen, Seite 242

Bulimie

NICHT EMPFEHLENSWERT
- Essen, das Fressanfälle auslösen kann

EMPFEHLENSWERT
- Bananen
- Beeren
- Äpfel
- Birnen
- Vollkorngetreide und -produkte
- Mageres Fleisch

Bei der Bulimia nervosa (Ess-Brech-Sucht) handelt es sich um eine psychisch bedingte Essstörung, bei der die Betroffenen unter zwanghaften Fressanfällen leiden, in denen sie meist hochkalorische Nahrung aufnehmen. Trotz der wiederkehrenden Heißhungerattacken haben die meisten Bulimiker Normalgewicht. Sie kompensieren den Anfall durch das Einhalten einer strengen Diät und exzessive sportliche Betätigung, durch selbst herbeigeführtes Erbrechen oder Missbrauch von Abführmitteln. Das regelmäßige Erbrechen kann ernsthafte Konsequenzen wie Nährstoffmangel und ein Ungleichgewicht von Natrium und Kalium haben, was wiederum zu Müdigkeit, Ohnmacht und Herzversagen führen kann. Die Säuren im Erbrochenen beschädigen den Zahnschmelz und die Speiseröhrenschleimhaut. Der Missbrauch von Abführmitteln kann den Dickdarm reizen, Blutungen aus dem Anus verursachen oder die normale Darmfunktion beeinträchtigen. Die schlimmsten Konsequenzen jedoch können Depression oder Suizid sein.

Ernährung

Die Bulimie ist wie alle psychogenen Essstörungen schwer zu therapieren. Üblicherweise ist ein Zusammenwirken von Ernährungsberatung, medikamentöser Therapie und Psychotherapie erforderlich. Was die Nahrung angeht, können folgende Empfehlungen hilfreich sein:

Nährstoffdefizite ausgleichen Kaliumreiche Nahrungsmittel wie Bananen u. a. vitaminreiches Obst helfen, die Mineralstoff-Dysbalance auszugleichen; falls nicht, muss evtl. ein Ergänzungspräparat eingenommen werden.

Protein- und stärkereiche Lebensmittel wählen Die Ernährung sollte beides bieten. Solange die Bulimie noch nicht unter Kontrolle ist, die Fressattacken auslösenden Nahrungsmittel jedoch weglassen.

Ballaststoffreich essen Für Bulimiker, die Abführmittel missbrauchen, kann eine ballaststoffreiche Ernährung ratsam sein, um die Verstopfung zu überwinden. Vollkornprodukte, frisches Obst und Gemüse sowie eine ausreichende Flüssigkeitszufuhr können dazu beitragen, dass die Darmfunktion sich normalisiert.

Weitere Maßnahmen

In Zusammenarbeit mit Arzt, Psychotherapeut und Ernährungsberater können weitere Maßnahmen hilfreich sein:

Tagebuch führen Die verhaltenstherapeutische Ernährungsberatung beginnt üblicherweise damit, Betroffene zum Führen eines Tagebuchs zu motivieren. So lassen sich die Umstände ersehen, die zu den Essanfällen führen.

Depression behandeln Weil eine Bulimie häufig mit einer chronischen Depression einhergeht, umfasst die Behandlung oft die Gabe von Antidepressiva.

Alternative Therapien Meditation, Entspannungsübungen u. a. Techniken helfen dem Patienten, sich nicht länger zwanghaft mit Gewicht und Essen zu beschäftigen.

Geduld bewahren Die Behandlung dauert oft mindestens 3 Jahre. Danach kann es allerdings zu Rückfällen kommen.

Wer ist betroffen?

- *1–5 % aller weiblichen Jugendlichen und jungen Frauen weltweit*
- *80–90 % der Betroffenen sind weiblich*

C

Candida

NICHT EMPFEHLENSWERT

- Übermäßiger Verzehr von Zucker und Süßem

EMPFEHLENSWERT

- Joghurt mit lebenden Bakterienkulturen
- Sauerkraut
- Tempeh
- Kefir
- Miso
- Kirschen
- Weintrauben
- Aprikosen

Wer ist betroffen?

- *Drei von vier Frauen bekommen im Lauf ihres Lebens eine Pilzinfektion*
- *Menschen, die Antibiotika einnehmen*
- *Personen mit geschwächtem Immunsystem*
- *Schwangere*
- *Säuglinge*
- *Diabetiker*
- *Menschen mit Adipositas*

Die feuchten, dunklen Körperhöhlen – Mund, Vagina und Mastdarm – sind mit Milliarden von „guten" Bakterien besiedelt, die vor Infektionen schützen, sowie von Pilzen, die normalerweise keine Probleme verursachen. Doch einige Faktoren können dieses Gleichgewicht stören, und nützliche Bakterien, die die Hefepilze in Schach halten, werden abgetötet. Das können Schwangerschaft und Diabetes sein – beide verändern das saure Milieu in der Vagina, sodass sie anfälliger für Infektionen ist –, aber auch Antibiotika, die die „guten" Bakterien eliminieren. Das Ergebnis: ein Befall mit Hefepilzen der Gattung Candida; sie sind Verursacher der meisten Pilzerkrankungen. Mundsoor (ein weißer, juckender und schmerzhafter Ausschlag im Mund) und Vaginalpilz (mit Ausfluss, Brennen und Juckreiz) können die Folge sein.

Pilzinfektionen sind oft hartnäckig, und selbst nach erfolgreicher Behandlung mit Medikamenten und fungiziden Cremes kann es zu Rückfällen kommen. Deshalb ist Vorbeugen die beste Option, und ein Becher Joghurt im Kühlschrank kann bereits der Anfang sein. Es ist ratsam, Nahrungsmittel zu verzehren, die das Immunsystem stärken: Sie tragen dazu bei, dass der Körper gegen viele Infektionsarten gewappnet ist – was wiederum bedeutet, dass man weniger Antibiotika benötigt und so weniger empfänglich für Pilzinfektionen ist.

Ernährung

Die folgenden Empfehlungen können das Risiko einer Pilzinfektion verringern:

Joghurt genießen Joghurt wird mit Lactobacillus geimpft; das sind nützliche Bakterien, die das Wachstum von *Candida albicans* behindern und es den Pilzen erschweren, sich auf der Vaginalschleimhaut anzusiedeln. Der Joghurt muss lebende, aktive Kulturen enthalten, vorzugsweise *L. acidophilus*. Stark gesüßter Joghurt sollte gemieden werden, weil Zucker eine Pilzinfektion verschlimmern kann.

Zu Knoblauch greifen Knoblauch ist wirkungsvoll in der Bekämpfung von Bak-

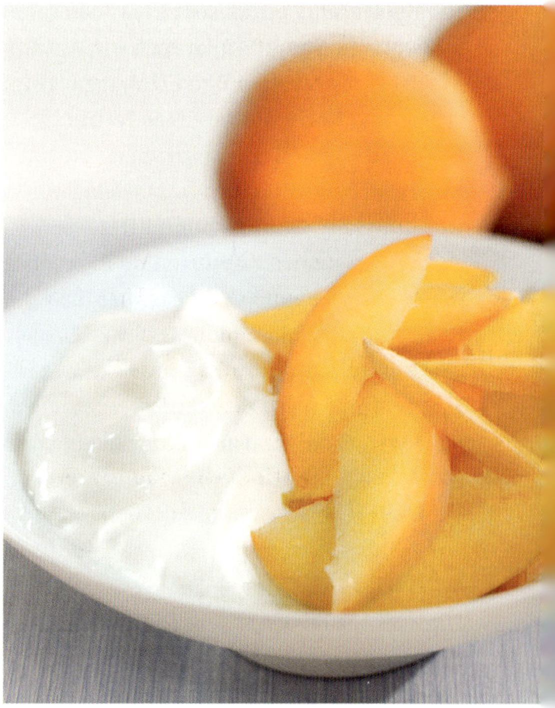

terien. Doch inzwischen haben Forscher festgestellt, dass die kleinen Zehen auch reichlich Antioxidanzien enthalten. Wer also viel Knoblauch isst, sollte damit auch sein Immunsystem stärken. Am wirksamsten ist Knoblauch, wenn er roh gegessen wird, z. B. gehackt in Salaten und Saucen.

Fermentierte Lebensmittel probieren Nahrungsmittel wie Sauerkraut, Tempeh (ein fermentiertes Sojaprodukt), Kefir und Miso enthalten Probiotika, die theoretisch auf die gleiche Weise wie Lactobacillus gegen Candida-Pilze wirken.

Auf Süßigkeiten verzichten Hefepilze lieben jede Art von Zucker – er ist ihre Lebensgrundlage. Um die Störenfriede auszuhungern, sollte man Zucker so weit wie möglich meiden. Das bedeutet: Verzicht auf Fruchtsaft, gesüßte Frühstückscerealien, Konfekt und Dessert, Limonade, Kuchen und Kekse. Bei Verlangen nach Süßem sollte man besser zu frischem Obst oder knackigen Möhren greifen.

Weitere Maßnahmen

Soor ausspülen Gurgeln mit warmem Salzwasser kann hilfreich sein. Man nimmt ½ TL Salz auf 250 ml Wasser.

Untenrum trocken und luftig bleiben Nach dem Duschen und Baden sorgfältig abtrocknen, keine engen Slips tragen und einen nassen Badeanzug so bald wie möglich ausziehen. Candida-Mikroben gedeihen in warmer, feuchter Umgebung.

Baumwolle tragen Unterwäsche aus synthetischen Fasern führt zu verstärktem Schwitzen im Genitalbereich.

Seife und parfümiertes Duschgel meiden Beides kann empfindliche Haut reizen; gleiches gilt für Intimpflegeprodukte.

Cholesterinwerte, erhöhte

NICHT EMPFEHLENSWERT

- Fettes Fleisch
- Fertigbackwaren
- Fast Food
- Vollmilch und Milchprodukte mit hohem Fettgehalt
- Frittiertes und Gebratenes

EMPFEHLENSWERT

- Haferflocken und -kleie
- Hülsenfrüchte
- Äpfel und Birnen
- Fisch
- Natives Olivenöl extra

BEDENKLICH

- Salz und stark gesalzene Speisen

Wer ist betroffen?

- *Menschen mit einer erblichen Vorbelastung bzgl. hoher Cholesterinwerte*
- *Personen mit Übergewicht*
- *Menschen mit überwiegend sitzender Tätigkeit*
- *Frauen über 50*
- *Männer über 60*
- *Diabetiker*
- *Raucher*
- *Menschen mit starkem Alkoholkonsum*

Cholesterin ist die wachsartige, fettähnliche Substanz, aus der der Körper Hormone, Vitamin D und Gallenflüssigkeit bildet. Cholesterin, das der Körper nicht benötigt, landet in den Arterien. Dort kann es sich als verengende Plaque an den Gefäßwänden wie den Herzkranzgefäßen absetzen. Das kann Schmerzen in der Brust oder sogar einen Herzinfarkt auslösen; ist eine das Gehirn versorgende Arterie betroffen, droht ein Schlaganfall; bei verstopften Beinarterien schmerzt möglicherweise das Gehen.

Die Proteine, die Cholesterin im Blut transportieren, heißen Lipoproteine. Davon gibt es drei Typen:

1. Low-Density-Lipoproteine (LDL; das „schlechte" Cholesterin) lagern sich in den Arterienwänden ab und verengen sie.
2. Very-Low-Density-Lipoproteine (VLDL). Sie enthalten Triglyzeride; das sind Blut-

C

fette, die den LDL-Spiegel und somit das Risiko, dass Blutgefäße verengt werden, erhöhen.

3 High-Density-Lipoproteine (HDL), das sog. „gute" Cholesterin. HDL sammelt das Cholesterin gewissermaßen ein und schafft es aus dem Körper.

Ernährung

Die Ernährung spielt, was die Höhe des Cholesterinspiegels angeht, eine wesentlich geringere Rolle, als früher angenommen wurde. Doch wer in großen Mengen gesättigte Fette zu sich nimmt – aus fettem Fleisch, vollfettem Käse, Vollmilch, Sahne, Butter, Eiscreme sowie Palm- und Kokosöl – riskiert (insbesondere bei erblicher Vorbelastung) ein Ansteigen der Cholesterinwerte. Und dann sind da noch die Transfettsäuren, die den LDL-Spiegel erhöhen können. Sie entstehen bei einem chemischen Vorgang (Härtung), der Öl haltbarer macht. Man findet sie evtl. in Margarine, auf jeden Fall aber in industriell hergestelltem Gebäck sowie in Gebratenem und Frittiertem. Hier sind ein paar Ernährungsempfehlungen, die hohe Cholesterinspiegel verhindern können:

Mageres Fleisch wählen Sichtbares Fett von Fleisch sollte man vor dem Braten oder Grillen abschneiden. Die Haut von Geflügel sollte spätestens nach dem Garen entfernt werden.

Auf lösliche Ballaststoffe setzen Lösliche Ballaststoffe senken den LDL-Spiegel und verringern die Aufnahme von Cholesterin ins Blut. Gute Quellen sind Haferflocken, Hülsenfrüchte, Apfel, Birnen und Dörrpflaumen. 5–10 g lösliche Ballaststoffe am Tag können das Gesamt- und das LDL-Cholesterin senken.

Mit bestem Olivenöl kochen Natives Olivenöl extra gilt als „gutes" Fett. Es enthält Antioxidanzien, die dazu beitragen, dass der LDL-Spiegel sinkt und der HDL-Spiegel auf einem gesunden Niveau bleibt.

Mehr Omega-3-Fettsäuren aufnehmen Diese gesunden Fettsäuren stecken in Fisch sowie in einigen Pflanzen und Nüssen und können den Triglyzeridspiegel senken. Ein niedrig dosiertes Omega-3-Präparat (400 mg EPA – Eicosapentaensäure – plus DHA – Docosahexaensäure) kann, laut einer Studie, das Herzinfarktrisiko senken.

Alkohol in Maßen Der tägliche Genuss von mehr als der als moderat empfohlenen Menge an Alkohol, könnte den HDL-Spiegel ansteigen lassen. Wer viel Alkohol trinkt, erhöht außerdem sein Risiko für Bluthochdruck, Herzversagen und Schlaganfall.

Etwa **40%** aller **Erwachsenen** weltweit haben **hohe Cholesterinwerte.**

Weitere Maßnahmen

Die genetischen Faktoren, die zu einem zu hohen Cholesterinspiegel führen, lassen sich nicht beeinflussen. Doch man kann diverse Aspekte der Lebensführung kontrollieren, die das Risiko für Herzerkrankungen erhöhen. Hier einige Tipps:

Etwas abnehmen Ziel sollte sein, das persönlich gesunde Gewicht zu erreichen. Doch der Cholesterinspiegel sinkt bereits, sobald man 1–2 kg abgenommen hat.

Mehr Sport treiben Schon mehrmals am Tag 10 Minuten körperliche Aktivität können den Cholesterinspiegel sinken und den HDL-Spiegel ansteigen lassen.

Nicht mehr rauchen Wer das Rauchen aufgibt, kann seinen HDL-Spiegel ansteigen und den Blutdruck sinken lassen. Innerhalb eines Jahres haben Ex-Raucher ein nur noch halb so hohes Infarktrisiko.

Chronisch-entzündliche Darmerkrankungen

NICHT EMPFEHLENSWERT

- Fettes Fleisch sowie Frittiertes
- Laktosehaltige Nahrungsmittel
- Zucker
- Künstliche Süßstoffe
- Alkohol
- Koffein

EMPFEHLENSWERT

- Trinkwasser
- Bananen
- Reis, Haferflocken
- Gedünstetes Obst
- Weißbrot oder Toast (im Schub)
- Mageres Fleisch, Geflügel und Fisch

BEDENKLICH

- Kleie
- Vollkornprodukte (im Schub)
- Nüsse und Mandeln
- Trockenobst

Unter dem Begriff „Chronisch-entzündliche Darmerkrankungen" (CED) werden chronische Erkrankungen, die durch eine Entzündung des Verdauungstrakts gekennzeichnet sind, zusammengefasst. Zwei der am häufigsten vorkommenden sind Colitis ulcerosa und Morbus Crohn. Die Colitis ulcerosa ist stärker auf den Dickdarm begrenzt als Morbus Crohn. Beide Krankheiten werden vermutlich durch eine Überreaktion des Immunsystems auf bestimmte Substanzen ausgelöst (das können Nahrungsbestandteile, aber auch Bakterien sein). Um den Eindringling zu bekämpfen, schickt der Körper weiße Blutkörperchen in die Darmschleimhaut. Das Resultat sind chronische Entzündungen der Darmschleimhaut mit Symptomen wie blutiger Stuhl, Krämpfe, Durchfall und Appetitlosigkeit. CED treten in Schüben auf. Das bedeutet: Es gibt Phasen, in denen die Betroffenen weitgehend ohne Beschwerden sind und Schubphasen, in denen die Symptome verstärkt auftreten. Häufigkeit und Schwere der Schübe sind individuell sehr unterschiedlich.

Ernährung

Einige Nahrungsmittel können Symptome lindern, während andere möglicherweise Schübe auslösen können. Bei jedem Menschen sind das andere Lebensmittel. Deshalb gibt es auch keine spezielle Diät für diese Erkankungen. Jeder Betroffene muss selbst herausfinden, welche Speisen ihm guttun und welche nicht. Die folgenden allgemeinen Vorschläge können dennoch hilfreich sein.

Öfter kleinere Portionen essen Wer über den Tag verteilt fünf oder sechs kleinere Mahlzeiten zu sich nimmt, bereitet seinem Verdauungssystem weniger Stress als jemand, der dreimal am Tag reichlich isst.

Viel trinken Ausreichende Flüssigkeitsaufnahme kann Dehydrierung, Nierenproblemen oder Gallensteinen vorbeugen. Allerdings sollte vermieden werden, zum Essen zu trinken, denn dies verursacht bei einigen Menschen Durchfälle.

Alkohol und Koffein meiden Alkohol kann Darmblutungen verschlimmern, das Immunsystem schwächen und einen Nährstoffmangel begünstigen.

Unverträgliche Nahrungsmittel entlarven Wer an einer chronisch-entzündlichen Darmkrankheit leidet, sollte versuchen, alles, was die Entzündung begünstigt, vom Speiseplan zu streichen. Oft sind das fettreiche Speisen, Wurstwaren (auch Schinken bzw. Speck), laktose- und zucker-

Wer ist betroffen?

- *Eine CED bricht am häufigsten bei jungen Erwachsenen zwischen 15 und 35 aus, seltener auch bei Kindern und älteren Menschen.*
- *In Europa liegt die Häufigkeit bei 1:198 (Colitis ulcerosa) und 1:310 (Morbus Crohn). In Nordeuropa sind mehr Menschen betroffen als in Südeuropa.*

C

haltige Nahrungsmittel, künstliche Süßstoffe oder Aromen. Hilfreich ist ein Ernährungstagebuch.

Auf sichere Lebensmittel setzen Welche das sind, unterscheidet sich von Fall zu Fall. Den meisten Betroffenen jedoch bekommt eine milde, relativ ballaststoffarme Ernährung am besten. Dazu können Weißbrot, mageres Fleisch, Reis und Obst wie Bananen und Äpfel gehören.

Ballaststoffreiches begrenzen Lebensmittel mit hohem Ballaststoffanteil werden häufig unzureichend verdaut. Dies kann zu einem übermäßigen Bakterienwachstum im Dickdarm führen, was die Krankheit verschlimmern, den Darm reizen und Durchfall verstärken kann. Unlösliche Ballaststoffe, wie sie in Kleie, Vollkorn, Nüssen, Mandeln und Dörrobst vorkommen, scheinen stärker zu reizen als lösliche Ballaststoffe, die beispielsweise in Haferflocken enthalten sind.

Ernährungsalternativen betrachten Bei sehr schweren akuten Schüben müssen Patienten mit Morbus Crohn über eine Magensonde ernährt werden. Vor allem bei Kindern und Jugendlichen im akuten Schub scheint die Verabreichung von Trink- und Sondennahrung die Symptome zu lindern und macht evtl. sogar den Einsatz von Kortisonpräparaten verzichtbar.

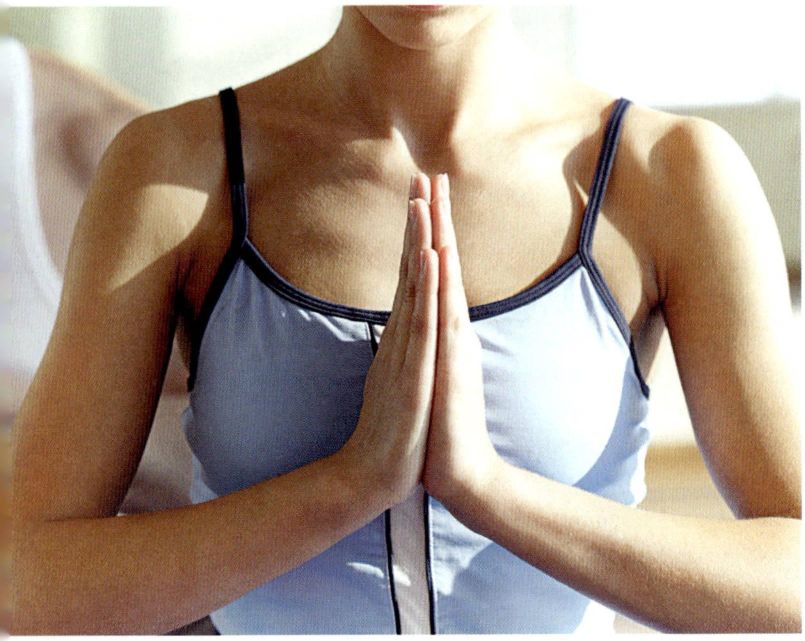

Weitere Maßnahmen

Weil die Colitis ulcerosa üblicherweise auf den Dickdarm begrenzt ist, kann eine operative Entfernung des Dickdarms Heilung bringen. Bei Patienten mit Morbus Crohn kann die operative Entfernung der erkrankten Darmabschnitte zunächst für Erleichterung sorgen, doch oft bricht die Krankheit wieder aus. Beide Erkrankungen können mit 5-Aminosalicylsäure, Kortisonpräparaten, Immunsuppressiva und TNF-alpha-Hemmern behandelt werden, um die Entzündungen abzuschwächen. Heilbar sind die Krankheiten nicht. Folgende Verhaltensmaßnahmen können zusätzlich helfen, gut mit einer CED zu leben:

Nicht rauchen Rauchen (aktiv wie passiv) gilt bei Morbus Crohn als Risikofaktor und kann die Symptome verschlimmern. Wer das Aufhören nicht allein schafft, kann sich ggf. vom Arzt helfen lassen.

Entspannungstechniken lernen Stress kann bei CED die Symptome verstärken. Entspannungsmethoden wie Yoga, Meditation und Tai-Chi könnten hilfreich sein.

Sport treiben Auch wenn sie sich oft nicht fit genug dafür fühlen, sollten Betroffene körperlich aktiv sein. Sport lindert Stresssymptome und ist generell gut für die Gesundheit.

Hypnose eine Chance geben Zumindest eine Studie deutet darauf hin, dass Hypnotherapie CED-Symptome lindern kann.

Psychologischen Rat einholen Depression und Angstzustände können bei CED-Patienten auftreten, besonders bei Kindern. Eine kognitive Verhaltenstherapie hilft, besser mit den Symptomen umzugehen.

Nährstoffhaushalt sichern Selbst bei Patienten, die normal essen können, treten wegen der unzureichenden Nährstoffaufnahme mitunter Mangelerscheinungen auf. Hohe Dosen an Vitaminen sollte man nur unter ärztlicher Aufsicht einnehmen. Menschen mit Vitamin-B_{12}-Mangel benötigen häufig Vitaminspritzen, sofern ihnen im Darm die notwendigen Substanzen zum Aufbau dieses Vitamins fehlen. Bei schweren Symptomen oder nach umfangreichen Operationen benötigen die Patienten zuweilen spezielle hochkalorische Flüssignahrung. In seltenen Fällen wird eine Elementardiät (eine fettarme, leicht verdauliche Flüssignahrung) verordnet.

Chronisches Erschöpfungssyndrom

NICHT EMPFEHLENSWERT
- Alkohol

EMPFEHLENSWERT
- Vollkornprodukte u. a. stärkereiche Nahrungsmittel
- Grünes Blattgemüse
- Fisch
- Nüsse und Mandeln
- Austern
- Eier
- Melonen
- Kiwis
- Sonnenblumenkerne
- Salzige Nahrungsmittel (nur bei niedrigem Blutdruck)

BEDENKLICH
- Koffein

Das Chronische Erschöpfungssyndrom (*Chronic Fatigue Syndrome* = CFS) geht oft mit grippeähnlichen Symptomen einher und gilt bis jetzt als nicht heilbar. Es macht sich bemerkbar durch andauernde bleierne Müdigkeit, oft auch durch Kopf- und Muskelschmerzen, Muskelschwäche, empfindliche Lymphknoten, Halsweh, Gelenkschmerzen, wenig erholsamen Schlaf, Konzentrationsschwäche, Probleme mit dem Kurzzeitgedächtnis sowie eine länger als 24 Stunden andauernde Erschöpfung nach sportlicher Betätigung. Außerdem kann chronisches oder häufiger wiederkehrendes leichtes Fieber vorliegen.

Mit Blutuntersuchungen lässt sich CFS nicht feststellen. Zur Absicherung der Diagnose muss der Arzt alle anderen medizinischen Ursachen der verschiedenen Symptome systematisch ausschließen.

Oft entwickelt sich ein CFS nach einem Virusinfekt wie dem Pfeifferschen Drüsenfieber oder einer Grippe. Andere möglicherweise beteiligte Faktoren sind lang andauernder Stress, Hormonstörungen, zu niedriger Blutdruck (Hypotonie), Nahrungsmittelallergien oder -unverträglichkeiten, Störungen des Immunsystems und psychische Probleme. Die meisten Patienten genesen wieder vollständig, was jedoch ein Jahr oder länger dauern kann.

Wer ist betroffen?

- *In den Industrienationen bis zu 2 % aller Erwachsenen*
- *Überwiegend Frauen*
- *Meist Menschen zwischen 40 und 60 Jahren*

Ernährung

Obwohl es für CFS kein Heilverfahren gibt, können bestimmte Lebensmittel Linderung verschaffen. Mediziner und Ernährungsberater betonen immer wieder die Bedeutung einer ausgewogenen Ernährung. Bei bestehenden Nahrungsmittelallergien und -unverträglichkeiten sollte ein ausgewogener Speiseplan unter Ausschluss der problematischen Lebensmittel erstellt werden.

Lebensmittel mit hoher Nährstoffdichte Obst, Gemüse, Hülsenfrüchte und Vollkornprodukte liefern Kohlenhydrate, aus denen der Körper Energie gewinnt, und enthalten gleichzeitig Stoffe zur Infektabwehr.

Essen für ein starkes Immunsystem Lebensmittel mit hohem Gehalt an Zink, z. B. Meeresfrüchte (v. a. Austern), Fleisch, Geflügel, Eier, Milch, Hülsenfrüchte, Nüsse und Vollkorn unterstützen das Immunsystem, genauso Vitamin-C-reiche Nahrungsmittel (z. B. Zitrusfrüchte, Beeren, Melonen, Kiwis, Brokkoli und Blumenkohl). Ein starkes Immunsystem kann Erreger von Grippe und Erkältungen, die möglicherweise Wegbereiter für CFS sind, abwehren.

20% oder weniger der Menschen mit **Chronischem Erschöpfungssyndrom** erhalten die richtige Diagnose.

Essenzielle Fettsäuren Zu den Symptomen der CFS gehören geschwollene Lymphknoten und Gelenkentzündungen. Sie können durch Nahrungsmittel mit hohem Gehalt an essenziellen Fettsäuren vorübergehend gelindert werden. Dazu zählen Fisch, Nüsse, Saaten (z. B. Leinsamen) und Öle (z. B. Lein- und Rapsöl), Weizenkeime und grünes Blattgemüse.

Magnesium Es ist an der Kontraktion und Entspannung von Muskeln beteiligt. Eine erhöhte Zufuhr lindert die Muskelschmerzen bei CFS. Gute Magnesiumquellen sind Sonnenblumenkerne, Hülsenfrüchte, Vollkorn und grünes Blattgemüse.

Wenig Alkohol Alkohol schwächt die Abwehrkräfte.

Wenig Koffein Koffeinhaltige Getränke sollten nur in Maßen genossen werden, denn Koffein verstärkt in den meisten Fällen die Schlafprobleme.

Ausreichende Salzzufuhr Sollte Hypotonie zur Diagnose gehören, könnte es von Nutzen sein, Speisen stärker zu salzen.

Weitere Maßnahmen

Tagebuch führen Betroffene sollten täglich ihre Symptome sowie den Effekt von Ernährung und Bewegung auf den Körper protokollieren.

Tagsüber nicht schlafen Besser ist es, auf ein Nickerchen am Tag zu verzichten und stattdessen nachts 7–9 Stunden zu schlafen.

Therapeutische Hilfe Eine kognitive Verhaltenstherapie kann Patienten helfen, die Kontrolle zurückzugewinnen.

Stress verringern Verausgabung oder Psychostress sollte von Betroffenen gemieden werden, denn beides kann die Symptome verschlimmern. Yoga, Meditation oder Entspannungstechniken helfen bei der Stressbewältigung.

Sport treiben CFS-Patienten sollten mit ihrem Arzt darüber sprechen, wie viel Sport sie sich zutrauen können. Untersucheungen haben ergeben, dass Betroffene, die regelmäßig körperlich aktiv waren, sich nach einem Jahr leistungsfähiger und weniger abgeschlagen fühlten und den Alltag besser bewältigen konnten.

Medikamente einsetzen Der Arzt kann bei CFS zahlreiche Medikamente verordnen, die die Krankheit selbst jedoch nicht heilen können. Acetylsalicylsäure und andere Schmerzmittel können die Kopf-, Gelenk- und Muskelschmerzen lindern, auch Antidepressiva helfen gelegentlich.

Colitis ulcerosa

Siehe Chronisch-entzündliche Darmerkrankungen, Seite 255

D

Demenzerkrankungen

NICHT EMPFEHLENSWERT

- Alkohol

EMPFEHLENSWERT

- Olivenöl
- Tomaten
- Grüne Bohnen
- Zucchini
- Blumenkohl, Rosenkohl
- Auberginen
- Paprikaschoten
- Lachs, Makrele

BEDENKLICH

- Fettes Fleisch u. a. Lebensmittel mit vielen gesättigten Fettsäuren
- Süßes wie Kekse, Kuchen und Erfrischungsgetränke

Der Begriff Demenz (auch demenzielles Syndrom) bezeichnet einen allgemeinen intellektuellen Abbau. Gedächtnis, Orientierungsvermögen, Sozialverhalten und Persönlichkeit werden mehr und mehr beeinträchtigt. Die häufigsten Demenzerkrankungen sind die vaskuläre Demenz und die Alzheimer-Krankheit.

Bei der vaskulären Demenz ist das Gehirn von Durchblutungsstörungen geschädigt. Bei der Alzheimer-Krankheit häufen sich im Gehirn Proteinfragmente an; man spricht von Amyloiden Plaques. Außerdem verändern sich die sog. Tau-Fibrillen, Proteine, die Nährstoffe und weitere wichtige Substanzen zwischen den Gehirnzellen transportieren.

Manche Patienten leiden an mehreren Demenztypen gleichzeitig. Zur Festellung der Demenzform und um Schlaganfall, Hirntumor oder andere mögliche Ursachen für Demenzsymptome auszuschließen, sind zahlreiche Tests erforderlich. Im Blut sind genetische Marker für die Alzheimer-Krankheit erkennbar.

Herzerkrankungen und Bluthochdruck gelten als Risikofaktoren für die vaskuläre Demenz. Die Ursache für die Alzheimer-Krankheit ist jedoch noch unbekannt. Es gibt wissenschaftliche Theorien, nach denen in einigen Fällen chromosomale und genetische Faktoren verantwortlich sind. Des Weiteren werden hormonelle Faktoren untersucht. Frauen sind häufiger betroffen als Männer; Studien weisen darauf hin, dass eine Östrogenersatztherapie vor dem 66. Lebensjahr schützen könnte, doch es muss weitergeforscht werden. Auch Erkrankungen der Schilddrüse werden mit Demenz in Verbindung gebracht.

Ernährung

Einige Lebensmittel könnten im Kampf gegen Demenzerkrankungen helfen. Von daher gibt es diverse Möglichkeiten, das Gehirn durch eine entsprechende Ernährung zu schützen:

Mediterrane Ernährung Zahlreichen Studien zufolge erkranken Menschen, deren Ernährung mediterran geprägt ist, seltener an Demenz. Die mediterrane Ernährung enthält viel Olivenöl, Fisch, Tomaten, Auberginen, Zucchini, Paprikaschoten und grüne Bohnen.

Fettfisch Das menschliche Gehirn enthält viel DHA (Docosahexaensäure). Diese ungesättigte Fettsäure kommt reichlich in Fettfischen wie Lachs, Makrele, Heilbutt, Hering und Sardinen vor. Ein zu niedriger DHA-Spiegel wird mit altersbedingter Demenz, darunter auch die Alzheimer-Krankheit, in Verbindung gebracht.

Weniger gesättigte Fette und Zucker Viele Studien ergaben, dass Typ 2 Diabetiker ein höheres Demenzrisiko haben. Diese

Wer ist betroffen?

- *Weltweit 5–7 % der Menschen über 65 Jahre*
- *Personen mit Parkinson-Syndrom, Kopfverletzungen, Alkoholismus, HIV, Chorea Huntington oder Vitaminmangel*
- *Mehr als 75 % der Demenzkranken sind 75 Jahre und älter*
- *Es sind mehr Frauen als Männer betroffen*

Diabetesform entwickelt sich häufiger bei einer fett- und zuckerreichen Ernährung.

Mehr B-Vitamine In Studien zeigte sich, dass Menschen mit Demenz hohe Homocysteinspiegel aufweisen. Möglicherweise ist bei gesunden Erwachsenen mit hoher Homocysteinkonzentration das Demenzrisiko größer. Folsäure (z. B. aus Hülsenfrüchten und Kohl) reguliert mit den Vitaminen B_6 und B_{12} die Homocysteinspiegel.

Zusätzlich Antioxidanzien Antioxidanzien kommen in vielen Obst- und Gemüsesorten vor. Sie machen freie Radikale unschädlich und können evtl. Demenz vorbeugen, denn die Fähigkeit des Körpers, freie Radikale zu neutralisieren, nimmt mit dem Älterwerden ab. Möglicherweise lässt sich das Gehirn vor alzheimerbedingten Veränderungen schützen, wenn der Eisenspiegel verringert und die Antioxidanzienspiegel erhöht werden.

Kontrollierte Ernährung Demenzerkrankte können das Essen vergessen oder essen nur noch ihre Lieblingsspeisen. Von daher sollte regelmäßig geprüft werden, ob die Ernährung noch ausgewogen ist. Als Nahrungsergänzung ist ein Multivitaminpräparat evtl. sinnvoll, hoch dosierte Präparate sollten aber nur nach Rücksprache mit dem Arzt verabreicht werden.

Kein Alkohol Selbst in geringen Mengen zerstört Alkohol Gehirnzellen. Bei Gesunden mag dies unerheblich sein, das Fortschreiten einer Demenz kann dadurch jedoch beschleunigt werden. Auch steht Alkohol in Wechselwirkung zu Medikamenten, die bei Demenz gegeben werden.

Mit **60–70%** ist die **Alzheimer-Krankheit** die häufigste Erscheinungsform der **Demenz.**

Schwindendes Gedächtnis

Der Verlust von Kurz- und Langzeitgedächtnis ist ein unvermeidliches Symptom von Demenzerkrankungen. Er lässt sich nicht verhindern, doch die geistige Leistungsfähigkeit – Gedächtnis, Konzentration, logisches Denkvermögen, soziale Kompetenz, Sprache – kann länger erhalten bleiben, wenn sie spielerisch trainiert wird. Besonders wirksam ist das Training, wenn es mit körperlicher Aktivität verbunden wird wie Spaziergängen an der frischen Luft oder einfachen Übungen.

Weitere Maßnahmen

Im Prinzip ist das Gehirn wie ein Muskel – je mehr man es benutzt, desto gesünder bleibt es. Deshalb spielen neben der Ernährung auch folgende Faktoren eine Rolle:

Mehr Bewegung Eine Studie mit Teilnehmern mittleren und höheren Alters mit leichten Gedächtnisstörungen ergab, dass diejenigen, die pro Woche mehrmals zügig spazieren gingen, bereits nach 6 Monaten bei Gedächtnistests deutlich besser abschnitten.

Neues lernen Forscher fanden heraus, dass bei Menschen mit höherer Bildung und denen, die in intellektuell fordernden Berufen tätig sind, das Gehirn länger gut funktioniert, selbst wenn die Krankheit bereits begonnen hat. Das Gehirn lässt sich mit Rätseln, Spielen und Lesen beweglich halten.

Zeit mit Freunden verbringen Laut einer Studie ist die Gedächtnisleistung sozial gut vernetzter Menschen im Alter deutlich besser als die von Einzelgängern.

Depression

NICHT EMPFEHLENSWERT

- Tyraminhaltige Getränke und Nahrungsmittel, wenn MAO-Hemmer eingenommen werden (siehe Kasten S. 262)

EMPFEHLENSWERT

- Putenfleisch
- Mandeln und Nüsse
- Samen und Kerne
- Grünes Blattgemüse
- Hülsenfrüchte
- Vollkornprodukte
- Bananen
- Kartoffeln
- Mais
- Spargel

BEDENKLICH

- Zuckerhaltiges wie süßes Gebäck, Fruchtsaft- und Erfrischungsgetränke

Eine Depression wird vermutlich durch Stress, Hormone, bestimmte Krankheiten und einige Medikamente verursacht. Sie kann aus heiterem Himmel zuschlagen und (mit etwas Glück) ebenso wieder verschwinden. Ein typisches Symptom der Depression ist die gravierende Änderung der Essgewohnheiten. Manche Betroffenen verlieren jeglichen Appetit, andere entwickeln eine Gier insbesondere auf Kohlenhydrate. Außerdem sind Menschen mit Depression meist sehr antriebslos.

Weitere Symptome sind tiefe Schwermut, Unfähigkeit zur Freude, Schlafstörungen, extreme Müdigkeit, Konzentrationsmangel und Unentschlossenheit. Geringes Selbstwertgefühl und Schuldgefühle gehen oft mit häufigen Gedanken an den Tod einher. Wenn diese Symptome über 2 Wochen hinweg fast täglich auftreten, sollte ein Arzt oder Psychotherapeut konsultiert werden. Menschen über 65 Jahre entwickeln viermal häufiger Depressionen als jüngere, wobei nicht immer die klassischen Symptome vorliegen. Demenzsymptome, unspezifische Beschwerden oder Schmerzen sowie leichte Erregbarkeit, Angst oder Reizbarkeit können ebenfalls auf eine Depression hinweisen.

Ernährung

Menschen mit Depression essen häufig unregelmäßig. Doch die richtige Auswahl der Nahrungsmittel kann die Stimmung stabilisieren. Hier sind einige Empfehlungen:

Tryptophanreich essen Die Aminosäure Tryptophan ist u.a. in Putenfleisch, Mandeln, Kürbiskernen und Brunnenkresse enthalten. Sie ist unverzichtbar für die Herstellung von Serotonin, einem Neurotransmitter, der positive Stimmung hervorrufen kann. Wissenschaftliche Forschungen zeigen, dass Tryptophan das Einschlafen erleichtern kann und bei der Behandlung bestimmter Formen der Depression wirkt.

Hülsenfrüchte verzehren Nahrungsmittel, die besonders reich an Kohlenhydraten sind, sollen entspannend wirken. Kohlenhydrate sind die Voraussetzung dafür, dass Tryptophan in Serotonin umgewandelt werden kann. Hülsenfrüchte liefern nicht nur komplexe Kohlenhydrate, sie enthalten auch reichlich Eiweiß.

Zuckerkonsum einschränken Süßigkeiten in größerer Menge wirken bei manchen Menschen aufputschend – doch nur für kurze Zeit. Der Blutzuckerspiegel sinkt danach rasch wieder, was mit Schwäche und Nervosität einhergeht.

Auf B-Vitamine achten Bei bestimmten Formen der Depression helfen die Vitamine B_6, B_{12} und Folsäure. Bei PMS-bedingten depressiven Verstimmungen konnte für Vitamin B_6 eine lindernde Wirkung belegt werden. Gute Quellen für

Wer ist betroffen?

- *Etwa 10% der Männer und 20% der Frauen erkranken im Lauf ihres Lebens an einer Depression*
- *Schlaganfallpatienten sowie Menschen mit Krebs, Parkinson-Syndrom, Arthritis, Schilddrüsenerkrankungen und anderen chronischen Krankheiten*

D

Vitamin B_6 sind Fleisch, Fisch, Geflügel, Vollkorn, Bananen und Kartoffeln. In anderen Studien wurde bei vielen depressiven Menschen ein Mangel an Folsäure und Vitamin B_{12} festgestellt. Folsäure ist u. a. in Blattgemüse, Zitrusfrüchten, Hülsenfrüchten, Mais, grünem Spargel, Nüssen und Saaten enthalten, Vitamin B_{12} in tierischen Lebensmitteln.

Medikamentöse Nebenwirkungen meiden Trizyklische Antidepressiva können zur Gewichtszunahme führen. Dazu gehören die Substanzen Imipramin (z. B. Tofranil®) und Nortriptylin (Nortrilen®). Wer zu Beginn der Behandlung übergewichtig ist oder währenddessen zunimmt, sollte den Arzt nach einer Alternative fragen.

Weitere Maßnahmen

Eine Depression kann lebensbedrohlich sein. Umso wichtiger ist, den Genesungsprozess zu beschleunigen:

Gründlich untersuchen lassen Depressive Verstimmungen können auch aufgrund von Krankheiten (z. B. Schlafapnoe) oder als Nebenwirkungen von Medikamenten auftreten (z. B. von Betablockern, Digoxin, Kortikoiden, Antihistaminen und der Antibabypille). Bevor eine Depression behandelt wird, müssen diese Ursachen vom Arzt ausgeschlossen worden sein.

Nicht nur auf Medikamente setzen Mediziner raten bei einer Behandlung mit Psychopharmaka häufig zu einer begleitenden kognitiven Verhaltenstherapie oder Interpersonellen Psychotherapie (IPT).

Achtung!
Wechselwirkung mit Medikamenten

Antidepressiva aus der Gruppe der MAO-Hemmer (Monoaminooxidase-Hemmer), z. B. Moclobemid (Aurorix®) oder Tranylcypromin (Jatrosom®), können den Blutdruck gefährlich hoch ansteigen lassen, wenn gleichzeitig tyraminhaltige Nahrungsmittel gegessen werden. Tyramine sind in gereiften, getrockneten, fermentierten, sauer eingelegten oder mit Bakterien geimpften eiweißreichen Lebensmitteln enthalten. Dazu gehören u. a. Käse, Salami, Schinken, Fischkonserven, Räucherfisch, Sojasauce und sojahaltige Produkte (Tofu, Tempeh), Bananen, Brühen, Suppen und Saucen mit Fleischextrakt sowie Schaumweine und Sekt. Alkohol sollte generell gemieden werden. Kaffee, Tee, Schokolade, kakaohaltige Produkte, Hefe, Hefeextrakte (z. B. Vitam-R®), Favabohnen und Ginseng enthalten zwar etwas Tyramin, können aber durchaus gelegentlich in kleinen Portionen verzehrt werden.

Diabetes

NICHT EMPFEHLENSWERT

- Fleisch u. a. Nahrungsmittel, die reich an gesättigten Fettsäuren sind
- Verarbeitete Lebensmittel, die Transfettsäuren enthalten

EMPFEHLENSWERT

- Vollkornprodukte
- Haferflocken
- Gerste (v. a. Betaglucan-Gerste)
- Hülsenfrüchte
- Milch und Milchprodukte
- Avocados
- Äpfel, Birnen
- Zitrusfrüchte
- Mageres Fleisch, Geflügel, Fisch
- Pilze

BEDENKLICH

- Nahrungsmittel mit hohem glykämischem Index (z. B. Kartoffeln, Produkte mit viel weißem Mehl und Zucker)

Diabetes mellitus ist eine schwere Stoffwechselkrankheit, die dadurch verursacht wird, dass dem Körper nicht ausreichend Insulin zur Verfügung steht oder die Körperzellen Insulin nicht aufnehmen können. Das Hormon Insulin wird in der Bauchspeicheldrüse gebildet und transportiert Glukosemoleküle vom Blut in die Körperzellen. Da alle Körperzellen ständig mit Glukose versorgt werden müssen, kann ein unbehandelter Diabetes schädliche Auswirkungen auf alle Organe haben. Insbesondere können Herzkrankheiten, Nierenversagen, Augenschädigungen und Nervenstörungen auftreten.

Etwa 10 % der Diabetiker sind an einem Typ-1-Diabetes erkrankt. Hierbei handelt es sich um eine Autoimmunerkrankung, bei der die Bauchspeicheldrüse kein Insulin produziert. Diese Patienten sind insulinpflichtig. Sie müssen sich täglich Insulin zuführen sowie ihre Ernährung und körperlichen Aktivitäten streng kontrollieren, um einen nahezu normalen Blutzuckerspiegel beizubehalten.

Mehr als 90 % der Diabetiker haben jedoch einen Typ-2-Diabetes. Er tritt überwiegend bei übergewichtigen meist älteren Erwachsenen auf, wird aber auch zunehmend bei Kindern und jüngeren Menschen mit Übergewicht diagnostiziert. Die Erkrankten weisen zwar oft fast normale Insulinspiegel auf, doch das Hormon ist wirkungslos. Mit entsprechender Ernährung lassen sich die Folgen eines Typ-2-Diabetes verhindern oder hinauszögern.

Hormonelle Veränderungen und Gewichtszunahme können in der Schwangerschaft die Bauchspeicheldrüse überfordern und so zum Schwangerschaftsdiabetes führen.

Bevor es zur Diagnose Typ-2-Diabetes kommt, wird oft eine Vorstufe diagnostiziert: der Prädiabetes. Er geht mit erhöhtem Blutzuckerspiegel, Insulinresistenz oder einem Metabolischen Syndrom (einer Anhäufung von Risikofaktoren wie zu viel Bauchfett, Bluthochdruck, zu hoher Blutzuckerspiegel) einher.

Ernährung

Ernährung ist bei allen Diabetes-Typen der wichtigste Bestandteil der Behandlung. Als Diabetiker sollte man sich an eine professionelle Ernährungsberatung wenden. Das gilt vor allem dann, wenn zusätzlich hohe Cholesterinwerte, Bluthochdruck oder andere gesundheitliche Beeinträchtigungen vorliegen. Hier sind einige allgemeine Richtlinien:

Ausgewogene Mahlzeiten Zur Aufrechterhaltung eines gesunden Blutzuckerspiegels sollten Haupt- und Zwischenmahlzeiten aus einer ausgewogenen Mischung von Kohlenhydraten, Fett und Eiweiß bestehen.

Hochwertige Kohlenhydrate Sie bestehen aus längeren Glukoseeinheiten, die im Stoffwechsel in einzelne Glukosemoleküle aufgespalten werden. Hochwertige Kohlenhydrate sollten etwa die Hälfte der täglichen Kalorienmenge ausmachen und gleichmäßig über den Tag verteilt werden. Lebensmittel mit niedrigem glykämischem Index (z. B. Vollkornprodukte) liefern Vitamine, Mineral- und Ballaststoffe. Zucker und Süßigkeiten enthalten dagegen nur Kalorien und kaum Nährstoffe. Sie sollten nur in Maßen verzehrt werden.

Ballaststoffe Dic in Kohlenhydratquellen wie Gersten- und Haferflocken, Hülsenfrüchten und Obst reichlich enthaltenen Ballaststoffe verlangsamen die Freisetzung von Glukose. Diese Nahrungsmittel tragen dazu bei, nach den Mahlzeiten größere Blutzuckerschwankungen zu vermeiden.

Fettarme Ernährung Eine fettreiche Ernährung fördert Übergewicht, Herz- und Nierenerkrankungen. Gesättigte Fette aus tierischen Lebensmitteln sowie gehärtete Fette in verarbeiteten Nahrungs-

Wer ist betroffen?

- *5–7 % der Menschen in industrialisierten Ländern haben Typ-1- oder Typ-2-Diabetes*
- *10–20 % haben Prädiabetes*
- *Übergewichtige Personen*
- *Menschen, in deren Familie Diabetes gehäuft vorkommt*

Überholt

Diabetiker dürfen keinen Zucker essen.

Aktuell

Gelegentlich dürfen sich auch Diabetiker in moderater Menge Süßes schmecken lassen.

Glykämischer Index:

DIE ENERGIE IN JEDEM BISSEN

Alle Nahrungsmittel liefern Energie. Der glykämische Index (GI) informiert darüber, ob ein Nahrungsmittel schnell oder eher langsam seine Energie freisetzt. Ein hoher GI steht für schnelle, ein niedriger für langsame Energiefreisetzung.

Forscher der Universitäten Sydney und Toronto entwickelten den glykämischen Index (GI), um zu verdeutlichen, wie sich bestimmte Nahrungsmittel auf den Blutzuckerspiegel auswirken. Je schneller ein Nahrungsmittel verdaut wird und seine Inhaltsstoffe vom Körper aufgenommen werden, desto höher ist sein GI. Ein hoher GI verursacht einen raschen Anstieg des Blutzuckerspiegels, was vor allem für Diabetiker gefährlich sein kann.

Die Werte für den glykämischen Index bezogen sich jedoch für jedes Nahrungsmittel auf eine Standardmenge (50 g Kohlenhydrate). Tatsächlich essen Menschen aber nicht die gleiche Menge an Zucker, Pasta oder Möhren. Aufgrund dieser Erkennnis begannen Wissenschaftler den glykämischen Index anwendungsbezogener umzurechnen – heraus kam ein weiterer Index: die glykämische Last (GL). Dieses Werkzeug berücksichtigt die Art (die chemische Struktur) des Kohlenhydrats eines Lebensmittels und die Portionsgröße, in der dieses Lebensmittel normalerweise verzehrt wird. Die GL gibt also die Auswirkungen wieder, die kohlenhydratreiche Nahrungsmittel unter Berücksichtigung des GI auf den Blutzucker haben, ist dabei aber komplexer als der GI. Nach diesem Index sind Obst und Gemüse eine gute Wahl für Diabetiker, während Fruchtsäfte und raffinierte Kohlenhydrate ungeeignet sind.

Mittlerweile gibt es zu fast 2500 Lebensmitteln veröffentlichte GI-Werte. Die meisten dieser Werte wurden bei Probanden mit normaler Glukosetoleranz abgeleitet. Selbst bei ein- und derselben Person kann die Glukosetoleranz jedoch von Tag zu Tag variieren. Darüber hinaus hängt der GI vom jeweiligen Zustand eines Lebensmittels ab – so kann ein minimaler Unterschied im Reifegrad einer Banane den GI der Frucht verdoppeln. Auch ergeben sich völlig neue Werte, wenn Lebensmittel nicht einzeln gegessen, sondern miteinander kombiniert werden. Reis an sich hat normalerweise einen hohen GI. Reichert man ihn jedoch mit Hülsenfrüchten an oder mischt Olivenöl unter einen Reissalat, sinkt der GI, weil Proteine und Fett die Verdauung verlangsamen. Für das Gericht ergibt sich deshalb ein ganz anderer GI als für seine Einzelkomponenten.

FAZIT

- Der GI und die GL liefern eine Orientierung darüber, wie sich bestimmte Nahrungsmittel auf den Blutzuckerspiegel auswirken. Sie ergänzen die vorhandenen Grundsätze für eine gesunde, abwechslungsreiche und ausgewogene Ernährung.
- Nahrungsmittel mit niedrigem GI wie Obst und Gemüse, Vollkornprodukte und Hülsenfrüchte werden im Rahmen einer ausgewogenen Ernährung empfohlen. Doch wertvolle Lebensmittel mit hohem GI wie Kartoffeln, sollten auch immer wieder auf den Tisch kommen.

Der GI als Orientierungshilfe

Untersuchungen haben ergeben, dass Menschen, die überwiegend Nahrungsmittel mit hohem GI essen, eher zu Übergewicht, Diabetes, Herzkrankheiten und Krebs neigen. In einer Studie wurde ermittelt, dass Männer, die hauptsächlich Nahrungsmittel mit hohem GI zu sich nehmen, mit einer 40 % höheren Wahrscheinlichkeit einen Diabetes entwickeln, für Frauen liegt die Wahrscheinlichkeit laut Nurses' Health Studie bei 37 %. Außerdem konnten Forscher nachweisen, dass es bereits genügt, eine Ofenkartoffel gegen eine Portion Naturreis pro Woche auszutauschen, damit das Risiko für Typ-2-Diabetes um 30 % sinkt.

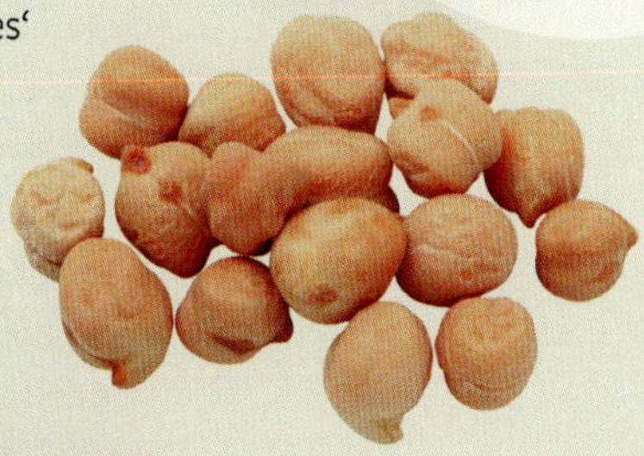

GLYKÄMISCHER INDEX KONTRA GLYKÄMISCHE LAST

In dieser Tabelle sind gängige Lebensmittel jeweils mit ihrem GI und ihrer GL aufgelistet. Beim genauen Hinschauen wird deutlich, dass die GL den Einfluss eines Lebensmittels auf den Blutzucker besser darstellt als der GI.

NAHRUNGSMITTEL	GI	PORTIONSGRÖSSE	GL
Getreideprodukte			
Cornflakes	80	30 g	21
Croissant	67	60 g	17
Naturreis, gekocht	55	150 g	10
Müsli	66	30 g	18
Parboiled Reis, gekocht	58	150 g	23
Pumpernickel	46	30 g	5
Roggenvollkornbrot	64	30 g	8
Spaghetti, gekocht	42	180 g	20
Obst			
Apfel	39	120 g	6
Apfelsaft (natur)	41	250 ml	12
Banane	46	120 g	12
Grapefruit	25	120 g	3
Orange	40	120 g	4
Pfirsich	42	120 g	5
Wassermelone	72	120 g	4
Weintrauben	43	120 g	7
Gemüse			
Erbsen	51	80 g	4
Kidneybohnen	29	150 g	7
Linsen	29	150 g	5
Möhre	92	80 g	5
Ofenkartoffel	60	150 g	18
Ofenkartoffel, zerdrückt	74	150 g	15
Sojabohnen	15	150 g	1
Süßkartoffel	48	150 g	16

mitteln sollten begrenzt werden. Andererseits sind einfach und mehrfach ungesättigte Fettsäuren (z. B. aus Pflanzenölen, Nüssen, Fischen und Avocados) gut für das Herz und können möglicherweise eine Insulinresistenz verringern.

Wenig Lebensmittel mit hohem GI
Der glykämische Index (GI) beschreibt, wie schnell Kohlenhydrate in Glukose umgewandelt und ins Blut aufgenommen werden: Je höher der GI, desto schneller steigt der Blutzucker (siehe auch Glykämischer Index, S. 264). Der Verzehr von Lebensmitteln mit hohem glykämischem Index – dazu gehören z. B. Kartoffeln, weißer Reis, Cornflakes, gesüßte Erfrischungsgetränke oder Salzstangen – sollte eingeschränkt werden. Sie treiben den Blutzucker rasch in die Höhe. Besser ist es, Nahrungsmittel mit niedrigem glykämischem Index zu wählen, dazu gehören Hülsenfrüchte, fast alle Obstsorten sowie Vollkorn- und Milchprodukte zu. Sie verbessern die Blutzuckereinstellung bei Diabetikern.

Ergänzungspräparate klug einsetzen Ein Mangel an dem Spurenelement Chrom wurde mit einer verminderten Glukosetoleranz in Verbindung gebracht. Chrom kommt z. B. reichlich in Schweinefleisch, Vollkorngetreide, Eiern und Bierhefe vor. In Studien mit zusätzlichen Chromgaben über Ergänzungspräparate wurde festgestellt, dass das Spurenelement bei Diabetikern positiv auf die Blutzuckereinstellung wirkt. Wer sich für ein Ergänzungspräparat entscheidet, sollte (nach Rücksprache mit seinem Arzt) täglich nicht mehr als 200 Mikrogramm zu sich nehmen.

Kaum Alkohol Alkohol kann zu Blutzuckerschwankungen führen. Wer Insulin verwendet oder Diabetes-Medikamente einnimmt, sollte mit seinem Arzt über den Genuss von Alkohol sprechen. Wenn Alkohol getrunken wird, dann nur zum Essen.

Weitere Maßnahmen

Neben einer Ernährungsumstellung kann auch eine gesündere Lebensführung helfen, Diabetes unter Kontrolle zu halten. So lässt sich evtl. sogar verhindern, dass sich aus Prädiabetes ein Typ-2-Diabetes entwickelt.

Täglich Sport Sport bzw. regelmäßige Bewegung kann dafür sorgen, dass der Blutzucker stabil bleibt. Oft stellen allein Ernährung und körperliche Aktivität schon eine wirksame Therapie dar. Sport senkt das Risiko, an Prädiabetes und Typ-2-Diabetes zu erkranken.

Abnehmen Forscher fanden heraus, dass Menschen, die nur in geringem Maße an Gewicht verloren, ihr Diabetesrisiko bereits um 58 % verringerten. Das galt besonders für Personen über 60 Jahre.

Zähne pflegen Diabetiker sind anfälliger für Zahnfleischerkrankungen. Betroffene sollten ihren Arzt nach entsprechenden Medikamenten fragen.

Impfungen in Erwägung ziehen Diabetes kann das Immunsystem schwächen. Daher ist möglicherweise z. B. eine Grippeschutzimpfung angebracht.

Blutzuckertests Eine frühzeitige Behandlung eines Diabetes kann schwere Organschädigungen verhindern. Wer über 50 ist, sollte deshalb alle 2 Jahre seinen Blutzuckerspiegel bestimmen lassen. Übergewichtige Personen oder wenn Diabetes gehäuft in der Familie vorkommt, sollten öfter einen Blutzuckertest machen lassen.

Schwangerschaftsdiabetes Bei Schwangeren wird im Rahmen der Mutterschaftsvorsorge zwischen der 24. und 28. Woche der Blutzucker bestimmt. Falls ein Schwangerschaftsdiabetes diagnostiziert wird, muss die Schwangere ihre Ernährung umstellen. Obwohl diese Diabetesform nach der Entbindung fast immer verschwindet, haben die betroffenen Frauen ein erhöhtes Risiko, später im Leben an einem Typ-2-Diabetes zu erkranken.

Divertikulitis

EMPFEHLENSWERT

- Beeren
- Bananen
- Feigen
- Kleie
- Naturreis
- Hülsenfrüchte
- Artischocken
- Wasser, Brühen

Getreide ausprobieren

Wer immer wieder Getreide in seinen Speiseplan einbaut, sorgt automatisch für mehr Ballaststoffe. Ein wenig Quinoa, Amaranth, Bulgur, Gersten- oder Weizenkörner unter gedämpfte Möhren und Brokkoliröschen mischen, das Ganze mit Olivenöl und Parmesan oder Feta verfeinern, evtl. noch Thunfisch (Dose) oder Hähnchenfleisch dazugeben – fertig ist ein köstliches Essen.

Wer ist betroffen?

- *Weniger als 10 % der unter 40-Jährigen und 50 %–60 % der über 70-Jährigen in der westlichen Welt haben eine Divertikulose*
- *Bei 10–20 % der Personen mit Divertikulose, entwickelt sich daraus eine Divertikulitis*
- *Menschen, die sich ballaststoffarm ernähren*

Die Divertikulitis hängt vor allem mit einer ballaststoffarmen Ernährung zusammen. Diese kann ggf. zu chronischer Verstopfung führen, was einen dauerhaft zu hohen Druck im Darm verursachen kann, wodurch die Bildung von Darmdivertikeln (Aussackungen in der Dickdarmwand) begünstigt wird. Sind viele Divertikel vorhanden, spricht man von einer Divertikulose. Entzünden sich die Divertikel, bezeichnet man das als Divertikulitis. Diese Entzündung ist oft sehr schmerzhaft und kann zu Komplikationen wie Abszessen, Darmverschluss oder Darmwanddurchbruch führen. Neben Bauchkrämpfen und -schmerzen können Blähungen, Fieber, Verstopfung, Durchfall und Rektalblutungen auftreten. Die Behandlung der Divertikulitis hängt von der Schwere der Symptome ab. Sie reicht von Flüssignahrung bis zu Operationen.

Ernährung

Diverse Maßnahmen können dazu beitragen, dass aus einer Divertikulose keine Divertikulitis entstehen muss:

Ballaststoffreich essen Ernährungsgesellschaften (D-A-CH) empfehlen Erwachsenen, täglich 30 g Ballaststoffe aufzunehmen. Das gelingt mit dem Verzehr von Obst, Gemüse und Vollkornprodukten.

Auf genug Flüssigkeit achten Im Rahmen einer ballaststoffreichen Ernährung sollten täglich 1,5 –2 Liter Wasser, Saftschorle, Tee oder Brühe getrunken werden. Flüssigkeit sorgt dafür, dass der Stuhl voluminös und weich wird. Eine zu geringe Flüssigkeitsaufnahme kann zu Verstopfung führen.

Beobachten Nahrungsmittel, die Entzündungen oder Schmerzen verursachen, sollten notiert und gemieden werden.

Weitere Maßnahmen

Wer an Divertikulose leidet, sollte neben den o. g. Ernährungsempfehlungen zusätzlich Folgendes beachten:

Stuhlgang nicht aufschieben Bei Menschen mit Darmdivertikeln kann eine dauerhafte Verstopfung das Risiko erhöhen, eine Divertikulitis zu entwickeln. Vorbeugend sollten die Betroffenen deshalb unverzüglich die Toilette aufsuchen, sobald sich Stuhldrang bemerkbar macht.

Sport treiben Sportliche Betätigung verringert den Druck im Dickdarm und unterstützt eine normale Darmmotilität.

Überholt

Menschen mit Divertikulitis sollten Nüsse und Saaten meiden.

Aktuell

Für diese Aussage gibt es keinen wissenschaftlichen Beleg.

D

Durchfall

Siehe auch Chronisch-entzündliche Darmerkrankungen, Seite 255 und Reizdarmsyndrom, Seite 334

EMPFEHLENSWERT

- Wasser, Kräutertees
- Brühen
- Bananen
- Reis
- Apfelmus
- Weißbrot oder Zwieback
- Salzstangen und Hühnerbrühe
- Ingwer (gegen Übelkeit)
- Joghurt

BEDENKLICH

- Alle Milchprodukte außer Joghurt
- Fruchtsäfte
- Trockenobst u. a. ballaststoffreiche Nahrungsmittel
- Zuckerfreier Kaugummi

Wer ist betroffen?

- *Patienten mit Reizdarmsyndrom, Zöliakie oder chronisch-entzündlichen Darmerkrankungen wie Morbus Crohn*
- *Menschen, die mit Viren, Bakterien oder Parasiten infiziert sind*
- *Personen, die Medikamente wie Antibiotika, Krebsmedikamente und magnesiumhaltige Säurebinder einnehmen*

Durchfall bzw. das häufige Absetzen von wässrigem Stuhl ist keine Krankheit an sich, sondern lediglich das Symptom einer Störung. Sehr häufig tritt Durchfall als Folge einer Lebensmittelvergiftung auf, insbesondere bei Fernreisenden. Der Stuhl kann aber auch vorübergehend ungeformt sein, wenn man zu viel abführend wirkende Nahrungsmittel (z. B. Dörrpflaumen) verzehrt, bestimmte Süßstoffe (Zuckeralkohole wie Sorbitol) überreichlich aufnimmt oder bestimmte Medikamente eingenommen hat.

Stress kann ein Reizdarmsyndrom auslösen, das den normalen Darmrhythmus stört, sodass es abwechselnd zu Durchfällen und Verstopfung kommt. Ähnliche Symptome treten bei den chronisch-entzündlichen Darmerkrankungen Colitis ulcerosa und Morbus Crohn auf.

Durchfall kann aber auch ohne erkennbare Ursache auftreten. Sofern die Beschwerden nicht dauerhaft bestehen oder häufig auftreten, braucht man sich keine Sorgen zu machen.

Der akute infektiöse Durchfall, die Diarrhö, ist weltweit die zweithäufigste Todesursache. Betroffen davon sind in erster Linie Menschen in armen Ländern, die keinen Zugang zu sauberem Trinkwasser haben. In den industralisierten reichen Ländern der Welt kommen Todesfälle aufgrund von Durchfall nur selten vor. Zu den Risikogruppen zählen Säuglinge, ältere und chronisch kranke Menschen.

Ernährung

Die meisten Durchfälle sind eher leicht und nur von kurzer Dauer. Sie lassen sich in der Regel durch einfache Ernährungsmaßnahmen ohne Hinzuziehen eines Arztes behandeln:

Viel trinken, wenig essen Zunächst sollten schlückchenweise warme oder lauwarme Getränke konsumiert werden, um weitere Wasserverluste zu verhindern. Meist reicht es, alle 15 Minuten ca. 100 ml zu trinken. Geeignete Getränke sind (Mineral-)Wasser und Kräutertees. Klare Brühe ersetzt Salz und andere Mineralstoffe, die bei Durchfall verloren gehen. Eine Rehydrationslösung kann man selbst anfertigen: 2 TL Traubenzucker und 1 TL Salz werden in 1 l Orangensaft aufgelöst. Sollten handelsübliche Sportgetränke (isotonische Getränke) zum Einsatz kommen, dürfen sie nicht mehr als 10 % Zucker enthalten, sonst verschlimmert sich der Durchfall.

Langsam mit Schonkost beginnen Sobald der Appetit wieder da ist, können ballaststoffarme Lebensmittel wie Zwieback, Weißbrot, Reis, Bananen, Apfelmus, gekochte Kartoffeln und Eier sowie gegartes Hähnchenfleisch gegessen werden. Auch Äpfel und anderes Obst, das reich an dem löslichen Ballaststoff Pektin ist, wirken gegen Durchfall – deshalb ist ungesüßtes Apfelmus ein altes Hausmittel. Auch gekochte Möhren enthalten viel Pektin und können püriert werden. Eine andere Option sind Salzstangen und Hühnerbrühe, die die Natrium- und Kaliumreserven wieder auffüllen. Ingwer tut gut, wenn Übelkeit auftritt: einfach etwas Ingwerwurzel in eine Tasse reiben, mit kochend heißem Wasser begießen und 5 Minuten ziehen lassen.

Milchprodukte zunächst meiden Einige der Durchfallerreger können vorübergehend auch die Laktoseverdauung beeinträchtigen. Joghurt wird allerdings meist gut vertragen.

Keinen Fruchtsaft trinken Äpfel und Apfelmus helfen bei Durchfall. Doch Apfelsaft kann das Gegenteil bewirken. Tatsächlich verursachen Fruchtsäfte bei Säuglingen oft Durchfall.

Weitere Maßnahmen

Sobald heftiger Durchfall auftritt, sollte man sofort Folgendes beherzigen:

Medikamente Frei verkäufliche Medikamente können zur Linderung beitragen, wenn der Durchfall nicht zu stark ist und offensichtlich keine bestimmte Ursache hat oder im Zuge einer gewöhnlichen Erkältung einsetzt. Sie sollten allerdings ohne Rücksprache mit dem Arzt nie länger als 2 Tage eingenommen werden.

Bei wiederkehrendem Durchfall zum Arzt Bei manchen Menschen kommt es zu chronischem Durchfall, weil die Aufnahme bestimmter Nährstoffe gestört ist (z. B. bei einer Laktoseintoleranz) – das sollte medizinisch abgeklärt werden. Wenn Blut, Schleim oder Würmer im Stuhl erkennbar sind sowie starke Bauchschmerzen, Erbrechen und Fieber auftreten, sollte man nicht zögern, sofort den Arzt aufzusuchen.

Eisenspeicherkrankheit

NICHT EMPFEHLENSWERT

- Eisenergänzungspräparate und Multivitaminpräparate mit hohem Eisenanteil
- Hoch dosiertes Vitamin C
- Alkohol in größeren Mengen
- Rohe Schalentiere

BEDENKLICH

- Nahrungsmittel mit hohem Eisengehalt (z. B. mageres rotes Fleisch, Innereien)
- Grünes Blattgemüse

Die Hämochromatose (Eisenspeicherkrankheit) basiert meist auf einem genetischen Defekt oder tritt als Folge anderer Krankheiten wie sidoeroblastische Anämie oder Alkoholismus auf (sekundäre Hämochromatose). Unbehandelt kann sie den Körper irreversibel schädigen.

Bei der Hämochromatose nimmt der Körper mehr Eisen auf, als er braucht. Sobald die Eisenspeicher gefüllt sind, lagert sich das überschüssige Eisen im Gewebe von Muskeln und Organen wie Leber, Herz und Bauchspeicheldrüse ab. So kommt es im Lauf der Zeit zu einer Zerstörung des gesunden Gewebes und zu Symptomen wie Bronzetönung der Haut, Abgeschlagenheit, Gelenk- und Bauchschmerzen sowie Herzrhythmusstörungen. Unbehandelt kann die Eisenspeicherkrankheit Krebs, koronare Herzkrankheit und Leberschäden verursachen.

Ernährung

Bei der Hämochromatose sollten Nahrungsmittel, die reich an Eisen sind und solche, die die Eisenaufnahme im Körper begünstigen, gemieden werden.

Wer ist betroffen?

- *Etwa 10 % der nordeuropäischen Bevölkerung tragen ein Hämochromatose-Gen in sich, aber auch die Kopie eines gesunden. Nur bei 0,3–0,5 % der Bevölkerung sind beide Gene defekt, bei diesen Menschen kann Hämochromatose ausbrechen*

Nicht kombinieren: Vitamin C und Eisen Für Menschen mit Hämochromatose kann die gleichzeitige Aufnahme von Vitamin C und Eisen aus pflanzlichen Nahrungsmitteln schädlich sein. Besser ist es, Vitamin-C-reiche Nahrungsmittel zwischen den Mahlzeiten zu konsumieren.
Keine Vitamin-Mineralstoff-Präparate Ergänzungspräparate mit Eisen oder Vitamin C erhöhen den Eisengehalt im Körper und sind bei der Eisenspeicherkrankheit tabu. Bei manchen Menschen kann die regelmäßige Einnahme von Eisenpräparaten über einen Zeitraum von 10 Jahren zur Eisenspeicherkrankheit führen, genau wie Bluttransfusionen.
Wenig bzw. keinen Alkohol trinken Alkohol kann die Leber schädigen. Bei geschädigter Leber gilt striktes Alkoholverbot.
Austern und Muscheln nicht essen Menschen mit erblicher Hämochromatose haben ein erhöhtes Infektionsrisiko und reagieren besonders empfindlich auf ein toxisches Bakterium, das in rohen Austern und Muscheln vorkommt.

Weitere Maßnahmen

Neben der Ernährungsweise bieten sich weitere Maßnahmen an, um gut mit der Eisenspeicherkrankheit leben zu können:
Gründlich untersuchen lassen Wer weiß, dass es in seiner Familie Fälle von Hämochromatose gibt, sollte daraufhin den Eisenspiegel im Serum und die sog. Transferrinsättigung vom Arzt messen lassen. Wichtig: Die beiden Parameter werden nicht im Rahmen einer Standard-Blutbestimmung berücksichtigt. Möglicherweise sind auch ein Gentest oder eine Leberbiopsie erforderlich.
Aderlasstherapie Bei dieser wirksamen Behandlungsmethode wird regelmäßig Blut (ca. 0,5 l) entnommen. Das zwingt den Körper, seine Eisenspeicher zu leeren, um wieder rote Blutzellen herzustellen.

Ekzem

NICHT EMPFEHLENSWERT

- Milch, Eier, Nüsse u. a. Nahrungsmittel, die Entzündungen auslösen oder verschlimmern

EMPFEHLENSWERT

- Aprikosen
- Möhren
- Mangos
- Bananen
- Kürbis
- Grüne Blattgemüse
- Hülsenfrüchte
- Lachs
- Leinsamen und Leinöl
- Rapsöl
- Naturreis
- Weizenkeime

Ein Ekzem ist ein juckender, schuppender Ausschlag, der häufig durch eine Überempfindlichkeit gegenüber bestimmten Lebensmitteln, bestimmte Chemikalien oder Umwelteinflüsse wie Trockenheit entsteht. Der Ausschlag ist nicht immer eine echte allergische Reaktion, sondern kann auch eine Unverträglichkeitsreaktion gegenüber einer ansonsten harmlosen Substanz sein. Die Symptome können wenige Minuten bis mehrere Stunden nach Einwirken des Reizes auftreten.

Das am häufigsten vorkommende Ekzem ist die atopische Dermatitis, auch Neurodermitis genannt. „Atopisch“ bedeutet, dass Patient und Familienmitglieder eine erhöhte Anfälligkeit für Asthma, Heuschnupfen und Nesselfieber aufweisen. Andere Ekzemarten sind die Kontaktdermatitis (sie tritt auf, nachdem eine Substanz die Haut geschädigt hat) und das seborrhoische Ekzem, besser bekannt als Kopfschuppen, das sich als fettige, schuppige Herde auf Haut oder Kopfhaut bemerkbar macht.

Ernährung

Manche Nahrungsmittel wirken bei Ekzemen lindernd, andere lösen sie jedoch aus. Menschen, die an Ekzemen leiden, könnten die folgenden Empfehlungen etwas Linderung verschaffen:

Verursacher finden Sobald ein Ekzem diagnostiziert wurde, sollte man sich auf die Suche nach dem Auslöser machen. In erster Linie bedeutet das: auf Lebensmittelallergien und -unverträglichkeiten testen lassen. Häufige Verursacher sind Eier, Milchprodukte, Meeresfrüchte, Wal- und Pekannüsse. Kuhmilch kann bei Säuglingen und Kleinkindern zu Ekzemen führen, während Ziegen- oder Sojamilch von diesen Kindern oft besser vertragen werden. Bei vielen Kindern verschwindet die Überempfindlichkeit nach und nach bis zum Alter von 6 Jahren, andere leiden auch als Erwachsene darunter.

Mehr Antioxidanzien aufnehmen Trockenheit kann Ekzeme verursachen, indem sie die Bildung von freien Radikalen begünstigt. Antioxidanzien wie Betakarotin können dem entgegenwirken. Kräftig gefärbtes Obst und Gemüse, z. B. Aprikosen, Mangos, Möhren, Kürbis und Süßkartoffeln, sind eine gute Wahl.

Auf ungesättigte Fettsäuren achten Nahrungsmittel wie Pflanzenöle, fettreicher Meeresfisch und Leinsamen enthalten wertvolle ungesättigte Fettsäuren. Die können die Schwellung verringern, indem sie die Bildung von lokal wirkenden entzündungshemmenden Hormonen, den Prostaglandinen, begünstigen.

Reichlich Vitamin B_6 aufnehmen Einige Forscher glauben, dass eine Vitamin-B_6-reiche Ernährung vor Überempfindlichkeitsreaktionen der Haut schützt. Gute Quellen für dieses Vitamin sind Fettfische, Fleisch, Hülsenfrüchte, Bananen, Naturreis, Weizenkeime und grünes Blattgemüse.

Oolong-Tee trinken

Das Trinken von drei Tassen Oolong-Tee kann die Symptome von Ekzemen lindern – die im Tee enthaltenen Polyphenole unterdrücken die allergische Reaktion.

Weitere Maßnahmen

Für Ekzeme gibt es viele Auslöser, die nichts mit der Nahrung zu tun haben. Hier sind ein paar Tipps, wie man neue Ausbrüche verhindern kann:

Bekannte Auslöser meiden Wird ein Ekzem bei Hitze oder Kälte schlimmer, sollten Temperaturextreme gemieden werden. Seifen, Wasch- und Spülmittel sowie Toilettenpapier sollten unparfümiert und frei von Farbstoffen sein.

Äußerliche Ursachen herausfinden Ein häufiger Auslöser für ein Ekzem ist Nickel, das sich oft in Münzen, Besteck und Modeschmuck befindet – bekannt ist die allergische Reaktion auf nickelhaltige Jeansknöpfe unter dem Begriff „Jeansknopf-Allergie“. Aber auch Latex, das beispielsweise für die Herstellung von Gummihandschuhen verwendet wird, kann ein Ekzem verursachen. Zu weiteren Auslösern gehören Wollkleidung, Kosmetika mit Lanolin (dem natürlichen Wollfett) sowie Acrylkleber.

Die Haut feucht halten Trockenheit begünstigt Ekzeme. Wer zweimal täglich eine milde, parfümfreie Feuchtigkeitspflege aufträgt, kann vorbeugen. Ebenso kann ein Vollbad mit Mandelöl wohltuend und lindernd wirken.

Wer ist betroffen?

- *Im Lauf ihres Lebens erkranken ca. 7 % der Menschen an einem Ekzem*
- *Asthmatiker und alle, die an Heuschnupfen leiden*

E

Epilepsie

NICHT EMPFEHLENSWERT

- Alkohol
- Alle Nahrungsmittel, die Anfälle auslösen oder Wechselwirkungen mit den Antiepileptika aufweisen

Wer ist betroffen?

- *Weltweit bis zu 1 % aller Menschen*
- *10 % der Demenzkranken*
- *50 % aller Kinder, die geistig unterentwickelt sind und an einer infantilen Zerebralparese leiden*
- *Menschen mit einer vorausgegangenen Kopfverletzung*

Von Epilepsie spricht man bei immer wiederkehrenden Krampfanfällen, die durch anormale elektrische Impulse im Gehirn entstehen. Einige Anfälle sind so geringfügig und kurz, dass man sie kaum wahrnimmt, andere dauern mehrere Minuten, während derer die Person zu Boden fällt und von Krämpfen geschüttelt wird. Auch die Häufigkeit der Anfälle ist sehr unterschiedlich.

Neurologen bestreiten grundsätzlich einen Zusammenhang zwischen Ernährung und Epilepsie, bis auf einige Ausnahmen: Epileptiker mit Migränekopfschmerzen, die durch bestimmte Nahrungsmittel ausgelöst werden, haben oft keine Anfälle mehr, wenn sie die auslösenden Zutaten meiden. Bei einigen Diabetikern treten Anfälle im Rahmen einer plötzlichen Unterzuckerung auf. Auch der Genuss größerer Mengen Alkohol in kurzer Zeit kann Krampfanfälle auslösen. Und es wurden (allerdings sehr selten) bei Epileptikern Anfälle durch Aspartam verursacht.

Noch eine Ausnahme: Die sog. ketogene Diät scheint bei den 20 % der Kinder zu funktionieren, deren Anfälle nicht auf Medikamente ansprechen.

Ernährung

Es gibt keine spezielle Diät für Epileptiker. Doch die folgenden Ansätze könnten helfen, die Krankheit im Griff zu behalten:

Ketogene Diät bei Kindern Schon die alten Griechen beobachteten, dass Krampfanfälle in Fastenperioden seltener auftraten. Eine kohlenhydratfreie Ernährung ist genauso wirksam. Bei der ketogenen Diät ist der Körper gezwungen, anstelle von Kohlenhydraten Fett in Energie umzuwandeln. Die Kinder beginnen mit 2–3 Fastentagen im Krankenhaus, danach wird langsam mit der ketogenen Diät begonnen. Sie liefert etwa 75 % der für gesunde Kinder empfohlenen Kalorien, und zwar überwiegend als Fette. Die Diät muss sorgfältig zusammengestellt und strikt befolgt werden; eine kleine Abweichung kann Krampfanfälle auslösen. Nach 2–3 Jahren können die meisten der Patienten zu einer normalen Ernährung zurückkehren, ohne erneut Anfälle befürchten zu müssen.

Ernährungsumstellung Auch erwachsene Epileptiker, bei denen Medikamente keine Wirkung zeigen, können eine ketogene Diät probieren. Studien haben gezeigt, dass die Diät die Zahl der Anfälle bei fast 50 % der Erwachsenen verringern kann. (Vor einer Ernährungsumstellung unbedingt einen Arzt konsultieren.)

Weitere Maßnahmen

Epileptiker können ein erfülltes Leben führen. Mit den folgenden Richtlinien lassen sich die Anfälle unter Kontrolle behalten:

Medikamente nach Vorschrift nehmen Es kann schwer sein, die Nebenwirkungen zu ertragen. Doch es ist notwendig, die Medikamente nach ärztlicher Verordnung einzunehmen. Bei belastenden Nebenwirkungen mit dem Arzt sprechen.

Ausreichend schlafen Zu wenig Schlaf kann einen Anfall auslösen. Ideal sind pro Nacht ca. 8 Stunden.

Epileptiker-Armband Ein SOS-Armband kann im Notfall lebensrettend sein.

Andere Therapien Je nach Sachlage kann eine Operation oder andere Therapien erforderlich sein. Ein Gespräch mit dem Arzt verschafft Klarheit.

Erkältungs-krankheiten

EMPFEHLENSWERT

- Zitrusfrüchte
- Beeren
- Rosenkohl
- Hühnerbrühe u. a. Brühen
- Joghurt
- Weizenkeime und Vollkornprodukte

Eine Erkältung bzw. ein grippaler Infekt zeichnet sich durch Symptome wie laufende Nase, Husten und Halsschmerzen aus. In den Wintermonaten plagt die echte Virusgrippe oder Influenza die Menschen mit den gleichen Symptomen, darüber hinaus aber auch noch mit Fieber, Gelenk- und Muskelschmerzen. Die Komplikationen der Influenza – insbesondere Lungenentzündungen – können sehr schwer verlaufen, in jedem Jahr treten in Deutschland zahlreiche Todesfälle auf.

Erkältungskrankheiten und Influenza sind sehr ansteckende Atemwegserkrankungen, die durch Viren verursacht werden. Jahr für Jahr wird ein neuer Grippeimpfstoff entwickelt, weil sich die Erreger ständig verändern. Die Impfung wird u. a. allen über 60-Jährigen sowie Schwangeren ab dem 4. Monat und allen Personen empfohlen, die besonders ansteckungsgefährdet sind. Vorbeugende Maßnahmen sind z. B. das Meiden von Alkohol, ausreichend Schlaf und weniger Stress. Außerdem sollten häufig die Hände gewaschen, Nase und Augen nicht berührt sowie Mund und Nase beim Husten oder Niesen bedeckt werden.

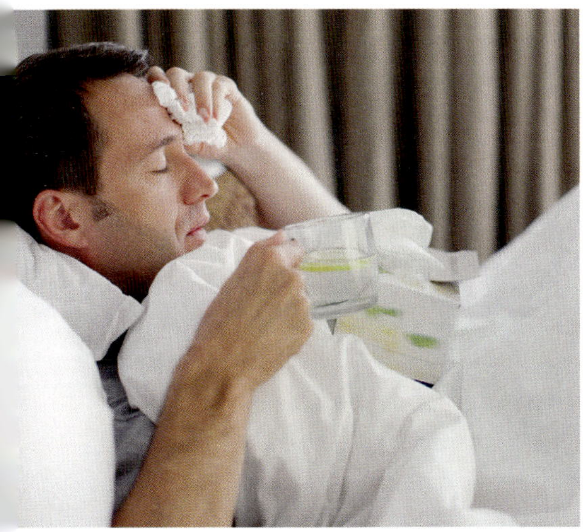

Ernährung

Erkältungen lassen sich durch die richtige Ernährung verhindern, verkürzen oder in der Schwere des Krankheitsverlaufs mindern. Die Annahme, eine Erkältung müsse „ausgehungert" werden, ist falsch – die Nahrung liefert essenzielle Nährstoffe, die helfen, wieder zu Kräften zu kommen:

Auf Vitamin C setzen Dafür, dass Vitamin C in hohen Dosen Erkältungen vorbeugt, gibt es keine Beweise. Doch einigen Studien zufolge kann die Zufuhr von Vitamin C die Krankheitsdauer verkürzen oder die Symptome lindern. Außerdem wirkt Vitamin C leicht antihistaminisch, daher kann das Trinken von viel Zitrussaft oder die Einnahme eines Vitamin-C-Präparats Schnupfensymptome abmildern.

Reichlich trinken Eine der unangenehmsten Nebenwirkungen von hohem Fieber ist die Austrocknung. Während einer Erkältung oder Influenza sollte man täglich mindestens 2,5 l Flüssigkeit (Wasser, Tee oder Brühe) trinken, damit die Schleimhäute feucht bleiben und der Schleim sich löst. Alkohol sollte gemieden werden – er erweitert die Kapillaren und verschlimmert so die Symptome der verstopften Nase. Außerdem beeinträchtigt er die Abwehrkräfte.

Wer ist betroffen?

- *Jeder kann sich anstecken, doch Kinder unter 5 Jahren, über 65-Jährige und Schwangere haben ein höheres Risiko für erkältungsbedingte Komplikationen*
- *Menschen mit chronischen Krankheiten, z. B. Asthma, Herzerkrankungen oder HIV/Aids*

Überholt

Erkältung füttern, Fieber aushungern – oder umgekehrt.

Aktuell

Man soll essen, wenn man hungrig ist. Fasten schwächt genau dann, wenn man stark sein muss.

F

Hühnerbrühe genießen Sie tut gut, ist leicht verdaulich und enthält Zystin, eine Aminosäure, die den Schleim verflüssigt, die verstopfte Nase befreit und eine Lungenentzündung mildert. Man nimmt an, dass Hühnerbrühe die Aktivität der weißen Blutkörperchen, von denen die Entzündung verursacht werden kann, hemmt.
Scharf würzen Chilischoten enthalten Capsaicin, eine Substanz, die der Verstopfung von Nase und Nebenhöhlen entgegenwirkt. Andere scharfe Gewürze sowie Knoblauch und Kurkuma wirken ähnlich.
Zinkhaltiges essen Zink ist für ein funktionierendes Immunsystem unabdingbar. Gute Quellen sind Meeresfrüchte (v. a. Austern), rotes Fleisch und Geflügel, Joghurt u. a. Milchprodukte, Weizenkeime, Weizenkleie und Vollkorn. Studien zeigten, dass Zinkpräparate die Dauer einer Erkältung verkürzen können. Wer über einen längeren Zeitraum täglich mehr als 25 mg Zink einnimmt, schwächt sein Immunsystem.

Weitere Maßnahmen

Ein paar Tipps, wie man sich nach einer Erkältung oder Grippe wieder erholt:
Viel schlafen Ausreichend Schlaf hilft, wieder zu Kräften zu kommen.
Zur Apotheke gehen Acetylsalicylsäure, Ibuprofen und abschwellendes Nasenspray sind frei verkäufliche Medikamente. Sie können die Symptome eines grippalen Infekts oder einer echten Grippe, wie Fieber oder verstopfte Nase, lindern.
Medizinischen Rat einholen Die meisten einfachen Erkältungen und grippalen Infekte verschwinden von selbst. Zum Arzt sollte man gehen, wenn sich folgende Symptome bemerkbar machen: Husten mit grünem, gelbem oder blutigem Auswurf, starke Schmerzen in Gesicht, Kiefer oder Ohr, Schwierigkeiten beim Schlucken oder Atmen oder länger als 48 Stunden Fieber über 38,5 °C.

Fieber

EMPFEHLENSWERT

- Wasser
- Fruchtsäfte
- Brühen (v. a. Hühnerbrühe)
- Kräutertees
- Bananen
- Reis
- Gedünstetes Obst
- Weiß- oder Toastbrot
- Eier

Zwar heißt es oft, die normale Körpertemperatur betrage 37 °C; doch in Wahrheit kann sie beim Menschen im Lauf des Tages bis zu einem Grad über oder unter der Durchschnittstemperatur liegen. Die meisten Menschen spüren einen Körpertemperaturunterschied, sobald ein mäßiges Fieber von 38,5 °C vorliegt.

Fieber selbst ist keine Krankheit, sondern ein Symptom, meist einer Infektion. Oft kommen weitere Symptome wie Schwitzen, Schüttelfrost, Durst, Hautrö-

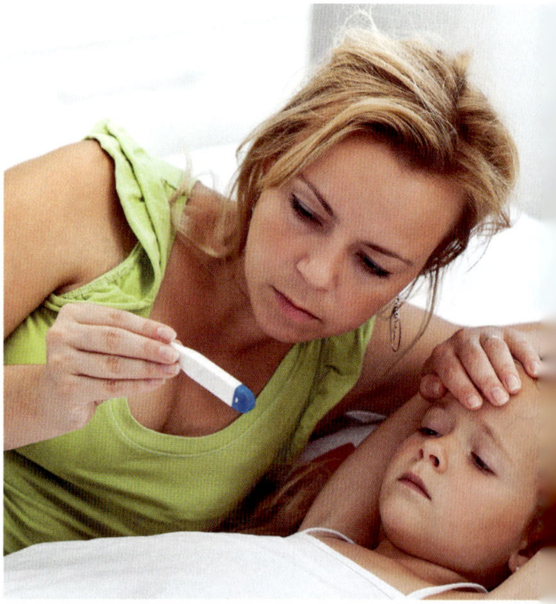

tung, Übelkeit, Erbrechen und Durchfall hinzu. Komplikationsloses Fieber muss nicht behandelt werden – es ist eine natürliche Reaktion des Körpers zur Abwehr von Krankheiten und sollte nur unterdrückt werden, wenn es sehr hoch ist oder von anderen Symptomen begleitet wird.

Ernährung

Die folgenden Empfehlungen zur Ernährung können helfen, das Fieber zu lindern:

Viel trinken Fieber kann mit Schwitzen, Durchfall und Erbrechen einhergehen, was zur Austrocknung führt. Dann sollten täglich mindestens 2 l Flüssigkeit (Wasser, verdünnter Fruchtsaft, Kräutertees) getrunken werden. Zudem kann gefrorener Fruchtsaft gelutscht werden.

Babys rasch mit Flüssigkeit versorgen Fiebrige Babys und Kleinkinder trocknen sehr schnell innerlich aus, da sie im Verhältnis zu ihrem Flüssigkeitsvolumen eine große Körperoberfläche haben. Für Kleinkinder hat sich zum raschen Ausgleich des Flüssigkeitsverlusts die sog. Fanconi-Lösung bewährt, bestehend aus einem Drittel Tee plus 10%ige Glukoselösung, einem Drittel physiologischer Kochsalzlösung (0,9%ige NaCl-Lösung aus der Apotheke) sowie einem Drittel Orangensaft.

Fieber nicht aushungern Wer essen möchte, soll auch essen – entgegen der alten Regel, Fieber müsse ausgehungert werden. Der Körper benötigt bei erhöhter Temperatur sogar mehr Kalorien, weil die Stoffwechselrate mit dem Fieber ansteigt.

Schonkost verabreichen Wenn während eines Fiebers Durchfall auftritt, sollte feste Nahrung erst wieder gegessen werden, wenn der Darm sich beruhigt hat. Danach können in kleinen Portionen milde Nahrungsmittel wie Weißbrot oder Zwieback, Kompott, Bananen, geriebener Apfel, Hühner- oder Rinderbrühe, Reis oder gekochte Eier angeboten werden.

Weitere Maßnahmen

Es gibt diverse Möglichkeiten, mit Fieber umzugehen. Hier sind einige Vorschläge:

Schwaches Fieber nicht behandeln Einigen Experten zufolge kann eine aggressive Behandlung eines Fiebers die Immunantwort beeinträchtigen. Viele Viren und Bakterien gedeihen bei normaler Körpertemperatur; Fieber kann also bedeuten, dass der Körper auf seine Art gegen das Virus vorgeht.

Frei verkäufliche Medikamente Sofern fiebersenkende Medikamente gegeben werden sollen, sind Paracetamol und Acetylsalicylsäure am besten geeignet – Kindern und Jugendlichen unter 18 erst nach Rücksprache mit dem Arzt verabreichen.

Ausruhen Schlaf und Ruhe helfen dem Körper, sich zu erholen und die Infektion zu bekämpfen.

Nicht auskühlen Die Zimmertemperatur sollte angenehm, aber nicht zu kalt sein. Sonst kommt es zu Schüttelfrost, und das Fieber steigt wieder an.

Bei anhaltendem Fieber zum Arzt gehen Grundsätzlich braucht ein Kind oder ein Erwachsener unter 60 Jahren sofort ärztliche Hilfe, wenn das Fieber höher als 40 °C ist. Auch Fieber von 38,5 °C, das länger als 2 Tage anhält, muss unverzüglich ärztlich behandelt werden, ebenso Fieber, das höher ist und mit Beschwerden wie starken Kopfschmerzen, Übelkeit, Erbrechen, Nackensteife, Bewusstseinsänderung oder Lichtüberempfindlichkeit einhergeht.

Babys und Senioren sind mehr gefährdet Säuglinge unter 3 Monaten mit Fieber über 38 °C und Erwachsene über 60 Jahren mit Fieber über 39 °C müssen ärztlich versorgt werden.

Überholt

Bei Kindern muss Fieber unbedingt gesenkt werden.

Aktuell

Ein fieberndes Kind liebevoll zu umsorgen ist wichtiger, als das Fieber zu senken.

Wer ist betroffen?

- *Personen mit Erkrankungen wie grippaler Infekt oder echte Virusgrippe*
- *Menschen mit einem bakteriellen Infekt*
- *Menschen mit Hitzeerschöpfung oder extremem Sonnenbrand*
- *Patienten, die bestimmte Medikamente wie Antibiotika oder Bluthochdruck-Medikamente einnehmen*

G

Gallensteine

EMPFEHLENSWERT
- Tomaten
- Lachs
- Naturreis
- Vollkornbrot
- Gerste
- Avocados
- Olivenöl
- Walnüsse
- Leinsamen

BEDENKLICH
- Fettes Fleisch u. a. Nahrungsmittel, die relativ reich an gesättigten Fettsäuren sind
- Verarbeitete Lebensmittel, die Transfettsäuren enthalten
- Raffinierte Kohlenhydrate, z. B. süßes Gebäck und Erfrischungsgetränke

Wer ist betroffen?

- *Frauen bekommen doppelt so häufig Gallensteine wie Männer*
- *Menschen mit Übergewicht oder Fettsucht*
- *Personen, die sich häufig strengen Diäten unterziehen*

Die Gallenblase hat die Aufgabe, die Gallenflüssigkeit zu lagern und zu konzentrieren. Diese wird von der Leber abgegeben, um im Dünndarm Fett zu verdauen. Gallenflüssigkeit enthält Cholesterin und das Pigment Bilirubin – aus beidem können sich Gallensteine bilden.

Viele Menschen mit Gallensteinen bemerken keine Symptome. Manchmal entstehen Schmerzen im rechten Oberbauch, wenn sich die Gallenblase zusammenzieht, um während einer Mahlzeit Gallenflüssigkeit in den Dünndarm abzugeben. Außerdem kann es zu einer Entzündung der Gallenblase (Cholezystitis) kommen. Sie macht sich durch einen plötzlichen, starken, in Rücken und rechtes Schulterblatt ausstrahlenden Schmerz, Fieber, Schüttelfrost und Erbrechen bemerkbar. Wird der Gallenabfluss durch Steine behindert, färben sich die Haut und das Weiße im Auge gelb. Unbehandelt können Steine im Gallengang stecken bleiben und zu einer Entzündung von Leber oder Bauchspeicheldrüse führen.

Ernährung

Das Richtige essen Wer Gallensteine hat, sollte Nahrungsmittel meiden, die zu Beschwerden führen. Empfehlenswert sind stärkehaltige Lebensmittel, viel Obst und Gemüse, Eiweiß in Maßen und wenig Fett. Nahrungsmittel mit Vitamin C und E sowie Kalzium, z. B. Tomaten, Lachs und Nüsse. Alkohol sollte gemieden werden.

Immer frühstücken Ein ausgiebiges Frühstück regt die Gallenblase an, sich vollständig zu entleeren und dabei auch kleine Steine herauszuspülen.

Viele kleine Mahlzeiten essen Kleine Mahlzeiten können die Gallenblase anregen, sich zu entleeren; der Verzehr von 5–6 über den Tag verteilten Mahlzeiten unterstützt eine gesunde Funktion der Gallenblase.

Crash-Diäten meiden Nach einer Phase des Fastens bilden sich häufiger Gallensteine. Besser ist es, allmählich Gewicht zu verlieren.

Auf Ballaststoffe setzen Obst und Gemüse sowie Vollkornprodukte können evtl. das Entstehen von Gallensteinen verhindern.

Ungesättigte Fette bevorzugen Lebensmittel mit einem hohen Gehalt an mehrfach ungesättigten Fettsäuren, z. B. Walnüsse, Leinsamen und Lachs, sowie solche, die reich an einfach ungesättigten

Langsam abnehmen
Überschüssige Pfunde zu verlieren ist gut für die Gesundheit. Doch ½–1 kg pro Woche sind genug. Ein zu schneller Gewichtsverlust und Fasten begünstigen die Bildung von Gallensteinen.

Fettsäuren sind, wie Olivenöl und Avocados, können ebenfalls der Bildung von Gallensteinen vorbeugen.
Fettes und Zuckriges meiden Nahrungsmittel mit vielen gesättigten Fettsäuren und Transfettsäuren, etwa fettes Fleisch, Hühnerhaut, Butter, Käse und verarbeitete Lebensmittel, können das Gallensteinrisiko erhöhen. Auch raffinierte Kohlenhydrate (z. B. Weißmehl und Zucker) können Probleme verursachen.

Weitere Maßnahmen

Folgende Tipps können bei bestehenden Gallensteinen und als Vorbeugung helfen:
Auf das Körpergewicht achten Einer Studie zufolge erhöht bereits mäßiges Übergewicht das Risiko für die Bildung von Gallensteinen. Adipositas ist besonders bei Frauen ein wesentlicher Risikofaktor.
Ergänzungspräparate in Erwägung ziehen Wer zu wenig Vitamin C oder E oder Kalzium aufnimmt, hat ein erhöhtes Risiko für Gallensteine. Ergänzungspräparate sollten aber nur nach Rücksprache mit dem Arzt genommen werden. In der Regel ist es besser, Vitamine und Mineralstoffe aus der Nahrung zu beziehen.
Behandlungsmethoden besprechen Bei häufigen schmerzhaften Attacken muss normalerweise die Gallenblase entfernt werden (Cholezystektomie). Eine weitere Möglichkeit ist die Lithotrypsie, bei der die Gallensteine durch Schallwellen zertrümmert werden.

Gastritis

Siehe Magenverstimmung und Sodbrennen, Seite 307

Gastroenteritis

Siehe Lebensmittelvergiftung, Seite 299

Gefäßerkrankungen

EMPFEHLENSWERT

- Zitrusfrüchte
- Zwiebeln
- Knoblauch
- Lachs
- Sardinen

BEDENKLICH

- Gebratenes und Frittiertes
- Stark gesalzene Speisen

Wer ist betroffen?

- *Patienten mit Arteriosklerose*
- *Diabetiker*

Die häufigsten Kreislauf- und Gefäßerkrankungen sind Bluthochdruck und Arteriosklerose. Daneben gibt es noch zahlreiche Gerinnungsstörungen und Krankheiten mit Behinderung des Blutflusses.

Aneurysmen sind Aussackungen an schwachen Stellen der Arterienwände, v. a. der Hauptschlagader, die direkt vom Herzen abgeht. Viele Aneurysmen sind Folge einer angeborenen Gewebeschwäche, während andere durch Bluthochdruck oder Arteriosklerose entstehen.

Zu den Symptomen der Claudicatio intermittens, der sog. Schaufensterkrankheit, gehören starke Beinschmerzen und -krämpfe – nach einer gewissen Gehstrecke – infolge von Durchblutungsstörungen und einer Unterversorgung mit Sauerstoff. Diabetiker und Menschen mit Arteriosklerose sind am häufigsten von der Krankheit betroffen.

Als Phlebitis wird eine Entzündung der Venen bezeichnet. Meist sind die großen oberflächlichen Unterschenkelvenen betroffen. Trotz der Schmerzen ist diese oberflächliche Venenentzündung weniger gefährlich als eine Entzündung der tiefen Beinvenen, aus der eine Thrombophlebitis entstehen kann. Dabei bilden sich an der Entzündungsstelle Gerinnsel, von denen Stücke abbrechen und zu Herz und Lungen gespült werden.

Die Raynaud-Krankheit geht mit Taubheitsgefühlen, Kribbeln und Schmerzen in Fingern und Zehen durch Zusammenziehen oder Verkrampfen der kleinsten Arterien einher, die die Extremitäten mit Blut versorgen. Die Symptome setzen typischerweise bei Kälte ein, bei manchen Menschen können sie auch durch Stress ausgelöst werden. Frauen haben ein neunmal höheres Risiko, die Raynaud-Krankheit zu bekommen; warum, ist unbekannt. In vielen Fällen wird Tabakrauch verantwortlich gemacht. Einige Patienten mit Raynaud-Krankheit leiden auch an Lupus erythematodes, rheumatoider Arthritis oder anderen Autoimmunerkrankungen.

Ernährung

Spezielle Ernährungsempfehlungen für Gefäßerkrankungen gibt es nicht. Die im Folgenden beschriebenen Maßnahmen können jedoch den Umgang mit den Beschwerden erleichtern und das allgemeine Wohlbefinden verbessern.

Fett- und salzarm essen Eine fett- und salzarme Kost kann Arteriosklerose und Bluthochdruck vorbeugen.

Zu frischem Obst und Gemüse greifen Wer reichlich frisches Obst und Gemüse zu sich nimmt, versorgt seinen Körper mit Vitamin C; es stärkt die Blutgefäße und hält sie elastisch.

Mehr Zwiebeln und Knoblauch essen Diese Gemüsesorten verbessern die Durchblutung besonders gut. Nach dem Schneiden sollte man Knoblauch 10 Minuten ruhen lassen, bevor man ihn weiterverarbeitet. Dadurch werden Allicin und seine wirksamen Abkömmlinge aktiviert und können den vollen Nährwert des Knoblauchs entfalten.

Immer wieder Fisch essen Eine Ernährung mit mehreren Portionen Fettfisch oder anderen Lebensmitteln, die Omega-3-Fettsäuren und Vitamin E enthalten, trägt zur Verminderung der Entzündungsreaktion und der Gerinnselbildung bei. Gamma-Linolensäure, eine Substanz in Nachtkerzen- und Borretschöl, wirkt ähnlich. Allerdings kann sie die Wirkung von Medikamenten beeinflussen und sollte nicht ohne Rücksprache mit dem Arzt konsumiert werden.

Weitere Maßnahmen

Zusammen mit einer ausgewogenen Ernährung können die folgenden Schritte die Gesundheit fördern und verhindern, dass die Probleme mit den Gefäßen schlimmer werden:

Regelmäßig Sport treiben Sportliche Betätigung, kombiniert mit einer sehr fettarmen Ernährung, kann für Menschen mit Gefäßerkrankungen hilfreich sein.

Nicht rauchen Betroffene sollten Rauchen und Passivrauchen vermeiden.

Warme Kompressen ausprobieren Patienten mit Raynaud-Krankheit können sich bei einem Anfall Linderung verschaffen, (oder einem neuen Anfall vorbeugen), indem sie auf Hände und Füße warme Kompressen legen und sich ansonsten so wenig wie möglich der Kälte aussetzen.

Medikamente nach Bedarf Eine Phlebitis kann mit Acetylsalicylsäure und anderen entzündungshemmenden Mitteln behandelt werden. Bei Thrombophlebitis können gerinnselauflösende Medikamente verabreicht werden. Daneben sind möglicherweise weitere Maßnahmen erforderlich, um zu verhindern, dass die Gerinnsel lebenswichtige Organe erreichen und zu folgenschweren Schäden führen.

Ärztlichen Rat einholen Bei einer ausgeprägten Gefäßverengung ist oft eine Operation erforderlich.

Gelbsucht

NICHT EMPFEHLENSWERT

- Alkohol

EMPFEHLENSWERT

- Mageres Fleisch
- Geflügel
- Fisch
- Eier, Milch und Milchprodukte
- Quinoa
- Hülsenfrüchte

BEDENKLICH

- Fettreiches, Gebratenes und Frittiertes
- Zuckerhaltige Nahrungsmittel

Als Gelbsucht bezeichnet man die Gelbfärbung der Haut und des Weißen im Auge. Ursache dafür ist Bilirubin, das sich im Blut anreichert und ein Nebenprodukt der Gallenflüssigkeit ist. Am häufigsten tritt die Gelbsucht bei einer Hepatitis oder einer anderen Lebererkrankung auf. Die obstruktive Gelbsucht entsteht durch Gallensteine oder eine andere Gallenblasenerkrankung. Die seltenste Form der Gelbsucht wird von Veränderungen im Bilirubinstoffwechsel verursacht. Viele seltene Gelbsuchtformen sind erblich bedingt.

Neugeborene können in den ersten Lebenstagen eine Gelbsucht entwickeln. Sie entsteht, weil die Leber noch nicht voll funktionsfähig ist. Normalerweise treten keine weiteren Symptome auf, und die Gelbfärbung verschwindet innerhalb einer Woche mit der Leberreifung.

Ernährung

Einige Formen der Gelbsucht klingen unter nährstoffreicher, ausgewogener Ernährung ab; es kann allerdings mehrere Wochen dauern. Hier sind einige nützliche Hinweise:

Mehrere kleine Mahlzeiten Sie sind häufig bekömmlicher. Wer an Gelbsucht leidet, erlebt häufig, dass im Lauf des Tages der Appetit ab- und die Übelkeit zunimmt. In dem Fall sollte man ein reichhaltiges Frühstück zu sich nehmen, dann kleine Mahlzeiten über den Tag verteilen. Als Zwischenmahlzeit z. B. ein Milchmix- oder ein anderes reichhaltiges Getränk einplanen.

Bei Hepatitis eiweißreiche Kost Die Ernährung sollte ausgewogen und reich an tierischen und pflanzlichen Eiweißen sein. Die besten Quellen sind mageres Fleisch, Geflügel, Fisch, Eier, Milch und Milchprodukte sowie eine Kombination von Hülsenfrüchten und Vollkornprodukten, wie Linsen mit Quinoa.

Fettes meiden Fettreiche, gebratene und frittierte Nahrungsmittel sind schwer verdaulich. Kleinere Fettmengen sind jedoch wichtig, da sie die erforderlichen Kalorien und ein wenig Geschmack ergänzen. Allgemein ist das Fett aus Milch, Milchprodukten und Eiern leichter verdaulich als Fett aus Fleisch(produkten).

Kein Alkohol Alkohol belastet eine kranke Leber zusätzlich. Nach der Genesung wird er möglicherweise vertragen, doch bei einigen Leberkrankheiten ist eine lebenslange Abstinenz erforderlich.

Finger weg von Süßigkeiten Weil sie den Appetit verderben, sollten Süßigkeiten möglichst vollständig gemieden werden.

Wer ist betroffen?

- *Patienten mit Erkrankungen der Leber, z. B. Hepatitis, Zirrhose oder Krebs*
- *Menschen mit Blutkrankheiten wie hämolytische Anämie*
- *Personen mit genetischen Syndromen wie Morbus Meulengracht*
- *Menschen mit blockierten Gallengängen*
- *Säuglinge*

60% aller **Neugeborenen** haben **Gelbsucht.**

Weitere Maßnahmen

Viele Behandlungen und Veränderungen der Lebensweise sind möglich. Und: Gelbsucht kann diverse Ursachen haben, weshalb ein Gespräch mit dem Arzt unumgänglich ist.

G

Gicht

NICHT EMPFEHLENSWERT

- Innereien
- Wildfleisch
- Sardellen
- Sardinen
- Heringe
- Alkohol

EMPFEHLENSWERT

- Wasser
- Obst und Gemüse
- Kräutertees
- Gemüsebrühe
- Sojaprodukte
- Milch und Milchprodukte

BEDENKLICH

- Fruchtsäfte
- Honig
- Mit Fruktose gesüßte Produkte

Wer ist betroffen?

- *Mehr Männer als Frauen, doch die Häufigkeit steigt bei beiden Geschlechtern mit dem Alter (besonders bei Frauen, speziell nach der Menopause)*
- *Menschen, in deren Familie die Krankheit gehäuft auftritt*
- *Übergewichtige, Alkoholiker oder Personen, die zu viel purinreiche Nahrungsmittel zu sich nehmen*

Gicht betrifft meist das Grundgelenk der Großzehe, andere Fußgelenke, die Knie, Knöchel, Handgelenke und Finger. Sie geht mit Schwellung, Entzündung und extremen Schmerzen einher. Selbst die leichteste Berührung kann bei einem Gichtanfall unerträgliche Schmerzen verursachen.

Früher galt Gicht als Krankheit der Reichen und des Adels. Man brachte sie mit Völlerei und Übergewicht in Verbindung. Tatsächlich handelt es sich um einen Typ von Arthritis, der meist genetisch bedingt ist und bei dem die Nieren nicht mehr genug Harnsäure ausscheiden können.

Ernährung

Zur Unterstützung der Medikamentenwirkung sollten von Gicht Betroffene ihre Ernährung umstellen. Nur so lässt sich die Harnsäuremenge verringern. Das bedeutet, Lebensmittel, die die Harnsäureproduktion fördern, zu meiden oder nur in geringem Maß zu verzehren.

Purinreiche tierische Produkte meiden Sie begünstigen bei Menschen mit einer Veranlagung für Gicht eine übermäßige Harnsäureproduktion. Deshalb sollte z. B. auf Sardellen, Sardinen, Leber, Nieren, Hirn, Heringe, Makrelen, Jakobsmuscheln und Wildfleisch verzichtet werden.

Auf Fruktose achten Fruktose ist eine Purinquelle, die sowohl in Fruchtsäften als auch in mit Honig, Fruktose oder Maisstärkesirup gesüßten Produkten enthalten ist. Ganze Früchte enthalten zwar auch Fruktose; sie liegt jedoch nicht in konzentrierter Form vor, deshalb kann Obst bedenkenlos verzehrt werden.

Wenig Fleisch, Fisch und Geflügel essen Weil Fleischprodukte einen hohen Puringehalt haben, sollte man davon nicht mehr als 100–150 g am Tag zu sich nehmen.

Auf pflanzliche Proteine setzen Anstelle von Fleisch mehr eiweißreiche pflanzliche Produkte wie Soja auf den Speiseplan setzen. Diese Lebensmittel enthalten essenzielle Aminosäuren, die der Körper braucht, aber ohne die Purine, die in tierischen Produkten vorkommen.

Reichlich trinken Täglich 2 l Flüssigkeit in Form von Kräutertee und Wasser sollten es sein. Auch regelmäßiger Kaffeegenuss ist erlaubt. Der Urin wird so verdünnt und der Bildung von Nierensteinen vorgebeugt.

Kein Alkohol Alle alkoholischen Getränke behindern die Ausscheidung von Harnsäure, auch wenn Gichtmedikamente eingenommen werden. Deshalb am besten ganz auf Alkohol verzichten.

Keine Low-Carb-Diäten Eine Ernährung, die arm an Kohlenhydraten und reich an Eiweiß ist, sollte gemieden werden. Bei diesen Diäten bilden sich Ketone – Stoffwechselabfallprodukte, die die Ausscheidung von Harnsäure behindern können.

Langsam abnehmen Wer sein Körpergewicht reduziert und dabei insbesondere Bauchfett verliert, kann damit Gichtanfällen vorbeugen. Die Gewichtsabnahme sollte allerdings langsam erfolgen, da der Harnsäurespiegel bei schnellem Abnehmen steigen und einen Gichtanfall auslösen kann. Auch Fasten erhöht den Harnsäurespiegel, weshalb Menschen mit Gicht keine Mahlzeiten auslassen sollten.

Weitere Maßnahmen

Colchicin ist ein hochwirksames Gichtmedikament, das aus der Herbstzeitlosen gewonnen wird. Es kann jedoch auch starke Übelkeit und Erbrechen auslösen. Die folgenden Vorschläge können helfen, die Gicht im Griff zu behalten:

Medikamente überprüfen Gicht kann durch Einnahme von Acetylsalicylsäure oder Diuretika (gegen Bluthochdruck) ausgelöst werden. Diese Medikamente können Nierenfunktion und Harnsäureausscheidung beeinträchtigen.

Auf andere Krankheiten achten Gicht-Patienten haben oft auch Krankheiten wie Bluthochdruck, Herzerkrankungen, Diabetes und hohe Cholesterinwerte. Das muss eine Therapie berücksichtigen.

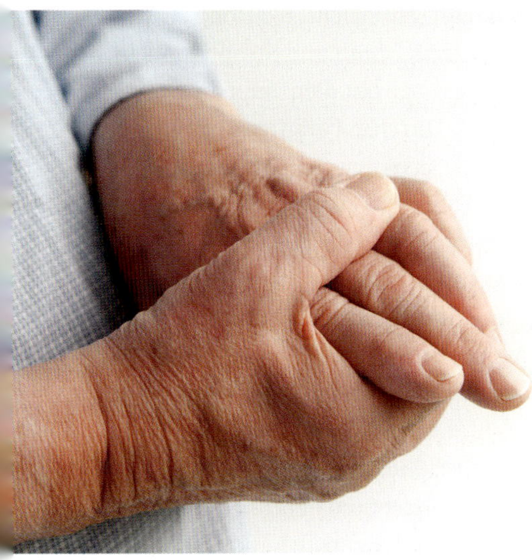

Glutenunverträglichkeit

Siehe Zöliakie, Seite 352

Grauer Star

Siehe Augenerkrankungen, Seite 244

Gürtelrose

EMPFEHLENSWERT

- Nüssen und Samen
- Weizenkeime
- Pflanzenöle
- Meeresfrüchte
- Mageres Fleisch
- Hühnerfleisch
- Milch und Milchprodukte
- Hülsenfrüchte
- Vollkornprodukte

Wer ist betroffen?

- *Jeder, der einmal Windpocken hatte, ist gefährdet*
- *Irgendwann in ihrem Leben erleiden etwa 30 % aller Menschen die Krankheit*
- *Menschen mit unterdrücktem Immunsystem*
- *Über 50-Jährige*

Gürtelrose (Herpes zoster) ist eine äußerst schmerzhafte Nervenerkrankung und eine Reaktivierung im Körper vorhandener Windpockenviren. Bei den meisten Menschen schlummern diese Viren nach überstandener Krankheit, bei anderen entstehen nach Kribbeln und Brennen der Haut windpockenartige Bläschen, die dem Verlauf eines Nervs folgen. Was die schlummernden Viren aktiviert, ist noch nicht eindeutig geklärt. Man nimmt an, dass fortgeschrittenes Alter, ein geschwächtes Immunsystem, manche Medikamente (wie Kortikoide oder Immunsuppressiva), emotionaler Stress oder eine zurückliegende Operation Auslöser sein können.

Ernährung

Nach Ansicht mancher Mediziner lässt sich einer an die Erkrankung anschließenden

Neuralgie am besten mit gesunder Ernährung vorbeugen. Das kann man tun:

Mehr Vitamin E und C zu sich nehmen Vitamin E ist wie Vitamin C ein Antioxidans und in Nüssen, Saaten, Weizenkeimen und Pflanzenölen enthalten. Beide Vitamine stärken auch das Immunsystem. Zudem helfen die Bioflavonoide aus Vitamin-C-reichem Obst und Gemüse, die mit der Folge-Neuralgie auftretende Entzündung zu verhindern.

Zinkspeicher auffüllen Zinkreiche Nahrungsmittel wie Meeresfrüchte, Fleisch, Geflügel, Milchprodukte, Hülsenfrüchte und Vollkornprodukte stärken das Immunsystem. Schmerzen können auch mit capsaicinhaltiger Salbe gelindert werden.

Weitere Maßnahmen

Sport treiben Stress kann eine Gürtelrose auslösen, und Sport kann Stress abbauen. Bereits täglich 30 Minuten zügiges Gehen, Schwimmen, Radfahren oder Yoga können hilfreich sein.

Die Haut beruhigen Um die Heilung (und das Entspannen) zu fördern, kann man Badewasser ein paar Tropfen Rosen-, Lavendel-, Bergamotte- oder Teebaumöl zusetzen. Die ätherischen Öle zuvor mit einem neutralen Pflanzenöl mischen.

Den Schmerz betäuben Ringelblumenlotion oder -salbe, mehrmals am Tag auf die Bläschen aufgetragen, kann den Schmerz lindern. Man kann stattdessen auch dreimal täglich eine Paste aus zwei zerdrückten Acetylsalicylsäure-Tabletten und 2 EL Franzbranntwein auftragen, um die gereizten Nerven zu beruhigen.

Ergänzungspräparate einnehmen Die regelmäßige Einnahme von Vitaminpräparaten kann das Immunsystem funktionsfähig halten, sodass es die Gürtelrose abwehren kann. Um die Symptome einer Folge-Neuralgie zu lindern, kann der Arzt Vitamin-B_{12}-Injektionen verabreichen.

Halsschmerzen

NICHT EMPFEHLENSWERT

- Alkohol
- Koffein

EMPFEHLENSWERT

- Zitronen
- Honig
- Joghurt
- Eier
- Meeresfrüchte
- Mageres Fleisch
- Vollkornprodukte
- Fruchtsäfte
- Wasser
- Tee

Wer ist von Halsschmerzen betroffen?

- *Allergiker*
- *Kinder bis zum Teenageralter*
- *Ältere Menschen*
- *Menschen mit unterdrücktem Immunsystem*
- *Personen, die auf engem Raum mit vielen anderen zusammenleben oder -arbeiten*

Ein rauer, brennender Hals ist in den meisten Fällen das erste Anzeichen einer Virusinfektion der oberen Atemwege, z. B. eines grippalen Infekts, einer Influenza, einer Kehlkopfentzündung (Laryngitis) oder, weniger häufig, einer Streptokokkeninfektion im Hals-Rachen-Bereich. Bei Kindern können geschwollene und infizierte Rachenmandeln Halsschmerzen hervorrufen; bei Erwachsenen führt Rauchen häufig zu leichten chronischen Halsschmerzen. Viren und Streptokokken, die die Atemwege befallen, sind äußerst ansteckend. Durch sorgfältige Hygiene und gesunde Ernährung kann man sich vor vielen Infektionen schützen.

Ernährung

Wer beim ersten Kratzen im Hals die richtigen Maßnahmen ergreift, kann verhindern, dass sich daraus eine schwerwiegendere Erkrankung entwickelt.

Viel Obst und Gemüse essen Täglich Obst und Gemüse versorgen den Körper mit ausreichenden Mengen an Vitamin C,

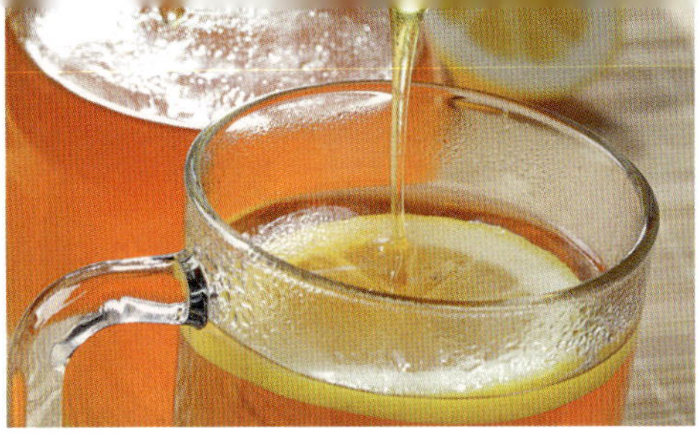

Betakarotin u. a. essenziellen Vitaminen und Mineralstoffen. Sie sind unerlässlich für den Aufbau von Abwehrkräften. Zitronen sind besonders Vitamin-C-reich.

Zink-Lutschtabletten ausprobieren Verschiedene Untersuchungen haben gezeigt, dass Lutschtabletten mit Zink die Dauer bzw. Schwere von Halsentzündungen verringern können. Genügend Zink in der Ernährung stärkt die Immunabwehr des Körpers. Gute Zinklieferanten sind Joghurt und andere Milchprodukte, Austern und sonstige Meeresfrüchte, mageres Fleisch, Eier und Vollkornprodukte. Allerdings sollte man es nicht übertreiben: Mehr als 25 mg Zink am Tag sollte man nicht einnehmen. Ein Zuviel an Zink kann das Immunsystem schwächen.

Alkohol meiden Alkohol schwächt das Immunsystem und reizt die entzündeten Schleimhäute. Bis die Halsentzündung abgeklungen ist, sollte man deshalb auf Alkohol verzichten.

Auf flüssige Nahrung umstellen Heiße oder kalte Getränke können das (oft mit Schmerzen verbundene) Schlucken erleichtern. Manche Ärzte empfehlen, zeitweise ganz auf Nahrung in flüssiger Form umzustellen, um die Nährstoffversorgung zu sichern und die Halsschmerzen nicht zu verstärken. Geeignet sind dann warmes Wasser, Tees, Fruchtsäfte und Brühen sowie halbflüssige Speisen wie Cremes, Puddings und Suppen.

Weitere Maßnahmen

Mit Salzwasser gurgeln Viele Hausmittel gegen Halsentzündungen tragen zur Linderung der Symptome bei. Das bewährteste und bekannteste Hausmittel ist Gurgeln mit warmem Salzwasser. Alternativ kann man auch 2 TL Apfelessig oder Honig (oder beides) mit 125 ml warmem Wasser verrühren und damit gurgeln.

Zitronentee trinken Auch Zitronen lindern Halsschmerzen: Den Saft von einer Zitrone in eine Tasse abgekochtes und auf Trinktemperatur abgekühltes Wasser pressen; mit Honig nach Belieben süßen.

Hämochromatose

Siehe Eisenspeicherkrankheit, Seite 269

Hämorrhoiden

EMPFEHLENSWERT

- Wasser
- Hülsenfrüchte
- Gerste
- Kleieflocken
- Beeren
- Äpfel
- Birnen
- Haferflocken
- Leinsamen

BEDENKLICH

- Rotes Fleisch

Wer ist betroffen?

- *Menschen mit Übergewicht*
- *Personen zwischen 45 und 65 Jahren*
- *Schwangere*

Hämorrhoiden sind Krampfadern der Analvenen. Sie können innerlich und äußerlich vorliegen und starke Beschwerden auslösen. Hämorrhoiden sind weltweit für Millionen von Menschen ein Problem – und das, seit der erste Mensch aufrecht ging.

Ernährung

Viel Wasser trinken Dadurch wird der Stuhl weich, was Schmerzen, Blutungen und einen Vorfall (wenn Hämorrhoiden aus dem Analkanal treten) lindern kann.

Mehr Ballaststoffe essen Erwachsene sollten 30 g Ballaststoffe zu sich nehmen. Hülsenfrüchte, Vollkornbrot u. a. Vollkornprodukte sowie Beeren, Äpfel und Birnen helfen, dieses Ziel zu erreichen. Mit frisch geschroteten Leinsamen lassen sich Müslis, Smoothies oder Joghurt leicht mit Ballaststoffen anreichern.

Weitere Maßnahmen

Rechtzeitig zur Toilette gehen Wird der Stuhlgang hinausgezögert, kann der Kot später schwerer ausgeschieden werden, was zu Verstopfung führen und Hämorrhoiden verschlimmern kann.
Nicht pressen Starkes Pressen bei hartem Stuhl verursacht Druck, der die Hämorrhoiden verschlimmern kann. Stattdessen lieber entspannen, tief durchatmen und den Dingen ihren natürlichen Lauf lassen.
Nicht trödeln Wer ein Buch oder eine Zeitschrift liest, während er auf der Toilette sitzt, übt gleichzeitig Druck auf die Hämorrhoiden aus.

Ballaststoffpräparate
Ein Präparat mit Flohsamen (Psyllium) kann Hämorrhoiden möglicherweise vorbeugen.

Aktiv werden Gerade Menschen, die einer überwiegend sitzenden Tätigkeit nachgehen, sollten über den Tag verteilt Zeit für körperliche Aktivitäten einplanen.
Möglichst nichts heben Wer es vermeiden kann, sollte schwere Dinge nicht heben. Falls es sich nicht umgehen lässt, beim Anheben ausatmen – nicht die Luft anhalten.
Auf der Seite schlafen Das verringert den Druck auf die Blutgefäße im Beckenbereich und kann verhindern, dass sich Hämorrhoiden vergrößern. Das gilt vor allem für Schwangere.

Harnwegsinfektionen

NICHT EMPFEHLENSWERT
- Koffein
- Alkohol
- Scharfe Speisen

EMPFEHLENSWERT
- Cranberrys und Cranberrysaft
- Wasser und koffeinfreie Getränke
- Orangen
- Tomaten
- Brokkoli
- Joghurt

Die meisten Harnwegsinfektionen betreffen die Blase, manche aber auch Nieren, Harnleiter (sie leiten den Urin von der Niere in die Blase) oder Harnröhre (durch sie wird der Urin von der Blase aus dem Körper geleitet). Häufigstes Symptom ist Harndrang, selbst wenn die Blase nicht ganz gefüllt ist. Beim Urinieren können Schmerzen und Brennen auftreten, in schweren Fällen ist der Urin blutig verfärbt. Manchmal treten auch leichtes Fieber und Rückenschmerzen auf.

Meist werden Harnwegsinfektionen durch das Bakterium *Escherichia coli* verursacht, das im Verdauungstrakt lebt, aber in die Blase wandern kann. Weitere mögliche Erreger sind die sexuell übertragbaren Chlamydien. Frauen erkranken häufiger an Harnwegsinfektionen als Männer, weil ihre Harnröhre kürzer ist und deren anatomische Lage eine bequeme Einstiegspforte für Bakterien darstellt.

Ernährung

Eine bakterielle Harnwegsinfektion muss mit Antibiotika behandelt werden, doch

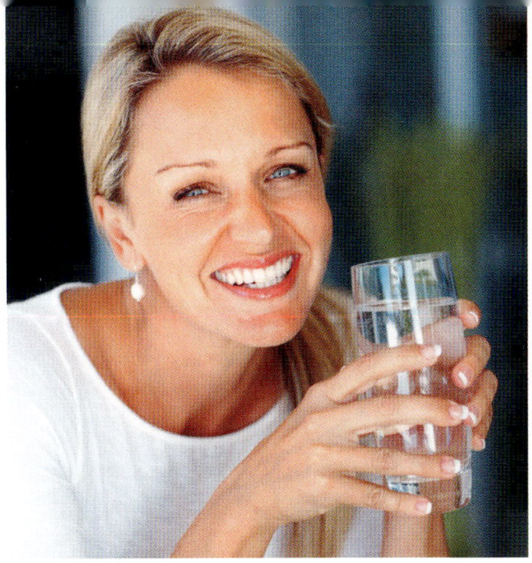

eine entsprechende Ernährung kann die Heilung beschleunigen und Rückfällen vorbeugen.

Viel Wasser trinken Täglich mindestens 2 l Flüssigkeit helfen, den Harnfluss zu steigern und die Erreger auszuspülen.

Koffein und Alkohol meiden Kaffee, Tee, Cola und alkoholische Getränke können die Blase zusätzlich reizen.

Vorübergehend nicht scharf essen Bei manchen Menschen wirken auch scharf gewürzte Speisen reizend auf die Harnwege. Man sollte sie meiden, bis die Symptome abgeklungen sind.

Cranberrysaft trinken Cranberrys und Heidelbeeren enthalten eine Substanz, die das Ausschwemmen von Bakterien aus der Blase höchstwahrscheinlich beschleunigt und verhindert, dass Bakterien sich an der Blasenwand festsetzen. Studien haben jedoch gezeigt, dass Kapseln mit Cranberryextrakt diese Wirkung nicht haben.

Vitamin-C-reich essen Obst und Gemüse liefern natürliches Vitamin C, das die Abwehrkräfte stärkt und so möglicherweise vor Harnwegsinfektionen schützen kann. Außerdem alkalisieren sie den Harn, was bei Infektionen mit *Escherichia coli* von Nutzen sein kann, da diese Bakterien in saurem Milieu gedeihen. Isoliertes bzw. synthetisches Vitamin C (Ascorbinsäure) sollte bei einer solchen Infektion nicht eingenommen werden, weil es den Urin zusätzlich ansäuert.

Joghurt essen Wahrscheinlich können probiotische Bakterien das Wachstum der Erreger von Harnwegsinfektionen hemmen. Diese Bakterien sind in manchen Joghurts enthalten. Sie fördern vermutlich auch das Wachstum der nützlichen Bakterienflora im Darm, die durch eine Antibiotikabehandlung angegriffen wird.

Weitere Maßnahmen

Ärzte empfehlen zur Vorbeugung und Linderung einer Harnwegsinfektion Folgendes:

Lockere Kleidung tragen Unterwäsche sollte locker sitzen und aus weißer Baumwolle sein, Strumpfhosen sollten Baumwollzwickel haben.

Keine Scheidenspülungen Sie können, genau wie Intimsprays, die Blase reizen.

Pessar überprüfen lassen Frauen, die ein Pessar benutzen, sollten die Größe exakt anpassen lassen – selbst minimal zu groß kann es Harnröhre und Blase reizen.

Vor dem Sex trinken Ein Glas Wasser hilft, die Blase vor dem Sex zu entleeren. Eine Stunde nach dem Geschlechtsverkehr sollte wieder ein Gang zur Toilette erfolgen, um die Harnwege durchzuspülen.

Von vorn nach hinten Frauen sollten sich nach dem Stuhlgang von vorn nach hinten reinigen, damit Darmbakterien nicht in die Harnröhre gewischt werden.

Kräutertees helfen

Warmer Kräutertee tut gut und kann die Symptome einer Harnwegsinfektion lindern. Geeignete Kräuter sind u. a. Brennnessel, Schachtelhalm, Bärentraube, Rosmarin und Tausendgüldenkraut. Apotheken, Reformhäuser und Bioläden bieten spezielle Blasentees an. Schwangere sollten sich von Hebamme oder Arzt beraten lassen.

Wer ist betroffen?

- *Für Frauen beträgt die Chance, irgendwann im Leben eine Harnwegsinfektion durchzumachen, mehr als 50 %*
- *3 % der Mädchen und 1 % der Jungen unter 11 Jahren*

H

Hepatitis

NICHT EMPFEHLENSWERT
- Alkohol
- Süßigkeiten

EMPFEHLENSWERT
- Mageres rotes Fleisch
- Geflügel
- Fisch
- Eier
- Milch und Milchprodukte
- Hülsenfrüchte
- Vollkornprodukte

BEDENKLICH
- Gebratenes, Frittiertes und Fettreiches

Bei einer Hepatitis handelt es sich um eine Entzündung der Leber. Überwiegend wird sie von Viren ausgelöst, kann aber auch als Folge von Drogenkonsum oder einer Vergiftung auftreten. Eine Hepatitis kann zu einer Zirrhose führen, durch die die Leberfunktion schwer und irreversibel geschädigt wird. Hepatitis A und E werden typischerweise von verunreinigten Lebensmitteln verursacht. Diese beiden Formen klingen meist nach einigen Wochen oder Monaten ab. Hepatitis B, C und D werden in der Regel durch infiziertes Blut verursacht und sind schwerwiegender.

Ernährung

Mit einer ausgewogenen Ernährung und viel Ruhe verschwindet eine Hepatitis A von selbst. Doch häufig gehören Appetitlosigkeit und Übelkeit zu den Symptomen. Hier sind ein paar Ernährungsempfehlungen, die vielleicht auch bei anderen Hepatitisformen helfen können:

Möglichst frühstücken Im Lauf des Tages nehmen Appetitlosigkeit und Übelkeit oft zu. Das Frühstück kann die Mahlzeit des Tages sein, die am besten vertragen wird.

Proteinreich essen Wer sich von einer Hepatitis erholt, sollte sowohl tierisches als auch pflanzliches Eiweiß ausreichend aufnehmen. Die besten Quellen sind mageres Fleisch, Geflügel, Fisch, Eier, Milch und Milchprodukte sowie eine Kombination aus Hülsenfrüchten und Getreide.

Zwischenmahlzeiten einplanen Bei Appetitmangel empfiehlt es sich, zwischen den Mahlzeiten kleine nahrhafte Snacks (z. B. Milchmixgetränke) zu sich zu nehmen. Gebratenes, Frittiertes und sehr fettreiche Nahrungsmittel sind schwer verdaulich und sollten gemieden werden. Gegen Fett in Maßen ist jedoch nichts einzuwenden: Es liefert Energie und ist Geschmacksträger. Das Fett aus Milch, Milchprodukten und Eiern ist leichter verdaulich als das aus fettem Fleisch.

Süßigkeiten und Alkohol meiden Süßigkeiten und Alkohol hemmen den Appetit auf gesündere Nahrungsmittel und sollten deshalb möglichst gemieden werden. Auf den Genuss von Alkohol sollten Betroffene ebenfalls verzichten, denn er stresst die bereits geschädigte Leber zusätzlich.

Weitere Maßnahmen

Zusätzlich sollte bei der Behandlung einer Hepatitis Folgendes bedacht werden:

Auf Hygiene achten Weil Hepatitis A und E durch verunreinigte Nahrungsmittel und verseuchtes Wasser verursacht werden können, unbedingt nach dem Gang zur Toilette und vor der Zubereitung von Lebensmitteln Hände waschen. Bei Reisen in Gegenden, in denen Hepatitis A oder E vorkommt, Leitungswasser nicht trinken und auch nicht zum Zähneputzen verwenden.

Geeignete Behandlung suchen Mit dem Arzt sollte man klären, welche Behandlungsmethoden für chronische Hepatitis B, C oder D infrage kommen.

Herpes

EMPFEHLENSWERT
- Mageres Fleisch
- Fisch
- Joghurt
- Milch
- Vollkornprodukte
- Frisches Obst und Gemüse

BEDENKLICH
- Alkohol
- Koffein
- Zuckerhaltige Nachrungsmittel

Die hochansteckende Herpesinfektion wird durch das Herpes-simplex-Virus (HSV) ausgelöst und geht mit schmerzenden, juckenden Blasen einher. HSV 1 führt zu Gesichts- und Mundherpes mit Blasenbildungen an Lippen oder Mundschleimhaut. In seltenen Fällen kann es zum Befall der Augen mit der Gefahr des Erblindens oder zur Gehirnentzündung (Herpesenzephalitis) kommen. HSV 2 verursacht Genitalherpes, wird sexuell übertragen und führt zu Geschwüren im Anogenitalbereich.

Unabhängig von HSV-Typ und -Lokalisation platzen die Herpesblasen meist zu nässenden Geschwüren auf, die verkrusten und innerhalb von Tagen bis Wochen abheilen. Gelegentlich kommt es auch zu leichtem Fieber, Lymphknotenschwellungen und Abgeschlagenheit. Nach dem Abheilen verbleibt das Virus für immer im Körper. Manche Menschen erleben anschließend nie wieder einen Herpesausbruch, bei anderen treten immer wieder leichte Symptome auf.

Rückfälle können durch Hormonschwankungen, körperlichen oder seelischen Stress, Fieber, Sonnenlicht oder andere Umweltfaktoren ausgelöst werden.

Ernährung

Rückfälle (Rezidive) können bei überempfindlichen Menschen durch bestimmte Nahrungsmittel ausgelöst werden; diese gilt es zu meiden. Darüber hinaus lässt sich das Immunsystem durch die entsprechende Ernährung stärken.

Auf ausgewogene Ernährung achten Viel Vollkornprodukte, frisches Obst und Gemüse sowie eiweißreiche Lebensmittel essen. Das stärkt das Immunsystem.

Lysinreich essen Die Aminosäure Lysin ist z. B. in Fleisch, Fisch, Milch und Milchprodukten enthalten und kann evtl. die Häufigkeit der Herpesausbrüche verringern. Auch Lysinpräparate können helfen. Naturheilkundler empfehlen die Einnahme von 500–1000 mg L-Lysin auf nüchternen Magen. Sie sollte allerdings erst nach Rücksprache mit dem Arzt erfolgen.

Joghurt essen Möglicherweise kann *Lactobacillus acidophilus* ein erneutes Auftreten von Lippenherpes verhindern. Er kommt in bestimmten Joghurts mit lebenden Kulturen vor und wird auch in Kapselform verkauft. Für das Erreichen einer therapeutisch wirksamen Dosis ist meist die Einnahme von Kapseln nötig.

Alkohol, Koffein und Süßigkeiten meiden In großen Mengen genossen, können sie das Immunsystem schwächen.

Wer ist betroffen?

- *Die meisten Menschen haben Herpes simplex Typ 1 (HSV 1)*
- *Etwa 10–20 % aller Menschen weltweit haben Herpes simplex Typ 2 (HSV 2)*

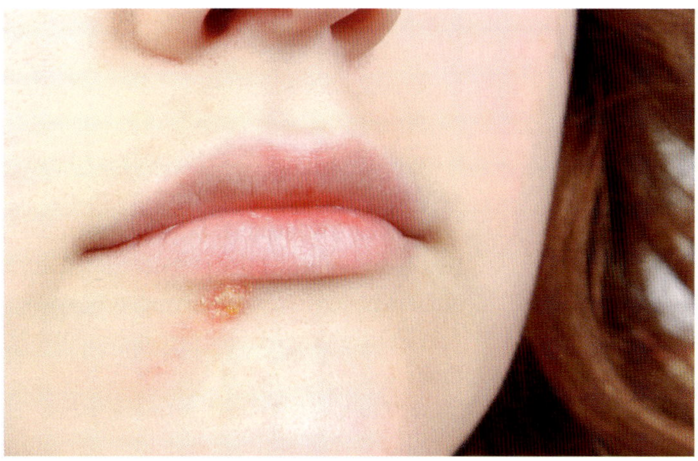

H

Weitere Maßnahmen

Bei häufigen Herpesausbrüchen sollten die Auslöser gesucht werden. Hier einige Vorschläge für vorbeugende Maßnahmen:

Nicht rauchen Rauchen schwächt das Immunsystem.

Keine Sonnenbäder Übermäßige Sonneneinstrahlung kann einen Herpesausbruch auslösen und bestehende Blasen verschlimmern. Es sollte immer ein Sonnenschutzmittel aufgetragen werden.

Ausgeglichener Lebensstil Regelmäßige Bewegung hilft bei der Bewältigung von Stress, der einen Ausbruch verursachen kann. Ruhe stärkt das Immunsystem.

Warnsignale beachten Wird vor dem Ausbruch von Lippenherpes ein Warnsignal bemerkt, können Virustatika ihn evtl. noch verhindern oder zumindest die Heilung beschleunigen. Sobald Bläschen auftreten, helfen Kompressen mit kaltem Wasser oder kalter Milch gegen das Brennen.

Die Entzündung eindämmen Bei Genitalherpes lindern warme Bäder und Salzwasserkompressen die Entzündung. Den betroffenen Bereich sauber und trocken halten. Nach Kontakt mit den Geschwüren Hände waschen, damit die Infektion nicht auf andere Körperteile übertragen wird.

Medikamentöse Behandlung In schweren Fällen hilft Aciclovir. Der antivirale Wirkstoff verkürzt die Dauer des Ausbruchs und könnte einem Rezidiv vorbeugen. Er wird oral oder als Salbe verabreicht und muss evtl. vom Arzt verschrieben werden.

Andere schützen Solange Symptome bestehen, gilt Kussverbot. Sex sollte unterbleiben. Schwangere mit Herpes müssen sofort zum Frauenarzt. Bei aktiver Infektion kann während der Geburt das Virus auf das Neugeborene übertragen werden, was zu Erblindung, geistiger Behinderung und sogar zum Tod des Kindes führen kann. Ein Kaiserschnitt kann die Übertragung verhindern.

Herz-Kreislauf-Erkrankungen

NICHT EMPFEHLENSWERT

- Stark gesalzene Nahrungsmittel (z. B. Wurst und Fleischwaren) und Speisen

EMPFEHLENSWERT

- Zitrusfrüchte
- Grüne Blattgemüse
- Lachs, Forelle
- Sojaprodukte
- Haferflocken
- Äpfel
- Birnen
- Olivenöl
- Vollkornprodukte
- Leinsamen
- Nüsse

BEDENKLICH

- Fettes Fleisch u. a. Nahrungsmittel mit vielen gesättigten Fettsäuren
- Verarbeitete Lebensmittel, die Transfettsäuren enthalten
- Cholesterinreiche Nahrungsmittel in größeren Mengen

Herz- und Gefäßkrankheiten sind nach wie vor weltweit die führenden Todesursachen. Etwa ein Drittel aller Herzinfarkte ist tödlich. Einige Risikofaktoren, wie genetische Veranlagung, fortgeschrittenes Alter und das Geschlecht, sind nicht beeinflussbar. Bei einigen Menschen ist das Risiko erhöht, weil sie eine seltene Erbkrankheit, die Familiäre Hypercholesterinämie, haben.

Doch sehr viel häufiger werden Herz- und Gefäßkrankheiten durch Lebensgewohnheiten beeinflusst. Bewegungsmangel und Rauchen sowie falsche Ernährung stehen auf der Liste der beeinflussbaren Risikofaktoren ganz oben. Sie begünstigen die Ablagerung von Fett in den Herzkranzgefäßen, was zu Angina pectoris und Herzinfarkt führen kann.

Weitere Risikofaktoren sind Adipositas (sie erhöht das Herzinfarktrisiko und trägt zu anderen kardiovaskulären Risikofaktoren bei), Bluthochdruck (der Schlaganfälle und Herzinfarkte auslösen kann), Diabetes (der Herz, Blutgefäße und andere wichtige Organe betrifft) sowie übermäßiger Alkoholkonsum, der Herz und Blutgefäße schädigt.

Viele Studien haben bestätigt, dass die Ernährung sowohl bei der Entstehung als auch bei der Vorbeugung von Herzkrankheiten eine entscheidende Rolle spielt.

Ernährung

Wenn eine falsche Ernährung das Herz schädigen kann, dann lässt sich das Risiko für Herzkrankheiten durch die richtige Ernährung reduzieren – auch bei unveränderlichen Risikofaktoren. Eine herzgesunde Ernährung entspricht der gleichen Mischkost, die vor Krebs, Diabetes und Fettsucht schützt. Und die setzt auf folgende Regeln:

Viel Obst und Gemüse essen Zahlreiche Studien haben einen Zusammenhang zwischen einer Ernährung, die reichlich Obst und Gemüse bietet, und einem Rückgang des Infarkt- und Schlaganfallrisikos um mindestens 25 % gezeigt.

Quellen für Omega-3-Fettsäuren nutzen Lachs, Sardine, Hering, Forelle und andere fettreiche Kaltwasserfische enthalten viele Omega-3-Fettsäuren, die die Blutgerinnungsneigung reduzieren. Dieser Effekt tritt bereits bei 2–3 Fischmahlzeiten pro Woche ein. Es muss nicht immer Fisch sein: Omega-3-Fettsäuren kommen auch in Pflanzenölen wie Raps-, Soja- und Leinöl vor; weitere gute Quellen sind geschrotete Leinsamen und Nüsse.

Lösliche Ballaststoffe einbeziehen Pektin, Haferkleie und andere Formen löslicher Ballaststoffe tragen zur Cholesterinsen-

Überholt
Fettsucht ist immer auch ein Risiko für Herzerkrankungen.

Aktuell
Studien zufolge haben einige stark Übergewichtige, die fit sind, kein erhöhtes Infarktrisiko.

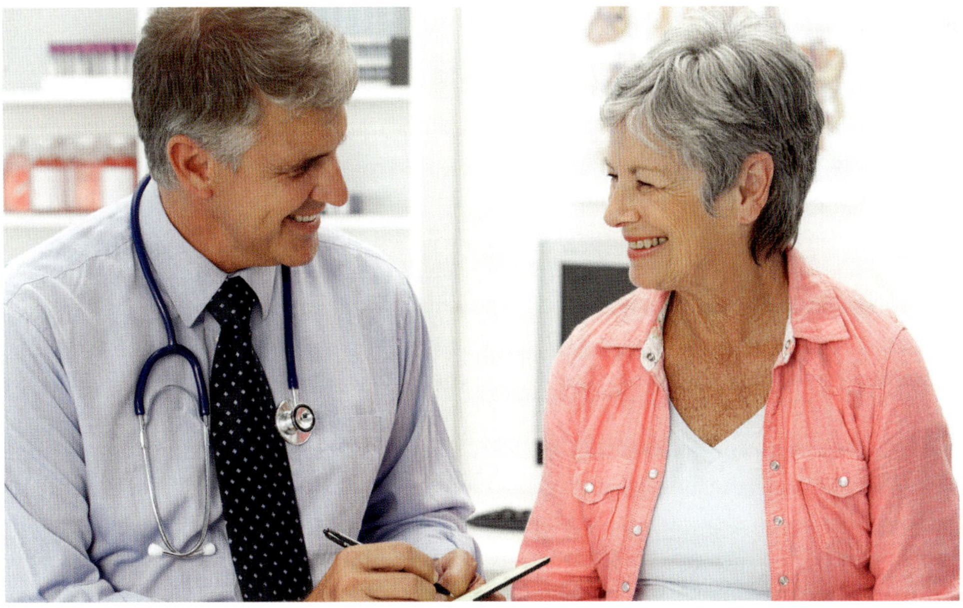

Wer ist betroffen?

- *Etwa 20 % aller Erwachsenen weltweit*
- *Mehr als die Hälfte aller über 75-Jährigen*

H

kung bei und verbessern die Glukoseverstoffwechslung bei Menschen mit erhöhter Neigung zu Diabetes. Ebenso sind Haferflocken, Floh- und Leinsamen, Hülsenfrüchte, Äpfel, Birnen und anderes Obst reich an löslichen Ballaststoffen.

Vollkorn bevorzugen Studien haben gezeigt, dass eine Ernährung mit einem hohen Anteil an Vollkornprodukten das Risiko für die koronare Herzkrankheit verringert. Sie enthalten zahlreiche wichtige Vitamine und Mineralstoffe sowie sekundäre Pflanzenstoffe mit antioxidativer Wirkung.

und vor der Einnahme eines neuen Ergänzungsmittels (insbesondere Vitamin-A-, Fischöl- und Eisenpräparate) Rücksprache mit dem Arzt zu halten.

Täglich eine kleine Handvoll Nüsse Nüsse und Saaten sind hervorragende Quellen für Ballaststoffe, Vitamin E, essenzielle Fettsäuren und Mineralstoffe, die für ein gesundes Herz wichtig sind.

Vegetarisch essen Studien haben gezeigt, dass eine gesunde vegetarische Ernährung mit Obst, Gemüse, Soja- und Vollkornprodukten (vor allem Hafer und Gerste) den Cholesterinspiegel senken kann.

30% aller Todesfälle **weltweit** sind auf **Herzkrankheiten** zurückzuführen.

Alkohol in Maßen Ein Glas Rotwein oder Bier mag „gut fürs Herz“ sein. Doch übermäßiger Alkoholkonsum über einen längeren Zeitraum kann zu Bluthochdruck, Übergewicht und anderen gesundheitlichen Problemen führen.

Auf Fette achten Mehrfach ungesättigte Omega-6-Fettsäuren , wie sie z. B. in Raps-, Sonnenblumen-, Mais- und Sojaöl vorkommen, senken den Cholesterinspiegel. Im Allgemeinen können mäßig erhöhte Cholesterinwerte durch eine fettarme Ernährung, bei der 20–30 % der Kalorien aus Fett mit überwiegend einfach und mehrfach ungesättigten Fettsäuren stammen, gesenkt werden.

Sojaprodukte einplanen Es gibt hinreichende Belege dafür, dass eine mit Sojaeiweiß angereicherte Ernährung das Risiko für Herzkrankheiten senken kann. Soja enthält sog. Isoflavone, die allem Anschein nach gut für das Herz sind und den Cholesterinspiegel senken. Sojaeiweiß kommt in Sojabohnen und daraus hergestellten Produkten wie Tofu und Sojagetränken vor.

Evtl. Ergänzungspräparate nehmen Untersuchungen an Ergänzungspräparaten haben bisher noch keine zufriedenstellenden Ergebnisse gezeigt. Am besten ist es, Nährstoffe aus der Nahrung zu beziehen

Weitere Maßnahmen

Bei Menschen, die keine Prädisposition für Herz-Kreislauf-Erkrankungen haben, können die folgenden Maßnahmen das Risiko dramatisch senken:

Nicht rauchen Rauchen, egal ob aktiv oder passiv, schädigt die Blutzellen, die Blutgefäße und das Herz.

Sport treiben Experten raten zu mindestens 30 Minuten mäßiger körperlicher Aktivität an den meisten Tagen der Woche

Gewissenhaft zur Vorsorge gehen Einmal pro Jahr sollte man beim Arzt Blutdruck und Cholesterinspiegel prüfen lassen. Auch eine Untersuchung auf Diabetes mellitus kann sinnvoll sein, besonders bei Übergewicht und wenn in der Familie Diabetes gehäuft vorkommt. Darüber hinaus empfiehlt sich, alle 2 Jahre einen Gesundheits-Check durchführen zu lassen, der von den Krankenkassen bezahlt wird.

Heuschnupfen

NICHT EMPFEHLENSWERT

- Topinambur
- Kamillentee
- Endivien
- Chicorée
- Estragon
- Bier und Wein
- Sauerteigbrot
- Blauschimmelkäse
- Trockenfrüchte
- Pilze
- Wurstwaren
- Sauerkraut
- Sojasauce
- Essig
- Honig
- Bienenpollenpräparate

EMPFEHLENSWERT

- Lachs
- Hering
- Leinsamen

Heuschnupfen ist eine saisonale Allergie, die überwiegend im Sommer auftritt. Typische Symptome sind Schnupfen, tränende Augen und Juckreiz. Heuschnupfen wird meist durch das Einatmen von Pollen ausgelöst, seltener von Schimmelsporen.

Der medizinische Fachbegriff ist Rhinitis allergica. Die umgangssprachliche Bezeichnung Heuschnupfen ist eigentlich irreführend, denn er kann zwar zu der Zeit auftreten, in der Heu eingefahren wird, Heu ist allerdings nicht Auslöser der Symptome.

Obwohl Nahrungsmittel meist keinen Heuschnupfen auslösen, können bei Menschen mit bestimmten saisonalen Allergien jedoch nach dem Verzehr bestimmter Lebensmittel Symptome auftreten.

Ernährung

Es gibt keine Ernährungsform, die Heuschnupfensymptome lindern kann. Allerdings sollten Lebensmittel generell gemieden werden, die Allergien auslösen könnten.

Korbblütler meiden Wer auf Beifußpollen allergisch reagiert, sollte auch anderen Pflanzen aus der Familie der Korbblütler aus dem Weg gehen. Dazu gehören Topinambur, Kamille, Chicorée, Löwenzahn, Endivien, Schwarzwurzeln, Raps, Sonnenblumen und Estragon.

Fermentierte Nahrungsmittel meiden Falls der Heuschnupfen durch Schimmelsporen hervorgerufen wird, dürfen keine fermentierten Nahrungsmittel gegessen werden. Dazu gehören alkoholische Getränke, insbesondere Bier, Wein u. a. gegorene Getränke, Hefe- und Sauerteigbrote, Käse (vor allem Blauschimmelkäse), Trockenfrüchte, alle Pilze, Fertiggerichte mit Fleisch und Fisch (einschließlich Wurstwaren und Räucherfisch), Sauerkraut, saure Gurken und andere vergorene oder eingelegte Lebensmittel (einschließlich Sojasauce) sowie Essig und essighaltige Produkte wie Salate, Dressings, Mayonnaise, Ketchup und Eingelegtes.

Mit Honig vorsichtig sein Auch Verunreinigungen oder Pollen in bestimmten Nahrungsmitteln können Heuschnupfen auslösen. Dies trifft ganz besonders auf Honig zu, der kleine Pollenmengen enthalten kann, aber auch auf Bienenpollen-

Wer ist betroffen?

- *10–15 % der Menschen*
- *40 % aller Europäer haben zumindest einmal im Leben Heuschnupfen*

Mindestens **15%** der Menschen in Mitteleuropa leiden an **Heuschnupfen.** Tendenz steigend.

H

kapseln, die als Ergänzungspräparat und natürliches Heilmittel eingesetzt werden.

Mehr Omega-3-Fettsäuren Es gibt Berichte darüber, dass der Verzehr von fettreichem Fisch und anderen Lebensmitteln, die reich an Omega-3-Fettsäuren sind (z. B. Lachs, Heringe und Leinsamen) die Entzündung, die Teil der allergischen Reaktion ist, lindern kann.

Weitere Maßnahmen

Medikamente ausprobieren Frei verkäufliche Antihistaminika, wie Medikamente mit Cetirizin oder Loratadin, können schwache bis mittelschwere Heuschnupfensymptome deutlich abschwächen.

Nasenspülungen ausprobieren Ein Durchspülen der Nasengänge mit Salzwasser kann die verstopfte Nase befreien, Schleim und Allergene nach draußen befördern. In Apotheken gibt es dafür spezielle Nasenduschen.

Ärztlichen Rat einholen Bei sehr schweren Heuschnupfensymptomen kann der Arzt nasal oder oral anwendbare Kortikoide verschreiben oder, bei allergischem Asthma, vielleicht Leukotrienantagonisten; sie blockieren bestimmte Hormone des Immunsystems, die allergische Symptome verursachen.

Hyper-cholesterinämie

Siehe Cholesterinwerte, erhöhte, Seite 253

Hyperglykämie

Siehe Diabetes, Seite 262

Hypertonie

Siehe Bluthochdruck Seite 248

Krampfadern

EMPFEHLENSWERT

- Orangen u. a. Zitrusfrüchte
- Beeren
- Brokkoli
- Paprikaschoten
- Vollkornprodukte
- Popcorn
- Weintrauben

Krampfadern sind dauerhaft erweiterte Blutgefäße. Meist entstehen sie in den Beinen, sie können aber auch an anderen Körperstellen auftreten. Zur Bildung von Krampfadern kommt es, wenn Venenklappen, die den Rückfluss des Blutes in den Venen verhindern, nicht mehr richtig funktionieren. Dann staut sich das Blut in den Venen und erweitert sie.

Alles, was die Beinvenen belastet (Fettsucht, Schwangerschaft, Verstopfung, langes Stehen etc.) kann Krampfadern verursachen. Eine erbliche Vorbelastung scheint dabei eine Rolle zu spielen.

Ernährung

Weil starkes Übergewicht zu Krampfadern führen kann, sollte die Ernährung ausgewogen sein, also reich an Obst und Gemüse, mageren Eiweißquellen, Vollkornprodukten und gesunden Fetten.

Viel Vitamin C Das wasserlösliche Vitamin stärkt die Blutgefäße und schützt sie vor Schädigungen durch freie Radikale. Gute Quellen sind Paprikaschoten, Tomaten, Brokkoli, Zitrusfrüchte und Beeren.

Ausreichend Ballaststoffe Sie verringern den Druck beim Stuhlgang, was wiederum den Druck auf die Blutgefäße in den Beinen verringert. Vollkornprodukte, Hülsenfrüchte, Popcorn, Nüsse und Saaten sind prima Ballaststofflieferanten.

Reichlich Flavonoide Diese zu den Antioxidanzien gehörenden sekundären Pflanzenstoffe, die in vielen Obst- und Gemüsesorten vorkommen, wirken in vielerlei Hinsicht positiv auf die Blutgefäße und können vor Herz- und Gefäßkrankheiten schützen. Bei Krampfadern besonders wirksam ist das Flavonoid Hesperidin, das in Zitrusfrüchten (vor allem in den weißen Häuten) enthalten ist.
Mehr Beeren Heidelbeeren und Brombeeren sowie dunkle Weintrauben enthalten antioxidative Substanzen, die Blutgefäße abdichten und vor Schäden durch freie Radikale schützen können.

Weitere Maßnahmen

Ein paar kleine Änderungen am Tagesablauf können hilfreich bei der Vorbeugung von Krampfadern sein.
Füße hochlegen Wer Krampfadern hat oder erblich vorbelastet ist, sollte langes Stehen vermeiden. Menschen, die beruflich viel stehen müssen, tun gut daran, so oft wie möglich die Füße hochzulegen.

Zu Orangen greifen

Orangen sind perfekte Verbündete im Kampf gegen Krampfadern. Sie enthalten reichlich Vitamin C, Ballaststoffe und Flavonoide – sie alle können die Blutgefäße kräftigen.

Bewegung an der frischen Luft Ein strammer 20-minütiger Spaziergang auf weichem Grund (wie Wald-, Feld- und Wiesenwegen) gehört zum Besten, was man bei Krampfadern tun kann. Beim Gehen wird bei jeder Kontraktion der Beinmuskulatur Blut zurück ins Herz gepumpt.
Die Muskelpumpe Eine einfache Übung (am besten mehrmals am Tag je ca. 10 Minuten lang durchführen), die das Blut aus den Unterschenkeln wieder nach oben befördert: im Stehen auf die Zehenspitzen stellen, dann die Fersen wieder senken. Das funktioniert auch im Sitzen; dabei sollen Ober- und Unterschenkel einen rechten Winkel bilden.

Wer ist betroffen?

- *Frauen, besonders wenn sie schwanger waren, mit der „Pille" verhütet haben oder sich nach der Menopause einer Hormonersatztherapie unterziehen*
- *Alle, in deren Familie Krampfadern gehäuft vorkommen*
- *Menschen, die viel im Stehen arbeiten*
- *Übergewichtige oder fettsüchtige Menschen*

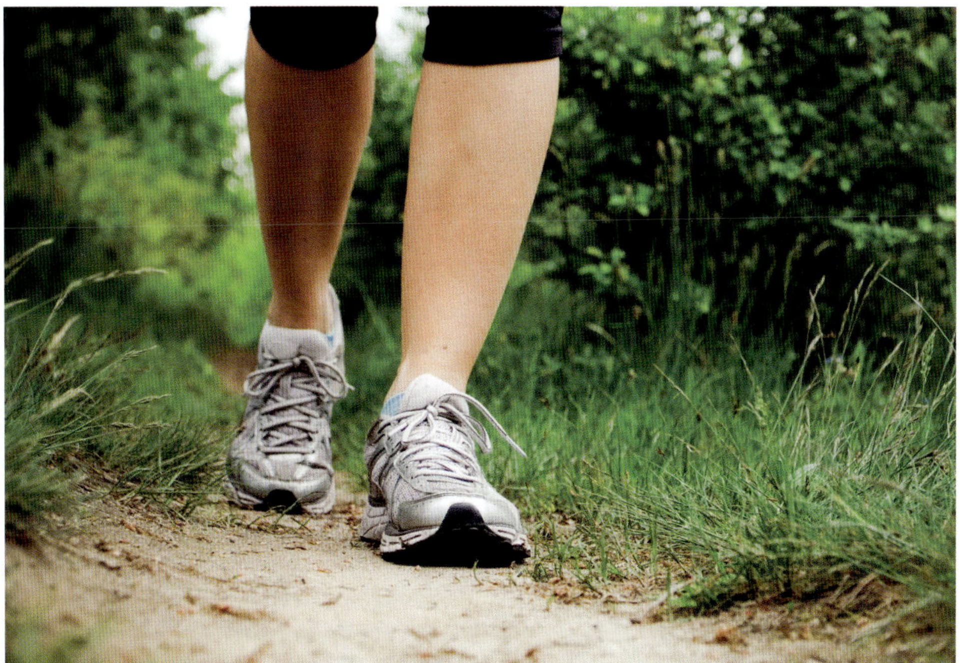

K

Krebserkrankungen

NICHT EMPFEHLENSWERT

- Nahrungsmittel, die mit Pestiziden und Umweltschadstoffen belastet sein könnten

EMPFEHLENSWERT

- Mageres Fleisch
- Fisch und Muscheln
- Fettarme Milch und Milchprodukte
- Sojaprodukte
- Äpfel, Beeren, Zitrusfrüchte
- Brokkoli u. a. Gemüse aus der Familie der Kreuzblütler
- Tomaten
- Zwiebeln und Knoblauch
- Grüner Tee
- Weizenkeime und -kleie
- Naturreis
- Paranüsse

BEDENKLICH

- Fettreiche Nahrungsmittel, insbesondere mit viel gesättigten Fettsäuren
- Alkohol
- Gepökelte, geräucherte, vergorene und über Holzkohle gegrillte Nahrungsmittel

Die medizinische Forschung lässt die Rolle, die die Ernährung bei der Vorbeugung und Behandlung von Krebserkrankungen spielt, in einem völlig neuen Licht erscheinen. Studien zeigten, dass bestimmte Nahrungsbestandteile die Entwicklung und Ausbreitung von bösartigen Tumoren begünstigen, während andere das Tumorwachstum verlangsamen oder unterdrücken. Man schätzt, dass in industrialisierten Ländern immerhin ca. 30 % aller Krebserkrankungen mit der Ernährung zusammenhängen, insbesondere mit sehr fettreichen und mit verarbeiteten Lebensmitteln.

Bei Krebserkrankungen sollte ein gut ausgebildeter Ernährungsexperte zum Therapieteam gehören. Denn die richtige Ernährung im akuten Krankheitsfall und auch während der Behandlung und der Genesung spielt eine wichtige Rolle.

Viele Krebspatienten verlieren an Gewicht; die meisten durch die Krebserkrankung selbst, doch auch Depression und Schmerzen können dafür sorgen, dass ihnen der Appetit vergeht. Außerdem beeinträchtigt die Krebsbehandlung, vor allem Bestrahlung und Chemotherapie, den Appetit und ruft als Nebenwirkung häufig Übelkeit hervor. Auch nach einer Operation kann es zu Appetitlosigkeit kommen. Für Heilung und Erholung ist dann eine sehr nährstoffreiche Nahrung erforderlich.

Ernährung

Die folgenden Empfehlungen gelten für jeden, der sich vor Krebs schützen möchte. Während einer Krebstherapie können die Ernährungsbedürfnisse individuell sehr unterschiedlich sein. In dem Fall sollte man mit einem Arzt und Ernährungsberater einen individuellen Speiseplan erstellen.

Mehr Obst und Gemüse Studien belegen eine Verbindung zwischen einer obst- und gemüsereichen Ernährung und einem niedrigeren Risiko für viele der gefährlichsten Krebsarten. Nahrungsmittel wie Äpfel und Beeren, Brokkoli und Paprikaschoten enthalten Bioflavonoide, Ballaststoffe, Folsäure sowie die Antioxidanzien Betakarotin und Vitamin C.

Weniger Fett Zahlreiche Studien haben einen Zusammenhang zwischen einer sehr fettreichen Ernährung bzw. Fettsucht mit einem erhöhten Risiko für Dickdarm-, Gebärmutter-, Prostata- und Hautkrebs (einschließlich Melanom, der aggressivsten Form) sowie Brustkrebs hergestellt. Ernährungswissenschaftler betonen, dass nicht mehr als 30 % der Gesamtkalorien aus Fett stammen sollten, viele setzen diesen Grenzwert sogar bei 20 % an. Schon mit einigen wenigen Maßnahmen lässt sich die Fettaufnahme reduzieren: mageres Fleisch kaufen, Fettränder abschneiden, mehrere vegetarische Mahlzeiten pro Woche, fettarme Garmethoden und Streichfette sparsam verwenden.

Mehr Ballaststoffe Eine erhöhte Ballaststoffaufnahme kann vor gewissen Krebsarten, z. B. Darmkrebs, schützen. Außerdem beugt eine kalorienarme, ballaststoffreiche Ernährung Fettsucht vor und reduziert das Risiko, an Krebsformen zu erkranken, die mit einem hohen Körperfettanteil zusammenhängen.

Weniger verarbeitete Lebensmittel Wer viel Geräuchertes, Eingelegtes, Gepökeltes, Gebratenes, auf Holzkohle Gegrilltes oder Wurstwaren isst, erhöht sein Risiko für Magen- und Speiseröhrenkrebs. Geräucherte Nahrungsmittel enthalten chemische Verbindungen (polyzyklische

ESSEN GEGEN KREBS

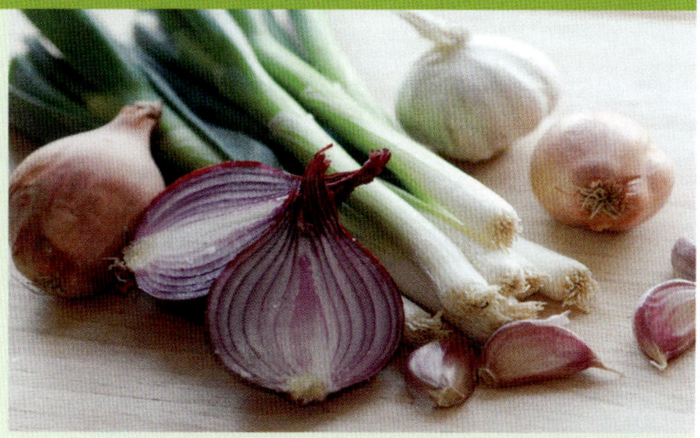

Ernährungsempfehlungen für Krebspatienten müssen Stadium und Art des Krebses berücksichtigen. Meist sollten sich Patienten mit lokal begrenztem Krebs oder Krebs im Frühstadium fettarm ernähren, reichlich Vollkorn- und andere Stärkeprodukte sowie viel Obst und Gemüse essen. Fette, insbesondere tierische, begünstigen vermutlich das Tumorwachstum. Im Gegensatz dazu enthalten Obst und Gemüse zahlreiche sekundäre Pflanzenstoffe mit krebshemmender Wirkung. Eiweiß ist essenziell, der Körper braucht es, um Gewebeschäden zu reparieren, die während der Krebstherapie entstehen können. Äpfel, Beeren, Kreuzblütler-Gemüse und Zitrusfrüchte enthalten Flavonoide. Diese wirken antioxidativ und verhindern vermutlich DNS-Schäden.

Wichtig: Kein Lebensmittel kann Krebs heilen. Doch einige können hilfreich sein:

- Mageres Fleisch, fettarme Milchprodukte, Eier, Fisch, Muscheln und Sojaprodukte wie Tofu liefern lebensnotwendige Proteine und Zink. Viele Krebspatienten empfinden den Geschmack von rotem Fleisch als metallisch. Für sie sind pflanzliche Eiweißlieferanten die bessere Wahl.
- Tomaten und Produkte daraus enthalten Lykopin, ein Karotinoid, das vermutlich vor verschiedenen Krebsarten schützen kann.
- Zwiebeln und Knoblauch enthalten Schwefelverbindungen, die die Verteidigungsmechanismen des Immunsystems gegen Krebs anregen. Studien zufolge kann Knoblauch das Risiko von Magenkrebs deutlich reduzieren.
- Grüner Tee enthält EGCG (Epigallocatechingallat). Dieses Catechin bekämpft Krebs auf dreierlei Weise: Es kann die Bildung von krebserregenden Substanzen im Körper hemmen, die Körperabwehr stärken und die Krebsentstehung unterdrücken. Vermutlich gehört EGCG zu den wirksamsten bisher entdeckten Antikrebssubstanzen.
- Paranüsse, Meeresfrüchte, einige Fleisch- und Fischsorten, Brot, Weizenkleie und -keime, Haferflocken und Naturreis sind die besten Selenquellen. Das Spurenelement Selen ist ein hochwirksamer Krebsbekämpfer.

aromatische Kohlenwasserstoffe), die als Krebserreger bekannt sind. Das Salz in Gepökeltem kann die Magenwände schädigen und die Tumorbildung begünstigen. Nitrite, die u. a. in Wurstwaren vorkommen, können im Körper zu Nitrosaminen, die Krebs erregen können, umgewandelt werden. Der gleichzeitige Verzehr von Vitamin-C- und -E-reichen Zutaten reduziert die Nitrosaminbildung jedoch.

Ergänzungspräparate Studien haben belegt, dass hoch dosierte Präparate die Schädigung durch freie Radikale verstärken können. Zudem kann Vitamin A in hohen Dosen giftig sein. Wer sich gerade einer Krebsbehandlung unterzieht, sollte seinen Arzt oder Ernährungsberater zu diesem Thema befragen. Je nach Diagnose und Erkrankung ist eine andere Nahrungsergänzung nötig, wenn überhaupt.

TIPPS BEI ESSPROBLEMEN VON PATIENTEN

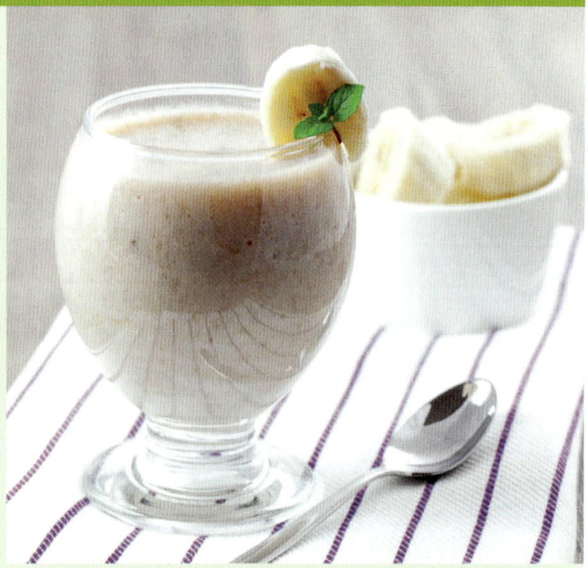

Oft kann man Appetitverlust, Übelkeit und anderen Essproblemen begegnen, indem man Tagesablauf und Gewohnheiten ändert.

- Die Hauptmahlzeit für die Tageszeit einplanen, zu der am wenigsten mit Übelkeit und Erbrechen zu rechnen ist. Ansonsten über den Tag verteilt viele kleine Mahlzeiten essen.
- Jemand anderen kochen lassen – Küchendünste lösen oft Übelkeit aus. Kalte oder lauwarme Speisen sind weniger geruchsintensiv als heiße.
- Bei Mundgeschwüren auf milde, cremige Speisen wie Milchreis, Milchpudding, Eier, Haferschleim und Cremesuppen zurückgreifen.
- Zu den Mahlzeiten, die möglichst in angenehmer Atmosphäre mit anderen eingenommen werden sollten, ankleiden und die Speisen appetitlich herrichten.
- Bei Übelkeit können das Lutschen von Eiswürfeln oder das Kauen von kandiertem Ingwer oder sauren Zitronenbonbons helfen, genauso wie das Nippen an abgestandenem Cola.
- Nach dem Essen 30 Minuten ruhen, am besten sitzend oder mit hochgestelltem Kopfende. Flaches Liegen könnte Sodbrennen, Übelkeit und Erbrechen auslösen.
- Auf die Mundhygiene achten. Falls Zähneputzen aufgrund von Mundgeschwüren nicht möglich ist, eine Paste aus Speisenatron und Wasser anrühren und damit die Zähne sanft mithilfe eines Fingers und eines weichen Tuchs reinigen. Anschließend den Mund mit stark verdünntem Mundwasser ausspülen – pur angewandt, kann Mundwasser die Mundgeschwüre reizen.
- Bei Schluckbeschwerden wegen starker Mundtrockenheit die Nahrung pürieren oder mit fettarmer Milch, Saucen oder Bratensaft anfeuchten.
- Bei Durchfall (oft als Folge einer Chemotherapie) fettes Essen, rohes Obst, Vollkornprodukte und andere Nahrungsmittel, die ihn verschlimmern, meiden. Besser: milde, bindende Lebensmittel wie Reis, Bananen, gedünstetes Obst, Magermilchjoghurt oder Eier.
- Buntes Obst lässt eine Schüssel Haferbrei besser aussehen, eine farbige Serviette und eine Blume peppen ein Serviertablett auf.

Vorsicht bei alternativen Heilmethoden Es gibt keine wissenschaftlichen Belege dafür, dass Alternativtherapien wie Maitake-Pilze, chinesische Heilpflanzen, blaugrüne Algen, Haiknorpelextrakte oder Saftfasten Krebs vorbeugen oder sogar heilen können

Weitere Maßnahmen

Zusätzlich zu gesunder Ernährung können das Ablegen schädlicher Gewohnheiten und eine gesunde Lebensweise krebsvorbeugend sein.

Nicht Rauchen Rauchen erhöht das Krebsrisiko mehr als jede andere Angewohnheit. Es fördert nicht nur Lungenkrebs, sondern es besteht auch ein enger Zusammenhang mit Krebserkrankungen von Speiseröhre, Mund, Kehlkopf, Bauchspeicheldrüse, Harnblase und Brust.

Alkohol in Maßen Starker Alkoholkonsum steht in Zusammenhang mit einem erhöhten Risiko für Krebserkrankungen von Mund, Kehlkopf, Speiseröhre und Leber. Denn (zu viel) Alkohol hindert den Körper an der Verwertung von Betakarotin, das vor den genannten Krebsformen schützt. Außerdem kann Alkohol die Speicher von Folsäure, Thiamin und anderen B-Vitaminen sowie von Selen leeren. All diese Nährstoffe spielen eine wichtige Rolle in der Krebsvorbeugung.

Regelmäßig Sport Jeder sollte versuchen, eine Sportart zu finden, die zu ihm passt und Freude macht. Diese sollte in den Tagesablauf integriert werden. Eine regelmäßige mittlere bis intensive körperliche Aktivität verringert das Risiko für bestimmte Krebsarten, darunter Brust-, Darm- und Gebärmutterkrebs. Generell verbrennt körperliche Aktivität Energie, sorgt für Wohlbefinden und beugt Übergewicht bzw. Fettsucht vor, die mit einer Vielzahl von Krebs- und anderen Erkrankungen in Zusammenhang steht.

L

Laktoseunverträglichkeit

NICHT EMPFEHLENSWERT

- Milch, Frischkäse, Quark

EMPFEHLENSWERT

- Laktosefreie Milchprodukte
- Brokkoli
- Hülsenfrüchte
- Rhabarber
- Spinat

BEDENKLICH

- Joghurt
- Hartkäse

Wer ist betroffen?

- *Die Laktoseintoleranz nimmt von Nord- nach Südeuropa deutlich zu. Von 2 % in Skandinavien bis mehr als 70 % in Süditalien. In Deutschland und Österreich sind 10–15 %, in der Schweiz ca. 20 % der Menschen betroffen.*

Eine Laktoseunverträglichkeit bzw. die Laktoseintoleranz bezeichnet die Unfähigkeit des Körpers, Milchzucker zu verdauen. Laktose ist der natürliche, in Milch und Milchprodukten enthaltene Zucker. Produziert der Körper nicht genügend Laktase, das Enzym, das die Laktose im Darm aufspaltet, kann es zu Blähungen, Völlegefühl, Durchfall und Krämpfen kommen.

Eine Laktoseunverträglichkeit darf nicht mit einer Milchallergie verwechselt werden. Letztere äußert sich bei einer Überempfindlichkeit gegenüber dem Eiweiß in Milchprodukten. Wer wirklich allergisch auf Milchprodukte reagiert, tut dies auch auf laktosefreie Milchprodukte.

Ernährung

Die Symptome einer Laktoseunverträglichkeit kann man im Griff behalten, wenn man sich entsprechend ernährt. Hier sind einige allgemeine Richtlinien:

Etiketten sorgfältig lesen Laktose steckt nicht nur in Milch und Milchprodukten wie Joghurt und Käse, man findet sie auch als Bestandteil oder Zutat von Nahrungsmitteln wie Keksen, Brot und Wurst, in manchen künstlichen Süßstoffen und sogar in Medikamenten. Deshalb sollte man beim Kauf die Zutatenliste gut lesen: Sind Milch, feste Bestandteile der Milch, Sahne, Molke, Käse-Geschmacksstoffe, Quark und/oder Milchpulver angegeben, wird auch Laktose im Produkt stecken.

Laktosefreie Produkte wählen Für Menschen mit schwerer Laktoseunverträglichkeit, die auf Milchprodukte nicht verzichten möchten, sind laktosefreie Milch und Milchprodukte im Handel. Sauermilchprodukte wie Joghurt werden von Menschen mit Laktoseintoleranz meist gut vertragen, weil die für die Fermentation verwendeten Bakterien die Laktose größtenteils zur Energiegewinnung verbraucht haben. Andere Milchprodukte, die oft gut vertragen werden, sind Hart- und Schnittkäse (z. B. Parmesan, Gouda).

Wieder an Milch gewöhnen Die meisten Menschen mit Laktoseintoleranz vertragen geringe Mengen Milch ohne größere Beschwerden. Man sollte zunächst mit ca. 3 EL Milch beginnen und die Menge ganz allmählich steigern. Im Lauf der Zeit wird Milch meist zunehmend besser vertragen. Wichtig: die Milch zum Essen und nie auf leeren Magen trinken.

Kalzium aus anderen Quellen aufnehmen Wenn die Unverträglichkeit sehr stark ist, kann es erforderlich sein, den Verzehr anderer kalziumreicher Nahrungsmittel – z. B. Brokkoli, angereicherte Sojaprodukte, Hülsenfrüchte, Rhabarber und Spinat – zu erhöhen.

Vitamin-D-Reiches essen Für starke Knochen braucht man außer Kalzium auch Vitamin D. Deshalb sollten Eier, Lachs und Joghurt gegessen werden. Ob ein Ergänzungspräparat nötig ist, kann der Arzt entscheiden.

Weitere Maßnahmen

Laktoseunverträglichkeit ist nicht heilbar. Doch die Symptome lassen sich lindern, wodurch möglicherweise einige Milchprodukte vertragen werden. Hier sind einige Vorschläge, die das Leben leichter machen können:

Enzyme einnehmen In Apotheken sind Enzymtropfen erhältlich, die Getränken und Speisen zugefügt werden, sowie Kapseln oder Tabletten, die man vor dem Essen einnehmen kann.

Probiotika ausprobieren Probiotika sind lebende Organismen, die beispielsweise in Joghurt und Kefir enthalten sind. Es gibt sie auch als Nahrungsergänzungsmittel.

Auf Laktose als Füllstoff achten Bei sehr schwerer Laktoseintoleranz sollten Medikamente, die Laktose als Füllstoff enthalten, gemieden werden. Ein Gespräch mit dem Arzt kann klären, ob es laktosefreie Alternativen gibt. Ansonsten kann zusammen mit dem Medikament ein Laktasepräparat verabreicht werden.

70% der Menschen mit **afrikanischer** oder **asiatischer** Abstammung sind ab dem 5. Lebensjahr teilweise oder vollständig **laktoseintolerant.**

Lebensmittelvergiftung

NICHT EMPFEHLENSWERT

- Fleisch, Geflügel, Fisch und Eier, sofern sie roh oder nicht durchgegart sind; Mayonnaise, Mousses und Eierteig
- Alte Nahrungsmittelreste oder Produkte mit abgelaufenem Verbrauchsdatum

EMPFEHLENSWERT

- Wasser, verdünnte Fruchtsäfte
- Ingwer
- Bananen
- Reis
- Gedünstetes Obst
- Weiß- oder Toastbrot
- Kartoffeln
- Eier
- Joghurt
- Hühnerbrühe

BEDENKLICH

- Milch und Milchprodukte, außer Joghurt
- Koffein und Alkohol
- Stark gewürzte Speisen

Lebensmittelvergiftungen werden durch Verderbniskeime (Bakterien, Viren, Pilze) in Nahrungsmitteln verursacht. Die Symptome reichen von Magen-Darm-Katarrh bis zu schwerwiegenden Erkrankungen des Nervensystems.

Eine Verunreinigung von Lebensmitteln kann in jedem Stadium der Verarbeitung oder Herstellung geschehen, z. B. bei der Ernte, beim Verpacken, auf dem Transport oder in der Warenauslage, aber auch bei falscher Lagerung im Haushalt. Die meisten Lebensmittelvergiftungen werden von Bakterien verursacht. Die häufigsten Erreger sind *Clostridium botulinum*, *Clostridium perfringens*, *Escherichia coli*, *Listeria monocytogenes*, verschiedene Salmonellenstämme und *Staphylococcus aureus*. Eine Lebensmittelvergiftung ruft meist Übelkeit und Erbrechen, Durchfall, Krämpfe und Kopfschmerzen hervor, manchmal auch Fieber und Schwächegefühl. Doppeltsehen sowie Schwierigkeiten beim Sprechen, Kauen, Schlucken und Atmen sind Symptome für Botulismus, eine seltene, aber sehr schwere Form der Lebensmittelvergiftung. Wenn auch nur eins der genannten Symptome auftritt, muss sofort der Arzt verständigt werden. Für Babys, Kleinkinder, Menschen mit chronischen Krankheiten und gebrechliche alte Menschen kann eine Lebensmittelvergiftung lebensgefährlich sein. Wer zu einer dieser Risikogruppen gehört, sollte bei Verdacht auf eine Lebensmittelvergiftung den Arzt rufen (lassen).

Wer ist betroffen?

- *Personen, die empfindlich sind, wie Schwangere, gebrechliche ältere Menschen und chronisch Kranke*

Ernährung

Die folgenden Empfehlungen können den Körper bei der Genesung nach einer Lebensmittelvergiftung unterstützen:

Austrocknung verhindern Um verloren gegangene Flüssigkeit und Elektrolyte aufzufüllen, sollte schluckweise mit Wasser verdünnter Apfelsaft oder schwacher Tee getrunken werden. Hühnerbrühe mit Reis ist ein wohlschmeckendes Mittel zum Aus-

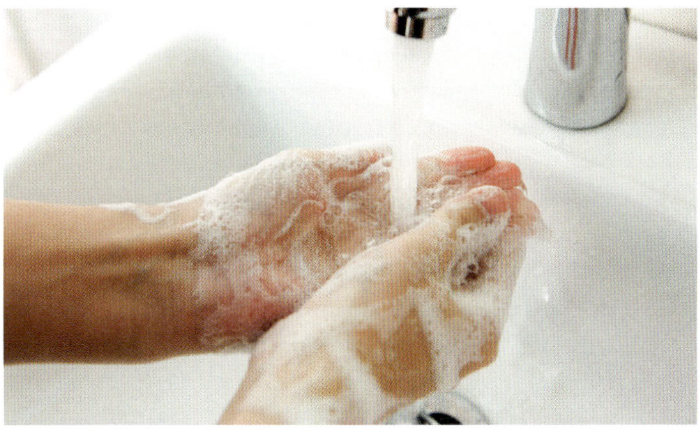

gleich des Flüssigkeitshaushalts: Die Brühe ersetzt sowohl Flüssigkeit als auch Natrium und Kalium, und der Reis ist mild und leicht verdaulich.

Milchprodukte meiden Laktose kann Durchfall verschlimmern.

Verdauungstrakt nicht belasten Erst richtig essen, sobald man Nahrung wieder gut verträgt.

Milde Lebensmittel bevorzugen Sobald es der erkrankten Person wieder besser geht, kann sie leicht verdauliche Nahrungsmittel wie Bananen, geriebene Äpfel und Zwieback zu sich nehmen; anschließend z. B. Hühnchenfleisch oder Kartoffelbrei. Auf ballaststoffreiche Lebensmittel sollte einige Tage lang verzichtet werden.

Weitere Maßnahmen

Der Natur ihren Lauf lassen Bei gesunden Erwachsenen entledigt sich der Körper der Krankheitserreger ganz allein – durch Erbrechen und Durchfall. Meist heilt die Erkrankung ohne ärztliche Hilfe von selbst.

Ausruhen Eine Lebensmittelvergiftung kann aufgrund des starken Flüssigkeitsverlusts sehr schwächen.

In schweren Fällen den Arzt verständigen Bei sehr schwerem Krankheitsverlauf kann ein Antibiotikum erforderlich sein.

Gute und schlechte Keime

Es scheint zu verwirren, dass bei der Gärung eingesetzte Bakterien und Hefen gesunde Nahrungsmittel produzieren, während andere die unterschiedlichsten Krankheiten auslösen. Der Grund: Die nützlichen Bakterien (z. B. *Lactobacillus acidophilus* und *L. bifidus* in manchen Joghurts) hemmen das Wachstum unerwünschter Organismen, indem sie beispielsweise potenziell krank machende Vertreter der Clostridien, Bazillen (z. B. E. coli und Salmonellen) und Streptokokken verdrängen. Offenkundig sind also nicht alle Bakterien gleich – es gibt nützliche und schädliche.

Wenn Trinken nicht möglich ist und Durchfall vorliegt, muss möglicherweise Flüssigkeit intravenös zugeführt werden.

Auf Hygiene achten Bevor Lebensmittel angefasst oder zubereitet werden, Hände, Arbeitsflächen und Utensilien (z. B. Schneidebretter) mit heißem Wasser und Seife bzw. Spülmittel reinigen. Rohe Lebensmittel getrennt von anderen aufbewahren. Das gilt insbesondere für Fleisch, Muscheln, Geflügel und Eier – Nahrungsmittel tierischen Ursprungs werden am leichtesten mit Keimen verunreinigt. Roher Fleischsaft darf nicht mit anderen Nahrungsmitteln in Berührung kommen. Während des Vorbereitens und Kochens sollte man immer wieder die Hände waschen.

Spüllappen sauber halten Spüllappen und -schwämme sollte man möglichst nach jedem Benutzen gründlich auswaschen und Geschirrtücher täglich wechseln. So lassen sich Kreuzkontaminationen und die Verbreitung von Bakterien verhindern.

Kaltes kalt und Heißes heiß halten Wenn Speisen nicht direkt nach der Zubereitung gegessen werden, gehören sie in den Kühlschrank oder sollten eingefroren werden. Lebensmittel nie länger als 2 Stunden bei Raumtemperatur stehen lassen. Tiefgekühltes im Kühlschrank oder in der Mikrowelle schonend und langsam auftauen lassen.

Auf intakte Verpackung achten Konservendosen mit nach außen gewölbtem Deckel oder Boden können hochgiftige Botulinumgase enthalten, die die Wölbung verursacht haben. Solche Dosen gehören ungeöffnet in den Müll.

Im Zweifelsfall wegwerfen Auf die Sinnesorgane verlassen: Lebensmittel, die seltsam aussehen oder riechen, gehören in den Müll. Sie zu probieren oder daran zu riechen ist höchst riskant.

Leberzirrhose

NICHT EMPFEHLENSWERT
- Stark Gesalzenes
- Alkohol

EMPFEHLENSWERT
- Beeren
- Papayas
- Paprikaschoten
- Sojaprodukte
- Erbsen
- Hülsenfrüchte
- Fisch

BEDENKLICH
- Fettreiche Speisen und Nahrungsmittel

Leberzirrhose ist eine chronisch fortschreitende Erkrankung, bei der die normalen Leberzellen durch Narbengewebe ersetzt werden. Häufigste Ursache ist chronischer Alkoholmissbrauch über einen längeren Zeitraum. Die Krankheit kann aber auch Folge einer Hepatitis sein, einer Entzündung oder Blockade der Gallengänge, erblich bedingt oder eine Reaktion auf Medikamente oder Umweltgifte.

Die Symptome für diese Krankheit sind Gewichtsverlust, Übelkeit, Erbrechen, Impotenz, Gelbsucht und geschwollene Beine. Häufig haben Zirrhosepatienten eine sog. Bauchwassersucht (Aszites), erkennbar am aufgetriebenen Bauch. Die Schädigung der Leber ist irreversibel. Man kann jedoch das Fortschreiten der Zirrhose aufhalten und Komplikationen mit Diät und anderen Maßnahmen behandeln.

Ernährung

Null Alkohol Der Verzicht auf alkoholische Getränke kann weitere Schädigungen der Leber verhindern.

Wenig Salz Größere Salzmengen können zu Einlagerung von Flüssigkeit im Gewebe führen, Schwellungen verursachen und vorhandene Schwellungen verschlimmern.

Gesunde Ernährung Häufig kommt es zu Mangelerscheinungen, weshalb die Ernährung ausgewogen sein muss. Obst und Gemüse enthalten lebenswichtige Vitamine und Nährstoffe, insbesondere Vitamin C. Vollkornprodukte u. a. Quellen für „gute" Kohlenhydrate liefern Energie.

Kleine Portionen Bei Appetitlosigkeit sind mehrere kleine Mahlzeiten am Tag besser verträglich als täglich drei große.

Eiweißreiches Die empfohlene Proteinmenge für Zirrhosepatienten beträgt 1,2 g pro kg Körpergewicht pro Tag, also mehr als bei gesunden Menschen. Es gibt Hinweise darauf, dass pflanzliche eiweißreiche Nahrungsmittel günstig sind (z. B. Sojabohnen, Erbsen u. a. Hülsenfrüchte).

Gesunde Fette Mäßige Mengen mehrfach ungesättigter Fettsäuren (z. B. in Fettfischen, Mais- und Rapsöl) liefern Kalorien, ohne die Leber zu belasten.

Ergänzungsmittel Häufig ist Mangelernährung eine Folge der Leberzirrhose. Der Arzt kann klären, ob die Einnahme von Ergänzungspräparaten sinnvoll ist.

Weitere Maßnahmen

Entzug Menschen mit Leberzirrhose dürfen keinen Alkohol mehr trinken. Arzt, Selbsthilfegruppen oder Spezialkliniken können beim Entzug unterstützen.

Medikamente Bei einer zugrunde liegenden Hepatitis C kann eine Behandlung mit geeigneten Medikamentenkombinationen erforderlich sein. Ein Hepatologe (auf Lebererkrankungen spezialisierter Arzt) kann dazu Auskunft geben.

Bewegung Immer häufiger verursacht Übergewicht eine Leberzirrhose, oft verbunden mit Alkoholmissbrauch, Hepatitis C oder beidem.

Wer ist betroffen?

- *Alkoholiker und alle, die viel Alkohol trinken*
- *Menschen mit chronischer Hepatitis C*
- *Mehr Männer als Frauen*

Entzündungen:
ESSEN, DAS GEFAHREN LINDERT

Entzündungen sind ein Warnsignal des Körpers. So wie ein Knöchel nach dem Umknicken anschwillt, zeigen auch andere Bereiche des Körpers Reaktionen auf Verletzungen, Virusinfektionen oder Vergiftungen.

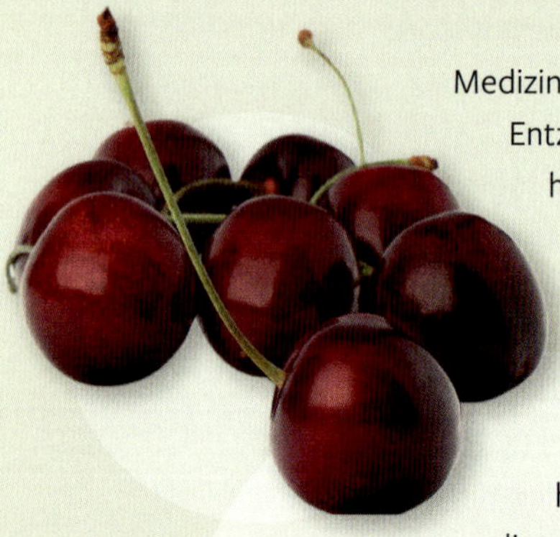

Medizinern wird jetzt erst klar, dass Entzündungen weitreichende gesundheitliche Konsequenzen haben können. Aktuelle Forschungsergebnisse weisen darauf hin, dass entzündliche Prozesse an der Entstehung von zahlreichen Erkrankungen wie Herzkrankheiten, Krebs und Diabetes beteiligt sind. Andererseits können einige bestimmte Nahrungsmittel förderlich für das Abklingen von Entzündungen sein.

Beeren und Kirschen Die süßen Früchte können dazu beitragen, Entzündungsprozesse abzuschwächen, indem sie freie Radikale neutralisieren. Möglicherweise sind sie auch in der Lage, Gewebeentzündungen zu stoppen.

Gemüse mit kräftigen Farben Orangefarbene, rote und gelbe Gemüsesorten stecken voller entzündungshemmender Karotinoide.

Gewürznelken Nelkenöl enthält Eugenol, das in Laborversuchen das entzündungsfördernde Enzym COX-2 hemmt.

Granatäpfel Sie enthalten besonders viele Antioxidanzien wie die Ellagsäure, die Entzündungen lindert. Das mag die Erklärung dafür sein, warum Granatäpfel die Entwicklung der koronaren Herzkrankheit nicht nur aufhalten, sondern sogar umkehren können.

Grüner Tee Seit Jahrhunderten wird grüner Tee als Heilmittel für verschiedene Krankheiten eingesetzt. Grüner Tee ist reich an Polyphenolen, diese sekundären Pflanzenstoffe helfen möglicherweise dabei, freie Radikale im Körper unschädlich zu machen. Freie Radikale können Entzündungen auslösen.

Hühnerbrühe Forscher entdeckten, dass durch Viren ausgelöste Entzündungen mit Hühnerbrühe deutlich gelindert werden konnten.

Ingwer Das Rhizom wird seit tausenden von-Jahren zur Behandlung vieler Beschwerden wie Magenschmerzen, Arthritis und Herzkrankheiten eingesetzt. Vermutlich spielt Ingwer auch eine Rolle bei der Krebsvorbeugung und verlangsamt das Wachstum von Tumoren, indem entzündungsfördernde Prostaglandine ausgebremst werden.

Kamille Ihre Inhaltsstoffe wirken antientzündlich, ähnlich wie Medikamente (z. B. Ibuprofen oder Acetylsalicylsäure).

Kurkuma Gelbwurz enthält Kurkumin. Diese Substanz ist nicht nur für die gelbe Farbe dieses Rhizoms verantwortlich, sondern sie unterdrückt auch die entzündlichen Prozesse, die das Wachstum von Krebszellen begünstigen. Inwieweit Kurkumin bei Mukoviszidose entzündungshemmend wirkt, wird derzeit noch erforscht.

Lachs Dieser Fisch steckt voller Omega-3-Fettsäuren, die entzündungshemmend wirken. Studien zufolge lassen sich durch eine erhöhte Aufnahme von Omega-3-Fettsäuren Symptome einer rheumatoiden Arthritis lindern.

Leinsamen Die kleinen Samen enthalten reichlich Alpha-Linolensäure, eine essenzielle Fettsäure, die zur Gruppe der Omega-3-Fettsäuren gehört und den Schutz der Körperzellen vor Entzündungen erhöht.

Nüsse Sie sind eine hervorragende Quelle für Vitamin E und wertvolle Fettsäuren. 25 g Nüsse oder Mandeln am Tag ersetzen eine Portion Obst oderGemüse von „5 am Tag". Die knackigen Kerne wirken nachweislich positiv auf die Herzgesundheit.

Olivenöl Bestimmte Antioxidanzien im Olivenöl (die Polyphenole) tragen dazu bei, Entzündungen in Blutgefäßen und im Gehirn zu senken. Kalt gepresstes Olivenöl (natives Olivenöl extra) enthält deutlich mehr Polyphenole als raffiniertes.

Salbei Das Kraut lindert nicht nur Entzündungen, sondern scheint auch die Gedächtnisleistung zu verbessern und Schwellungen abklingen zu lassen.

Soja Isoflavone in Soja sind für dessen entzündungsbekämpfende Eigenschaften verantwortlich. In einer US-Studie wurde festgestellt, dass Menschen mit Knieschmerzen sich besser fühlten und weniger Schmerzmittel benötigten, nachdem sie 3 Monate lang täglich Sojaprotein zu sich genommen hatten.

Vollkornprodukte Bei täglichem Verzehr helfen sie das Risiko für Herz-Kreislauf-Erkrankungen, Diabetes und sogar Krebs zu reduzieren. Zu diesem Ergebnis kam eine große Metaanalyse britischer Forscher. Möglicherweise

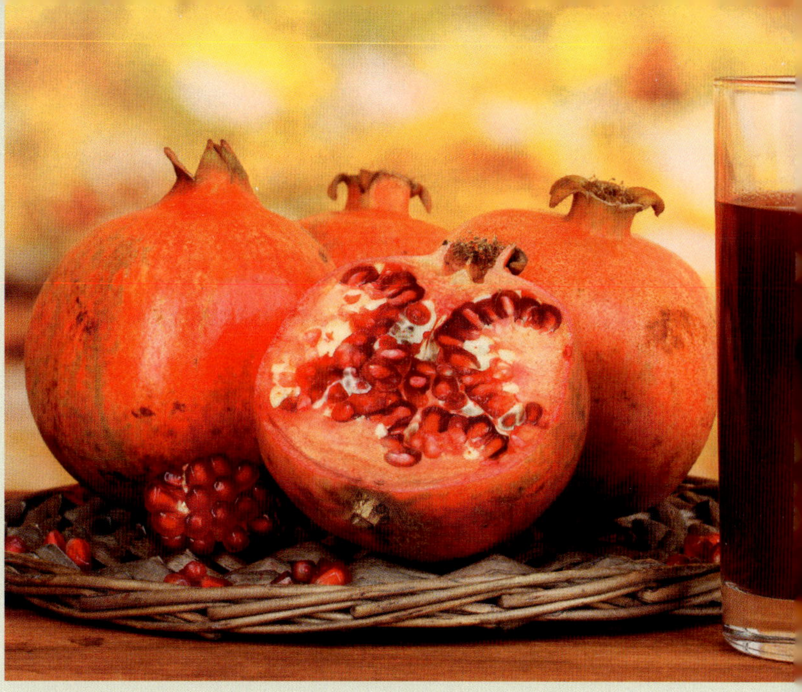

hängt dies mit einer entzündungshemmenden Wirkung von Vollkorn zusammen.

Wein Moderates Weintrinken scheint das Risiko für Herzkrankheiten zu senken. Vermutlich hängt das mit entzündungshemmenden Mechanismen zusammen. Übermäßiger Weinkonsum steht dagegen im Verdacht, Krebs zu begünstigen.

Zitrusfrüchte Forscher verabreichten einer Gruppe Probanden mit Zucker gesüßtes Wasser, einer anderen frisch gepressten Orangensaft. Das Zuckerwasser löste eine Entzündungsantwort aus, der Orangensaft nicht. Vermutlich ist sein Gehalt an Vitamin C und diversen Flavonoiden dafür verantwortlich.

FAZIT

- Entzündungen können chronische Krankheiten wie Diabetes und Krebs verursachen.
- Entzündungen der Organe und der Blutbahnen werden mit Herzkrankheiten in Verbindung gebracht.
- Zahlreiche Nahrungsmittel, einschließlich Nüsse, Früchte und Gewürze, können im Kampf gegen Entzündungen helfen.

L

Lungenentzündung

Siehe Atemwegserkrankungen, Seite 242

Lupus erythematodes

Wer ist betroffen?

- *Bei etwa 70 % der Lupus-Erkrankungen handelt es sich um systemischen Lupus erythematodes*
- *90 % der Betroffenen sind Frauen*

NICHT EMPFEHLENSWERT

- Alfalfa
- Sellerie
- Pastinaken
- Petersilie
- Zitronen, Limetten
- Pilze
- Geräucherte Nahrungsmittel
- Grapefruits

EMPFEHLENSWERT

- Brokkoli u. a. Kohlgemüse
- Spinat
- Milch und Milchprodukte
- Mit Kalzium angereicherte Sojamilch
- Lachs, Makrele, Hering
- Nüsse, Leinsamen
- Weizenkeime

BEDENKLICH

- Fett- und eiweißreiche Nahrungsmittel (insbesondere tierischen Ursprungs)

Lupus ist eine chronische Autoimmunerkrankung; der häufigste Typ ist der systemische Lupus erythematodes (SLE). Zu den Symptomen gehören arthritische Gelenkschmerzen, schwere Erschöpfung und Mundtrockenheit; ein charakteristisches Zeichen ist ein schmetterlingsförmiger Ausschlag im Gesicht. Lupus kann auch die inneren Organe, insbesondere die Nieren, schädigen. Meist verläuft die Krankheit mild, doch manchmal kann sie lebensbedrohlich sein. Die Ursache für Lupus ist vermutlich eine genetische Vorbelastung, die durch äußere Einflüsse (z. B. ein Virus) aktiviert werden kann. Verschlimmert wird Lupus durch Sonneneinwirkung, Infektionen, Stress und bestimmte Nahrungs- und Arzneimittel.

Ernährung

Lupus ist eine entzündliche Erkrankung. Nahrungsmittel mit entzündungslindernden Eigenschaften sind deshalb eine gute Wahl. Hier sind einige Ernährungsrichtlinien, die mit dem Arzt besprochen werden sollten:

Für Abwechslung sorgen Nahrungsmittel wählen, die reich an Antioxidanzien und Nährstoffen sind. So enthalten Brokkoli u. a. Kreuzblütler-Gemüse Indole, die den Östrogenstoffwechsel auf eine für den Krankheitsverlauf günstige Art verändern. Farbenfrohes Obst und Gemüse sowie Vollkorn kann Lupus-Patienten vor Herzerkrankungen schützen und liefert essenzielle Nährstoffe.

Omega-3-Fettsäuren hinzufügen Lebensmittel mit einem hohen Gehalt an Omega-3-Fettsäuren, wie Fettfische (Lachs, Makrele, Hering), Walnüsse, Leinsamen und Leinöl, wirken entzündungshemmend und können Gelenkprobleme lindern, die durch Lupus verursacht wurden.

Vitamin-D-Quellen nutzen Die meisten Lupus-Patienten dürfen sich nicht der Sonne aussetzen. Für sie ist es besonders wichtig, ausreichend viel Vitamin D mit der Nahrung aufzunehmen. Gute Quellen dafür sind u. a. Fettfische, Innereien, Eigelb, Käse, Butter, angereicherte Margarine und Avocados. Möglicherweise ist die Einnahme eines Vitamin-D-Präparats erforderlich.

Auf Kalzium setzen Weil Steroide das Risiko für Osteoporose erhöhen, sind kalziumreiche Nahrungsmittel wie Milch, Milchprodukte und grünes Blattgemüse (z. B. Grünkohl und Spinat) wichtig. Evtl. ist zusätzlich die Einnahme von Ergänzungsmitteln nötig.

Vitamin-E-reich essen Im Labor zeigt sich, dass Vitamin E den Verlauf der Krankheit verzögern kann. Gute Vitamin-E-Lieferanten sind Nüsse, Saaten, Öle und Weizenkeime. Ergänzungspräparate nur nach Rücksprache mit dem Arzt einnehmen.

Alfalfa in allen Formen meiden Nahrungsergänzungsmittel mit Alfalfa u. a. Hülsenfrüchten verschlimmern die Symptome.

Geräuchertes und manche Pilze meiden Sie können bei Lupus-Patienten Probleme verursachen.

Psoralenhaltige Lebensmittel meiden Oft verschlimmern sich Lupus-Symptome durch Sonnen- oder ungefiltertes UV-Licht. Nahrungsmittel, die Psoralen enthalten (z. B. Sellerie, Pastinaken, Petersilie, Zitronen und Limetten), erhöhen die Lichtempfindlichkeit.

Wenig Fett- und Eiweißreiches verzehren Bei vielen Lupus-Patienten werden die Symptome schwächer, wenn sie den Verzehr von fett- und eiweißreichen Lebensmitteln, insbesondere von fettem Fleisch und vollfetten Milchprodukten, einschränken. Einige Mediziner und Ernährungsexperten raten deshalb zu einer überwiegend vegetarischen Ernährung, die Eier, fettreduzierte Milch und fettreduzierte Milchprodukte umfasst.

Weitere Maßnahmen

Folgende Tipps können erneuten Lupus-Ausbrüchen vorbeugen oder aufflammende Symptome lindern:

Ruhe Lupus-Patienten sollten sich viel Ruhe gönnen und schlafen, damit der Körper sich erholen kann.

20% der Menschen mit **Lupus** haben ein **Elternteil** oder **Geschwister**, bei dem Lupus vorliegt oder noch auftreten wird.

Sonnenschutz Betroffene sollten sich mit Hut und geeigneter Kleidung vor UV-Strahlen schützen und Sonnenschutz mit hohem Schutzfaktor verwenden.

Sport Körperliche Aktivität fördert nicht nur das allgemeine Wohlbefinden, sie kann auch dazu beitragen, sich leichter von einem Lupus-Ausbruch zu erholen, das Risiko für Herzerkrankungen zu senken und Depressionen zu bekämpfen.

Nicht rauchen Rauchen kann bei jedem eine koronare Herzkrankheit verursachen. Bei Menschen mit Lupus kann es das Risiko, einen Herzschaden zu erleiden, deutlich erhöhen.

Medikamente Der Arzt kann bei Lupus nichtsteroidale Entzündungshemmer (NSAID), Antimalariamittel, Kortikoide oder auch Immunsuppressiva verschreiben. Ein Wechsel zu einem anderen Medikament sollte nur nach Rücksprache mit dem Arzt erfolgen.

ACHTUNG!

Wechselwirkung mit Medikamenten

Einige Medikamente, die bei Lupus verschrieben werden, können mit bestimten Lebensmitteln Wechselwirkungen zeigen:

- **Grapefruit** Nimmt ein Lupus-Patient das hochwirksame Immunsuppressivum Ciclosporin ein, können die Inhaltsstoffe von Grapefruit die Aufnahme des Medikaments dramatisch verstärken, was zu einer schwerwiegenden Vergiftung führt.
- **Natrium** Wer Kortikoide einnimmt, sollte weniger Salz (NaCl) verwenden – es verstärkt die Wassereinlagerungen und trägt zum steroidinduzierten Bluthochdruck bei.

M

Magen- und Zwölffingerdarmgeschwür

Wer ist betroffen?

- *Bei bis zu 10 % der Bevölkerung kann im Lauf des Lebens ein peptisches Ulkus entstehen*
- *Personen mit erblicher Vorbelastung*

NICHT EMPFEHLENSWERT

- Kaffee (auch entkoffeinierter) u. a. koffeinhaltige Produkte
- Alkohol
- Pfefferminze
- Schwarzer Pfeffer
- Chilischoten
- Knoblauch
- Gewürznelken

EMPFEHLENSWERT

- Mageres Fleisch
- Geflügel
- Trockenobst
- Hülsenfrüchte
- Joghurt
- Süßholz (Lakritz), Aloe-vera-Saft

BEDENKLICH

- Fettreiche Speisen
- Alle Milchprodukte außer Joghurt

Als Geschwüre bezeichnet man alle Entzündungen, die die Schleimhäute oder die Haut zerfressen und in die darunterliegenden Hautschichten eindringen. Ein Geschwür im unteren Teil der Speiseröhre, im Magen oder im Zwölffingerdarm bezeichnet man als peptisches Ulkus, weil es in Bereichen auftritt, die der Magensäure und dem Verdauungsenzym Pepsin ausgesetzt sind. Peptische Ulzera gehören zu den bei Männern und Frauen am häufigsten diagnostizierten Krankheiten.

Betroffene beschreiben die Schmerzen oft als nagend oder brennend und können häufig den genauen Schmerzpunkt lokalisieren. Normalerweise treten die Schmerzen 2–3 Stunden nach dem Essen auf und verschlimmern sich bei leerem Magen. Sie lassen sich lindern, indem man eine Kleinigkeit isst oder ein Antazidum (säureneutralisierendes Mittel) einnimmt. Manche Menschen haben keinerlei Geschwürschmerzen, können aber dennoch an Darmblutungen, Sodbrennen, Blähungen und Übelkeit leiden. Die übermäßige Magensäureproduktion spielt zwar bei der Entstehung von Magengeschwüren durchaus eine Rolle, die meisten entstehen jedoch durch eine Infektion des Verdauungstrakts mit dem Bakterium *Helicobacter pylori*. Rauchen, seelischer Stress und zu viel Alkohol erhöhen das Risiko für die Entstehung eines Magengeschwürs. Manche Menschen haben auch eine erbliche Veranlagung dafür. Oft treten Geschwüre z. B. als Folge schwerer Verbrennungen oder nach Operationen auf.

Ernährung

Durch Ulzera verursachte Schmerzen lassen sich lindern, und Geschwüren kann man vorbeugen.

Auslöser meiden Die Ursache für die Bildung eines Magen- oder Zwölffingerdarmgeschwürs ist von Mensch zu Mensch verschieden. Häufig sind es Koffein, Schokolade, Alkohol und Pfefferminze.

Nicht zu spät essen Essen am späten Abend kann die Magensäureproduktion im Schlaf ankurbeln. Generell sollte nicht zu viel auf einmal gegessen werden.

Auf eisenreiche Nahrungsmittel achten Blutungen aus unbehandelten Geschwüren können zu einer Eisenmangelanämie führen. Anämie-Patienten sollten eisenreiche Nahrungsmittel wie mageres Fleisch, dunkles Geflügelfleisch, Trockenobst und Hülsenfrüchte essen.

Sparsam würzen Nahrungs- und Würzmittel wie schwarzer Pfeffer, Knoblauch, Gewürznelken und Chilis kurbeln die

Magensäureproduktion an und sollten möglichst gemieden werden. Bei manchen Menschen lösen auch Zitrus- und Tomatensaft Beschwerden aus.

Weniger Fett und Milchprodukte Fettreiche Speisen können die Entleerung des Magens verzögern und die Säureproduktion anregen. Milch und die meisten Milchprodukte können zwar vorübergehend die Schmerzen lindern, lassen jedoch anschließend die Säureproduktion ansteigen.

Joghurt löffeln Joghurt mit lebenden Lactobacillus- und Bifidus-Kulturen kann die Symptome linderen.

Süßholzwurzel ausprobieren Man kann sie kauen, als Tee trinken oder Fertigpräparate (Bioladen, Apotheke) verwenden. Arzt oder Apotheker dazu befragen.

Weitere Maßnahmen

Nicht rauchen Rauchen lässt Geschwüre schlechter heilen und fördert deren erneutes Auftreten. Raucher leiden oft an Magengeschwüren, bis sie nicht mehr rauchen.

Medikamente prüfen Ein Hauptgrund für peptische Ulzera ist die Einnahme von Medikamenten wie Acetylsalicylsäure, Ibuprofen, Naproxen und anderen nichtsteroidalen Antirheumatika (NSAR). Arzt und Apotheker kennen mildere Alternativen.

Sport treiben Sport kurbelt die Ausschüttung von Endorphinen an. Sie dämpfen Schmerzen und heben die Stimmung.

Vorsicht mit Hausmitteln Viele Betroffene behandeln geschwürbedingte Magenschmerzen mit frei verkäuflichen Medikamenten oder Hausmitteln wie Natriumhydrogenkarbonat (z. B. Backpulver). Diese neutralisieren die Magensäure, wirken jedoch, wenn überhaupt, nur kurzfristig. Die langfristige Anwendung von aluminiumhydroxidhaltigen Säurehemmern verhindert die Phosphoraufnahme, was zu einem Abbau der Mineralstoffe in den Knochen führt.

Magenverstimmung und Sodbrennen

NICHT EMPFEHLENSWERT
- Fettreiche Nahrungsmittel
- Kohlensäurehaltige Getränke

EMPFEHLENSWERT
- Kleine Mahlzeiten in regelmäßigen Abständen

BEDENKLICH
- Alkohol, Koffein
- Schokolade
- Scharfe Gewürze
- Pfefferminze
- Tomaten
- Sauer Eingelegtes, Essig
- Zitrusfrüchte

Wer ist betroffen?

- *In Industrieländern haben laut eigener Aussage 10 % der Menschen einmal pro Woche Sodbrennen*
- *Personen mit Reflux*
- *Schwangere, Fettsüchtige und Senioren*

Viele Menschen leiden gelegentlich an einer Magenverstimmung, manche aber auch täglich. Typisch für eine Magenverstimmung sind Missempfindungen im Oberbauch, die nach einer Mahlzeit auftreten. Ein anderes häufiges Magenproblem ist Sodbrennen – brennende Schmerzen hinter dem Brustbein, die durch den Rückfluss von Magensäure und -inhalt in die Speiseröhre entstehen.

Tritt Sodbrennen mindestens zweimal wöchentlich auf, lautet die Diagnose evtl. gastroösophagealer Reflux (GERD; Gastro Esophageal Reflux Disease). Mit der Zeit schädigt Reflux die Schleimhaut in der Speiseröhre und kann sogar zu einer Krebsvorstufe führen, dem Barrett-Ösophagus. Wer an Reflux leidet, benötigt möglicherweise stärkere Medikamente oder sogar eine Operation.

M

Eine Magenverstimmung kann verursacht werden durch Reflux, Magengeschwür, Magenkrebs, aber auch durch Veränderungen an Bauchspeicheldrüse oder Gallengängen. Sodbrennen kann ausgelöst werden durch Fettsucht oder Schwangerschaft (dann ist der Druck auf den Magen erhöht, und Flüssigkeit wird nach oben in die Speiseröhre gedrückt). Auch ein Zwerchfellbruch, bei dem ein Teil des Magens sich durch eine Öffnung im Zwerchfell nach oben in den Brustraum verlagert, kann schuld sein.

Ernährung

Eine angemessene Ernährung kann die Symptome von Magenverstimmung und Sodbrennen lindern.

Häufig kleine Mahlzeiten Täglich lieber 5–6 kleinere Mahlzeiten als 3 große zu sich nehmen, so wird eine Überfüllung des Magens vermieden. Die Mahlzeiten langsam einnehmen und dabei entspannen; nach dem Essen möglichst 1–2 Stunden gerade sitzen.

Ausgewogene, fettarme Ernährung Fett- und zuckerreiche Nahrungsmittel meiden: Sie verlangsamen die Entleerung des Magens, was den Druck auf den Bauchraum erhöht, das gleiche gilt für kohlensäurehaltige Getränke. Mit einer fettarmen, ausgewogenen Ernährung, die viel Obst und Gemüse bietet, fühlen sich Betroffene wohler.

Saure und säuernde Lebensmittel meiden Kaffee, auch entkoffeinierter, fördert die Säurebildung; gleiches gilt für andere koffeinhaltige Getränke. Säurereiche Nahrungsmittel (z. B. Zitrusfrüchte, Tomaten, sauer Eingelegtes und alles, was Essig enthält) verlangsamen evtl. das Entleeren des Magens und erhöhen so das Refluxrisiko.

Scharfe Gewürze meiden Chilischoten u. a. scharfe Gewürze verlangsamen zwar nicht die Magenaktivität, können aber Refluxbeschwerden verstärken.

Koffein und Pfefferminze meiden Nahrungsmittel, die Koffein und Pfefferminze enthalten (auch Schokolade), können Magenverstimmungen verschlimmern, indem sie den Magenpförtner (das ist der Schließmuskel, der die Speiseröhre vom Magen trennt) entspannen.

Alkoholkonsum einschränken Mittlere bis große Mengen alkoholischer Getränke verlangsamen die Magenentleerung und können auch die Magenschleimhaut reizen.

Nicht spät am Abend essen 3 Stunden vor dem Schlafengehen sollte nichts mehr gegessen werden – der Magen ist dann leer, wenn man sich hinlegt, und die Reflux-Wahrscheinlichkeit geringer.

Minzefreien Kaugummi als Dessert Kaugummikauen regt den Speichelfluss an, und der Speichel neutralisiert die Säure in der Speiseröhre. Wichtig: Kaugummi mit Pfefferminze meiden (s. o.).

Weitere Maßnahmen

Magenverstimmung und Sodbrennen, die durch Reflux verursacht werden, kann man mit ein paar Änderungen in der Lebensführung in den Griff bekommen.

Sport treiben Körperliche Aktivität ist allgemein gesundheitsfördernd und baut auch Stress (der Magenprobleme verursachen kann) ab. Sport nicht direkt nach dem Essen treiben!

Nicht rauchen Rauchen lässt den Säurespiegel im Magen ansteigen. Außerdem entspannt Nikotin den Magenpförtner, was zum unerwünschten Rückfluss der Magensäure in die Speiseröhre führt.

Nach dem Essen aufrecht sitzen Eine vorgebeugte oder liegende Position verstärkt den Druck auf den Magen und begünstigt so den Reflux.

Gesundes Gewicht halten Extrapfunde um die Körpermitte schieben den Magen nach oben und verursachen den Rückfluss von Magensäure in die Speiseröhre.

Lockere Kleidung tragen Kleidungsstücke, die in der Taille zu eng sitzen, üben von unten Druck auf den Magen aus, was zu Unbehagen führen kann.

Mit erhöhtem Oberkörper schlafen Wenn Sodbrennen häufig nachts auftritt, kann es hilfreich sein, das Kopfende des Betts 10–15 cm anzuheben.

Auf der linken Seite schlafen Das verringert den Druck auf den Magen und kann die Wahrscheinlichkeit eines Magensäurerückflusses verringern.

Auslöser finden Betroffene sollten wissen, welche Nahrungsmittel die Symptome auslösen – was der eine Mensch verträgt, kann einem anderen Probleme bereiten. Häufig sind Schokolade, koffeinhaltige Getränke und Alkohol Verursacher von Reflux. Am besten regelmäßig notieren, wann und wie oft Symptome aufgetreten sind, was es zu essen und zu trinken gab und was außerdem geschah. Zudem sollte man festhalten, welche Medikamente (auch Nahrungsergänzungsmittel) eingenommen wurden. Der Arzt kann anhand dieses Protokolls dabei helfen, gewisse auslösende Faktoren zu identifizieren.

Antazida einnehmen Ein nicht verschreibungspflichtiges Antazidum kann Sodbrennen und andere Symptome einer Magenverstimmung lindern. Eine langfristige Anwendung ist allerdings nicht ratsam. Falls die Medikamente wirken, sollte man sich an die Packungsbeilage halten und ein Mittel nicht länger einnehmen als empfohlen, weil es sonst Durchfall oder Verstopfung verursachen kann.

Mit dem Arzt sprechen Wenn gar nichts hilft, sollte unbedingt ein Gespräch mit dem Arzt geführt werden. Er kann mit bestimmten Tests oder Röntgenaufnahmen andere Erkrankungen ausschließen. Es gibt diverse (evtl. verschreibungspflichtige) Medikamente, die die Beschwerden lindern können.

Menstruationsstörungen

NICHT EMPFEHLENSWERT

- Fettreiche und hoch verarbeitete Nahrungsmittel

EMPFEHLENSWERT

- Äpfel, Birnen
- Vollkornprodukte
- Mageres Fleisch
- Grünes Blattgemüse
- Sonnenblumenkerne
- Nüsse
- Hülsenfrüchte
- Milch und Milchprodukte
- Sojaprodukte
- Feigen
- Lachs
- Avocados
- Kartoffeln
- Himbeerblättertee, Kamillentee

BEDENKLICH

- Alkohol
- Stark gesalzene Nahrungsmittel

Wer ist betroffen?

- *Frauen im gebärfähigen Alter*
- *Drei von vier Frauen erleben während der Menstruation die eine oder andere Form von PMS (prämenstruellem Syndrom)*
- *10–20 % aller Frauen haben Menstruationsbeschwerden*

Das prämenstruelle Syndrom (PMS) ist die häufigste Menstruationsstörung. Es geht mit Symptomen wie Krämpfen, Wassereinlagerungen, Reizbarkeit, empfindlichen Brüsten, Heißhunger, Kopfschmerzen und Verstopfung einher. Vermutlich wird PMS von hormonellen Veränderungen in der zweiten Hälfte des Menstruationszyklus verursacht.

Weitere Menstruationsprobleme sind starke, unregelmäßige oder ausbleibende Blutungen (sofern keine Schwangerschaft vorliegt). Der Menstruationszyklus kann auch durch Hormonschwankungen aufgrund von Fettleibigkeit, Diabetes, Schild-

M

drüsenerkrankungen, Wechsel der Pille oder einer Essstörung (Magersucht) beeinflusst werden. Hochleistungssportlerinnen haben öfter Menstruationsprobleme, weil ihr Körperfettanteil zu gering ist. Er spielt bei der Östrogenproduktion eine Rolle.

Ernährung

Die folgenden Empfehlungen gelten überwiegend für PMS, die am häufigsten auftretende Menstruationsstörung.

Ausgewogen essen Es empfiehlt sich, mehrere nicht zu reichhaltige Mahlzeiten über den Tag zu verteilen. Sie sollten Vollkorn, Hülsenfrüchte, Gemüse und Obst enthalten. Kohlenhydratreiche Lebensmittel können helfen: Sie kurbeln die Produktion von Serotonin, einem körpereigenen, stimmungsaufhellenden Stoff des Gehirns, an.

Zutaten mit niedrigem Glyx bevorzugen Ballastoffreiches Obst und Gemüse, Vollkornprodukte und Hülsenfrüchte sind am besten, weil sie den Blutzuckerspiegel langsamer ansteigen lassen und so Heißhungerattacken vorbeugen können.

Bestimmte Lebensmittel meiden Fettreiche, hoch verarbeitete Lebensmittel und koffeinhaltige Getränke meiden, den Salzverbrauch eingeschränken. Alkohol kann viele Symptome auslösen oder verschlimmern und sollte in den Tagen vor der Menstruation gemieden werden.

Kalziumzufuhr erhöhen Kalzium kann die bei PMS auftretenden Stimungsschwankungen, Krämpfe und Wassereinlagerungen verringern. Einige Forscher glauben, PMS-Symptome seien die Folge eines zu niedrigen Kalziumspiegels. Gute Kalziumquellen sind Milch und Milchprodukte, mit Kalzium angereicherte Sojagetränke, Lachs oder Sardinen aus der Dose und grünes Blattgemüse.

Auf Magnesium setzen Frauen mit PMS haben häufig einen niedrigen Magnesiumspiegel. Dies könnte sie anfälliger für im Rahmen von PMS auftretende Kopfschmerzen und Depressionen machen. Magnesiumreiche Lebensmittel sind Sonnenblumenkerne, Nüsse, Hülsenfrüchte, Vollkorn, Sojabohnen, Feigen und grünes Gemüse.

Vitamin-B_6-Aufnahme erhöhen Nahrungsmittel, die viel Vitamin B_6 enthalten, kurbeln die Produktion von Serotonin an und können so PMS-bedingte Angstzustände und Depressionen lindern. Die besten Quellen sind Rind-, Schweine- und Hühnerfleisch, Fisch, Vollkornprodukte, Bananen, Avocados und Kartoffeln. Wer Vitaminpräparate einnimmt, sollte die Obergrenze von 100 mg Vitamin B_6 pro Tag nicht überschreiten. Übermäßig viel Vitamin B_6 kann die Nerven schädigen.

Gelüsten mit Bedacht nachgeben Gegen ein gelegentliches Stück Schokolade ist nichts einzuwenden. Doch der übermäßige Genuss von Süßem bringt nur leere Kalorien und kann das Verlangen nach mehr Süßem verschlimmern, weil der Blutzuckerspiegel durcheinandergebracht wird. Besser sind ballaststoffreiche Snacks, die langsamer verstoffwechselt werden als raffinierte Kohlenhydrate und außerdem einer Verstopfung vorbeugen können, an der manche Frauen mit PMS leiden.

67% der Frauen leiden während der Menstruation an **Schlaflosigkeit**. Ärzte führen dies auf den raschen Abfall des Hormons **Progesteron** zurück.

Bei Krämpfen Kräutertee trinken Himbeerblättertee enthält eine Substanz, von der man annimmt, dass sie die Gebärmutter entspannt und Krämpfe lindert. Auch Kamillentee wirkt krampflösend.

Bei starken Blutungen auf Eisen achten Starke Blutungen sind zwar selten ein Anzeichen für eine schwerwiegendere Erkrankung. Doch der Körper verliert durch extrem starke Blutungen mehr Eisen, was zu einer Anämie führen kann. Eine erwachsene Frau benötigt täglich 15 mg Eisen. Gute Quellen hierfür sind rotes Fleisch, Hülsenfrüchte, grünes Blattgemüse, Nüsse und Saaten. Damit der Körper das Eisen besser aufnehmen kann, sollte man gleichzeitig Vitamin-C-reiche Nahrungsmittel zu sich nehmen.

Weitere Maßnahmen

Die folgenden Empfehlungen können bei Menstruationsbeschwerden hilfreich sein:

Sport Frauen, die regelmäßig Sport treiben, sind seltener von PMS betroffen.

Warmes Bad oder Wärmflasche Beides kann krampflösend wirken.

Schmerzmittel einnehmen Prostaglandine spielen als Auslöser von Menstruationskrämpfen eine Rolle. Die hormonähnlichen Substanzen bewirken Kontraktionen der Gebärmutter. Acetylsalicylsäure, Ibuprofen u. a. nichtsteroidale Antirheumatika können die Prostaglandinproduktion hemmen und so die Krämpfe lindern.

Menstruationsprobleme angehen Bei sehr starken oder unregelmäßigen Menstruationsblutungen sollte unbedingt ein Gynäkologe konsultiert werden. Möglicherweise liegt bei schmerzhaften Regelblutungen ein organisches Problem zugrunde, etwa Myome oder Endometriose. Es kann auch sein, dass eine Frau schwanger ist, vor den Wechseljahren steht oder eine Essstörung die Blutungen ausbleiben lässt.

Migräne und andere Kopfschmerzen

NICHT EMPFEHLENSWERT

- Nahrungsmittel, die Anfälle auslösen, z. B. gereifter Käse, Wurstwaren, Schinken, fermentierte Nahrungsmittel u. a.

BEDENKLICH

- Koffein

Wer ist betroffen?

- *9–10 % aller Menschen leiden an Migräne*
- *Frauen sind dreimal häufiger von Migräne betroffen als Männer*
- *Männer, vor allem starke Raucher und Alkoholkonsumenten, haben häufiger mit Cluster-Kopfschmerz zu tun*

Kopfschmerzen plagen jeden, zumindest gelegentlich. Die meisten sind nur vorübergehend und werden lediglich durch Anspannung, eine Erkältung oder Grippe verursacht. Manche Kopfschmerzen sind jedoch Anzeichen für eine schwerwiegende Krankheit. Ständig wiederkehrende Kopfschmerzen müssen medizinisch abgeklärt werden.

Bei Migräne handelt es sich um einen einseitigen, stark pochenden Kopfschmerz, der oft mit Licht- und Geräuschempfindlichkeit sowie Übelkeit und Erbrechen einhergeht.

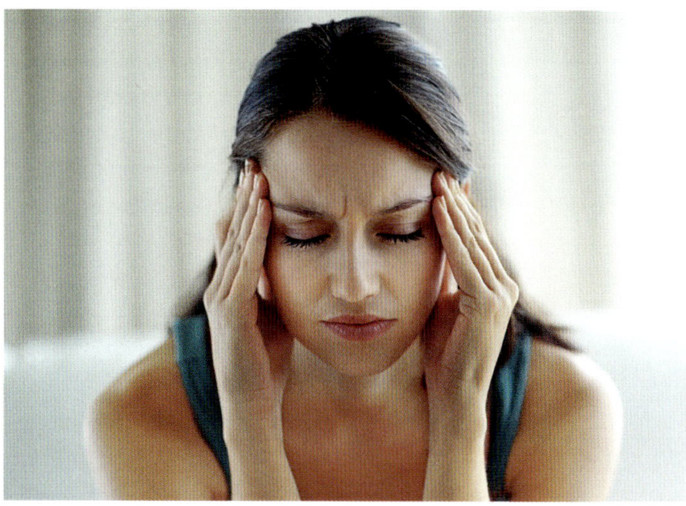

M

Der Cluster-Kopfschmerz ist von allen Kopfschmerzen am unerträglichsten. Er hält zwischen 15 Minuten und 3 Stunden an und tritt typischerweise in einem bestimmten Zeitraum gehäuft auf. Die bohrenden, stechenden Schmerzen treten bevorzugt aus dem Schlaf heraus auf und sind streng auf eine Seite des Kopfes beschränkt, häufig um ein Auge herum.

5–10% der **Kinder** und **Jugendlichen** leiden an **Migräne.**

Der Spannungskopfschmerz ist die häufigste Kopfschmerzform. Er entsteht durch Muskelkontraktionen oder ein Ungleichgewicht der natürlich im Gehirn vorkommenden Substanzen.

Auch eine Nasennebenhöhlenentzündung (Sinusitis) kann zu Kopfschmerzen führen. Ein weiterer Kopfschmerztyp, der sog. Medikamentenkopfschmerz, kann die Folge von zu häufiger Einnahme frei verkäuflicher oder verschriebener Schmerz- oder Beruhigungsmittel und auch koffeinhaltiger Medikamente sein. Ebenso können Zahnprobleme sehr schwere einseitige Kopfschmerzen verursachen.

Zu den vielfältigen sonstigen Ursachen für Kopfschmerzen gehören stundenlanges Blinzeln in die Sonne, Überanstrengung der Augen, Hunger, übermäßiger Alkoholkonsum, Durst sowie zu viel oder zu wenig Schlaf.

Ernährung

Um Kopfschmerzen vorzubeugen oder sie zu lindern, gibt es ein paar Möglichkeiten:

Ernährungsbedingte Auslöser meiden Viele Nahrungsmittel und Zusatzstoffe können Migräneanfälle auslösen. Es empfiehlt sich, ein Ernährungstagebuch zu führen, in dem festgehalten wird, welche Zutaten offenbar Symptome verursachen, und wie sich das Befinden verändert, wenn man sie weglässt. Zu den häufigsten Auslösern gehören lange gereifter Käse, Schokolade und Kakao, Rotwein, Nüsse und Saaten, Tomaten und Tomatenprodukte (z. B. Ketchup), Vergorenes (z. B. Sauerkraut, Sojasauce und Miso), gepökelte, geräucherte bzw. luftgetrocknete Fleischprodukte wie Speck, Schinken und Salami. Außerdem können Fischkonserven (Sardinen, Sardellen, Hering) und in seltenen Fällen Früchte (z. B. Avocados, Bananen, Zitrusfrüchte, Feigen, Trauben und Rosinen) Anfälle auslösen.

Blutzuckerspiegel stabil halten Hunger oder ein niedriger Blutzuckerspiegel können Kopfschmerzen auslösen. Regelmäßiges Essen ist deshalb wichtig.

Die Vorteile von Kaffee nutzen Das Koffein in Kaffee u. a. Getränken sowie in vielen frei verkäuflichen Schmerzmitteln spielt bei Migräne eine zwiespältige Rolle. Der regelmäßige und übermäßige Konsum von Koffein kann die Häufigkeit der Kopfschmerzen erhöhen. Andererseits lässt sich mit Koffein bei Menschen, die vollkommen davon entwöhnt sind, ein bevorstehender Migräneanfall verhindern, weil das Koffein die erweiterten Blutgefäße verengt. Beim ersten Anzeichen von Schmerzen oder einer Aura (einem häufigen Frühsymptom) sollte in diesem Fall eine Tasse starker Kaffee oder ein Glas Cola getrunken und 600 mg Acetylsalicylsäure eingenommen werden. Wenn man sich anschließend in einem dunklen, ruhigen Raum ausruht, kann der Anfall innerhalb einer Stunde vorbei sein.

Weitere Maßnahmen

Am besten lassen sich Kopfschmerzen in den Griff bekommen, wenn man die Ursachen ausfindig macht und dann meidet. Darüber hinaus können helfen:

Entspannungstechniken Meditation, Yoga, Biofeedback oder imaginative Psychotherapie (KiP; ein Verfahren der kreativen Psychotherapie) sind empfehlenswert.

Mutterkraut Die tägliche Einnahme von 1–2 Kapseln gefriergetrocknetem Mutterkraut kann Häufigkeit und Intensität von Migräne und der sie begleitenden Übelkeit vermindern. Achtung: Manche Menschen reagieren allergisch auf Mutterkraut.

Medikamente Zur Behandlung von Migräne stehen verschiedene Medikamente zur Verfügung (Rücksprache mit dem Arzt). Bei Kopfschmerzen können Paracetamol, Acetylsalicylsäure, Ibuprofen und Naproxen zum Einsatz kommen. Bei Medikamentenkopfschmerz keine koffeinhaltigen Schmerzmittel einnehmen.

Morbus Crohn

Siehe Chronisch-entzündliche Darmerkrankungen, Seite 255

Mukoviszidose

EMPFEHLENSWERT

- Fleisch, Geflügel
- Eier
- Milch und Milchprodukte
- Nudeln
- Süßes Gebäck
- Salzige Produkte
- Fruchtsäfte

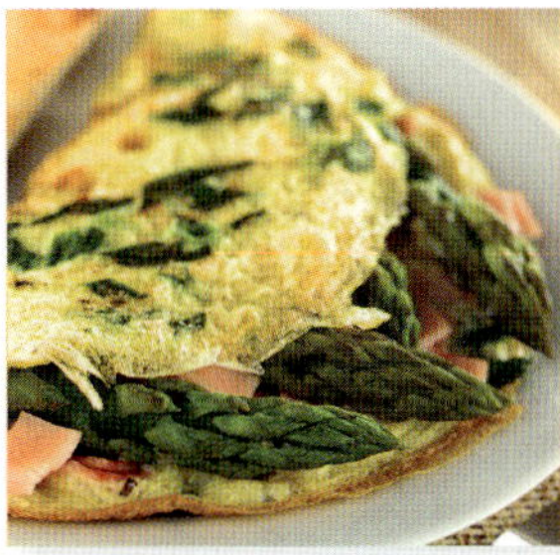

Eine perfekte Mahlzeit
Ein Kräuteromelett mit Spargel, Schinken und Käse stellt eine gehaltvolle Mahlzeit dar – Mukoviszidose-Patienten haben einen hohen Kalorienbedarf.

Mukoviszidose (zystische Fibrose, ZF) betrifft die Drüsen, die Schleim, Schweiß, Enzyme u. a. Sekrete abgeben. Typisches Merkmal ist die Bildung eines sehr zähen Schleims in Lunge, Bauchspeicheldrüse und Darm. Der Schleim in der Lunge begünstigt Lungenentzündungen und andere Infektionen. Werden Dünndarm und Bauchspeicheldrüse verstopft, wird die Verdauung von Fetten und Proteinen beeinträchtigt. Über Schweiß und Speichel gehen enorme Mengen Salz verloren, was zu schwerwiegenden Störungen im Körperhaushalt führen kann.

Gegenwärtig ist Mukoviszidose nicht heilbar. Das Ersetzen des defekten Gens (die Gentherapie) wird bisher nur experimentell durchgeführt. Indessen hat sich eine Kombination aus angereicherter Ernährung, Vitaminpräparaten, Verdauungsenzymen, Antibiotika und anderen Medikamenten sowie regelmäßiger Lagerungsdrainage zur Absonderung des Schleims aus der Lunge als beste Behandlung erwiesen und die Prognose für Mukoviszidose-Patienten deutlich verbessert.

Ernährung

Die Ernährung spielt bei der Behandlung von Mukoviszidose eine entscheidende Rolle, weshalb ein Ernährungsberater zum Behandlungsteam gehören sollte. Kinder mit Mukoviszidose benötigen für ein normales Wachstum in der Regel weitaus mehr Kalorien als gesunde Kinder. Eine spezielle Diät gibt es nicht, im Allgemeinen gelten die folgenden Richtlinien:

Häufig und kalorienreich essen Betroffene Kinder sollten bei den Mahlzeiten größere und kalorienreichere Portionen essen und häufig Zwischenmahlzeiten zu sich

Wer ist betroffen?

- *Mukoviszidose tritt überwiegend bei Menschen mit heller Hautfarbe auf*
- *Weltweit erkrankt eins von ca. 2000 Neugeborenen. Einer von 25 Menschen trägt jedoch ein Mukoviszidose-Gen in sich*

nehmen. Säuglingen mit Mukoviszidose kann man ein Präparat mit vorverdauten Fetten verabreichen.

Mehr Protein Bei größeren Kindern sollte man auf eiweißreiche Nahrungsmittel wie Fleisch, Geflügel, Fisch, Hülsenfrüchte und Eier Wert legen.

Mehr Fett An Mukoviszidose erkrankten Kindern soll so viel Fett gegeben werden, wie sie vertragen. Fett liefert pro Gramm mehr Kalorien als Eiweiß und Kohlenhydrate, ist also ein wesentlicher Energielieferant. Außerdem braucht der Körper Fett, damit er die Vitamine A, D, E und K aufnehmen kann.

Süßes in Maßen Für Mukoviszidose-Patienten ist Zucker im Prinzip etwas Gutes, weil einfache Kohlenhydrate leichter aufgenommen werden als komplexe. Doch ca. 35 % der Patienten zwischen 20 und 29 Jahren und 43 % der über 30-jährigen Betroffenen haben durch Mukoviszidose bedingten Diabetes und müssen (damit ihr Blutzuckerspiegel stabil bleibt) mit Zucker vorsichtig sein. Aber auch wenn kein Diabetes vorliegt, sollten zuckerhaltige Nahrungsmittel nur zusammen mit einer Proteinquelle verzehrt werden. Das trägt dazu bei, dass der Blutzuckerspiegel nicht entgleist und der Körper mit Aminosäuren versorgt wird, die für Wachstum, Immunsystem und Reparatur von Körperzellen notwendig sind.

Mehr Natrium Weil bei Mukoviszidose auch Schweiß- und Speicheldrüsen betroffen sind und mit Schweiß bzw. Speichel sehr hohe Mengen an Natrium und Chlorid ausgeschieden werden, ist Salz ein wichtiger Bestandteil der Ernährung. Vor allem bei heißem Wetter oder beim Sport braucht der Körper zusätzlich Salz.

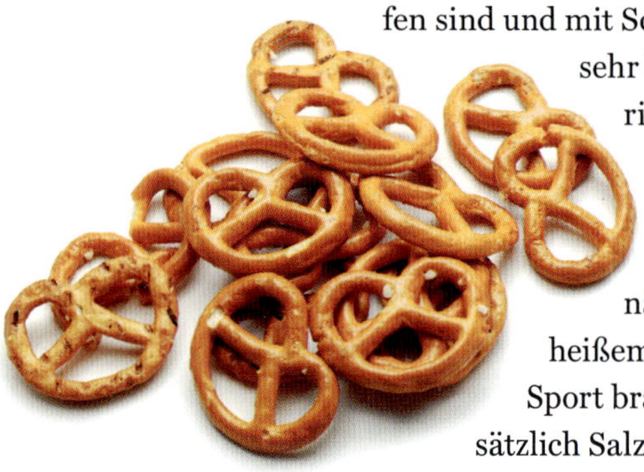

Viel trinken Verstopfung und Darmverschluss treten bei Mukoviszidose häufig auf. Deshalb ist es wichtig, viel Wasser und andere Flüssigkeiten zu trinken. Säfte und aus Sirup hergestellte Getränke sind kalorienreicher als Wasser. Gegen eine Verstopfung kann der Arzt ein Abführmittel verschreiben.

Medikamente kombinieren Eine Kombination aus Medikamenteninhalation und der Einnahme von Antibiotika kann das Atmen erleichtern und Infektionen vorbeugen.

Nahrungsergänzungsmittel einnehmen Enzympräparate ergänzen oder ersetzen die normalerweise in der Bauchspeicheldrüse gebildeten Enzyme und verbessern die Fett- und Eiweißverdauung. Für die Betroffenen bedeutet das einen großen Zugewinn an Lebensqualität. Der behandelnde Arzt kann über die zur Verfügung stehenden Mittel Auskunft geben.

Auf Diabetes testen lassen Bei manchen Patienten entwickelt sich im Lauf der Zeit Diabetes, weil die Bauchspeicheldrüse zunehmend verstopft und dadurch nicht mehr genügend Insulin produzieren kann.

Weitere Maßnahmen

Die manchmal unüberwindlich scheinenden Probleme derer, die mit Mukoviszidose konfrontiert sind, können mit den folgenden Empfehlungen möglicherweise etwas abgemildert werden:

Husten lernen Zur Behandlung der Mukoviszidose gehört es, dem Patienten beizubringen, wie er einen Hustenreiz auslösen kann. Mit dieser Fähigkeit kann er den zähen Schleim in den Atemwegen lösen und nach draußen befördern.

Auf Unterstützung setzen Beratungsstellen, Selbsthilfegruppen und Gesprächstherapien können Betroffenen helfen, mit der hohen Belastung, die diese Krankheit mit sich bringt, umzugehen.

Multiple Sklerose

EMPFEHLENSWERT

- Dörrpflaumensaft
- Beeren
- Vollkornprodukte
- Hülsenfrüchte
- Artischocken
- Nüsse
- Papaya
- Milch und Milchprodukte
- Fisch
- Cranberrysaft
- Wasser

BEDENKLICH

- Alkohol
- Scharfe Gewürze

Multiple Sklerose (MS) ist eine chronische Erkrankung des Zentralnervensystems, die meist zwischen dem 20. und 40. Lebensjahr beginnt. MS ist charakterisiert durch die allmähliche Zerstörung der Markscheiden, die die einzelnen Nervenfasern isolieren. Dies führt dazu, dass der Nerv die Impulse nicht mehr weiterleiten kann.
Die Art der Symptome hängt davon ab, an welchen Stellen im Gehirn und Rückenmark die Markscheiden zerstört sind. Die meisten Betroffenen leiden an abnormer Müdigkeit, Seh-, Sprach- und Gleichgewichtsstörungen, Verlust der Muskelkoordination, Schwierigkeiten beim Kauen und Schlucken, Zittern, Problemen mit Harn- und Stuhlinkontinenz und in schweren Fällen Lähmungen.

Ernährung

Die Ernährung sollte bei MS-Patienten darauf ausgerichtet sein, spezielle krankheitsbedingte Probleme (z. B. Müdigkeit, Verstopfung, Harnwegsinfektionen, Kau- und Schluckbeschwerden) unter Kontrolle zu bekommen. Folgende Richtlinien sollten in Betracht gezogen werden:

Fettarm und ballaststoffreich Dörrpflaumensaft, kleiehaltige Frühstückscerealien, Himbeeren, Erdbeeren, Vollkornprodukte, Hülsenfrüchte, Artischocken, Erbsen und Brokkoli können bei MS hilfreich sein. Diese Produkte liefern Energie und Nährstoffe, die für Erhaltung und Reparatur des körpereigenen Gewebes, für die Infektabwehr und gegen Verstopfung wirksam sind.

Viele Antioxidanzien Nach Ansicht mancher Wissenschaftler können freie Radikale das Fortschreiten einer multiplen Sklerose begünstigen. Vermutlich können Antioxidanzien dem entgegenwirken. Daher sollte man am besten Nahrungsmittel, die reich an Antioxidanzien sind, in den täglichen Speiseplan einbauen. Hierzu gehören Obst und Gemüse (Vitamin C und Betakarotin), Öle, Nüsse und Saaten (Vitamin E) sowie Vollkornprodukte, Nüsse und Meeresfrüchte (Selen).

Viel Vitamin D Manchen Studien zufolge soll dieses fettlösliche Vitamin das Fortschreiten der Krankheit verhindern können oder andere Schutzfunktionen ausüben. Außerdem kann durch Vitamin D das Risiko, an Osteoporose zu erkranken (das bei MS-Patienten erhöht ist), erheblich gesenkt werden. Vitamin-D-reiche Nahrungsmittel sind u. a. fettreiche Fische und bestimmte Margarinesorten.

Flüssigkeitszufuhr Verstopfung wird durch eine unzureichende Flüssigkeitszufuhr noch verstärkt. Außerdem treten bei MS-Patienten oft Harnwegsinfektionen auf, insbesondere wenn häufig ein Katheter gelegt werden muss. Es sollten täglich mindestens 8 Gläser Wasser oder andere Flüssigkeiten getrunken werden. Cranberrysaft macht den Urin saurer – es entsteht ein für Bakterien (Ausnahme: *Escherichia coli*) lebensfeindliches Milieu.

Wer ist betroffen?

- *Weltweit sind ca. 2 Millionen Menschen an MS erkrankt*
- *Frauen erkranken doppelt so häufig an der Krankheit wie Männer*

M

Möglichst wenig Koffein Bei bestehender Harninkontinenz sollten MS-Patienten auf koffeinhaltige Getränke wie Tee, Kaffee und Cola verzichten und nur ausnahmsweise ein Stück Schokolade essen (auch sie enthält Koffein). Koffein hat eine harntreibende Wirkung und reizt die Blase.

Häufig kleine Mahlzeiten Sie liefern ständig gleichmäßig Energie.

Frühstücken Ein nährstoffreiches Frühstück sorgt für den ersten Energieschub des Tages.

Keine „Problem"-Nahrungsmittel Manche MS-Patienten leiden an Stuhlinkontinenz, die sich durch die Ernährung noch verschlimmern kann. In dem Fall sollte man versuchen, auf verdächtige Nahrungs- und Genussmittel wie Kaffee, Alkohol und scharf gewürzte Speisen ein paar Tage lang zu verzichten. Anschließend kann man eins nach dem anderen wieder zu sich nehmen und dabei beobachten, ob das Problem erneut auftritt.

Vitamin D kann evtl. das Risiko für **MS** senken. Darauf weisen Studien hin.

Konsistenz von Speisen nach Bedarf Nahrungsmittel und Gerichte kann man Kau- und Schluckbeschwerden anpassen. Harte oder trockene Speisen lassen sich beispielsweise durch Mixgetränke, Joghurt, Obst- oder Gemüsepüree, dicke Suppen oder Puddings ersetzen.

Keine riskanten Diäten Manche Ärzte und MS-Selbsthilfegruppen plädieren für die Swank-Diät (benannt nach dem Professor, der sie 1950 zum ersten Mal testete), bei der tierische Fette strikt begrenzt werden. Die Wirkung dieser Diät wurde über viele Jahre hinweg ausgewertet, allerdings mit nicht eindeutigen Ergebnissen. Andere zur Behandlung von MS vorgeschlagene Diäten sind riskanter, da sie zu unausgewogener oder unzureichender Nährstoffversorgung führen können. Dazu zählen u. a. Flüssig-, Crash- und Rohkostdiäten, Diäten, die die Aufnahme von Pektin und Fruktose beschränken sowie eine glutenfreie Ernährung. Keine dieser Diäten hat sich als wirksam erwiesen.

Vitamintherapie Angeblich hilft eine Vitamintherapie bei MS. Studien weisen darauf hin, dass Vitamin D das Risiko für MS senken kann. Der Arzt kann die individuell richtige Dosis bestimmen.

Richtige Temperatur
Hitze kann bei vielen MS-Patienten die Symptome verschlimmern. Des-halb sollten intensives Sonnenbaden, überheizte Räume und sehr heiße Bäder gemieden werden.

Weitere Maßnahmen

MS ist nicht heilbar und das Leben mit der Krankheit kann schwierig sein. Die folgenden Ratschläge können evtl. dazu beitragen, den Alltag besser zu bewältigen:

Nicht rauchen MS-Patienten leiden oft an Durchfall oder Stuhlinkontinenz. Weil Nikotin die Darmtätigkeit anregt (und damit die Symptome verschlimmert), sollten Betroffene nicht rauchen.

Sport treiben Patienten mit einer milden Form der MS profitieren davon, regelmäßig Sport zu treiben. Das verbessert die körperliche Leistungsfähigkeit, die Muskelspannung, die Balance und das Koordinationsvermögen. Außerdem mindert Bewegung Stress und die Symptome einer Depression.

Ausruhen Wegen der Erschöpfung sollten Betroffene nachts ausreichend schlafen.

Körpergewicht Übergewicht kann zu Bewegungseinschränkungen und Müdigkeit beitragen und außerdem Atemwege und Kreislauf zusätzlich belasten. Untergewicht ist allerdings auch nicht wünschenswert, weil es die Widerstandskraft gegen Infektionen schwächt und das Risiko für Druck- und andere Hautgeschwüre erhöht.
Emotionale Unterstützung MS-Patienten sollten mit Freunden und Familie in Verbindung bleiben. Der behandelnde Arzt kann einen Therapeuten, eine Beratungsstelle oder eine Selbsthilfegruppe für MS-Patienten und ihre Angehörigen empfehlen.

Mundgeruch

NICHT EMPFEHLENSWERT
- Knoblauch, Zwiebeln

EMPFEHLENSWERT
- Wasser
- Äpfel, Möhren, Sellerie
- Fenchelsamen
- Zuckerfreie Kaugummis

Ab und zu hat wohl jeder einmal Mundgeruch, besonders nach einer Mahlzeit mit viel Knoblauch oder Zwiebeln. Doch in den allermeisten Fällen bildet sich Mundgeruch in der Mundhöhle. Meist sind die Zungenoberfläche, parodontale Taschen oder ein zu geringer Speichelfluss die Ursache. Selten sind eine Sinusitis, die Entzündung der Rachenmandeln oder andere Erkrankungen wie Hyperglykämie (zu viel Zucker im Blut bei Diabetes) Auslöser für Mundgeruch. Nicht zu vergessen ist die Tatsache, dass manche Menschen nur das Gefühl haben, sie hätten einen starken Mundgeruch, der sich aber nicht nachweisen lässt.

Die erste Maßnahme gegen Mundgeruch ist die, dass man die Zähne regelmäßig sorgfältig putzt und mit Interdentalbürstchen oder Zahnseide reinigt. Ein herausnehmbarer Zahnersatz muss ebenfalls entsprechend gereinigt werden. Bleibt der Mundgeruch trotzdem bestehen, ist ein Besuch beim Zahnarzt angebracht. Hat der an der Mundgesundheit nichts auszusetzen, sollte man mit dem Hausarzt nach anderen Ursachen forschen.

Ernährung

Für Menschen mit gelegentlichem oder chronischem Mundgeruch gibt es einige hilfreiche Tipps:
Viel Wasser trinken Nach jeder Mahlzeit rasch ein großes Glas Wasser trinken. So spült man einen Teil der Essensreste aus, auf denen Bakterien gedeihen, die den Geruch verursachen. Außerdem regt Wasser die Speichelbildung an, was die Selbstreinigung der Mundhöhle unterstützt und sie feucht hält.
Zuckerfreien Kaugummi kauen Das wirkt gegen Mundgeruch, weil das Kauen den Speichelfluss anregt. Ein geringer Speichelfluss führt zu einem trockenen Mund und der begünstigt Mundgeruch. Auch das Lutschen zuckerfreier Bonbons hilft, den Mund feucht zu halten.
Rohkost Möhren oder Sellerie in roher Form wirken wie eine natürliche Zahnbürste. Sie reiben Fäulnisbakterien von den Zähnen und schützen vor der Entstehung unangenehmer Gerüche.

Fenchelsamen kauen
Das Kauen von ein paar Fenchelsamen nach jeder Mahlzeit beugt Mundgeruch vor. Mit Petersilien- oder Minzeblättchen lässt sich Mundgeruch nach dem Essen neutralisieren.

Wer ist betroffen?

- *Menschen mit Zahnproblemen, Nasennebenhöhlenentzündung, chronischer Bronchitis u. a. zugrunde liegenden Beschwerden*

M

Weitere Maßnahmen

Kleine Veränderungen in der Lebensführung können für frischen Atem sorgen:

Schluss mit Tabakrauch Ein Mund, der wie ein Aschenbecher riecht, ist ein guter Grund, mit dem Rauchen aufzuhören.

Herausnehmbaren Zahnersatz säubern Ungenügend gesäuberter Zahnersatz beherbergt Bakterien, Pilze und Speisereste, die Mundgeruch verursachen.

Zunge reinigen Wenn die Zähne geputzt werden, sollte man mit der (weichen) Zahnbürste ein paarmal über die Zunge fahren, um Bakterien zu lösen. Manche Leute verwenden Zungenreiniger, doch es gibt kaum Hinweise darauf, dass sie wirksamer sind als einfaches Bürsten.

Muskelkrämpfe

Wer ist betroffen?

- *Körperlich sehr aktive Menschen*
- *Menschen, die Betablocker oder entwässernde Medikamente nehmen*
- *Frauen in den letzten Monaten der Schwangerschaft*
- *Über 65-Jährige*
- *Menschen mit Übergewicht*

EMPFEHLENSWERT

- Wasser
- Trockenobst
- Tomatensaft
- Milch und Milchprodukte
- Zitrusfrüchte
- Melonen
- Bananen

BEDENKLICH

- Koffein

Krämpfe sind schmerzhafte Muskelkontraktionen, die hauptsächlich an den Beinen und den Füßen auftreten. Gewöhnlich dauert ein Krampf nur wenige Minuten und hört von selbst wieder auf. Massage und Dehnung können dies beschleunigen. Mit bestimmten Nahrungsmitteln kann man Krämpfen möglicherweise vorbeugen. Muskelkrämpfe können durch Überlastung, Flüssigkeitsmangel, Mangel an bestimmten Mineralstoffen oder schlechte Durchblutung bedingt sein. Seltener sind Verletzungen, z. B. ein eingeklemmter Nerv, die Ursache.

Ernährung

Folgendes hilft, Krämpfen vorzubeugen oder sie abzuschwächen:

Viel Wasser trinken Das hält die Blutzirkulation in Gang und sorgt mit dafür, dass Milchsäure und andere krampfauslösende Abfallprodukte aus den Muskeln abtransportiert werden. Die meisten Menschen benötigen mind. 1,5 l Wasser am Tag; pro Stunde Sport braucht man ca. 500 ml mehr.

Kaliumreich essen Eine Portion eines kaliumreichen Nahrungsmittels am Tag kann ausreichen, um Muskelkrämpfen vorzubeugen oder ein Wiederauftreten zu verhindern. Eine Handvoll Trockenobst, ein Glas Tomatensaft, Zitrusfruchtsaft oder Milch, eine Scheibe Melone, eine Orange oder eine Banane sind schon genug.

Koffein meiden Koffein verengt die Blutgefäße, beeinträchtigt die Blutversorgung der Muskulatur und kann zur Entstehung von Krämpfen beitragen. Besser ist es, auf koffeinfreie Getränke auszuweichen. Nikotin wirkt genauso. Wer von Muskelkrämpfen betroffen ist und raucht, sollte sich bemühen aufzuhören.

Weitere Maßnahmen

Hier ein paar weitere Tipps, die hilfreich sein können, um Krämpfen vorzubeugen oder ihre Schmerzen zu lindern:

Übungen abbrechen Wenn während des Sports ein Krampf auftritt, sofort pausieren und den betroffenen Bereich sanft massieren und dehnen.

Zehen krümmen Das beste Gegenmittel sind regelmäßige Übungen zum Anspannen der Muskeln und für eine bessere Durchblutung. Sehr häufig treten Krämpfe in den Beinmuskeln auf. Um den Krampf zu lösen oder einem Krampf vorzubeugen, kann eine einfache Übung helfen: die Zehen 12-mal schnell hintereinander krümmen und strecken. Alternativ kann man das Bein strecken und den Fuß nach oben biegen. Dann den Fuß ausstrecken – das Ganze 12-mal schnell hintereinander durchführen. Diese Übungen am besten mehrmals täglich machen.

Heiße oder kalte Kompressen Sind die Muskeln locker, ca. 10 Minuten eine kalte Kompresse auflegen. Bei angespannter Muskulatur hilft eine für ca. 10 Minuten aufgelegte heiße Kompresse.

Nagelprobleme

EMPFEHLENSWERT

- Mageres Fleisch
- Geflügel
- Fisch, v.a. Lachs und Makrele
- Zitrusfrüchte
- Getrocknete Aprikosen
- Dunkelgrünes Blattgemüse
- Vollkornprodukte
- Hülsenfrüchte
- Leinöl

Die meisten Nagelprobleme entstehen durch äußere Einflüsse, von Nägelkauen bis zum übermäßigen Gebrauch von Nagellackentfernern u. a. aggressiven Substanzen. Unnatürlich veränderte Nägel können aber auch auf einen Nährstoffmangel oder eine Erkrankung hinweisen.

Ernährung

Hier einige Tipps für gesunde Nägel:

Auf Proteine setzen Finger- und Zehennägel bestehen aus Keratin, dem gleichen Eiweißstoff, aus dem auch die äußerste Hautschicht und die Haare bestehen. Um dies zu bilden, braucht der Körper hochwertiges Eiweiß aus magerem Fleisch, Geflügel, Fisch und Meeresfrüchten oder einer Kombination aus Getreide und Hülsenfrüchten.

Eisenreiche Nahrungsmittel Häufig liegt Nagelproblemen eine Eisenmangel- oder andere Anämie zugrunde. Der Verzehr eisenhaltiger Nahrungsmittel (z. B. mageres Fleisch, Geflügel, Fisch und Meeresfrüchte, aber auch getrocknete Aprikosen) kann solch einen Mangel oft beseitigen. Bei Verdacht auf Anämie einen Arzt konsultieren, der die genaue Ursache abklärt. Die Krankheit könnte auch auf einen weiteren Nährstoffmangel oder auf verborgene Blutungen zurückzuführen sein. Auf keinen Fall dürfen auf eigene Faust Eisenpräparate genommen werden.

Mehr Vitamin C Vitamin C hilft dem Körper, das Eisen aus pflanzlicher Nahrung zu verwerten. Daher gehören zu einer ausgewogenen Ernährung auch frisches Obst und Gemüse.

Folsäurereich essen Manche Formen von Anämie, die sich auch auf die Nägel auswirken, werden durch einen Folsäuremangel hervorgerufen. Vollkornprodukte, Hülsenfrüchte, dunkelgrünes Blattgemüse, Nüsse und Orangensaft liefern neben anderen B-Vitaminen auch reichlich Folsäure.

Mehr essenzielle Fettsäuren Sind die Nägel brüchig oder splittern sie, kann der Verzehr von mehr essenziellen Fettsäuren möglicherweise helfen. Sie kommen u. a. in Fettfisch und Leinsamen vor.

Nägel, stark wie Pferdehufe Vor langer Zeit stellten Tierärzte fest, dass Biotin Pferdehufe kräftigt – auch diese bestehen aus Keratin. Schweizer Forscher fanden heraus, dass Menschen, die täglich über 5 ½ Monate 2,5 mg Biotin

Wer ist betroffen?

- *Jeder, der übermäßig Nagellackentferner u. a. aggressive Chemikalien verwendet*
- *Menschen mit Protein- oder Eisenmangel oder auch mit Lungenkrankheiten oder Infektionen*

Überholt
Gelatine- und Kalziumpräparate stärken die Nägel.

Aktuell
Gelatine fehlen Aminosäuren, die die Nägel kräftigen. Nägel enthalten kaum Kalzium.

N

einnahmen, festere Nägel hatten. Einer US-amerikanischen Studie zufolge verbesserte sich bei 36 % der Probanden die Nagelqualität, nachdem sie wegen brüchiger Nägel Biotin eingenommen hatten.

Weitere Maßnahmen

Haushaltshandschuhe Die meisten Beschäftigungen im Haushalt, vom Gärtnern über das Badputzen bis zum Spülen von Geschirr, sind Gift für die Nägel. Deshalb sollte man beim Erledigen solcher Aufgaben Gummihandschuhe tragen.

Nägel pflegen Damit die Nägel nicht austrocknen, empfiehlt es sich, jeden Abend vor dem Zubettgehen feuchtigkeitsspendende Handcreme, Vaseline oder Olivenöl in die Nagelhaut und die Haut um die Nägel einzumassieren – oder einfach immer dann, wenn die Nägel sich trocken anfühlen.

Nahrungsmittelallergien

Wer ist betroffen?

- *5–10 % der Kinder und 1–5 % der Erwachsenen*

NICHT EMPFEHLENSWERT

Fast jedes Lebensmittel kann eine Allergie auslösen. Die folgenden Nahrungsmittel bzw. -gruppen sind für 90 % aller Nahrungsmittelallergien verantwortlich:

- Milch und Milchprodukte
- Eier (insbesondere Eiklar)
- Soja und Sojaprodukte
- Weizen und Weizenprodukte
- Erdnüsse
- Nüsse und Mandeln
- Fisch und Meeresfrüchte

Nahrungsmittelallergien sind nicht so häufig, wie man denken könnte. Zwar glauben etwa ein Drittel aller Menschen, sie oder ein Familienmitglied hätten eine Nahrungsmittelallergie. In Wirklichkeit aber reagieren höchstens 10 % aller Kinder und nicht mehr als 5 % der Erwachsenen nachgewiesenermaßen allergisch auf Lebensmittel.

Echte Nahrungsmittelallergien entstehen durch eine Reaktion des Immunsystems, während eine Nahrungsmittelunverträglichkeit auf der Unfähigkeit des Verdauungstrakts beruht, bestimmte Substanzen aus der Nahrung zu verdauen oder aufzunehmen. Bislang ist nur unzureichend geklärt, warum derart viele Menschen an einer Allergie leiden. Genetische Vorbelastungen spielen höchstwahrscheinlich eine große Rolle: Wenn beide Eltern unter Allergien leiden, werden diese fast unweigerlich auch bei ihren Kindern auftreten, wobei Symptome und Art der Allergie abweichen können.

Nahrungsmittelallergien bei Säuglingen und Kleinkindern schwächen sich mit zunehmendem Alter ab und sind oft bis zum Erreichen des Schulalters verschwunden. Stillen und ein späterer Beginn mit der Beikost tragen entscheidend dazu bei, das Allergierisiko für Kinder zu senken.

Weitere Maßnahmen

Nahrungsmittelallergien äußern sich durch Symptome wie Übelkeit, Erbrechen, Durchfall, Verstopfung, Verdauungsstörungen, Kopfschmerzen, Hautausschläge und Nesselsucht, Hautjucken, Kurzatmigkeit (einschließlich Asthmaanfälle) sowie in schweren Fällen einer ausgedehnten Schwellung von Haut und Schleimhäuten. Einige Menschen vertragen geringe Mengen des auslösenden Nahrungsmittels, andere sind so empfindlich, dass sie selbst auf kleinste Mengen allergisch reagieren. Hier sind einige Informationen darüber, wie man Nahrungsmittelallergien erkennen und die Symptome lindern kann.

Aufgepasst
Hinter der Bezeichnung „Emulgator" können sich Eier verbergen. Und manche Köche nehmen statt gewöhnlichen Pflanzenöls Kokosöl, was für Menschen mit einer Kokosnussallergie problematisch sein kann.

Allergene identifizieren Manche Allergene sind leicht aufzuspüren, da die Symptome unmittelbar nach dem Verzehr der auslösenden Nahrungsmittel auftreten. Bei Säuglingen und Kleinkindern führen meist Eier, Milch, Erdnüsse, Weizen und Soja zu Allergien (ca. 85 % der Kinder sind nach 3–5 Jahren allerdings nicht mehr allergisch), bei älteren Kindern sind es häufig Nüsse und Meeresfrüchte, die zu schweren Reaktionen führen. Oft lässt sich das allergische Potenzial durch Kochen vermindern, weil die allergieauslösenden Proteine meist durch Hitze zerstört werden.

Ernährungstagebuch führen Wenn Allergene nicht einfach auszumachen sind, muss ein Ernährungstagebuch geführt werden. Uhrzeit und Zusammensetzung von Mahlzeiten sowie Auftreten und Art der nachfolgenden Symptome sollten darin genau vermerkt werden. Nach 1–2 Wochen ist meist ein Muster erkennbar. Das verdächtige Nahrungsmittel sollte für mindestens eine Woche vom Speiseplan gestrichen und anschließend wieder zugeführt werden. Treten erneut Symptome auf, ist der Auslöser vermutlich gefunden.

Überholt
Eine Erdnussallergie besteht lebenslang.

Aktuell
Mit einem Bluttest lässt sich anhand von Antikörpern feststellen, ob sich eine Allergie verwachsen hat.

HÄUFIGE AUSLÖSER FÜR NAHRUNGSMITTELALLERGIEN

Lebensmittelgruppe	Lebensmittel	Versteckte Gefahren
Milch und Milchprodukte	Milch, Käse, Joghurt, Sahne, Milch- und Sahnespeiseeis, Cremesuppen; bestimmte Backwaren und Süßspeisen, die Milch bzw. Milchprodukte enthalten	Wurst, die auf derselben Maschine aufgeschnitten wurde wie Käse
Eier (insbesondere Eiklar)	Gebäck aus eierhaltigen Teigen und Eischnee; Desserts wie Mousse, Creme Caramel, Milch- und Sahnespeiseeis; Waffeln, Pfannkuchen, Omeletts; Mayonnaise, Salatdressings	Eiernudeln, Fertigdesserts mit Schlagschaum im Becher oder aus der Tüte
Soja und Sojaprodukte	Soja, Sojabohnen, Tofu, Miso, Sojasauce, Tamari, Tempeh und alle anderen Produkte, die Soja in irgendeiner Form enthalten (das können z. B. Aromastoffe, Gemüsebrühe, pflanzliche Verdickungsmittel sein)	Viele Halbfertig- und Fertiggerichte (siehe Zutatenliste)
Weizen und Weizenprodukte	Cerealien, Brot und Brotbackwaren, Kuchen, Nudeln, Bratensaucen, Klöße; alle Produkte, die Weizenmehl enthalten; Weizenbier	Wurst, Fertiggerichte
Erdnüsse	Erdnüsse und Erdnussöl, Erdnussbutter, Backwaren und Süßigkeiten mit Erdnüssen; können in allen Produkten stecken, die Nüsse enthalten	Zahlreiche Süßigkeiten sowie afrikanische, mexikanische und asiatische Gerichte
Nüsse und Mandeln	Süßigkeiten und Backwaren, die Walnüsse, Cashewkerne und Pekannüsse, Haselnüsse, Pistazien und Mandeln enthalten; Nussöle	Natürliche und künstliche Aromastoffe, Grillsaucen, einige Frühstückscerealien, Cracker und Eiscreme
Fisch	Frischer Fisch, Fisch aus Konserven, geräucherter und eingelegter Fisch, Fischöle; alle Gerichte, die Fisch enthalten; Kaviar	Salatdressings mit Anchovis, Surimi (Krebsfleischimitat)
Meeresfrüchte	Krustentiere (Hummer, Langusten, Krabben, Garnelen) und alle Muschelarten	Asiatische Gerichte, Surimi

N

Wer ist von Nervenschmerzen betroffen?

- *Einer von 300 Menschen leidet an einer Neuralgie*
- *Personen mit Arthritis, Diabetes, Syphilis*

Testen lassen Mit einem Prick-Test, bei dem Lösungen mit Nahrungsmittelauszügen auf die Haut gegeben werden, oder einem RAST (Radio-Allergo-Sorbent-Test) lassen sich Allergene im Labor ausfindig machen.

Versteckte Allergene meiden Sobald die Allergene identifiziert wurden, lassen sich die Beschwerden umgehen, indem die Nahrungsmittel konsequent gemieden werden. Dies kann jedoch schwieriger sein, als man denkt. Einige der häufigsten Nahrungsmittelallergene werden in zahlreichen Lebensmitteln verarbeitet. Außerdem sind viele Lebensmittel miteinander verwandt: Wer gegen Zitronen allergisch ist, kann auch gegen Orangen und andere Zitrusfrüchte allergisch sein. Manchmal ist tatsächlich eine Verunreinigung der Auslöser. Weil während des Auspressens Limonen, das Öl in der Fruchtschale von Zitrusfrüchten, in den Saft geraten kann, vertragen manche Mensch Zitrussaft nicht. Denn Limonen ist meist der eigentliche Auslöser der Allergie. Geschälte Zitrusfrüchte verursachen demgegenüber keine Allergie.

DER ANAPHYLAKTISCHE SCHOCK

Eine starke allergische Reaktion kann zu einem anaphylaktischen Schock führen, bei dem Atmung und Kreislauf versagen. Menschen, bei denen diese Gefahr für eine derartige Reaktion besteht, tragen meistens ein vom Arzt verordnetes Notfallmedikament (Adrenalin-Minijet®) bei sich sowie einen entsprechenden Allergieausweis.

Nasennebenhöhlenentzündung

Siehe Atemwegserkrankungen, Seite 242

Nervenschmerzen

NICHT EMPFEHLENSWERT
- Alkohol

EMPFEHLENSWERT
- Mageres Fleisch, Geflügel
- Fisch
- Spinat
- Kartoffeln
- Nüsse und Saaten
- Weizenkeime
- Pflanzliche Öle

Als Nervenschmerzen oder fachsprachlich Neuralgien bezeichnet man alle brennenden, permanent bestehenden oder einschießenden Schmerzen entlang eines oder mehrerer peripherer Nerven. In manchen Fällen ist für den Arzt keine Ursache erkennbar, in anderen Fällen kann eine Infektion oder eine Erkrankung wie Arthritis, Diabetes oder Syphilis die Nervenschmerzen verursachen. Auch Tumore, gutartige wie bösartige, können Neuralgien hervorrufen, und nicht zuletzt können gequetschte oder eingeklemmte Nerven der Grund sein. Bekanntestes Beispiel hierfür ist das Ischias-Syndrom. Weiterhin können verschiedene Medikamente und Giftstoffe Neuralgien verursachen.

Ernährung

Vitamin B_{12} nicht vergessen Ein Mangel an Vitamin B_{12} kann zu einer Degeneration des Rückenmarks und umfangreichen Neuralgien sowie zu einer perniziösen Anämie führen. Das Vitamin ist in allen tierischen Produkten enthalten.

Auf Vitamin B_6 achten Die Langzeitanwendung von Hydralazin (einem starken blutdrucksenkenden Mittel) oder Isoniacid (zur Behandlung von Tuberkulose) kann zu Vitamin-B_6-Mangel führen. Wer diese Medikamente einnimmt, sollte viel Vitamin B_6 mit der Nahrung zuführen. Gute Quellen sind u. a. mageres Fleisch, Geflügel, Fisch, Spinat, Süßkartoffeln, Kartoffeln, Bananen und Dörrpflaumen. Der Arzt kann Vitamin-B_6-Präparate verschreiben; ohne Rücksprache dürfen keine hohen Dosen Vitamin B_6 eingenommen werden, sonst können die sensorischen Nerven geschädigt werden.

Vitamin E tanken In einzelnen Fällen kann eine Verwertungsstörung, die einen niedrigen Vitamin-E-Spiegel verursacht, hinter Neuralgien stecken. Gute Vitamin-E-Lieferanten sind Nüsse und Saaten, Weizenkeime, Pflanzenöle, Eier, Geflügel sowie Fisch und Meeresfrüchte. Möglicherweise rät der Arzt auch zu einem Ergänzungspräparat.

Alkohol meiden Ein Mangel an B-Vitaminen kann zu einer Neuralgie führen, die zahlreiche Nerven betreffen kann; man spricht dann von Polyneuralgie oder Polyneuropathie. Oft tritt diese Erkrankung bei Alkoholikern auf, die häufig mangelernährt sind.

Weitere Maßnahmen

Schmerzmedikation Gegen Nervenschmerzen gibt es zahlreiche (verschreibungspflichtige) Medikamente.

Weitere Behandlungsmethoden Neuralgien lassen sich u.a. auch mit Physiotherapie, Nervenblockaden oder Injektionen schmerzlindernder Medikamente behandeln.

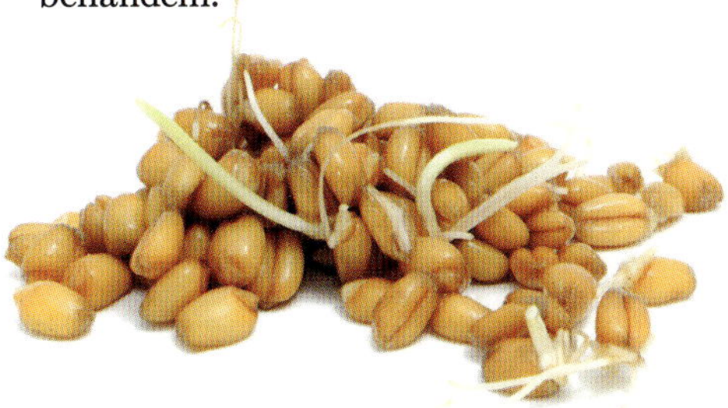

Nesselsucht

NICHT EMPFEHLENSWERT

- Nahrungsmittel und Medikamente mit dem gelben Farbstoff Tartrazin (E 102)
- Muscheln
- Nüsse
- Beeren
- Aprikosen, Weintrauben
- Trockenfrüchte
- Schwarztee

EMPFEHLENSWERT

- Geflügel
- Meeresfrüchte (außer Muscheln)
- Saaten

Wer ist betroffen?

- *Menschen mit Allergien wie Heuschnupfen*
- *Patienten mit bakteriellen oder viralen Infekten oder mit Pilzerkrankungen*
- *Personen mit Lupus oder Schilddrüsenerkrankungen*

Der medizinische Fachbegriff für Nesselsucht lautet Urtikaria. Als Folge einer Reaktion auf Nahrungsmittel, Medikamente oder andere reizende Substanzen entwickeln sich auf der Haut (von Kopf bis Fuß) juckende, gerötete Quaddeln.

Schwillt zusätzlich zum Ausschlag die Kehle zu und treten Probleme beim Atmen, Sprechen und Schlucken auf, sollte sofort der Notarzt gerufen werden. Diese Symptome deuten auf einen anaphylaktischen (allergischen) Schock hin, der lebensbedrohlich sein kann.

Ernährung

Auslöser meiden So lässt sich ein Ausbruch am besten verhindern. Häufige Auslöser sind u.a. Muscheln, Nüsse und Beeren. Wer empfindlich auf Acetylsalicylsäure (ASS) reagiert, sollte auch mit Nahrungsmitteln vorsichtig sein, die natürliche Salicylate enthalten. Hierzu gehören Aprikosen, Beeren, Weintrauben, Rosinen und andere Trockenfrüchte, aber auch Schwarztee und mit Essig verarbeitete Nahrungsmittel.

N

Ernährungstagebuch führen Tritt die Nesselsucht häufiger auf, empfiehlt es sich, ein Ernährungstagebuch zu führen. Lässt sich anhand dessen ein Lebensmittel als Auslöser identifizieren, sollte es von nun an gemieden werden.

Niacinreiche Lebensmittel essen Nesselausschläge und andere allergische Symptome werden durch die Ausschüttung von Histaminen hervorgerufen. Da das B-Vitamin Niacin vermutlich die Ausschüttung von Niacin hemmt, kann es hilfreich sein, mehr niacinreiche Nahrungsmittel zu verzehren. Dazu gehören beispielsweise Geflügel, Meeresfrüchte, Samen, Nüsse und Vollkornprodukte. Aufgepasst: Manche dieser Nahrungsmittel können allerdings gleichzeitig auch Auslöser von Allergien, und damit auch von Nesselsucht, sein.

Tartrazin meiden Angeblich rufen viele Nahrungsmittelzusätze Allergien hervor, nachgewiesen wurde dies bisher jedoch nur für den Farbstoff Tartrazin (E 102), und das auch nur bei statistisch weniger als einem von 10 000 Menschen. Wer an einer Allergie gegen Tartrazin leidet, sollte die Zutatenlisten auf Nahrungsmitteln, Medikamenten und Nahrungsergänzungsmitteln immer sorgfältig durchlesen.

Weitere Maßnahmen

Folgende Maßnahmen können helfen, die Ursache für Nesselsucht herauszufinden und zukünftige Attacken zu vermeiden:

Auslösende Situationen meiden Seelische Belastungen, Sonnenbestrahlung, Hitze oder Kälte sowie Virusinfektionen können Nesselsucht verursachen.

Antihistaminika einnehmen Hält die Nesselsucht mehrere Tage lang an, kann der Arzt ein Antihistaminikum und eine den Juckreiz stillende und entzündungshemmende Lotion oder Salbe verschreiben.

Nierenerkrankungen

NICHT EMPFEHLENSWERT

- Stark gesalzene Nahrungsmittel

EMPFEHLENSWERT

- Wasser
- Cranberrysaft
- Zitronensaft

BEDENKLICH

- Beeren
- Sojaprodukte
- Grünes Blattgemüse
- Rhabarber
- Quinoa
- Schokolade
- Schwarztee

Wer ist von Nierenerkrankungen betroffen?

- *Menschen mit Bluthochdruck oder Diabetes*
- *Männer mit vergrößerter Prostata*
- *Schwangere*
- *Wer Medikamente wie Paracetamol und Acetylsalicylsäure einnimmt (insbesondere in Kombination).*

Eine Nierenerkrankung kann primärer Art sein (dazu gehören z. B. Nierensteine) oder sekundärer Art, d. h., sie tritt als Folge anderer Krankheiten wie Bluthochdruck, Arteriosklerose oder Diabetes auf. Diese ursächlichen Erkrankungen schädigen allesamt die Blutgefäße der Nieren. Ältere Männer haben, bedingt durch eine Vergrößerung der Prostata, ein höheres Risiko für Niereninfektionen. Schwangere und Diabetiker sind besonders anfällig für Harnwegsinfektionen. Auch Medikamente können die Nieren schädigen.

Nierensteine bilden sich durch Verklumpen von Mineralstoffen und Salzen, die normalerweise im Urin gelöst sind und mit ihm ausgeschieden werden. Symptome sind u. a. starke Schmerzen in den Seiten und im Rücken unterhalb der Rippen, Schmerzen beim Wasserlassen, rosa, roter oder brauner Urin oder deutlich vermehrter Harndrang.

Eine Nierenentzündung (Nephritis) kann als Folge einer bakteriellen Infektion auftreten, aber auch zahlreiche andere Ursachen haben. Niereninfektionen müssen vom Arzt untersucht und mit Antibiotika behandelt werden.

Nierenversagen kann eine vorübergehende Reaktion auf einen akuten Schock oder eine Verletzung sein oder aber eine chronische, sich fortschreitend verschlechternde Erkrankung. Akutes Nierenversagen kann durch Austrocknen, schwere Infektionen, Verbrennungen, Vergiftungen (einschließlich Neben- oder Wechselwirkungen von Medikamenten), Operationen oder Nierenverletzungen ausgelöst werden. Mit der Behandlung der Ursachen normalisiert sich die Nierenfunktion in der Regel wieder. Für chronische Niereninsuffizienz kann z. B. ein unbehandelter Bluthochdruck, ein schlecht eingestellter Diabetes oder eine angeborene Krankheit die Ursache sein. Patienten mit chronischem Nierenversagen im Endstadium sind auf eine Dialyse angewiesen. Manchmal ist auch eine Nierentransplantation möglich.

Ernährung

Die Ernährung spielt bei der Behandlung von Nierenerkrankungen eine wesentliche Rolle. Wenn jemand an einer schwerwiegenden Nierenkrankheit leidet, wird der Arzt wahrscheinlich eine Ernährungsberatung empfehlen, wo der Betroffene unterstützt und über eine nötige und wünschenswerte Änderung der Ernährungsgewohnheiten aufgeklärt wird.

Viel trinken Damit die Nieren reibungslos funktionieren, ist eine ausreichende Flüssigkeitszufuhr außerordentlich wichtig. Bei allen Arten von Nierensteinen ist es von besonderer Bedeutung, genügend zu trinken, damit der Flüssigkeitshaushalt ausgeglichen ist und die steinbildenden Mineralien ausgeschwemmt werden. Wer

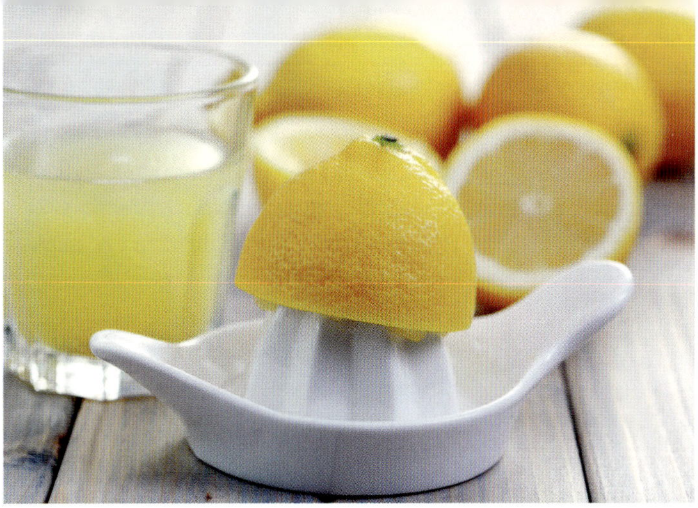

schon einmal an einer Nierenentzündung gelitten hat und anfällig für Harnwegsinfekte ist, kann mit einem Glas Cranberrysaft am Tag das Risiko für eine Neuerkrankung evtl. senken. Zitronensaft (er enthält Zitronensäure) scheint die über den Urin ausgeschiedene Kalziummenge zu reduzieren.

10% der über 20-Jährigen haben eine chronische Nierenerkrankung.

Oxalsäure in Maßen Die meisten Nierensteine enthalten Kalziumoxalat. Zwar ist nicht hinreichend geklärt, ob eine Einschränkung der Oxalsäurezufuhr über die Nahrung das Risiko für Nierensteine senken kann, doch es schadet sicher nicht, die Aufnahme zu reduzieren. Zu den oxalsäurereichen Lebensmitteln gehören u. a. Rhabarber, Beeren, Sojaprodukte, dunkelgrünes Blattgemüse, Vollkornprodukte, Quinoa, Schokolade und Schwarztee. Auch tierisches Eiweiß soll an der Bildung von Nierensteinen beteiligt sein, möglicher-

Überholt
Wer Nierensteine hat, sollte nicht zu viel Kalzium aufnehmen.

Aktuell
Eine angemessene Kalziumzufuhr verhindert die Bildung von Kalziumoxalatsteinen.

N

weise, weil es den Urin ansäuert. Dennoch: Die genannten Nahrungsmittel sollte man nicht komplett vom Speiseplan streichen, denn sie liefern auch lebenswichtige Vitamine und Mineralstoffe.

Bei Nierenversagen Die Ernährung des Patienten sollte eiweiß-, phosphor-, kalium- und natriumarm sein. Die Flüssigkeitszufuhr muss kontrolliert werden. Bei zu viel Flüssigkeit bilden sich Ödeme und der Elektrolythaushalt gerät durcheinander, der Blutdruck kann ansteigen und es kann zur Herzinsuffizienz kommen. Die Eiweißzufuhr muss dem jeweiligen Stadium der Nierenfunktion, der Dialyse oder der seelischen Belastung angepasst werden. Vorzugsweise sollte der Proteinbedarf mit magerem Fleisch, Geflügel, Fisch, Eiern sowie einer Kombination aus Hülsenfrüchten und Getreide gedeckt werden.

Einen Spezialisten aufsuchen Niereninsuffizienz erfordert eine hochspezialisierte medizinische Versorgung. Keinesfalls sollte die Ernährung ohne Rücksprache mit dem Arzt verändert werden.

Weitere Maßnahmen

Ergänzend zu einer Ernährungsumstellung können die folgenden Überlegungen hilfreich sein, wenn es darum geht, eine Nierenerkrankung zu beherrschen:

Hilfe holen – je früher, desto besser Wer glaubt, an Nierensteinen zu leiden, sollte umgehend einen Arzt aufsuchen.

Medikation überprüfen Paracetamol, Acetylsalicylsäure (ASS) und andere nichtsteroidale Antirheumatika (NSAR) gehören zu den frei verkäuflichen Medikamenten, die die Nieren schädigen können. Besonders schädlich ist die Kombination von ASS und Paracetamol.

Einer erneuten Bildung von Nierensteinen kann man mit Medikamenten vorbeugen, die individuell auf den Patienten abgestimmt werden.

Osteoporose

NICHT EMPFEHLENSWERT

- Koffein
- Stark gesalzene Nahrungsmittel
- Zu viel Protein

EMPFEHLENSWERT

- Milch und Milchprodukte
- Fettreicher Fisch
- Romanasalat
- Kohl
- Grünes Blattgemüse
- Sojaprodukte
- Leinsamen
- Eier
- Zitrusfrüchte, Melonen
- Beeren

Im Knochengewebe findet ständig ein Umbau statt, wobei die Knochen immer wieder aktuellen Belastungen angeglichen werden. Einige Knochenzellen werden dabei abgebaut, gleichzeitig werden andere Zellen neu gebildet, um jene zu ersetzen. Erfolgt der Abbau schneller als der Wiederaufbau neuer Substanz, werden die Knochen mit der Zeit porös und instabil – selbst bei geringer Belastung steigt die Gefahr von Knochenbrüchen.

Dieses Krankheitsbild bezeichnet man als Osteoporose. Verantwortlich dafür scheint ein Mangel an Östrogen zu sein, aber auch eine verringerte Produktion von männlichen Sexualhormonen, verbunden mit unzureichender Kalzium- und Vitamin-D-Zufuhr.

Ernährung

Auf Kalzium achten Für Erwachsene beträgt die täglich empfohlene Zufuhr 1000 mg. Besonders kalziumreich sind u.a. Milch und Milchprodukte, angereicherte Soja-, Hafer- oder Reismilch, Hülsenfrüchte, Tofu, Nüsse, Mandeln und grünes bis dunkelgrünes Blattgemüse. Soll ein Kalziumpräparat eingenommen werden, sollte man Kalziumcitrat wählen, da es am leichtesten aufgenommen wird.

Vitamin D nicht vergessen Vitamin D ist genauso wichtig zur Vorbeugung von Osteoporose wie Kalzium, denn es ist am Transport von Kalzium durch die Darmschleimhaut ins Blut beteiligt. Der Schätzwert für eine angemessene tägliche Zufuhr liegt, mit Ausnahme von Säuglingen (1–12 Monate), bei 20 Mikrogramm. Vitamin D wird überwiegend in Form von Vorstufen aus der Nahrung aufgenommen, die unter Einwirkung von Sonnenlicht in Vitamin D umgewandelt werden. Direkt verfügbares Vitamin D steckt in Milch, Eigelb und fettreichem Fisch (Lachs, Makrele). Weil Vitamin D in relativ wenigen Nahrungsmitteln enthalten ist, kann die Einnahme eines Ergänzungspräparats sinnvoll sein.

Vitamin K aus grünem Gemüse Zwei große Studien zeigten, dass Menschen, die viel Vitamin K zu sich nahmen, ein geringeres Risiko für Oberschenkelhalsbrüche hatten als diejenigen, die weniger zu sich nahmen. Vitamin K steckt z. B. in grünem Blattgemüse, Brokkoli u. a. Kohlarten und in Leber.

Etwas Soja tut gut Untersuchungen deuten darauf hin, dass Soja bei der Vorbeugung von Osteoporose eine Rolle spielen kann. Sojabohnen enthalten sog. Isoflavone, die wie eine Art pflanzliches Östrogen wirken, das insbesondere ab den Wechseljahren mit dazu beiträgt, die Knochenmasse zu erhalten.

Leinsamen hilft Gemäß einer Studie mit Frauen nach den Wechseljahren könnten auch Leinsamen evtl. dazu beitragen, die Knochenmasse zu erhalten. Ursache ist der hohe Gehalt an Lignanen, die eine vermehrte Ausscheidung von Kalzium über den Urin verhindern.

Täglich Vitamin C Studien stellten eine Verbindung zwischen einer erhöhten Vitamin-C-Zufuhr und einer höheren Knochendichte her. Außerdem kann Vitamin C das die Knochen umgebende Bindegewebe kräftigen. Zu den besten Vitamin-C-Lieferanten gehören Obst und Gemüse, v. a. Zitrusfrüchte, Beeren und Paprikaschoten.

Kalziumräuber meiden Koffeinhaltige Getränke wie Kaffee, Tee oder Cola, Salz und stark gesalzene Speisen sowie eine sehr eiweißreiche Ernährung (mit viel Fleisch, Geflügel und Käse) können die Kalziumausscheidung begünstigen, was der Knochengesundheit schadet.

Weitere Maßnahmen

Nicht nur die Ernährung, sondern auch die Lebensweise hilft, die Knochen zu kräftigen und das Osteoporoserisiko zu senken.

Bewegung Walking, Joggen, Gymnastik, Tennis und Tanzen sind bestens dafür geeignet, die Knochen stark zu halten. Mindestens 30 Minuten täglich sollten es sein.

Knochendichtemessung Viele Ärzte empfehlen Frauen zu Beginn der Wechseljahre eine erste Tomographie zur Bestimmung der Knochendichte.

Medikationen überprüfen Magensäurehemmer, die Aluminium enthalten, können die Kalziumausscheidung fördern. Auch die Langzeitanwendung anderer Medikamente kann in manchen Fällen zum Verlust von Kalzium führen. Dies gilt u. a. für bestimmte Antibiotika, Diuretika und Kortikoide.

50% der **Frauen** über 50 erleiden Knochenbrüche infolge von **Osteoporose**.

O

Wer ist betroffen?

- *3–4 % der Bevölkerung*
- *Frauen nach der Menopause*
- *Über 50-Jährige*
- *Frauen mit unregelmäßigen Regelblutungen*
- *Raucher*
- *Magersüchtige*
- *Nierenkranke*
- *Menschen, die steroidale Medikamente einnehmen*

Ovarsyndrom

NICHT EMPFEHLENSWERT
- Nahrungsmittel mit hohem glykämischem Index

EMPFEHLENSWERT
- Äpfel, Birnen
- Beeren
- Hülsenfrüchte
- Vollkornprodukte

BEDENKLICH
- Alkohol

Wer ist betroffen?

- *Weltweit 5–8 % aller Frauen im fortpflanzungsfähigen Alter*
- *Frauen mit einer genetischen Vorbelastung*

Das polyzystische Ovarsyndrom (PCOS) ist eine häufig vorkommende hormonell bedingte Erkrankung. Dabei werden in Relation zu den weiblichen Geschlechtshormonen zu viele männliche produziert. Experten vermuten zudem einen Zusammenhang mit Insulinresistenz, Unfruchtbarkeit, Brust- und Darmkrebs. Auch eine genetische Vorbelastung ist wahrscheinlich. Frauen mit PCOS haben häufig Bluthochdruck, einen niedrigen HDL-Spiegel, erhöhte Triglyzerid- und hohe Nüchtern-Blutzuckerwerte sowie ein größeres Risiko für Typ-2-Diabetes und Herzkrankheiten.

45% der Frauen mit **PCOS** leiden an **Depressionen.**

Ernährung

Für Frauen mit PCOS gelten ähnliche Ernährungsempfehlungen wie für Typ-2-Diabetiker. Weil die im Übermaß produzierten männlichen Hormone wohl den Appetit anregen, ist es für PCOS-Patientinnen möglicherweise schwieriger, ihr Gewicht zu reduzieren.

Etwas abnehmen genügt Schon ein Gewichtsverlust von 5 % kann eine Insulinresistenz abschwächen und so die Erkrankung lindern.

Mehr Ballaststoffe Eine erhöhte Ballaststoffzufuhr sorgt für ein längeres Sättigungsgefühl und kann so Fressattacken verhindern. Geeignete Nahrungsmittel sind u.a. Äpfel, Birnen, Beeren, Hülsenfrüchte und Vollkornprodukte.

Kleinere Portionen wählen Große Portionen verführen dazu, zu viele Kalorien zu sich zu nehmen.

Glylämischen Index beachten Glykämischer Index und glykämische Last (siehe S. 264) geben an, wie Lebensmittel den Blutzucker- und den Insulinspiegel beeinflussen. Nahrungsmittel mit hohem glykämischem Index (z.B. Weißbrot oder Cornflakes) sollten gemieden werden, weil sie den Blutzucker in die Höhe schnellen lassen. Stattdessen sollten Lebensmittel mit niedrigem glykämischem Index verzehrt werden, etwa Hülsenfrüchte, Vollkornprodukte sowie viele Obst- und Gemüsesorten. Sie lassen den Blutzucker nur langsam ansteigen und halten ihn stabil. Das kann vor Heißhungerattacken schützen und das Einhalten einer gesunden Ernährung erleichtern.

Weitere Maßnahmen

Im Kampf gegen PCOS stehen Ernährung, Bewegung und Gewichtsabnahme ganz vorn. Hierzu ein paar nützliche Tipps:

Spazierengehen Ein 10-minütiger Spaziergang täglich ist eine guter Anfang, wenn man sportlich aktiver werden will.

Gegen Stress vorgehen Viele Symptome lösen belastende Gefühle aus, die dazu führen können, dass man sich noch schlechter fühlt. Die Folge: Man vernachlässigt, auf sich selbst achtzugeben, wobei dies für eine Verbesserung der Situation so wichtig wäre – ein Teufelskreis.

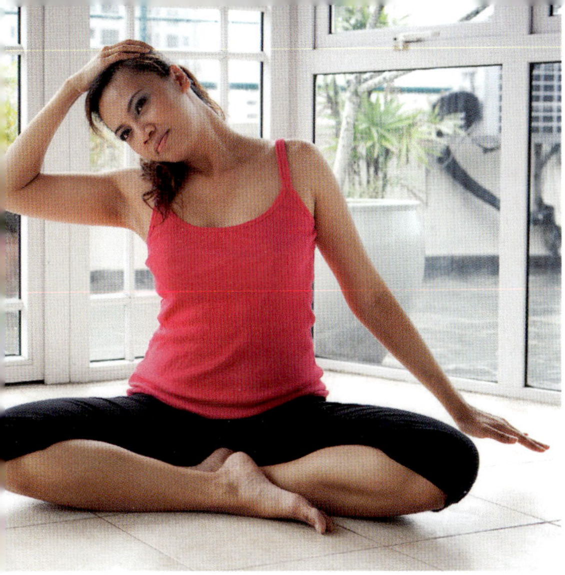

Kognitive Verhaltenstherapie Während dieser befristeten Gesprächstherapie wird vermittelt, wie man mit der Krankheit gut leben und positiv umgehen kann. Einer Studie zufolge gelang es Teenagern mit nur acht wöchentlichen Sitzungen und drei Familiensitzungen abzunehmen, und die Depressionsrate sank drastisch.
Depressionen entgegentreten Frauen mit PCOS haben ein höheres Risiko für Depressionen als andere Frauen. Meditation, Yoga und andere Entspannungstechniken können hilfreich sein; möglicherweise verschreibt der Arzt auch Psychopharmaka.

Parkinson-Krankheit

EMPFEHLENSWERT

- Brokkoli
- Spinat
- Vollkornprodukte
- Weiche oder pürierte Nahrungsmittel

BEDENKLICH

- Sehr eiweißreiche Nahrungsmittel (wenn Medikamente wie Levodopa eingenommen werden)

Die Parkinson-Krankheit ist eine chronische, fortschreitende Nervenerkrankung, die zu unkontrollierbarem Schütteln oder Zittern, starrem Gesichtsausdruck, Muskelstarre, gebeugter Haltung und kleinschrittigem, auch schlurfendem Gang führt. Die Krankheit ist individuell unterschiedlich ausgeprägt. Manche Patienten entwickeln Sprech- und Schluckprobleme, während andere an zunehmender Demenz leiden. In der Regel beginnt die Krankheit erst ab einem Alter von etwa 50 Jahren, wobei Männer und Frauen gleichermaßen betroffen sind.

Ernährung

Die Parkinson-Krankheit lässt sich nicht mit bestimmten Nährstoffen behandeln. Eine gezielte Ernährung kann jedoch die Wirksamkeit der Levodopa-Behandlung erhöhen und Probleme wie Verstopfung oder Kau- und Schluckbeschwerden lindern.
Die Levodopa-Wirkung steigern Manche Ärzte empfehlen, das Medikament Levodopa 20–30 Minuten vor einer Mahlzeit einzunehmen. Sollte dies jedoch Übelkeit auslösen, kann man es auch mit etwas Kohlenhydratreichem wie Brot einnehmen. Eiweiß verzögert die Aufnahme von Levodopa. Deshalb sollte man dieses Medikament nie gleichzeitig mit tierischen Nahrungsmitteln wie Milchprodukten, Fleisch oder Fisch zu sich nehmen. Einigen Berichten zufolge soll auch eine insgesamt reduzierte Eiweißzufuhr hilfreich sein, damit Levodopa gut vom Körper aufgenommen wird.
Andere Symptome kontrollieren Verstopfung lässt sich weitestgehend vermeiden, wenn man reichlich ballaststoffreiche Lebensmittel wie Obst, Gemüse und Vollkornprodukte isst. Zusätzlich sollte man täglich mindestens 1,5 l Wasser oder andere Flüssigkeiten trinken.

Wer ist betroffen?

- *Etwa einer von 250 Menschen (einer von 100 Menschen über 60 Jahren)*
- *Personen mit Kopfverletzungen*

P

Cremiges und Püriertes essen Parkinson-Patienten leiden oft auch an Kau- und Schluckbeschwerden, weil die Krankheit auch Zungen- und Gesichtsmuskulatur beeinträchtigt. Deshalb sollte das Essen leicht zu kauen und zu schlucken sein. Hierzu gehören z. B. Suppen, Getreidebreie sowie Kartoffelbrei, Gemüse- und Obstpürees, Reis, weich gekochte Pasta, Hackfleisch, zartes Geflügelfleisch, durchgegartes Fischfilet (absolut grätenfrei), Pudding, Joghurt und Säfte. Wenn das Essen anstrengt, sollten häufiger kleinere Mahlzeiten vorgesehen werden.

Weitere Maßnahmen

Die Parkinson-Krankheit ist nicht heilbar. Allerdings können diverse Medikamente, insbesondere Levodopa, die Symptome mildern und das Fortschreiten der Erkrankung verlangsamen. Man kann aber auch selbst etwas dafür tun, dass die Symptome erträglicher werden:

Sport treiben Regelmäßige Bewegung fördert die Darmtätigkeit und wird allen Parkinson-Kranken empfohlen, weil sie darüber hinaus die Muskelspannung und Kraft erhält.

Verdauung fördern Man sollte beim Essen aufrecht sitzen und den Kopf beim Schlucken leicht nach vorn neigen. Nur kleine Bissen nehmen und diese gründlich kauen, dann alles schlucken und erst dann einen neuen Bissen nehmen. Zwischen den einzelnen Häppchen einen Schluck trinken, um das Essen hinunterzuspülen.

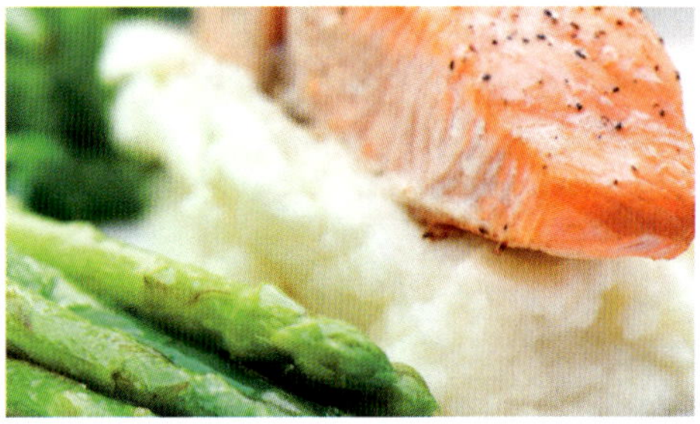

PMS

Siehe Menstruationsstörungen, Seite 309

Prostataprobleme

EMPFEHLENSWERT

- Paranüsse
- Weizenkleie und -keime
- Haferflocken
- Naturreis
- Sojaprodukte
- Lachs, Forelle
- Pflanzenöle mit Omega-3-Fettsäuren
- Brokkoli u. a. Kohlgemüse
- Vollkornprodukte
- Wasser

BEDENKLICH

- Fettreiche Lebensmittel, insbesondere solche tierischen Ursprungs
- Koffein

Die walnussgroße, unmittelbar unterhalb der Blase gelegene Prostata oder Vorsteherdrüse verursacht bei vielen Männern Beschwerden. Die Ursache kann eine gutartige Vergrößerung oder eine Entzündung (Prostatitis), aber auch Krebs sein. Infektionen der Harnwege, eine fettreiche Ernährung und eine ungesunde Lebensführung scheinen bei manchen Männern das Risiko für Prostataprobleme zu erhöhen.

Mit fortgeschrittenem Alter vergrößert sich die Prostata bei den meisten Männern; medizinisch heißt das benigne Prostatahyperplasie. Etwa ein Drittel aller Männer über 50 Jahren ist von dieser gutartigen Vergrößerung betroffen, die das Urinieren stark beeinträchtigen kann.

Prostatakrebs ist in Mitteleuropa die häufigste Krebserkrankung bei Männern und die häufigste krebsbedingte Todesursache (nach Lungen- und Darmkrebs). Doch bei einer rechtzeitigen Behandlung schon im Frühstadium sind die Heilungsaussichten sehr gut. Deshalb sollten Männer sich regelmäßig einer Vorsorgeuntersuchung unterziehen.

Ernährung

Forschungsergebnisse weisen darauf hin, dass bestimmte Nahrungsmittel hilfreich sein können, Prostataproblemen vorzubeugen. Hier einige Hinweise zur Gesunderhaltung der Prostata:

Auf Nüsse setzen Das Spurenelement Selen wirkt als Antioxidans und erhöht deshalb möglicherweise den Schutz vor Prostatakrebs. Es ist in Nüssen (insbesondere in Paranüssen), aber auch in Fisch, Innereien (Nieren), Pilzen und Vollkorngetreide enthalten (dessen Selengehalt ist allerdings abhängig vom Boden, auf dem das Getreide gewachsen ist).

Soja probieren Sojaprodukte können möglicherweise einer Prostatavergrößerung vorbeugen sowie vor Prostatakrebs schützen und das Tumorwachstum hemmen. Diese Wirkung wird den in Sojabohnen enthaltenen Isoflavonen zugeschrieben. Das männliche Geschlechtshormon Dihydrotestosteron (DHT) begünstigt ein Wuchern des Prostatagewebes; Isoflavone können den DHT-Spiegel senken.

Wertvolle Fettsäuren Eine Ernährung, die reich an gesättigten tierischen Fettsäuren ist, wurde mit dem häufigeren Auftreten von Prostatakrebs in Verbindung gebracht. Werden dagegen verstärkt Nahrungsmittel mit vielen Omega-3-Fettsäuren verzehrt (wie z. B. fettreiche Fische oder bestimmte Pflanzenöle), scheint das Prostatakrebsrisiko zu sinken. Insgesamt ist der Zusammenhang zwischen Fettverzehr und dem Prostatakrebsrisiko unter Wissenschaftlern jedoch stark umstritten.

Viel Gemüse essen Kohlgemüse wie Brokkoli, Weiß- und Blumenkohl enthält sekundäre Pflanzenstoffe, die vermutlich eine krebsvorbeugende Wirkung haben.

Vollkornprodukte bevorzugen Vollkorngetreide liefert Selen und Vitamin E, aber auch Ballaststoffe und sekundäre Pflanzenstoffe, die allesamt bei der Krebsvorbeugung eine Rolle spielen können.

Viel trinken Bei vergrößerter Prostata sollte man täglich 2,5 l alkoholfreie Flüssigkeit zu sich nehmen und den Koffeinverbrauch einschränken.

Weitere Maßnahmen

Einige Veränderungen der Lebensführung können dabei helfen, das Risiko für Prostatakrebs zu senken oder das Fortschreiten der Erkrankung zu verlangsamen.

Keine Zinkpräparate Eine amerikanische Studie kam zu dem Ergebnis, dass Männer, die täglich mehr als 100 mg Zink einnehmen, ein mehr als doppelt so hohes Risiko haben, an Prostatakrebs zu erkranken, als jene, die kein Zink einnehmen.

Bewegung Empfohlen werden 30 Minuten, besser 45–60 Minuten mäßige bis starke körperliche Aktivität an mindestens 5 Tagen in der Woche – das hilft nicht nur Prostatakrebs vorzubeugen.

Normalgewicht anstreben bzw. halten Ein gesundes Körpergewicht gilt als Prophylaxe für alle Krebserkrankungen

Stress reduzieren Es empfiehlt sich, etwa eine Stunde täglich stressabbauenden Techniken zu widmen. Dazu gehören z. B. Atemübungen und Stretching. Doch auch schon 10 Minuten Entspannung können sich stressmindernd auswirken.

Überholt

Lykopin schützt vor Prostatakrebs.

Aktuell

Kein Einzelstoff scheint vor Prostatakrebs schützen zu können. Evtl. tun das bestimmte Inhaltsstoffe (wie Lykopin) aus Nahrungsmitteln nur gemeinsam.

Wer ist betroffen?

- *Ein Drittel aller Männer erleiden eine gutartige Prostatavergrößerung*

Wechselwirkungen:
WENN SICH NAHRUNGSMITTEL UND MEDIKAMENTE NICHT VERTRAGEN

Medikamente werden vom Körper über die gleichen Wege aufgenommen und verstoffwechselt wie Nährstoffe. Das kann zu unerwünschten Wechselwirkungen führen.

BEISPIELE FÜR WECHSELWIRKUNGEN

Diese Tabelle zeigt, welche Wechselwirkungen es zwischen Medikamenten (auch frei verkäuflichen) und gängigen Nahrungsmitteln gibt. Nahrungsergänzungsmittel sind nicht berücksichtigt. Vor Einnahme eines Medikaments den Beipackzettel lesen und Arzt oder Apotheker nach Wechselwirkungen befragen.

MEDIKAMENT	WIRKUNGEN UND VORSICHTSMASSNAHMEN
ANTIBIOTIKA	
Cephalosporine, Penicilline	Auf nüchternen Magen einnehmen, um die Aufnahme zu beschleunigen.
Ciprofloxacin	2 Stunden vor Einnahme keine Milchprodukte, kein Koffein und keine Ergänzungspräparate, die Kalzium, Eisen oder Zink enthalten.
Erythromycin	Kein Fruchtsaft oder Wein, denn sie vermindern die Wirkung des Medikaments.
Sulfonamide	Sie erhöhen das Risiko für einen Vitamin-B_{12}-Mangel.
Tetrazykline	Senken die Vitamin-C-Aufnahme. Milchprodukte reduzieren die Wirksamkeit.
ANTIKOAGULANZIEN	
Cumarine	Vitamin-K-reiche Nahrungsmittel können die Wirksamkeit dieser Medikamente verringern. Gemüse wie Kohl und Spinat in üblichen Portionsgrößen schaden nicht.
ANTIKONVULSIVA	
Phenytoin, Phenobarbital	Können aufgrund eines Mangels an Folsäure u. a. B-Vitaminen das Risiko für Anämie und Nervenprobleme erhöhen.
Carbamazepin	Nicht mit Zitrusfrüchten, v. a. Grapefruits, einnehmen.
ANTIDEPRESSIVA	
Fluoxetin	Ruft evtl. Appetitlosigkeit hervor, was zu extremem Gewichtsverlust führen kann.
Lithium	Eine salzarme Ernährung fördert die Giftwirkung von Lithium, eine salzreiche verringert seine Wirksamkeit.
MAO-Hemmer	Tyraminreiche Lebensmittel (u. a. reifer Käse, Fleischprodukte, Hülsenfrüchte, Wein, Bier) können zu bedrohlichem Blutdruckanstieg führen.
Trizyklische Antidepressiva	Viele Nahrungsmittel – insbesondere Hülsenfrüchte, Fleisch, Fisch und Vitamin-C-reiche Produkte – behindern die Aufnahme des Medikaments.
ANTIASTHMATIKA	
Pseudoephedrin	Koffein verstärkt Angstgefühle und Nervosität.
Theophylline	Gegrillte und sehr eiweißreiche Nahrungsmittel verringern die Aufnahme. Koffein erhöht das Risiko der Giftwirkung.

MEDIKAMENT	WIRKUNGEN UND VORSICHTSMASSNAHMEN
CHOLESTERINSENKENDE MITTEL	
Cholestyramin	Erhöht die Ausscheidung von Folsäure und den Vitaminen A, D, E und K.
Gemfibrozil	Fettreiche Nahrungsmittel verringern die Wirkung.
Statine	Zitrusfrüchte, v. a. Grapefruits, erhöhen evtl. das Vergiftungsrisiko.
MEDIKAMENTE GEGEN SODBRENNEN UND MAGENGESCHWÜRE	
Antazida	Behindern die Aufnahme zahlreicher Mineralstoffe; für beste Wirksamkeit 1 Stunde nach dem Essen einnehmen.
H2-Antihistaminika	Eiweißreiches, Koffein u. a. Substanzen meiden, die die Magensäureproduktion anregen.
ANTIHYPERTENSIVA, HERZMEDIKAMENTE	
ACE-Hemmer	Auf nüchternen Magen einnehmen, um die Aufnahme zu verbessern.
Alphablocker	Koffein erhöht das Risiko für einen unregelmäßigen Herzschlag.
Antiarrhythmika	Zitrusfrüchte, v. a. Grapefruits, können das Risiko für Vergiftungen erhöhen.
Betablocker	Auf nüchternen Magen nehmen; Speisen (Fleisch!) verstärken die Wirkung des Medikaments, können Benommenheit und Blutdruckabfall verursachen.
Digitalis	Milch und ballaststoffreiche Nahrungsmittel können die Aufnahme verringern. Das Medikament erhöht die Kaliumausscheidung.
Diuretika	Erhöhen das Risiko eines Kaliummangels.
Kaliumsparende Diuretika	Wenn vom Arzt nicht anders empfohlen, nicht mit Kaliumpräparaten oder Salzersatz zusammen einnehmen: Überversorgung mit Kalium droht.
Thiaziddiuretika	Erhöhen die Empfindlichkeit gegenüber Mononatriumglutamat (MSG).
HORMONPRÄPARTE	
Orale Kontrazeptiva	Salzige Nahrungsmittel verstärken die Wassereinlagerungen. Die „Pille" verringert die Aufnahme von Folsäure, Vitamin B_6 u. a. Nährstoffen; diese verstärkt aufnehmen.
Steroide	Salzige Nahrungsmittel verstärken die Wassereinlagerungen. Zum Ausgleich kalzium-, kalium-, Vitamin-A- und eiweißreich essen.
Schilddrüsenhormone	Jodreiche Lebensmittel vermindern die Wirksamkeit.
LAXANZIEN	
Paraffin	Übertriebene Anwendung kann zu Mangel an den Vtaminen A, D, E und K führen.
ANALGETIKA, SCHMERZMITTEL	
Nichtsteroidale Antiphlogistika	Immer zum Essen einnehmen, um den Magen-Darm-Trakt zu schützen. Nicht mit Alkohol einnehmen, er erhöht das Blutungsrisiko. Langzeitanwendung der Medikamente verschlechtert die Aufnahme von Folsäure und Vitamin C.
Kodein	Mehr Wasser und Ballaststoffreiches zu sich nehmen, um Verstopfung vorzubeugen.
SCHLAFMITTEL	
Benzodiazepine	Nie mit Alkohol einnehmen. Koffein regt an und verringert die Wirksamkeit des Medikaments.

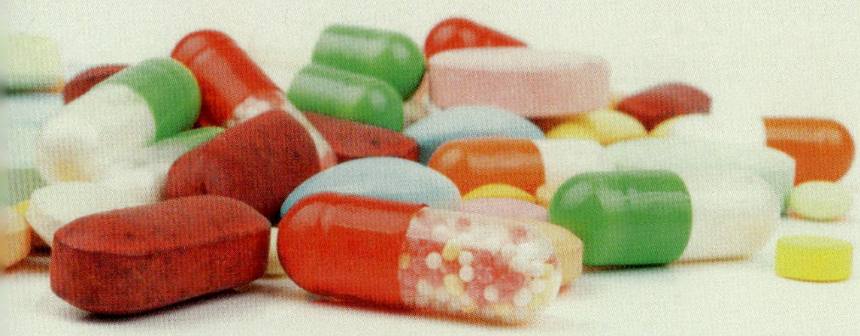

FAZIT

- Einige Medikamente können den Nährstoffbedarf verändern; einige Nahrungsmittel beeinflussen die Wirkung von Medikamenten.
- Das kann in seltenen Fällen zu schweren Krankheiten und sogar zum Tod führen.

R

Reflux-krankheit

Siehe Magenverstimmung und Sodbrennen, Seite 307

Reizdarm-syndrom

Wer ist betroffen?

- *Menschen mit genetischer Vorbelastung*
- *Doppelt so viele Frauen wie Männer*
- *Frauen während der Menstruation*

NICHT EMPFEHLENSWERT

- Koffein und Alkohol
- Fettreiche Nahrungsmittel, Gebratenes und Frittiertes
- Milch und Milchprodukte
- Zuckeraustauschstoffe wie Sorbit, Laktit, Mannit, Maltit und Xylit

EMPFEHLENSWERT

- Wasser
- Vollkornprodukte
- Beeren
- Hülsenfrüchte
- Artischocken
- Bananen

Charakteristisch für das Reizdarmsyndrom (RDS) sind gestörte Kontraktionen der Darmmuskulatur, die zu Flüssigkeitsmangel oder -überschuss im Darm führen. Die Symptome sind individuell sehr unterschiedlich. Manche Patienten leiden an Durchfall, andere an Stuhlunregelmäßigkeiten, d.h. abwechselnd Durchfall und Verstopfung. Patienten klagen auch über Bauchschmerzen, Krämpfe, Völlegefühl, Blähungen und Übelkeit, insbesondere nach dem Essen.

RDS kann nicht mit speziellen Untersuchungen nachgewiesen werden. Vielmehr wird die Diagnose für die Krankheit nach Ausschluss anderer Erkrankungen wie chronisch-entzündliche Darmerkrankungen oder Darmkrebs gestellt. Ursachen für die Entwicklung eines Reizdarms sind bisher nicht bekannt; Nahrungsmittelunverträglichkeiten und -allergien scheinen jedoch die Symptome zu verschlimmern. Auch Stress und emotionale Konflikte wirken sich negativ aus. Dennoch: RDS ist keine psychische Störung.

Ernährung

Verschiedene Ernährungsfaktoren können eine wichtige Rolle spielen und das Reizdarmsyndrom verschlimmern oder verbessern. Auslöser und Wirkung sind individuell sehr unterschiedlich. Folgende allgemeine Empfehlungen können helfen, Beschwerden und Symptome zu lindern:

Kleine Mahlzeiten bevorzugen Große Mahlzeiten sollten vermieden, stattdessen über den Tag verteilt besser mehrere kleine Mahlzeiten gegessen werden. Dadurch lassen sich evtl. Darmkontraktionen und Durchfall lindern.

Langsam essen Bei zu schnellem Essen kann Luft geschluckt werden, wodurch wiederum reizende Darmgase entstehen können. Zudem wird schnell gegessenes Essen unzureichend gekaut und ist daher schwerer verdaulich.

Viel trinken Mindestens 1,5 l Wasser (oder andere Getränke ohne Kohlensäure) täglich sollten es sein. Weil Alkohol und Koffein den Darm reizen, sollte auf beides verzichtet werden.

Fettreiches meiden Die meisten Experten raten von Frittiertem und anderem fettreichen Essen ab, weil Fett schwer verdaulich ist.

Auf Ballaststoffe achten Für Reizdarm-Patienten mit chronischem Durchfall sind ballaststoffreiche Nahrungsmittel wie Vollkornprodukte problematisch. Doch wer an Verstopfung leidet, für den sind sie empfehlenswert. Denn unlösliche Ballaststoffe verfestigen den Stuhl, erleichtern die Ausscheidung und können daher bei RDS-bedingter Verstopfung nützlich sein. Lösliche Ballaststoffe (z. B. Pektine und Betaglucane) quellen im Darm auf und binden Flüssigkeit, was bei akutem Durchfall hilfreich sein kann.

Flohsamen einsetzen Bei chronischer Verstopfung werden häufig gemahlene Flohsamen, Flohsamenschalen oder ein anderes natürliches ballaststoffreiches Abführmittel empfohlen. Wichtig: Der Langzeitgebrauch von Abführmitteln kann zu Vitamin- und Nährstoffmangel führen.

Zuckeraustauschstoffe meiden Einer ganzen Reihe von verarbeiteten Nahrungsmitteln werden Zuckeraustauschstoffe wie Sorbit, Laktit, Mannit, Maltit und Xylit zugesetzt. Diese werden nicht verdaut und können daher Durchfall und Blähungen begünstigen. Auch andere schwer verdauliche Kohlenhydrate wie Laktose, Fruktose und die Ballaststoffe in Hülsenfrüchten können eine ähnliche Wirkung haben. Viele RDS-Patienten konnten ihre Symptome lindern, indem sie auf die genannten Substanzen verzichteten.

Probiotika ausprobieren Probiotika (siehe S. 26) können bei RDS-Patienten die Darmtätigkeit normalisieren.

Weitere Maßnahmen

Wegen der von Patient zu Patient sehr unterschiedlichen Erscheinungsformen von RDS ist eine auf die jeweilige Person zugeschnittene Behandlung wichtig. Über die Ernährungsumstellung hinaus gibt es noch folgende Empfehlungen:

Auslöser herausfinden Um die Symptome des Reizdarmsyndroms besser lindern zu können, muss man zunächst die auslösenden Faktoren identifizieren. Dazu führt man am besten ein Tagebuch, in dem neben den beobachteten Symptomen auch alle konsumierten Nahrungsmittel und Getränke sowie alle emotional belastenden Ereignisse notiert werden.

20% der Erwachsenen sind vermutlich von **Reizdarmsymptomen** betroffen.

Stress abbauen Es ist bekannt, dass Stress RDS-Symptome verschlimmern kann. Das Erlernen von Entspannungstechniken wie Meditation, Yoga, progressive Körperentspannung könnte zu mehr Gelassenheit verhelfen.

Sport treiben Körperliche Aktivität kann für Menschen mit Reizdarmsyndrom eine therapeutische Wirkung haben – sie hilft, Stress abzubauen, und kann sogar (falls Verstopfung ein Problem ist) die Darmfunktion normalisieren.

Medikamente Es gibt Medikamente, die die abnormen Muskelkontraktionen im Darm unterdrücken und Durchfall lindern können. Studien zufolge kann ein übermäßiges Bakterienwachstum im Dünndarm eine Ursache für das Reizdarmsyndrom sein.

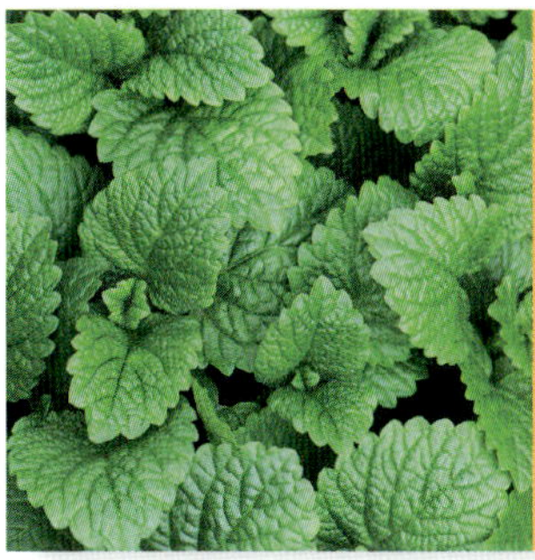

Pfefferminzöl kann von Nutzen sein

Zwischen den Mahlzeiten 1–2 magensaftresistente Pfefferminzölkapseln einzunehmen, kann Linderung verschaffen (gilt nicht bei Refluxkrankheit!).

R

Rosazea

EMPFEHLENSWERT
- Salatgurken
- Eiswasser

BEDENKLICH
- Schubauslösendes wie Alkohol und scharfe Gewürze

Wer ist betroffen?

- *Erwachsene zwischen 30 und 60 Jahren*
- *Frauen, insbesondere während der Menopause*
- *Menschen mit sehr heller Haut*
- *In nordeuropäischen Ländern ca. 10 %, in südeuropäischen ca. 2 % der Bevölkerung*

Rosazea ist eine chronische Hauterkrankung, die überwiegend das Gesicht, in manchen Fällen auch die Augen betrifft. Zu den Symptomen gehören Hautrötungen und Pickel, in fortgeschrittenem Stadium eine Verdickung der Haut. Die Ursache für die Erkrankung ist noch unbekannt, Mediziner gehen jedoch davon aus, dass es eine genetische Komponente gibt.

Ernährung

Mit den folgenden Empfehlungen lassen sich Schübe möglicherweise verhindern:

Kühlen Kühle und kühlende, mild gewürzte Nahrungsmittel bzw. Speisen können die Rötungen zum Abklingen bringen.

Viel trinken Reichlich Eiswasser oder andere kalte koffeinfreie Getränke trinken (v. a. im Sommer und beim Sport); evtl. lässt sich so die Anzahl der Schübe verringern.

Ernährungstagebuch führen Darin notieren, wann und was gegessen wurde, wie die seelische Befindlichkeit war und was ansonsten geschah. So lässt sich am ehesten feststellen, welche individuellen Auslöser für Schübe bestehen. Häufige Auslöser sind Alkohol und scharfe Gewürze.

Weitere Maßnahmen

Kleine Änderungen der Gewohnheiten können die Schwere der Erkrankung lindern:

Nicht rauchen Rauchen kann das Gesicht erröten lassen.

Schatten suchen Ca. 80 % der Rosazea-Patienten haben beobachtet, dass Sonnenlicht bei ihnen Schübe auslöst.

Zur Ruhe kommen Stress kann ohne weiteres Schübe auslösen – das geben immerhin 80 % der Betroffenen an. In stressigen Phasen sollte man daher Meditationstechniken anwenden, einen Yogakurs besuchen oder einfach nur ruhig dasitzen und 10 Minuten tief atmen.

Haut sanft pflegen Genau wie bestimmte Lebensmittel können auch Kosmetika die Haut zum Blühen bringen. Ein hohes Reizpotenzial haben beispielsweise Alkohol, Hamamelis, Pfefferminze, Eukalyptusöl, Nelkenöl, Menthol und Salicylsäure. Auch parfümierte Kosmetika sollten von Betroffenen gemieden werden und sie stattdessen auf unparfümierte Produkte für empfindliche Haut zurückgreifen. Apotheken bieten auch spezielle Pflegeserien für Menschen mit Rosazea an.

Nicht gegen den Wind
Wind kann einen Schub auslösen. Von Sport im Freien an windigen Tagen ist deshalb abzuraten.

Schilddrüsenüberfunktion

NICHT EMPFEHLENSWERT
- Koffein

EMPFEHLENSWERT
- Milch und Milchprodukte
- Sojoaprodukte
- Grünes Blattgemüse

Bei einer Schildrüsenüberfunktion (Hyperthyreose) produziert die Schilddrüse zu viele Hormone. Der Stoffwechsel ist beschleunigt, die Betroffenen sind häufig unruhig und nervös, manche fühlen sich auch überwiegend erschöpft. Ungewöhnlicher Hunger, Gewichtsabnahme, Muskelschwäche und Herzrasen sind häufige Symptome, außerdem ist den Betroffenen ständig zu warm, und sie schwitzen sehr viel. Die Behandlung richtet sich nach der jeweiligen Ursache. Auf jeden Fall muss die Hormonproduktion gesenkt werden – mittels radioaktivem Jod oder einem Mittel, das die Produktivität der Schilddrüse hemmt. In sehr schweren Fällen muss die Schilddrüse operativ teilweise oder ganz entfernt werden.

Ernährung

Einige der Symptome der Schilddrüsenüberfunktion lassen sich lindern, wenn man folgende Empfehlungen beherzigt:

Koffein meiden Wer an einer Schilddrüsenüberfunktion leidet, braucht keine zusätzlichen Stimulanzien.

Ausreichend Kalzium und Vitamin D
Eine Schilddrüsenüberfunktion kann die Knochen schwächen. Deshalb ist es besonders wichtig, zur Vorbeugung von Osteoporose täglich genug Kalzium (1000–1200 mg) und Vitamin D (20 Mikrogramm) aufzunehmen. Gute Quellen sind fettarme Milch(produkte), Sojaprodukte und dunkelgrünes Blattgemüse wie Grünkohl, Mangold und Spinat.

Weitere Maßnahmen

Zum Augenarzt gehen Bei hervortretenden Augen regelmäßig zum Augenarzt gehen.

Erkältungsmedikamente meiden Sie können Stimulanzien enthalten, was Menschen mit einer überaktiven Schilddrüse zusätzlich anregt und das Herz zusätzlich belasten könnte.

S

Schilddrüsenunterfunktion

NICHT EMPFEHLENSWERT

- Walnüsse
- Sojamehl

EMPFEHLENSWERT

- Möhren
- Süßkartoffeln
- Papayas, Cantaloupe-Melonen
- Spinat u.a. grünes Blattgemüse

Bei einer Schilddrüsenunterfunktion (Hypothyreose) produziert die Schilddrüse zu wenig Hormone. Der Stoffwechsel verlangsamt sich, was bei den Betroffenen zu Gewichtszunahme und Antriebslosigkeit führt. Diese Symptome – und andere wie Haarausfall und Gedächtnisschwäche – werden häufig als normale Alterserscheinungen abgetan. Menschen mit Hypothyreose frieren selbst an heißen Tagen, ihre Haut ist oft sehr trocken, und die Nägel wachsen langsam und werden spröde. Bei Frauen treten häufig Menstruationsstörungen auf; Verstopfung ist ebenfalls ein verbreitetes Problem. Eine einfache Blutuntersuchung kann zeigen, ob die Schilddrüse normal arbeitet oder nicht. Gewöhnlich ist eine lebenslange Hormonersatztherapie erforderlich.

Ernährung

Folgendes kann helfen, eine Schilddrüsenunterfunktion im Griff zu behalten:

Betakarotinreicher ernähren Menschen mit Hypothyreose können Betakarotin – das vom Körper in Vitamin A umgewandelt wird – schlechter verstoffwechseln. Um ihren Vitamin-A-Bedarf zu decken, müssen Betroffene möglicherweise mehr

Wer ist von Schilddrüsenüberfunktion betroffen?

- *Frauen, insbesondere in den 6 Monaten nach einer Schwangerschaft oder Entbindung*
- *Personen mit erblicher Vorbelastung für Schilddrüsenerkrankungen*
- *Menschen zwischen 30 und 60*
- *Patienten mit einer Autoimmunkrankheit*

S

Betakarotin mit der Nahrung aufnehmen. Die besten Quellen sind gelbes oder orangefarbenes Obst und Gemüse sowie grünes Blattgemüse. Das Hormon Thyroxin, mit dem eine Schilddrüsenunterfunktion behandelt wird, beschleunigt die Umwandlung von Betakarotin in Vitamin A.

Kohlgemüse garen Bestimmte Gemüsesorten, insbesondere Kohlgemüse, enthalten kropfbildende Substanzen, sog. Goitrogene. Diese blockieren die Wirkung der Schilddrüsenhormone. Durch die Hitze beim Garen werden diese Substanzen jedoch unschädlich gemacht.

Wer ist von Schilddrüsenunterfunktion betroffen?

- *Personen über 50*
- *Frauen, v.a. nach einer Schwangerschaft*
- *Personen mit erblicher Vorbelastung für Schilddrüsenerkrankungen*
- *Jeder, der mit radioaktivem Jod oder mit*

Weitere Maßnahmen

Medikamente gewissenhaft einnehmen Selbst wenn die Symptome nachlassen, müssen die Medikamente weiterhin eingenommen werden, damit die Hormonspiegel stabil bleiben und der Arzt die Wirkung der Medikation beurteilen kann. Änderungen müssen mit dem Arzt abgesprochen werden.

Kalorien zählen und Sport treiben Schilddrüsenerkrankungen und Medikamente können zu Gewichtszunahme führen. Daher ist es ratsam, sich bewusst zu ernähren und körperlich aktiv zu sein.

Achtung! Wechselwirkung mit Medikamenten

Synthetische Schilddrüsenhormone nicht zusammen mit ballaststoffreichen Lebensmitteln einnehmen. Bestimmte Lebensmittel (z. B. Walnüsse, Sojamehl), Ergänzungspräparate (z. B. Eisen, Kalzium) und Medikamente (einige Antazida) können ebenso wirken. Um Wechselwirkungen zu vermeiden, diese Lebensmittel, Präparate oder Medikamente einige Stunden vor oder nach den Schilddrüsenmedikamenten zu sich nehmen.

Schlafstörungen

NICHT EMPFEHLENSWERT
- Alkohol
- Koffein

EMPFEHLENSWERT
- Milch und Honig
- Putenfleisch
- Bananen

Schlafstörungen können sehr unterschiedlich sein. Während einige Menschen nicht einschlafen können, schaffen andere das problemlos, wachen aber nachts auf und können nicht wieder einschlafen. Wieder andere schlafen länger durch, wachen aber morgens viel zu früh auf. Und dann gibt es noch Menschen, die die ganze Nacht durchschlafen, sich aber nie ausgeruht fühlen.

Schlaflosigkeit kann als Symptom u. a. bei Angststörungen, Depressionen und Stress oder bei einigen Erkrankungen auftreten. Die Schlafqualität kann wieder verbessert werden, wenn die zugrunde liegende Ursache behoben wird, wobei auch die Ernährung und andere Aspekte der Schlafhygiene wichtig sind.

Ernährung

Diese Empfehlungen können vielleicht zu besserem Schlaf verhelfen:

Warme Milch mit Honig Milch enthält Tryptophan, eine unentbehrliche Aminosäure. Sie erhöht die Konzentration von Serotonin, einem natürlichen Beruhigungsmittel, im Gehirn. Damit Tryptophan ins Gehirn gelangen kann, sind Kohlenhydrate erforderlich, z. B. Honig. Mit Putenbrust belegtes Brot ist eine weitere schlaffördernde Kombination aus Tryptophan und Kohlenhydraten. Bananenmilch lie-

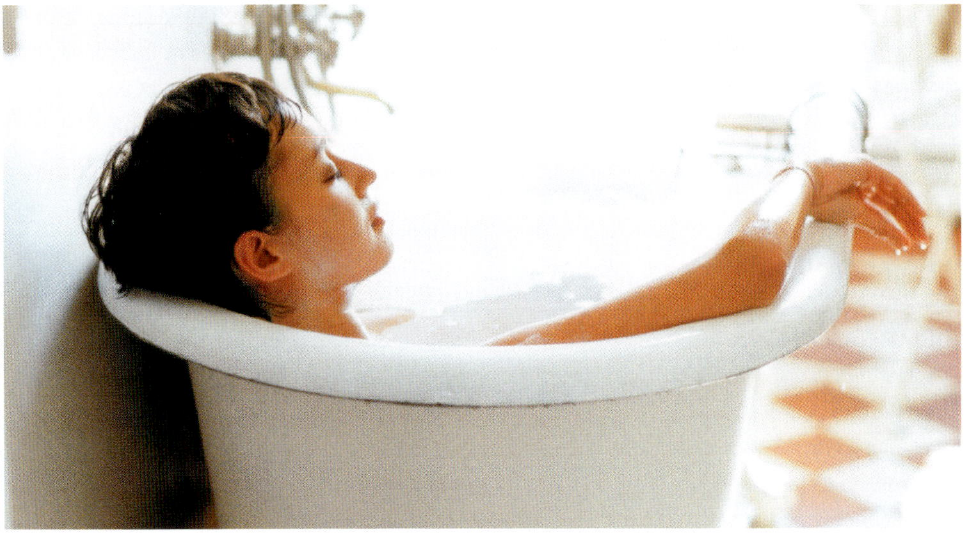

Wer ist betroffen?

- *Schlafstörungen betreffen oft Frauen*
- *Fast jeder, der großem Stress ausgesetzt ist*
- *Übergewichtige und fettsüchtige Menschen, insbesondere solche mit Schlaf-Apnoe*
- *Patienten, die Schmerzen haben wegen anderer Erkrankungen*

fert Vitamin B_6, das die Umwandlung von Tryptophan in Serotonin unterstützt.

Ein später Imbiss Eine Kleinigkeit vor dem Zubettgehen zu essen, fördert das Einschlafen; zu viel kann jedoch zu Verdauungsstörungen und häufigem Erwachen führen. Menschen, die an Sodbrennen oder Säurereflux leiden, sollten spät keine schweren Mahlzeiten einnehmen, die lange im Magen verweilen. Nach dem Abendessen sollte möglichst nichts mehr getrunken werden, damit man nicht nachts zur Toilette gehen muss.

Vorsicht mit Koffein und Alkohol Koffein kann den Schlaf stören; wer empfindlich ist, sollte abends darauf verzichten. Alkohol kann Schlaflosigkeit verstärken, stört die REM-Schlafphasen und entwässert. Ergebnis: Am nächsten Tag ist man müde.

Weitere Maßnahmen

Stress abbauen Wenn Sorgen den Schlaf rauben, wirken Entspannungstechniken vielleicht entlastend.

Medikamente prüfen Viele Medikamente können den Schlaf beeinträchtigen, u. a. Schilddrüsenhormone, Betablocker, koffeinhaltige Medikamente und bestimmte Antidepressiva.

Einschlafrituale schaffen Wer an Schlafstörungen leidet, sollte jeden Tag zur gleichen Zeit zu Bett gehen und aufstehen sowie vor dem Schlafengehen jeden Abend die gleichen Vorbereitungen treffen (z. B. im Bett lesen – nichts Aufregendes – oder sanfte Musik hören).

Warmes Vollbad nehmen Ein entspannendes warmes Vollbad sorgt für einen besseren Nachtschlaf als eine abendliche Dusche, die den Kreislauf anregt und somit belebend wirkt.

Für eine gute Schlafatmosphäre sorgen Ein Schlafzimmer ist keine Abstellkammer. Es sollte dunkel, ruhig und kühl sein. Das Bett ist zum Schlafen da, nicht zum Essen oder Fernsehen, und sollte eine bequeme Matratze haben.

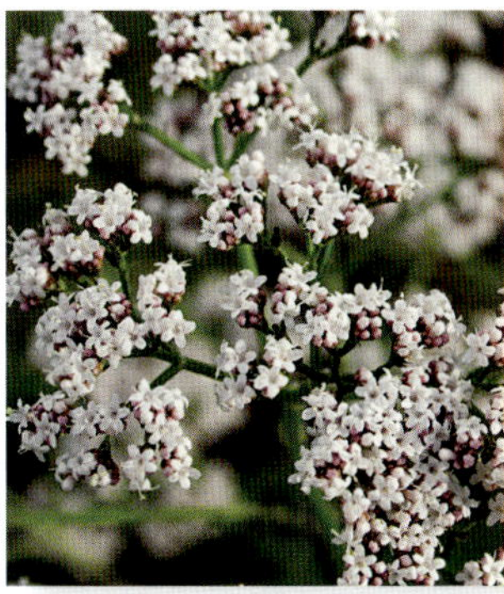

Baldrian kann helfen
Die bewährte Heilpflanze, als Tee aufgebrüht oder als Kapsel oder Tinktur eingenommen, verkürzt die Zeit bis zum Einschlafen und führt zu einem tiefen, erholsamen Schlaf.

S

Schlaganfall

NICHT EMPFEHLENSWERT

- Fettes Fleisch u. a. Nahrungsmittel mit vielen gesättigten Fettsäuren
- Palmöl
- Stark Gesalzenes

EMPFEHLENSWERT

- Haferflocken
- Hülsenfrüchte
- Leinsamen
- Vollkorngetreide
- Weintrauben
- Nüsse, v. a. Walnüsse
- Rotwein
- Äpfel
- Beeren
- Forelle, Makrele
- Rapsöl
- Sojaprodukte
- Grüne Blattgemüse
- Milch und Milchprodukte
- Knoblauch, Zwiebeln

Wer ist betroffen?

- *Etwa 1% der Menschen in Industrieländern erleiden im Lauf ihres Lebens einen Schlaganfall*
- *Menschen mit Bluthochdruck*
- *Diabetiker*
- *Raucher*
- *Patienten mit Vorhofflimmern*
- *Frauen, die mit der „Pille" verhüten*
- *Menschen, in deren Familie Schlaganfälle gehäuft vorkommen*

Ein Schlaganfall tritt ein, wenn ein Blutgerinnsel (Thrombus) die Blutversorgung eines Teils des Gehirns unterbindet. Die meisten dieser Thromben entstehen in einer bereits durch Arteriosklerose verengten Arterie, entweder im Gehirn selbst oder häufiger noch in der Halsschlagader. Zu den Warnzeichen eines Schlaganfalls gehören plötzliche Schwäche oder Taubheitsgefühl im Gesicht, in den Armen oder Beinen einer Körperhälfte sowie Sprech- und Verständnisschwierigkeiten, Sehstörungen in einem Auge oder ein plötzlicher Sturz. Entscheidend ist eine unverzügliche Behandlung, selbst wenn die Symptome wie bei einer transitorischen ischämischen Attacke (TIA) wieder verschwinden – häufig ist dies der Vorbote eines großen Schlaganfalls. Eine sofortige Behandlung kann lebensrettend sein und dazu beitragen, bleibende Schäden (z. B. Bewegungseinschränkungen, Sprach- und Sehstörungen sowie geistige Defizite) zu minimieren.

Ernährung

Die Ernährungsempfehlungen für Menschen, die ein erhöhtes Schlaganfallrisiko haben oder bereits einen Schlaganfall hatten, entsprechen denen bei Herzkrankheiten, Bluthochdruck und erhöhtem Cholesterinspiegel.

Auf fettarme Ernährung setzen Generell sollte der Fettverbrauch eingeschränkt werden, v. a. in Bezug auf gesättigte Fette. Transfette meiden.

Ballaststoffe einplanen Lösliche Ballaststoffe (z. B. aus Haferflocken, Hülsenfrüchten und Leinsamen) können dazu beitragen, den Cholesterinspiegel und das Risiko für Arteriosklerose zu senken.

Vollkornprodukte essen Verschiedene Untersuchungen ergaben, dass sich durch eine Ernährung, die reich an Vollkornprodukten ist, das Risiko für einen Schlaganfall möglicherweise senken lässt.

Blutgerinnseln vorbeugen Vorläufigen Studienergebnissen zufolge kann der Pflanzenstoff Resveratrol, der in Trauben, Nüssen und Rotwein vorkommt, die Bildung von Blutgerinnseln verhindern und zur Entspannung der Blutgefäße beitragen. Laut anderen Studien können die in Äpfeln und Beeren enthaltenen Flavonoide (v. a. Quercetin) dazu beitragen, dass sich in den Arterien weniger Fettablagerungen bilden, die die Blutzufuhr zum Gehirn blockieren können.

Omega-3-Fette bevorzugen Zahlreiche Nahrungsmittel scheinen das Schlaganfallrisiko zu senken. Omega-3-Fettsäuren können Blutgerinnseln vorbeugen, indem sie die Klebrigkeit der Blutplättchen herabsetzen. Gute Lieferanten sind Fettfische wie Lachs, Forelle, Makrele, Sardinen und andere fettreiche Kaltwasserfische. Doch auch pflanzliche Nahrungsmittel wie Walnüsse und Walnussöl sowie Rapsöl, Leinöl, Sojabohnen und Blattgemüse liefern Omega-3-Fettsäuren.

Zu Milch und Milchprodukten greifen Ob fettreduziert oder vollfett, Milch und Milchprodukte enthalten viel Kalzium, Kalium, Magnesium und Vitamin D. Diese Substanzen, können den Blutdruck und damit das Schlaganfallrisiko senken. (Bluthochdruck ist ein Risikofaktor für Schlaganfälle.)

Zwiebeln und Knoblauch essen Knoblauch und Zwiebeln scheinen eine blutverdünnende Wirkung zu haben. Darüber hinaus fördern sie die natürlichen gerinnselauflösenden Mechanismen des Körpers.

An Salz sparen Bei Bluthochdruck oder familiärer Vorbelastung für Bluthochdruck oder Schlaganfall sollte man die Salzzufuhr einschränken.

Alkoholkonsum reduzieren Zahlreiche Studien sehen einen Zusammenhang zwischen erhöhtem Schlaganfallrisiko und übermäßigem Alkoholkonsum (mehr als zwei alkoholische Getränke am Tag für Männer und mehr als ein Getränk für Frauen). Am besten ist es, Alkohol nur in Maßen zu trinken und außerdem völlig aufs Rauchen zu verzichten.

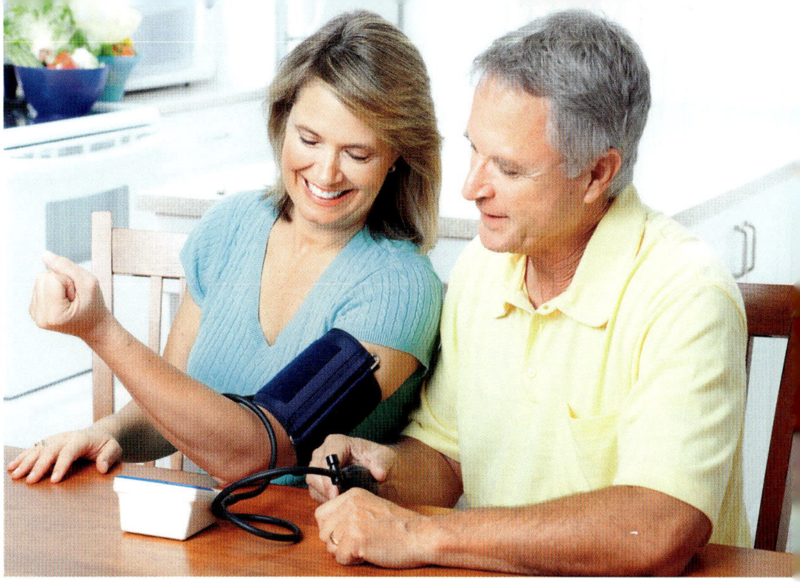

Weitere Maßnahmen

Blutdruck messen Das Versäumnis, Bluthochdruck zu erkennen und zu kontrollieren ist eine Hauptursache für vermeidbare Schlaganfälle.

Sport treiben Regelmäßige Bewegung und Sport wirken sich positiv auf das Körpergewicht und den Cholesterinspiegel aus und steigern darüber hinaus das allgemeine Wohlbefinden. Ideal sind 30 Minuten am Tag.

Positiv denken Eine US-amerikanische Studie kam zu dem Ergebnis, dass Optimisten ein geringeres Schlaganfallrisiko haben – das kann (das vermuten jedenfalls einige Forscher) daran liegen, dass optimistische Menschen eher Sport treiben und auf gesunde Ernährung achten. Möglicherweise hat positives Denken aber auch einen direkten Einfluss auf den Körper.

EIN EINFACHER TEST FÜR ZU HAUSE

Menschen mit Vorhofflimmern oder Herzrhythmusstörungen haben ein fünf- bis siebenfach erhöhtes Schlaganfallrisiko. Oft bleiben diese Unregelmäßigkeiten jedoch unentdeckt. Ein einfacher Test kann Abhilfe schaffen: einen Finger an den Hals oder ein Handgelenk legen und 1 Minute im Rhythmus des Herzschlags mit dem Fuß auf den Boden klopfen. Ist der Herzschlag so unregelmäßig, dass man ihn nicht mitklopfen kann, sollte man 1 Stunde entspannen, dann den Test erneut durchführen. Bleibt es bei der Unregelmäßigkeit, sollte der Arzt darüber informiert werden. Dieser kann mittels EKG die richtige Diagnose stellen.

S

Schuppenflechte

NICHT EMPFEHLENSWERT
- Glutenhaltige Produkte (bei Zöliakie)

EMPFEHLENSWERT
- Grüner Spargel, Spinat
- Avocados
- Kichererbsen u. a. Hülsenfrüchte
- Zitrusfrüchte
- Lachs, Makrele, Hering
- Leinsamen

Wer ist betroffen?

- *2–3 % der Weltbevölkerung*
- *In 10–15 % der Fälle beginnt die Krankheit im Kindesalter*
- *Etwas mehr Frauen als Männer*

Die Schuppenflechte oder Psoriasis ist eine gutartige, chronische, schwer behandelbare und bislang nicht heilbare Hauterkrankung. Typisch sind rote, erhabene und schuppende Flecken auf der Haut, die ohne ersichtlichen Grund erscheinen und wieder verschwinden. Die Krankheit entsteht durch eine fehlgesteuerte Autoimmunreaktion. Dabei zerstören die T-Zellen des Körpers, deren Aufgabe die Vernichtung von eindringenden Keimen ist, stattdessen gesunde Körperzellen. Etwa 15 % der Betroffenen leiden gleichzeitig unter Gelenkschmerzen (Psoriasis-Arthritis). Wissenschaftler sind sich noch nicht im Klaren, welcher Zusammenhang zwischen diesen beiden Phänomenen besteht. Man spekuliert aber darüber, ob es um eine Immunantwort geht, die sich auch in Sehnen und Bändern bemerkbar macht.

16% der Menschen mit **Schuppenflechte** sind **allergisch gegen Gliadin,** ein Bestandteil von Gluten.

Ernährung

Eine Ernährung, die das Immunsystem stärkt, kann die Symptome einer Schuppenflechte mildern.

Auf Folsäure achten Einige Studien zeigen, dass Menschen mit Psoriasis einen Mangel an Folsäure haben. Folsäurereiche Nahrungsmittel sind u. a. grüner Spargel, Spinat, Brokkoli, Avocados, Zitrusfrüchte und Hülsenfrüchte.

Omega-3-Fettsäuren wählen Sie wirken entzündungshemmend und können sich positiv auf den Verlauf einer Psoriasis auswirken. Omega-3-Fette stecken in Fischen wie Lachs, Makrele und Hering, genauso wie in Lein-, Hanf-, Raps- und Walnussöl.

Weitere Maßnahmen

Auch Folgendes kann Symptome lindern:

Auf Glutenunverträglichkeit testen lassen Mit bestimmten Tests lässt sich feststellen, ob eine Glutenunverträglichkeit vorliegt.

Nicht rauchen Eine Studie ergab, dass Rauchen das Risiko für Psoriasis erhöht.

Vollbad mit Epsom-Salz 3 Tassen Epsom-Salz in lauwarmes Badewasser geben. Das Salz enthält Magnesium, das die Schuppen entfernt und den Juckreiz lindert. Keine Seife oder Badezusätze verwenden! Sie hebt die Wirkung des Salzes auf.

Sonnenbaden Vitamin D unterstützt den Körper bei der Bekämpfung der Schuppenflechte. Im Winter sollte ein Ergänzungspräparat eingenommen werden.

Teebaumöl probieren Teebaumöl in Olivenöl auflösen. Die Mischung mehrmals täglich in die betroffenen Hautstellen einmassieren. Die schuppige Haut wird dadurch weicher und der Juckreiz schwächer.

Sodbrennen

Siehe Magenverstimmung und Sodbrennen, Seite 307

Stimmungsschwankungen

NICHT EMPFEHLENSWERT
- Nahrungsmittel mit Zusatzstoffen (bei Unverträglichkeit)

EMPFEHLENSWERT
- Putenfleisch
- Milch und Milchprodukte
- Eier
- Vollkornprodukte
- Grünes Blattgemüse
- Zitrusfrüchte
- Mais
- Grüner Spargel
- Omega-3-reiche Lebensmittel

BEDENKLICH
- Koffein
- Alkohol

Stimmungsschwankungen können jeden betreffen. Häufig sind sie unbedenklich, in einigen Fällen steckt aber eine psychische Erkrankung dahinter. Dazu zählen z. B. Depressionen wie Dysthymie und Wochenbettdepression, bipolare Störung (gekennzeichnet durch extreme Stimmungsschwankungen von der Depression bis zur Manie) und eine saison-affektive Störung (Herbst-Winter-Depression) Außerdem gehören Stimmungsschwankungen zum Symptomenkomplex der Borderline-Persönlichkeitsstörung.

Ernährung

Zwar steht noch nicht eindeutig fest, ob es einen Zusammenhang zwischen Ernährung und emotionaler Gesundheit gibt. Doch die Wirkung bestimmter Lebensmittel und Nährstoffe auf den Gehirnstoffwechsel wurde eingehend erforscht. Hier einige allgemeine Empfehlungen:

Mehr Tryptophan aufnehmen Das Gehirn benötigt die Aminosäure Tryptophan zur Herstellung von Serotonin, das die Stimmung positiv beeinflussen kann. Gute Quellen sind Putenfleisch, Milch und Eier.

Kohlenhydratanteil erhöhen Mahlzeiten mit hohem Kohlenhydratanteil wird eine beruhigende, entspannende Wirkung zugeschrieben. Nach einer kohlenhydratreichen Mahlzeit gelangt mehr Tryptophan ins Gehirn. Zu den Wohlfühl-Nahrungsmitteln gehören Nudeln, Brot, Getreide, Obst und Säfte.

Grünes Blattgemüse essen Studien haben ergeben, dass viele depressive Menschen einen Folsäuremangel haben. Dieses B-Vitamin kommt reichlich in grünem Blattgemüse wie Mangold oder Spinat vor. Andere gute Quellen sind Zitrusfrüchte, Hülsenfrüchte, Mais, grüner Spargel, Erbsen, Nüsse und Saaten.

Omega-3-reiche Lebensmittel Fisch und Meeresfrüchte, aber auch einige Nüsse, Samen und Pflanzenöle sind reich an Omega-3-Fetten. Ihre Wirkung auf Depressionen ist umstritten. Ältere Studien

Wer ist betroffen?

- *Frauen haben eine 50 % höhere Wahrscheinlichkeit als Männer, im Lauf ihres Lebens irgendwann an einer Gemütskrankheit zu leiden*

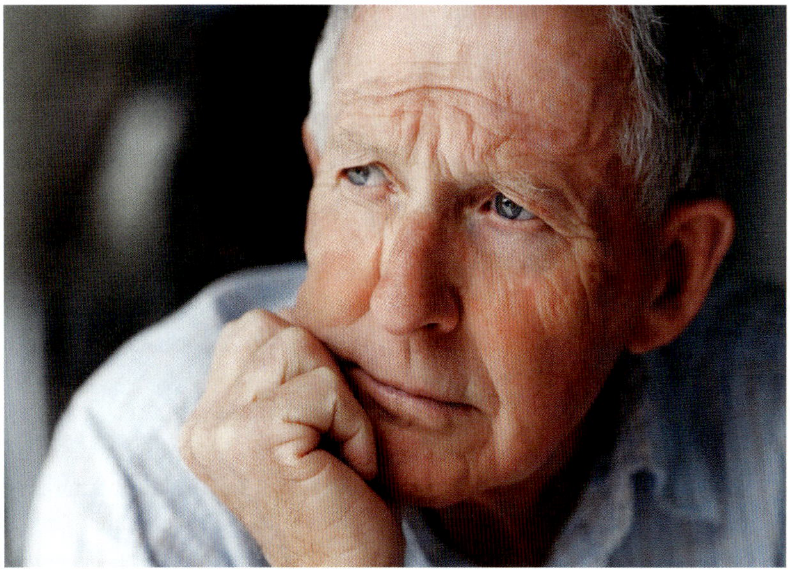

ließen den Schluss zu, dass diese Fettsäuren auch Depressionen lindern könnten, doch neuere Untersuchungen konnten dies nicht bestätigen. So oder so: Eine Ernährung, die reich an Omega-3-Fetten ist, tut auf jeden Fall der Gesundheit gut.

Koffeinkonsum einschränken Die wohl bekannteste stimmungsverändernde Substanz ist Koffein, das z. B. in Kaffee, Tee, Cola und Schokolade enthalten ist. Eine Tasse Kaffee kann durchaus ein willkommenes Anregungsmittel sein – zu viel Koffein führt jedoch zu Herzklopfen, Schlafstörungen und Unruhezuständen.

Alkohol meiden Alkohol steht an zweiter Stelle der meistkonsumierten stimmungsbeeinflussenden Substanzen. Er kann Depressionen auslösen und bestimmte physiologische Prozesse verlangsamen. Außerdem beeinträchtigt Alkohol den Schlaf, was u. a. Reizbarkeit, Angstzustände und Depressionen begünstigen kann.

Keine Mahlzeit auslassen Die Stimmungslage hängt nicht nur davon ab, was man isst, sondern auch, wann und wie viel man isst. Mehrere Zwischenmahlzeiten halten den Energiespiegel und damit auch die Stimmung über den Tag konstanter.

ACHTUNG!

Wissenswertes über Zusatzstoffe

Es gibt keinerlei Beweise dafür, dass Nahrungsmittelzusatzstoffe die Stimmung oder das Verhalten beeinflussen. In seltenen Fällen vertragen Kinder bestimmte Nahrungsmittelzusätze nicht, was sich in Form von Verhaltensauffälligkeiten äußern kann. Viele Eltern behaupten auch, ihr Kind werde nach dem Verzehr von zuckerhaltigem Essen hyperaktiv. Zahlreiche wissenschaftliche Untersuchungen haben jedoch genau das Gegenteil bewiesen: Zucker steigert die Serotoninbildung und wirkt daher auf hyperaktive Kinder eher beruhigend.

Nur rund **50%** der Menschen mit **behandlungsbedürftigen Stimmungsschwankungen** nehmen ärztliche Hilfe in Anspruch.

Weitere Maßnahmen

Behandlungsbedürftige Stimmungsschwankungen profitieren von einer Kombination aus Medikamenten und Psychotherapie. Hier einige allgemeine Hinweise:

Zum Arzt gehen Wer glaubt, an einer emotionalen Störung zu leiden, sollte mit einem Arzt über eine medikamentöse und psychotherapeutische Hilfe sprechen.

Lichttherapie anwenden Bei einer Herbst-Winter-Depression kann eine Lichttherapie wirksam sein. Das Licht spezieller Lampen simuliert das fehlende Tageslicht, enthält aber keine UV-Strahlen.

Passende Medikation erfragen Bei schwerwiegenden Gemütserkrankungen können Antidepressiva, z.B. Sertralin, Paroxetin oder Fluoxetin, verschrieben werden. Patienten mit bipolarer Störung werden evtl. Stimmungsstabilisatoren wie Lithium, Antikonvulsiva, Antipsychotika und angstlösende Medikamente verordnet.

Psychotherapie in Erwägung ziehen Gesprächstherapien (kognitive Verhaltenstherapie, Familien- und Gruppentherapie) können Betroffenen und Angehörigen helfen, die Erkrankung zu bewältigen. In sehr schweren Fällen kann eine Elektrokonvulsionstherapie angeraten sein.

Stress

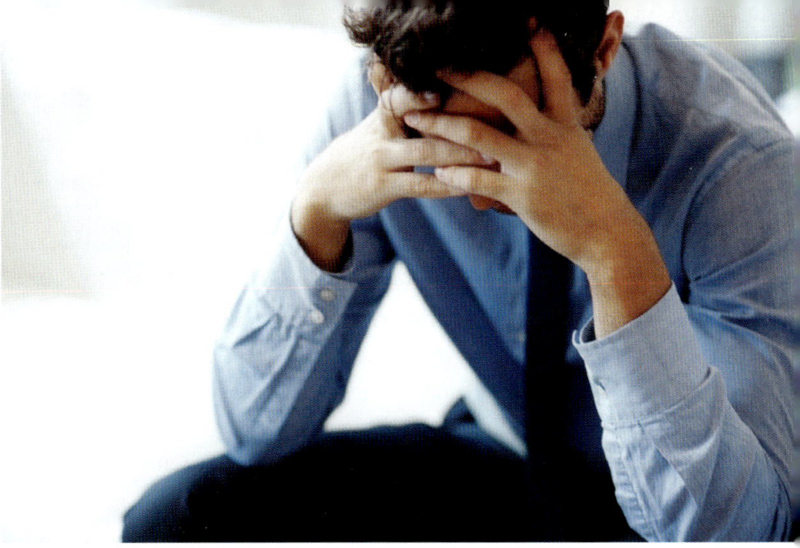

EMPFEHLENSWERT
- Vollkorngetreide
- Meeresfrüchte
- Mageres Fleisch und Geflügel
- Milch und Milchprodukte
- Eier
- Nüsse
- Kräutertees

BEDENKLICH
- Alkohol, Koffein
- Fettreiche Nahrungsmittel
- Scharfe oder stark gewürzte Speisen

Während körperlicher Stress meist nur vorübergehend auftritt, ist emotionaler Stress Teil des täglichen Lebens. Der Stressbewältigungsmechanismus, die Fluchtreaktion, überschwemmt den Körper mit Adrenalin und anderen Hormonen, die den Blutdruck erhöhen, den Herzschlag beschleunigen, die Muskeln anspannen und alle Systeme in Alarmbereitschaft versetzen. Der Stoffwechsel wird beschleunigt, um zusätzliche Energie zur Verfügung zu stellen, die Verdauung wird angehalten und das Blut vom Verdauungstrakt zu den Muskeln umgeleitet.

Anhaltender Stress wirkt sich negativ auf das Immunsystem aus und erhöht die Krankheitsanfälligkeit, wobei sich die Palette von Erkältungen über Herzinfarkte bis zu Krebserkrankungen erstreckt.

Ernährung

Gesund essen Die Nahrung liefert Energie und wichtige Nährstoffe, die dem Körper in stressigen Phasen hilft, widerstandsfähig gegen Infektionen zu bleiben.
Bei Stress auf Zink setzen Nahrungsmittel mit hohem Zinkgehalt stärken das Immunsystem. Gute Quellen sind Meeresfrüchte, Fleisch, Geflügel, Milch, Milchprodukte, Eier, Vollkornprodukte, Nüsse.
Mehrere kleine Mahlzeiten einnehmen Manche Menschen haben immer Hunger, wenn sie unter Stress stehen, andere müssen sich in dieser Situation zum Essen zwingen. Da Stress die Verdauung beeinträchtigt, sollte man statt 3 Hauptmahlzeiten 4–6 kleine Mahlzeiten über den Tag verteilt zu sich nehmen.
Kohlenhydratreich essen Das erhöht die Konzentration von Serotonin, einem beruhigenden Botenstoff im Gehirn. Studien haben gezeigt, dass schnell gestresste Menschen, die kohlenhydratreich und eiweißarm essen, seltener an stressbedingten Depressionen leiden.
Frühstücken Der Umgang mit Stress wird schwieriger, wenn man hungrig ist.
Langsam essen Zu schnelles Essen führt oft zu Verdauungsstörungen, die durch den Stress noch verstärkt werden.
Keine Schlankheitsdiät machen Die Umstellung von Ernährungsgewohnheiten ist schon schwierig genug, wenn man sich wohlfühlt.
Weniger Koffein und Alkohol Beide können die Stimmung und den Schlafrhythmus beeinträchtigen. Zudem kann Alkohol depressive Verstimmungen verstärken. Wer Kaffee trinken möchte, sollte auf entkoffeinierten zurückgreifen. Kräutertees

Wer ist betroffen?

- *75 % der Erwachsenen berichten, sie seien im Vormonat unter mittlerem bis starkem Stress gewesen*
- *Fast ein Viertel der Menschen in Industrieländern fühlen sich regelmäßig außerordentlich gestresst*

wie Kamillen- oder Pfefferminztee wirken beruhigend. Statt Cola kann man fettarme Milch, Fruchtsaft oder sprudelndes Mineralwasser genießen.

Fettreiches und stark Gewürztes meiden Fettreiche Speisen sind schwer verdaulich und können bei stressgeplagten Menschen zu Magenverstimmung und Sodbrennen führen. Bei manchen Leuten verursachen auch scharfe oder stark gewürzte Gerichte Verdauungsprobleme.

Weitere Maßnahmen

Neben gesunder Ernährung gibt es weitere Möglichkeiten zur Stressbewältigung:

Sport treiben Körperliche Aktivität kurbelt die Produktion von Endorphinen an; das sind Gehirnbotenstoffe, die die Stimmung aufhellen.

Innere Ruhe finden Es lohnt sich, Entspannungstechniken wie Yoga, Meditation oder Atemübungen zu lernen. Man kann sich aber auch jeden Tag einfach nur für einige Minuten mit geschlossenen Augen hinsetzen.

Prioritäten setzen Damit man sich nicht verzettelt, sollte man nach Dringlichkeit aufschreiben, was am Tag zu erledigen ist. Dann nur eine Sache zur gleichen Zeit machen und nicht Erledigtes auf den nächsten Tag verschieben.

Haustier streicheln Studien haben ergeben, dass Stressempfinden und Blutdruck sinken, wenn man ein Tier streichelt.

Hilfe annehmen Es ist ratsam, mit Familienmitgliedern, Freunden oder einem Therapeuten über die Probleme zu sprechen. Diverse Studien zeigten, dass ein unterstützendes Netzwerk Stress verringern kann; es schafft ein Gefühl von Sicherheit und hebt das Selbstwertgefühl.

Musik hören Musik ist ein wirklich einfaches Mittel, um ruhiger zu werden. Sie kann den Blutdruck senken, den Herzschlag verlangsamen, den Endorphinspiegel ansteigen lassen und die Ausschüttung von Stresshormonen verringern.

Multivitaminpräparat einnehmen Forscher haben entdeckt, dass Menschen, die chronisch unter Stress stehen, verminderte Nährstoffspiegel aufweisen. Das kann durch Multivitamin- und Mineralstoffpräparate ausgeglichen werden. Es gibt zwar keine Tablette gegen Stress, doch in stressigen Zeiten, in denen man sich vorübergehend schlecht ernährt, kann man zum Ausgleich auch einmal ein Ergänzungspräparat einnehmen.

Unterzuckerung

EMPFEHLENSWERT

- Äpfel
- Hülsenfrüchte
- Gerste, Haferflocken

BEDENKLICH

- Alkohol
- Süßigkeiten

Glukose (Traubenzucker) ist die Hauptenergiequelle des Körpers. Eine Unterzuckerung oder Hypoglykämie tritt auf, wenn sich mehr Insulin im Blut befindet, als nötig ist, um die vorhandene Glukose abzubauen. Das passiert beispielsweise, wenn sich ein Diabetiker zu viel Insulin spritzt. Der Zustand kann aber auch unter anderen Umständen auftreten, z.B. nach übermäßigem Alkoholgenuss, der Einnahme größerer Mengen von Acetylsalicylsäure oder Paracetamol, Betablockern und einiger antipsychotischer Medikamente oder durch insulinproduzierende Tumoren.

Zu den Symptomen der Unterzuckerung gehören Verwirrtheit, Verhaltensstörungen, Doppeltsehen, Herzstolpern, Zittern, Angstzustände, Schwitzen und Heißhunger. Selten kann es zu Krampfanfällen oder Bewusstlosigkeit kommen.

Eine sog. reaktive Hypoglykämie tritt auf, wenn der Blutzuckerspiegel 1–2 Stunden nach der letzten Mahlzeit abfällt. Symptome sind Benommenheit, Kopfschmerzen, Zittrigkeit, Herzrasen und Reizbarkeit. Dieses seltene Phänomen kann nur durch die Überwachung des Blutzuckerspiegels nach einer definierten Glukosedosis erfasst werden.

Ernährung

Mit den folgenden Tipps lässt sich einer Unterzuckerung vorbeugen:

Kleine, ausgewogene Mahlzeiten essen Häufig kleine Mahlzeiten einzunehmen hilft, den Blutzuckerspiegel auf konstantem Niveau zu halten.

Ballaststoffe aufnehmen Nahrungsmittel mit einem hohen Anteil an löslichen Ballaststoffen sollten Teil der Ernährung sein, denn sie werden langsamer vom Körper aufgenommen. Eine gute Wahl sind Hülsenfrüchte, Haferflocken, Gerstenflocken und -graupen sowie Äpfel und Zitrusfrüchte. Statt zu Weißmehlprodukten sollte man bevorzugt zu Vollkornvarianten greifen.

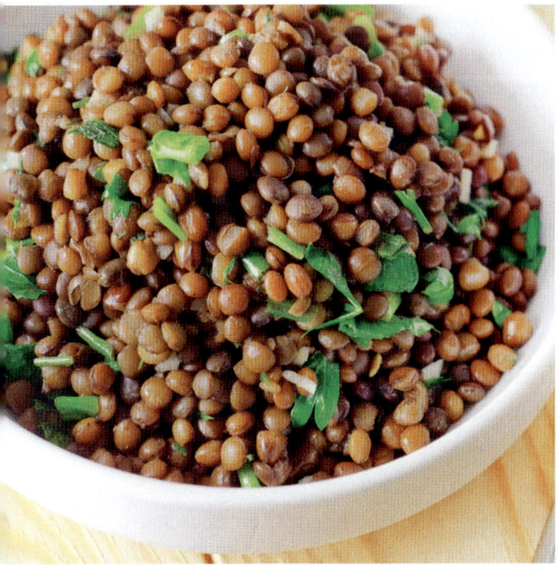

Süßigkeiten meiden Konfekt, Bonbons, Kekse u. a. Erzeugnisse mit hohem Zuckergehalt können problematisch sein. Isst man sie pur, lassen sie den Blutzuckerspiegel rasch ansteigen. Daraufhin gibt die Bauchspeicheldrüse mehr Insulin ab, was zur Hypoglykämie führen kann.

Kein exzessiver Alkoholgenuss Übermäßiger Alkoholkonsum kann eine Hypoglykämie verursachen, weil der Alkoholabbau die Leber daran hindert, den Blutzuckerspiegel konstant zu halten. Diese Form der Unterzuckerung kann so schwer sein, dass sie tödlich endet.

Auf Insulinüberdosierung sofort reagieren Eine sehr schwerwiegende Form der Hypoglykämie tritt auf, wenn Diabetiker mehr Insulin spritzen, als zur Verstoffwechslung der vorhandenen Glukose erforderlich ist. Die Symptome einer derartigen Insulinreaktion (Hunger, Kribbelmissempfindungen, Schwitzen, Ohnmacht, Sehstörungen, Stimmungsveränderungen, Herzrasen sowie ein kaltes Beklemmungsgefühl) können sofort nach ihrem Auftreten durch die Einnahme eines Teelöffels voll Zucker oder Honig, das Lutschen eines Stücks Würfelzucker, das Trinken eines Glases Orangensaft oder einer mit Zucker gesüßten Limonade behoben werden.

Weitere Maßnahmen

Möglicherweise muss eine Blutunterzuckerung ärztlich versorgt werden. Der Arzt kann Untersuchungen durchführen, die den Grund für die Hypoglykämie erkennen lassen, und dann das zugrunde liegende gesundheitliche Problem behandeln. Zu den medizinischen Ursachen für eine Unterzuckerung gehören Blutvergiftung (Sepsis), Fettsucht, Alkoholmissbrauch und Änderungen des Hormonhaushalts.

Wer ist betroffen?

- *Diabetiker*
- *Patienten mit Lebererkrankungen oder einem Tumor (Insulinom) in der Bauchspeicheldrüse*
- *Alkoholiker*

V

Verbrennungen

NICHT EMPFEHLENSWERT
- Koffein
- Alkohol

EMPFEHLENSWERT
- Mageres Fleisch und Geflügel
- Fisch und Meeresfrüchte
- Eier
- Hülsenfrüchte
- Vollkornprodukte
- Zitrusfrüchte
- Melonen
- Wasser

Verbrennungen zweiten und dritten Grades mit Blasenbildung und Gewebeschäden sind besonders schwerwiegend. Sie infizieren sich leicht mit Keimen, die durch die Hautverletzungen eindringen. Verbrennungsopfer benötigen zusätzliche Flüssigkeit sowie mehr Natrium und Kalium, damit Gewebeflüssigkeit und Elektrolyte, die durch die geschädigte Haut austreten, ersetzt werden. Geschieht dies nicht, droht eine Dehydratation (Austrocknung) des Körpers, die lebensgefährlich sein kann.

Ernährung

Eine schwere Verbrennung ist zunächst ein medizinischer Notfall. Nach der Erstversorgung müssen sich Verbrennungsopfer ausgewogen ernähren und zusätzliche Kalorien, Proteine, Vitamine und Mineralstoffe zu sich nehmen. Hier dazu einige Empfehlungen:

Die Gewebeheilung fördern Für die Gewebeheilung ist eine Ernährung mit extra viel Kalorien, Eiweiß und Zink erforderlich. Zink kommt in Meeresfrüchten, Fleisch und Geflügel vor sowie – in geringeren Mengen – in Eiern, Milch, Bohnen, Nüssen und Vollkornprodukten. Zink ist für die Wundheilung unabdingbar und stärkt außerdem die körpereigene Abwehr von Infektionen.

Die Hautgesundheit unterstützen Obst und Gemüse mit hohem Vitamin-C-Gehalt, z. B. Zitrusfrüchte, Melonen und Schwarze Johannisbeeren sowie Spinat, Paprikaschoten und viele Kohlgemüse, können den Aufbau gesunder Haut unterstützen und Infektionen abwehren. Man sollte allerdings berücksichtigen, dass Vitamin C beim Kochen verloren geht – rohes Obst und Gemüse hat den höchsten Vitamin-C-Gehalt. Oft sind flüssige Ergänzungspräparate (in Apotheken erhältlich) nötig, um eine hochkalorische Ernährung zu gewährleisten.

Ausreichend Flüssigkeit zuführen Um den Flüssigkeitsverlust auszugleichen, sollten Verbrennungsopfer reichlich Wasser, Kräuter- und Früchtetees zu sich nehmen. Die meisten Menschen benötigen mindestens 1,5–2 l Wasser am Tag, um nicht auszutrocknen. Der exakte Flüssigkeitsbedarf hängt von der Schwere der Verbrennung und vom Körpergewicht des Betroffenen ab. Tee, Kaffee und andere koffeinhaltige Getränke sollten nach schweren Verbrennungen gemieden werden, da sie entwässernd wirken. Auch auf Alkohol sollte verzichtet werden, weil er dem Körper Wasser entzieht und die Immunabwehr beeinträchtigt.

Weitere Maßnahmen

Wie ein Patient mit Verbrennungen behandelt wird, hängt von der Schwere der Verbrennungen ab. Patienten, die wegen ausgedehnter Verbrennungen im Krankenhaus liegen, erhalten meist Flüssigkeit und Antibiotika. Sofern sie nicht selbst essen können, werden sie über eine Magensonde oder intravenös ernährt.

Verstopfung

EMPFEHLENSWERT
- Hülsenfrüchte
- Beeren
- Wasser

Viele Menschen gehen irrtümlicherweise davon aus, an Verstopfung zu leiden, weil sie nicht täglich Stuhlgang haben. Tatsächlich ist es ebenso normal, wenn der Darm sich dreimal täglich entleert, wie wenn dies nur alle 3–4 Tage geschieht. Die Intervalle sind bei jedem Menschen anders.

Es gibt zwei Formen von Verstopfung: die atonische, bei der die Muskeln der Dickdarmwand geschwächt sind und nicht genügend Spannung aufbauen, und die spastische, bei der die Darmentleerungen sehr unregelmäßig stattfinden (Reizdarmsyndrom, siehe S. 334). Letztere kann durch Stress, Nervenkrankheiten, übermäßiges Rauchen, bestimmte Nahrungsmittel und eine Verlegung des Dickdarms auftreten. Chronische Verstopfung kann die Bildung von Hämorrhoiden begünstigen.

Ernährung

Die Ernährung kann Verstopfung verursachen oder lindern. Hier sind einige Tipps, die hilfreich sein könnten:

Die Ballaststoffzufuhr erhöhen Unlösliche Ballaststoffe, die zwar Wasser aufnehmen, aber ansonsten unverändert durch den Darm gelangen, sind für die Vorbeugung einer Verstopfung ideal. Ernährungsgesellschaften (D-A-CH) empfehlen für Erwachsene eine tägliche Ballaststoffzufuhr von mind. 30 g. Die Ballaststoffzufuhr sollte nur allmählich erhöht und gleichzeitig mehr getrunken werden. Ballaststoffreiche Nahrungsmittel sind Vollkornprodukte, Hülsenfrüchte, Obst und Gemüse.

Viel Wasser trinken Erwachsene sollten täglich 1,5-2 l alkoholfreie Getränke zu sich nehmen. Bei zu wenig Flüssigkeit wird der Stuhl hart und trocken und bewegt sich mit immer größeren Schwierigkeiten durch den Darm. Flüssigkeit verbessert das Stuhlvolumen, die Darmtätigkeit wird angeregt.

Alkohol meiden Alkohol entwässert und beeinträchtigt die Aufnahme von Nährstoffen aus dem Darm.

Weitere Maßnahmen

Sofort zur Toilette Schlechte Toilettengewohnheiten, wie das Aufschieben des Toilettengangs trotz Stuhldrangs, können Verstopfung verursachen.

Sport treiben Regelmäßige sportliche Betätigung regt die Darmtätigkeit an; längere Phasen der Inaktivität führen zu Verstopfung.

Nur selten Abführmittel verwenden Die übermäßige Anwendung von Abführmitteln vermindert die normale Darmfunktion. Falls ein Abführmittel erforderlich ist, sollte man am besten eines aus Flohsamen (Psyllium) oder anderen natürlichen ballaststoffreichen Stuhlweichmachern einnehmen.

Bestehende Medikation überprüfen Mehrere Medikamente, wie Kodein und andere morphinartige Schmerzmittel, vermindern die Peristaltik, also die rhythmischen Muskelbewegungen, die den Nahrungsbrei durch den Darm bewegen.

Wer ist betroffen?

- *Menschen, die zu wenig Ballaststoffe zu sich nehmen*
- *Menschen mit Krankheiten wie Diabetes, Schilddrüsenerkrankungen oder Parkinson-Krankheit*
- *Personen, die Medikamente wie Schmerzmittel, Antidepressiva oder Diuretika einnehmen*
- *Patienten mit schwerwiegenden medizinischen Problemen, z. B. Dickdarmkrebs oder Autoimmunerkrankungen*

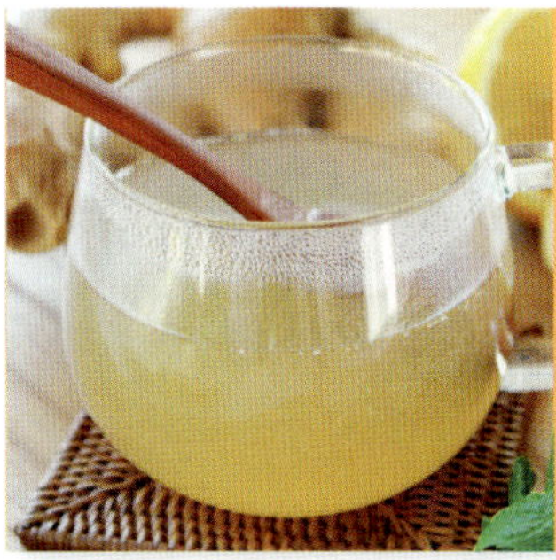

Heißes am Morgen
Heiße Getränke, wie beispielsweise Kräutertee, heißes Wasser mit Zitrone oder koffeinhaltiger Kaffee, regen am Morgen die Darmtätigkeit an.

Z

Zahn- und Zahnfleischprobleme

NICHT EMPFEHLENSWERT

- Stärkehaltige und süße Zwischenmahlzeiten, Süßigkeiten, Kuchen, Kekse
- Das ständige Trinken säurehaltiger Getränke über eine längere Zeit (z. B. Wein, kohlensäurehaltige Getränke und Fruchtsaft)

EMPFEHLENSWERT

- Milch und Milchprodukte, Käse
- Mit Kalzium angereicherte Sojamilch
- Eier
- Hülsenfrüchte
- Möhren
- Süßkartoffeln
- Brokkoli
- Zitrusfrüchte
- Grünes Blattgemüse
- Äpfel
- Staudensellerie
- Joghurt
- Reis

BEDENKLICH

- Trockenobst und andere klebrige Nahrungsmittel
- Stark Gesalzenes

Wer ist betroffen?

- *Personen mit schlechter Mundhygiene*
- *Menschen mit Essstörungen*
- *Patienten mit chronischen Krankheiten, z. B. Diabetes und HIV/Aids*

Neben Zähneputzen und Mundspülen schützt eine gesunde Ernährung (mit natürlichem oder zugesetztem Fluorid) die Zähne vor Karies und sorgt für ein gesundes Zahnfleisch. Zahnfäule und Zahnfleischerkrankungen entstehen durch die Besiedelung mit Bakterien, die den Zahnschmelz mit einem anhaftenden Film, der Plaque, überziehen. Wird Plaque nicht entfernt, bauen Bakterien Zucker und Stärke aus der Nahrung ab und produzieren dabei Säuren, die den Zahnschmelz schädigen. Außerdem verhärtet sich der Zahnbelag zu Zahnstein, der zu Zahnfleischentzündung (Gingivitis) führen kann.

Eine ausgewogene Ernährung liefert Mineralstoffe, Vitamine und andere Nährstoffe, die für gesunde Zähne und gesundes Zahnfleisch unabdingbar sind. Fluor kommt als Fluorid von Natur aus in Nahrungsmitteln vor und wird Speisesalz, Zahnpasten und Mundwässern zugesetzt. Es schützt so wirksam vor Zahnfäule, dass die Karieshäufigkeit um 40–60 % sinkt.

Ein weiteres häufiges Problem in der Mundhöhle sind Aphthen. Die kleinen erhabenen, weißen oder gelblichen Gebilde an Mundschleimhaut, Zahnfleisch oder Zunge treten einzeln oder in Gruppen auf und sind äußerst schmerzhaft. Oft heilen Aphthen innerhalb von 2 Wochen ab, größere können monatelang verbleiben und von Müdigkeit, Fieber und geschwollenen Lymphknoten begleitet sein. Die Ursachen für Aphthen sind noch unklar, man vermutet einen Zusammenhang mit Stress, Vitamin-B_{12}- und Zinkmangel.

Ernährung

Die richtigen Nahrungsmittel spielen für gesunde Zähne und gesundes Zahnfleisch eine wesentliche Rolle.

Kalziumreich essen Zähne und Zahnfleisch brauchen Kalzium, um gesund zu bleiben. Milch und Milchprodukte, angereicherte Soja- und Reisgetränke, Mandeln und grünes Blattgemüse sind ausgezeichnete Kalziumquellen.

Vitamin D aufnehmen Kalzium braucht Vitamin D, um im Körper wirken zu können. Vitamin D steckt in angereicherten Soja- und Reisgetränken sowie Fettfischen (z. B. Hering und Makrele), Leber, Eigelb, Margarine und einigen Pilzen.

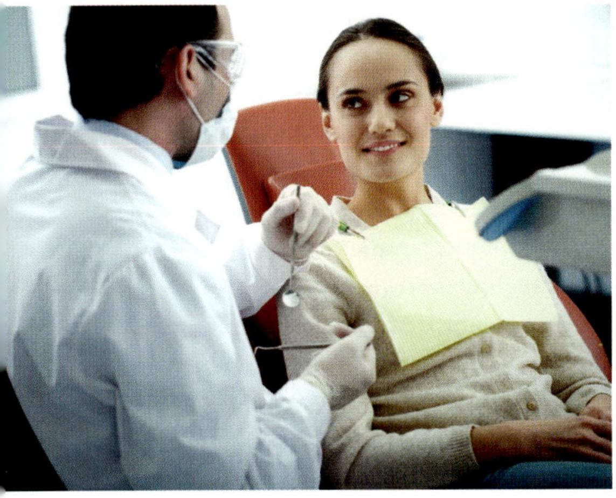

Nährstoffreiches bevorzugen Nährstoffe wie Phosphor (vor allem in Fleisch, Fisch und Eiern) und Magnesium (in Vollkornprodukten, Spinat und Bananen) sind für die Zahngesundheit ebenfalls unerlässlich. Und auch Vitamin A ist an der Bildung kräftiger Knochen und Zähne entscheidend beteiligt. Gute Quellen für Betakarotin (der Körper wandelt es in Vitamin A um) sind orangefarbenes Obst und Gemüse sowie grünes Blattgemüse (z. B. Spinat und Grünkohl).

Eine Mahlzeit mit dem Richtigen beenden Gereifter Käse reduziert die Wahrscheinlichkeit der Kariesentstehung. Frisches, festes Obst und Gemüse, wie Äpfel, Möhren und Staudensellerie, vermindern die Vermehrung von Kariesbakterien und regen den Speichelfluss an. Speichel vermindert den Säuregehalt im Mund und spült Nahrungsreste weg. Vorsicht mit süßen Sachen wie Trockenobst oder Weingummi, sie bleiben an den Zähnen kleben.

Stärkehaltiges und Zuckriges meiden Dass Zucker den Zähnen schadet, ist bekannt. Doch auch stärkehaltige Lebensmittel wie Brot und Cerealien tragen entscheidend zur Zahnfäule bei, weil sie in Zucker umgewandelt werden.

Bei Schmerzen milde, weiche Nahrung Wenn schmerzende Geschwüre oder Aphthen das Essen erschweren, kann man flüssige oder pürierte Nahrungsmittel durch einen Strohhalm trinken. Zu den Nahrungsmitteln, die am wenigsten Schmerzen verursachen, gehören Joghurt, Pudding, Reis und gekochtes Hühnerfleisch. Salzige, scharfe und saure Lebensmittel sollten gemieden werden.

Auf Fluorid setzen Fluorid macht den Zahnschmelz säureresistent. Das bedeutet: Je mehr Fluorid im Zahnschmelz eingelagert ist, desto besser sind die Zähne vor Karies geschützt. Kinderärzte empfehlen deshalb zur Kariesprophylaxe, Kindern in den ersten Lebensjahren Fluorid (in Form von Tabletten, die oft auch Vitamin D enthalten) zu geben. Und zwar so lange, bis sie regelmäßig ausreichend Fluorid aus Nahrung und Zahnpasta aufnehmen. Mit Fluorid angereichertes Speisesalz und die Verwendung fluoridierter Zahnpasta sichern eine ausreichende Fluoridzufuhr für Groß und Klein. Wichtig: Keine fluoridhaltige Kinderzahnpasta verwenden, wenn

SO BLEIBEN KINDERZÄHNE GESUND

Weil sich die Zähne noch entwickeln und der Zahnschmelz noch nicht ausgehärtet ist, sind Kinder besonders anfällig für Zahnfäule. Daher sollten Eltern Folgendes beachten:

- In der Kindheit für eine gute Ernährung sorgen.
- Die Zähne der Kinder putzen, bis sie alt genug sind, es selbst zu tun (meist im Alter von 6–7 Jahren).
- In Nuckelfläschchen gehören kein Fruchtsaft, gesüßter Tee oder andere gesüßte Getränke. Wasser ist zahnfreundlich und der beste Durstlöscher. Doch: Dauernuckeln – auch mit Wasser – kann zu Karies führen.
- Fruchtsäfte nur mit Wasser verdünnt aus der Tasse geben.
- Während der Schwangerschaft sollte die Mutter sich vernünftig ernähren, damit die Zähne des Kindes von Anfang an gut sind. Von besonderer Bedeutung sind Kalzium, das zur Bildung kräftiger Zähne und Knochen beiträgt, und Vitamin D, das der Körper zur Kalziumaufnahme benötigt.

das Kind Fluoridtabletten bekommt (und umgekehrt). Die Zähne könnten fleckig werden (Fluorose); das ist zwar gesundheitlich unbedenklich, kann aber ein kosmetisches Problem darstellen.

Weitere Maßnahmen

Chronische Mundtrockenheit begünstigt die Kariesentstehung. Hier sind einige Empfehlungen, wie man den Speichelfluss anregt und Zähne und Zahnfleisch richtig pflegt:

Zweimal Zähneputzen am Tag Wichtigste Maßnahmen im Kampf gegen Karies sind das Ausspülen des Mundes und das Putzen der Zähne. Eine wissenschaftliche Begründung für die Empfehlung, 3 Minuten lang Zähne zu putzen, gibt es nicht. Die Dauer des Zähneputzens hängt von individuellen Gegebenheiten ab, z. B. davon, wie weit oder wie eng die Zahnzwischenräume sind. Putzt man zweimal täglich ca. 5 Minuten die Zähne und reinigt die Zahnzwischenräume mit Zahnseide, kann man auf jeden Fall wirkungsvoll Zahn- und Zahnfleischproblemen vorbeugen.

Kaugummi kauen Zuckerfreier Kaugummi regt den Speichelfluss an. Speichel vermindert den Säuregehalt im Mund und spült Nahrungsreste weg.

Vor dem Zubettgehen Zähne putzen Im Schlaf ist die Speichelproduktion vermindert, weshalb man vor dem Schlafengehen die Zähne gründlich putzen sollte.

Medikamentation überprüfen Bestimmte Medikamente verringern den Speichelfluss. Dazu gehören beispielsweise Clonidin (ein blutdrucksenkendes Mittel) sowie die Herzmedikamente Atropin und Propanolol.

Kaugummi mit Xylit

Etwa 5 Minuten nach einer Mahlzeit mindestens 5 Minuten lang Kaugummi kauen. Mit Xylit gesüßter Kaugummi trägt dazu bei, im Mund befindliche, Karies verursachende Bakterien zu bekämpfen.

Zahnfleisch pflegen Unbehandelt kann aus Zahnfleischerkrankungen wie Gingivitis eine Parodontose werden (eine fortgeschrittene Zahnfleischinfektion), bei der sich die Zähne lockern und schließlich ausfallen. Gefährdet sind Menschen, die eine Chemotherapie erhalten oder Steroide einnehmen, sowie Diabetiker und Menschen mit Herzerkrankungen und HIV/Aids. Studien haben einen Zusammenhang zwischen schlechter Zahngesundheit und Herzkrankheiten hergestellt.

Alle 6 Monate zum Zahnarzt gehen Regelmäßige Vorsorge hält Zähne und Zahnfleisch gesund.

Zöliakie

NICHT EMPFEHLENSWERT

- Weizen (auch Grieß, Couscous, Bulgur), Roggen, Gerste, Hafer, Dinkel, Grünkern, Einkorn, Emmer, Urkorn, Kamut, Triticale und Wildreis sowie alle daraus oder damit hergestellten Produkte
- Speisen, die Mehl oder Weizenstärke als Bindemittel enthalten, z.B. Frikadellen, Suppen, Saucen, Paniertes
- Glutenhaltige Getränke, z. B. Bier
- Viele handelsübliche Salatdressings außer reiner Mayonnaise

EMPFEHLENSWERT

- Milch und Milchprodukte
- Eier
- Fisch
- Fleisch und Geflügel
- Frisches Obst und Gemüse
- Hülsenfrüchte, Kartoffeln, Reis

Verantwortlich für die Krankheit ist Gliadin, eine Eiweißkomponente des Klebereiweißes Gluten. Dieses Protein kommt in bestimmten Getreidesorten vor und verursacht bei den Betroffenen eine Entzündung der Dünndarmschleimhaut, was die Aufnahme zahlreicher Nährstoffe beeinträchtigt. Glutenhaltige Nahrungsmittel sind deshalb für Zöliakiepatienten tabu. Selbst in Spuren kann Gluten einen Krankheitsschub auslösen. Die Krankheit ist bis jetzt unheilbar und eine Mischform zwischen Allergie und Autoimmunkrankheit. Bei Betroffenen betrachtet das Immunsystem Bestandteile des Glutens als etwas Feindliches und produziert Antikörper dagegen (allergische Reaktion). Die Antikörper greifen jedoch auch gesunde Körperzellen an (Autoimmunreaktion).

Kinder mit Zöliakie haben oft Bauchschmerzen, Durchfall, Bauchkrämpfe, einen aufgetriebenen Bauch, Mundgeschwüre und eine erhöhte Infektionsanfälligkeit. Die Stühle sind hell und übelriechend und schwimmen in der Toilette auf dem Wasser, weil sie viel unverdautes Fett enthalten. Die betroffenen Kinder haben oft Wachstumsstörungen, manche entwickeln Blutarmut und Hautprobleme. Die Diagnose wird mittels Dünndarmbiopsie oder durch Blutuntersuchungen gestellt.

Menschen, die im späteren Leben eine Zöliakie entwickeln, litten vermutlich als Kinder an einer leichteren oder asymptomatischen Form der Erkrankung. Sobald die Krankheit feststeht, muss nach und nach alles glutenhaltige vom Speiseplan gestrichen werden. Neben Reformhäusern bieten auch Supermärkte glutenfreie Lebensmittel an, und viele Restaurants haben glutenfreie Speisen auf ihren Karten.

Ernährung

Die folgenden Empfehlungen können das Leben mit Zöliakie etwas erleichtern:

Gluten-Detektiv sein Viele alltägliche Nahrungsmittel enthalten Gluten: Brot, Brötchen, Kuchen und anderes Gebäck, Backmischungen, Nudeln, Braten(-saucen), Paniertes, mit Mehl angedickte Speisen sowie viele Süßigkeiten, Speiseeis und Pudding, aber auch Teilfertig- und Fertiggerichte und sogar Wurstwaren.

Trotzdem genießen Das Angebot an glutenfreien Produkten wie Nudeln (aus Reismehl) sowie Brot und anderem Gebäck aus Mais-, Reis-, Kartoffel- oder Sojamehl ist groß und wird ständig erweitert. Häufig sind glutenfreie Produkte in Europa und den USA an dem Glutenfrei-Symbol (durchgestrichene Ähre im Kreis) erkennbar. Dieses Siegel wird von den Zöliakiegesellschaften der jeweiligen Länder nach eingehender Prüfung vergeben.

Selber kochen Am besten bereitet man die meisten Speisen selbst zu, um eine ausgewogene, (garantiert) glutenfreie Ernährung zu erhalten.

Etiketten lesen Zutaten wie Mehlschwitze und Mehlfüllstoffe sowie modifizierte Stärke müssen gemieden werden. Mais- oder Kartoffelstärke (oft als Bindemittel eingesetzt) ist für Zöliakiepatienten unbedenklich. Bier wird aus Gerste oder Weizen hergestellt und muss, ebenso wie Malzgetränke, gemieden werden.

Auf versteckte Zutaten achten

Wer an Zöliakie leidet, muss die Zutatenlisten auf Lebensmittelpackungen, Medikamenten und Pflegeprodukten auf Weizen, Weizenproteine und Weizenprodukte hin überprüfen.

Weitere Maßnahmen

Gluten steckt nicht nur in Lebensmitteln, sondern auch in anderen Produkten. So kann Gluten in Medikamenten und Nahrungsergänzungspräparaten als Bindemittel enthalten sein.

Wer ist betroffen?

- *Ca. 1 % der Weltbevölkerung; in einigen Ländern ist der Prozentsatz höher*
- *Menschen mit anderen genetischen Auffälligkeiten, wie Down- oder Turner-Syndrom*
- *Patienten mit chronischen Krankheiten oder Autoimmunerkrankungen wie Typ-1-Diabetes und rheumatoider Arthritis*

Glossar

Adrenalin Hormon, das in Stresssituationen in den Nebennieren gebildet und ausgeschüttet wird; beschleunigt Herzschlag und Atmung, lässt den Blutzuckerspiegel ansteigen und verzögert die Ermüdung der Muskeln.

Aflatoxin Ein Gift, das von dem Schimmelpilz Aspergillus flavus produziert wird.

Ajoen Sekundärer Pflanzenstoff im Knoblauch. Senkt LDL-Cholesterin; wirkt gerinnungshemmend, antibakteriell und antikanzerogen.

Albumin Protein, dass in den meisten tierischen und pflanzlichen Geweben vorkommt. Gerinnt durch Hitze.

Allergen Substanz, die eine allergische Reaktion auslöst, z. B. Pollen (Heuschnupfen) oder Erdnüsse (schwere Asthmaanfälle).

Allicin Entsteht in Knoblauch, nachdem er zerkleinert wurde, und kann den LDL-Cholesterinspiegel senken. Verursacht den typischen Knoblauchgeruch. Aus Allicin entstehen zahlreiche schweflige Verbindungen, die vermutlich Bakterien und Pilze unwirksam machen.

Allylverbindungen Schweflige Verbindungen, die in Knoblauch, Zwiebeln, Lauch u. a. Mitgliedern der Zwiebelfamilie stecken. Die Substanzen helfen, das Risiko für Herzkrankheiten zu senken und die Immunabwehr zu stärken, und sie scheinen auch den Schutz vor Krebs zu erhöhen.

Alphakarotin Wie Betakarotin ein Antioxidans und eine Vorstufe von Vitamin A. Steckt in Aprikosen, Möhren, Kürbissen und Süßkartoffeln.

Alpha-Linolensäure Essenzielle Fettsäure, die mit zahlreichen gesundheitlichen Wirkungen in Verbindung gebracht wird. Sie ist Bestandteil der Zellmembranen und an der Bildung von entzündungsschützenden Substanzen beteiligt. Alpha-Linolensäure wird im Körper in zwei Omega-3-Fettsäuren umgewandelt: in EPA (Eicosapentaensäure) und in DHA (Docosahexaensäure). Sie kommt u. a. in Rapsöl, Sojaöl, Leinöl, Leinsamen und Walnusskernen vor. Kleinere Mengen wurden auch in dunkelgrünen Blattgemüsen nachgewiesen.

Aminosäuren Bausteine aller Proteine. Der Körper benötigt 20 Aminosäuren für Wachstum und einen reibungslosen Stoffwechsel. Elf davon entstehen im Körper durch den Ab- und Umbau von Eiweiß, neun müssen mit der Nahrung zugeführt werden – sie sind unentbehrlich (früher: essenziell).

Anthocyane Pflanzenfarbstoffe, die Früchten und Gemüse ihre blaue und rote Farbe verleihen. Sie gehören zu den Flavonoiden, einer Gruppe von sekundären Pflanzenstoffen, die vermutlich das Wachstum von Tumorzellen hemmen, den LDL-Cholesterinspiegel senken und vor Gerinnselbildung schützen kann. Gute Quellen sind u. a. Äpfel, Beeren, Cranberrys, Granatäpfel, Kirschen, Schwarze Johannisbeeren.

Antikanzerogene Substanzen, die Karzinogenen (krebserzeugenden Stoffen) entgegenwirken sollen und daher der Entstehung bestimmter Krebsformen vorbeugen können. Kreuzblütler wie Brokkoli, Blumen-, Grün-, Rosen- und Weiß-kohl enthalten reichlich Antikanzerogene.

Antikörper Sind wichtiger Bestandteil der körpereigenen Abwehr, weil sie krankmachende Bakterien und möglicherweise schädliche Stoffe vernichten können. Jeder Antikörper kann nur eine bestimmte Infektion bekämpfen. Hat der Körper gegen eine bestimmte Krankheit Antikörper gebildet, ist er zukünftig dagegen immun. Auf diesem Prinzip basieren Schutzimpfungen.

Bakterien Einzellige Mikroorganismen, die in der Luft, in der Nahrung, im Wasser, im Boden und im Inneren von Lebewesen gedeihen. Viele Bakterien sind nützlich und gesund, andere verursachen Krankheiten. Manche Bakterien sind an sich harmlos, scheiden jedoch Gifte (Toxine) aus, die z. B. Lebensmittelvergiftungen verursachen können.

Ballaststoffe, lösliche Können im Darm von Bakterien zerkleinert werden. Weil sie Wasser binden, lindern sie Durchfälle. Außerdem helfen sie, den Blutzucker- und den Cholesterinspiegel zu regulieren. Pektin und Betaglucan sind lösliche Ballaststoffe.

Ballaststoffe, unlösliche Unverdauliche pflanzliche Rohfasern, die unverändert den Darm passieren. Regen die Darmtätigkeit an und fördern das Sättigungsgefühl. Reich an unlöslichen Ballaststoffen sind Obst, Gemüse und Getreide.

Betaglucan Ein löslicher Ballaststoff, der dazu beiträgt, den Cholesterinspiegel zu senken. Steckt z. B. in Haferflocken, Haferkleie, Gerste (mit Betaglucan) und Shiitakepilzen.

Betakarotin Verleiht Möhren sowie Aprikosen, Mangos u. a. Früchten ihre Farbe. Vorstufe von Vitamin A, aber vor allem auch ein Antioxidans, das die Körperzellen vor schädigenden Angriffen durch freie Radikale schützt.

Betasitosterol Pflanzensterol mit ähnlicher chemischer Struktur wie Cholesterin. Kann Prostataprobleme lindern, hilft Cholesterin im Blut zu senken und trägt vermutlich zum Schutz vor Krebs bei. Quellen sind u. a. Avocados, Maiskeimöl, Reiskleie, Samen, Sojaprodukte und Weizenkeime.

Bromelain Enzym der Ananas, dem antientzündliche und schmerzlindernde Eigenschaften nachgesagt werden.

B-Vitamine Chemisch sind diese wasserlöslichen B-Vitamine nicht miteinander verwandt, sie kommen jedoch oft gemeinsam in denselben Nahrungsmitteln vor und haben eng miteinander verbundene Aufgaben im Körper. Gute Quellen sind u. a. Getreide, Milch und Innereien. B-Vitamine sind meistens beziffert und/oder tragen Namen: B_1, Thiamin; B_2 oder Riboflavin; B_3 oder Niacin; B_5 oder Pantothensäure; B_6 oder Pyridoxin; B_{12} oder Cobalamin; Biotin; Folsäure.

Chlorophyll Das grüne Pigment von Pflanzen und Blättern sorgt nicht nur für frische Luft (Fotosynthese!), sondern schützt möglicherweise auch vor Zellschäden. Steckt u. a. reichlich in dunkelgrünem Gemüse, Kiwis, Petersilie, Erbsen.

Coenzyme Organische Moleküle, die mit Enzymen zusammen biologische Prozesse beschleunigen. Ein Coenzym kann ein Vitamin sein oder eines enthalten, es kann auch im Körper aus einem Vitamin gebildet werden.

Desoxyribonukleinsäure (DNS oder DNA) Befindet sich im Kern jeder lebenden Zelle. Die DNS oder DNA enthält das Erbgut (Informationen bzw. bestimmte Merkmale), das auf Nachkommen übertragen wird.

Docosahexaensäure (DHA) Eine Omega-3-Fettsäure, die in allen Lebensphasen unerlässlich ist – für ein leistungsfähiges Gehirn und die Sehkraft genauso wie vermutlich für gesunde Herzgefäße und Nerven. Fettreiche Fische wie Hering, Makrele und Lachs enthalten besonders viel DHA.

Eicosapentaensäure (EPA) Eine Omega-3-Fettsäure, der schützende Eigenschaften in Bezug auf Arterien, Herz und Krebsentstehung zugeschrieben werden. Möglicherweise trägt EPA auch dazu bei, Entzündungen zu lindern, z. B. bei rheumatoider Arthritis. Fettreiche Fischsorten (Hering, Makrele) sind die besten Quellen.

Einfach ungesättigte Fettsäuren Sie tragen zum Schutz vor koronaren Herzerkrankungen und Arterienverkalkung bei. Olivenöl und Avocados sind gute Quellen.

Elektrolyte Elektrisch geladene Teilchen (Ionen), die im Körper für die Regulierung des Flüssigkeitshaushalts und die Reizübertragung unerlässlich sind. Dazu zählen Natrium, Kalium, Kalzium, Magnesium, Chlorid.

Empfohlene Tagesmengen Empfehlungen der Ernährungsgesellschaften (D-A-CH), in welcher durchschnittlichen Menge bestimmte Nährstoffe pro Tag aufgenommen werden sollten. Die Werte sind grobe Anhaltspunkte für eine gesunde Ernährung. Wie viel man tatsächlich benötigt, hängt vom individuellen Lebensstil, Geschlecht, von der Körpergröße etc. ab. Je nach wissenschaftlichem Kenntnisstand wird zwischen „empfohlener Zufuhr“ und einem „Schätzwert für eine angemessene Zufuhr“ unterschieden.

Endorphine Natürliche schmerzstillende Stoffe, die im Gehirn gebildet und bei starkem Stress freigesetzt werden. Ihre Wirkung ähnelt der opiumartiger Stoffe.

Enzyme Proteine, die als Katalysatoren in tierischen und pflanzlichen Zellen gebildet werden und biologische Prozesse beschleunigen, ohne dabei selbst verbraucht zu werden.

Essenzielle oder unentbehrliche Fettsäuren Mehrfach ungesättigte Fettsäuren, die der Körper nicht selbst bilden kann, aber für den Aufbau von Zellmembranen und einige Stoffwechselabläufe benötigt.

Flavonoide Wirkungsvolle Antioxidanzien; sie umfassen eine große Gruppe der sekundären Pflanzenstoffe. Vermutlich helfen sie, das Risiko für koronare Herzerkrankungen und die Entstehung von Krebs zu senken. Einige tragen zum Schutz vor Arterienverkalkung bei, andere wirken antibiotisch, verlangsamen natürliche Alterungsprozesse oder stärken das Immunsystem. Einige wichtige Flavonoide sind Anthocyane, Hesperidin, Isoflavone, Quercetin und Resveratrol. Flavonoide kommen in Obst, Getreide, Tee, Gemüse und Wein vor.

Freie Radikale Instabile, äußerst reaktionsfreudige Sauerstoffmoleküle, die natürlicherweise bei sämtlichen Stoffwechselabläufen im Körper, aber auch durch Schadstoffe (z. B. Tabakrauch, Abgase) entstehen. Einerseits sind freie Radikale überlebenswichtig, um Krebszellen, Viren oder Bakterien zu vernichten, andererseits können sie sich genauso gegen gesunde Körperzellen richten. Auf diese Weise verursachen freie Radikale dann Krankheiten wie Arteriosklerose – den häufigsten Grund für Herzinfarkt und Schlaganfall –, sie zerstören Bindegewebe (weshalb z. B. die Haut schneller altert), sie schädigen Erbmaterial (erhöhen dadurch das Krebsrisiko) und vieles andere mehr.

Fruktooligosaccharide (FOS) Unverdauliche Kohlenhydrate, die vermutlich dazu beitragen, die Darmflora zu verbessern, indem sie nützlichen Darmbakterien (überwiegend Bifidobakterien) als Nahrung dienen. Dadurch erhalten die nützlichen Bakterien einen Wachstumsvorteil gegenüber schädlichen. Fruktooligosaccharide werden auch als Prebiotika bezeichnet. Sie stecken beispielsweise in Zichorienwurzeln, Spargel, Bananen, Knoblauch, Schwarzwurzeln und Topinambur.

Genistein Ein Isoflavonoid, das zur großen Gruppe der sog. Phytoöstrogene gehört und ähnlich wie Östrogen wirkt. Genistein trägt möglicherweise zur Aufrechterhaltung eines ausgeglichenen Hormonhaushalts bei und hilft dadurch eventuell, das Risiko für hormonbezogene Krebserkrankungen zu reduzieren, wie Prostata- und Brustkrebs. Genistein vermag evtl. aber auch Wechseljahresbeschwerden zu lindern und das Risiko, nach den Wechseljahren z. B. an Osteoporose zu erkranken, zu senken.

Gesättigte Fettsäuren Die häufigste Form von Fett in Fleisch und Milchprodukten sowie in Kokosfett. Neue Forschungsergebnisse sprechen zunehmend dafür, dass einzelne gesättigte Fettsäuren im Organismus wichtige biologische Funktionen übernehmen. In Abhängigkeit von ihrer Struktur können gesättigte Fettsäuren den LDL-Cholesterinspiegel mehr oder weniger stark erhöhen.

Glukose Einfachzucker, der im Blut frei zirkuliert und vom Körper als Energielieferant Nummer eins genutzt wird. Der Blutzuckerspiegel wird u. a. durch die Hormone Glukagon und Insulin reguliert.

Gluten Ein Protein (Klebereiweiß), das u. a. in Weizen, Gerste, Roggen, Hafer, Dinkel und Grünkern vorkommt und bei manchen Menschen eine immunologische Erkrankung des Darms auslöst: die Zöliakie. Wer an dieser Krankheit leidet, muss sein Leben lang auf glutenhaltige Lebensmittel verzichten.

Glykogen Zu viel Glukose speichert der Körper in Leber und Muskeln in Form von Glykogen. Bei plötzlichem Energiebedarf kann Glykogen wieder rasch zu Glukose abgebaut und ins Blut abgegeben werden.

Goitrogene Substanzen, die in Gemüse wie Kohl und Radieschen vorkommen. Bei Menschen, die sehr viel von diesen Gemüsesorten essen, können Goitrogene evtl. eine Schilddrüsenunterfunktion verursachen, da sie den Jodstoffwechsel in der Schilddrüse stören.

Häm-Eisen Die chemische Form von Eisen, wie sie in tierischen Produkten vorliegt. Häm-Eisen wird viermal leichter vom Körper aufgenommen als das Nicht-Häm-Eisen, das in pflanzlichen Produkten steckt. Nicht-Häm-Eisen kann z. B. durch Vitamin C in Häm-Eisen umgewandelt werden.

Hämoglobin Eisenhaltiges Pigment, das den roten Blutkörperchen ihre Farbe verleiht. Hämoglobin ist in der Lage, Sauerstoff an sich zu binden, um ihn in alle Teile des Körpers zu transportieren. Je mehr Sauerstoff Hämoglobin transportiert, umso heller ist es.

Harnsäure Stickstoffhaltiger, für den Körper giftiger Stoff, der bei der Aufspaltung von Protein anfällt. Normalerweise wird Harnsäure mit dem Urin über die Nieren ausgeschieden. Manche Menschen sind dazu jedoch nicht in der Lage, sodass sich Harnsäure ansammelt, auskristallisiert und Gicht verursachen kann. Ein erhöhter Harnsäurespiegel kann langfristig auch durch zu wenig Flüssigkeitsaufnahme entstehen.

HDL-Cholesterin Die als *high density lipoprotein* bezeichneten Moleküle sind die kleinsten und schwersten Lipoproteine. Sie ziehen Cholesterin aus den Zellen und transportieren es zur Leber, damit es dort abgebaut und aus dem Körper geschleust werden kann. Wird auch als „gutes" Cholesterin bezeichnet – hohe HDL-Blutwerte werden als wünschenswert betrachtet, weil sie das Risiko für Herzkrankheiten senken.

Hesperidin Ein Flavonoid, das in Zitrusfrüchten und daraus gepressten Säften enthalten ist. Es verbessert beispielsweise die Funktion und Unversehrtheit der Kapillaren.

Histamin Ein chemischer Stoff, der in den meisten Geweben vorhanden ist und zu den Abwehrmechanismen des Körpers gehört. Histamin ist außerdem an der Ausschüttung von Magensäure und an den Kontraktionen der glatten Muskulatur beteiligt. Bei allergischen Reaktionen wird es in großen Mengen freigesetzt und verursacht Jucken und Hautausschlag sowie Niesen, tränende Augen, Schwellungen und Atemnot.

Homocystein Chemische Verbindung, die im Methioninstoffwechsel entsteht – Methionin ist eine unentbehrliche Aminosäure. Hohe Werte an Homocystein im Blut erhöhen vermutlich das Risiko für Arteriosklerose und evtl. andere Krankheiten. Geschätzt weisen 20–40 % der Menschen, die verkalkte Gefäße haben, und diejenigen, die einen Schlaganfall oder Herzinfarkt erlitten haben, krankhaft erhöhte Homocysteinwerte auf. Wissenschaftler haben herausgefunden, dass einige B-Vitamine (Folsäure, Vitamin B_6 und B_{12}) hohe Homocysteinwerte senken können.

Hormone Chemische Botenstoffe, die über den Blutkreislauf die Funktionen der Organe steuern. Die meisten werden von den Drüsen des endokrinen Systems gebildet, das durch die an der Schädelbasis gelegene Hypophyse (Hirnanhangsdrüse) gesteuert wird.

Indole Stickstoffhaltige sekundäre Pflanzenstoffe, die zur Gruppe der Glucosinolate gehören. Indole kommen in Kreuzblütlern (Kruziferen) wie Brokkoli u. a. Kohlsorten vor. Sie regen möglicherweise die Produktion von krebsbekämpfenden Enzymen an. Besonders gut ist Indol-3-Carbinol erforscht – es schützt vermutlich vor der Entstehung hormonabhängiger Krebserkrankungen wie Brustkrebs.

Insulin Ein Hormon, das von der Bauchspeicheldrüse produziert wird und den Blutglukosespiegel reguliert. Es sorgt dafür, dass die Zellen Glukose aufnehmen und diese nutzen können. Ist der Mechanismus gestört, sammelt sich zu viel Glukose im Blut an. Die Folge ist, dass der Blutzuckerspiegel ansteigt. Bei Diabetes mellitus, der Zuckerkrankheit, ist der Körper aus verschiedenen Gründen nicht in der Lage, Insulin in ausreichender Menge zu produzieren, sodass der Blutzuckerspiegel ungebremst steigen kann. Ohne Gegenmaßnahmen zieht dies schwere Krankheiten nach sich.

Isoflavone Auch Isoflavonoide. Sie kommen überwiegend in Soja und Sojaprodukten vor. Isoflavone sind Phytoöstrogene (eine Gruppe sekundärer Pflanzenstoffe) mit schwacher östrogenähnlicher Wirkung. Genistein und Daidzein sind die bekanntesten Phytoöstrogene. Soja-Isoflavone werden derzeit auf ihre mögliche Wirkung in Bezug auf Linderung von Wechseljahresbeschwerden und einen möglichen Schutz vor Osteoporose sowie anderen Krankheiten, auch Alzheimer-Krankheit, erforscht.

Karotinoide Pflanzenfarbstoffe (Pigmente), die zahlreichen Früchten und Gemüsearten ihre typische orange, gelbe und rote Färbung verleihen. Möglicherweise wirken Karotinoide antioxidativ, was den Schutz vor Herzkrankheiten, bestimmten Krebserkrankungen und degenerativen Augenerkrankungen (z. B. Makuladegeneration) erhöht. Bislang konnten Wissenschaftler mehr als 600 Karotinoide identifizieren, einschließlich Alphakarotin, Betakarotin, Beta-Kryptoxanthin, Lutein, Lykopin und Zeaxanthin.

Karzinogen Jede Substanz, die in lebendem Gewebe Krebs auslösen kann. Als Karzinogene bekannt oder verdächtig sind viele chemische Stoffe, die z. B. in der Industrie verwendet werden, oder auch in Autoabgasen und Zigarettenrauch enthalten sind. Auch die UV-Strahlen können karzinogen wirken und Hautkrebs hervorrufen.

Ketone Organische Verbindungen, die bei der Umwandlung von Fett in Energie entstehen, wenn dem Körper zu wenig Kohlenhydrate für die Energiegewinnung zur Verfügung stehen. Längeres Fasten sowie Erkrankungen, bei denen der Kohlenhydratstoffwechsel gestört ist (z. B. bei Diabetes mellitus), lassen die Zahl der Ketonkörper im Blut unverhältnismäßig hoch ansteigen und verursachen eine Störung, die man als Ketose bezeichnet.

Kilokalorie Grundeinheit, mit der man den Brennwert von Nahrungsmitteln und den Energiebedarf des Körpers errechnet. Eine Kilokalorie (kcal) entspricht 4,2 Kilojoule (kJ).

Kollagen Ein Protein, das die einzelnen Zellen zu Geweben zusammenschließt. Es ist in der Haut, in Sehnen, Bändern, Knochen und Knorpeln enthalten. Zum Aufbau von Kollagen benötigt der Körper Vitamin C.

Komplexe Kohlenhydrate (Polysaccharide) Unter diesem Begriff werden Stärke und Ballaststoffe zusammengefasst. Die Struktur dieser Kohlenhydrate ist komplizierter als die von Zuckern (Mono- und Disacchariden).

Koronare Herzerkrankungen (KHK) Herzerkrankungen, die aufgrund von Arteriosklerose entstehen. Durch eine Unterversorgung des Herzmuskels mit Blut kann es zu Angina Pectoris, akutem Herzinfarkt und Sekundenherztod kommen. Häufigste Ursachen für Arteriosklerose (und damit für KHK) sind falsche Ernährung und Übergewicht, Rauchen, Bewegungsmangel, übermäßiger Alkoholkonsum, Bluthochdruck und belastende Lebensumstände (z. B. Stress am Arbeitsplatz oder in der Familie).

Laktase Ein Enzym des Dünndarms, das den in der Milch enthaltenen Zucker (Laktose) aufspaltet. Manche Menschen leiden an einem angeborenen Laktasemangel und können Laktose nicht verdauen; sie haben eine Laktoseintoleranz.

Laktose Der Milchzucker besteht aus den beiden Einfachzuckern Glukose und Galaktose und wird im Dünndarm durch das Enzym Laktase aufgespalten.

Laxanzien Abführmittel beschleunigen die Darmpassage des Speisebreis, weshalb der Darm nicht genügend Zeit hat, Elektrolyte zu resorbieren. Durch den Missbrauch von Laxanzien können schwere Störungen im Elektrolythaushalt entstehen.

LDL-Cholesterin Die als *low density lipoprotein* bezeichneten Moleküle, also Lipoproteine geringer Dichte, werden auch schlechtes oder „böses“ Cholesterin genannt. Sie transportieren das meiste Cholesterin im Blut. Hohe LDL-Blutwerte werden mit Arteriosklerose und Herzerkrankungen in Verbindung gebracht, weil sich diese Cholesterinform an Arterienwänden ablagert und sie dadurch verengt.

Lecithin Ein Phospholipid, das Bestandteil von Zellmembranen und Lipoproteinen ist. Lecithin ist ein natürlicher Emulgator, weil es Wasser und Fett miteinander verbinden kann. Für den Transport von Fett in die Zellen ist Lecithin deshalb unerlässlich. Man vermutet, dass es den Körper auch im Kampf gegen Erkrankungen wie Arterienverkalkung, Virusinfektionen und Gallensteine unterstützt. Gute Quellen sind Eigelb, Leber, Weizenvollkornprodukte und Nüsse. In der Lebensmittelindustrie wird Lecithin (E 222) als Emulgator z. B. Mayonnaise und Salatsaucen zugesetzt.

Lentinan Ein Polysaccharid (Kohlenhydrat), das in Shiitakepilzen entdeckt wurde. Lentinan stärkt evtl. die Immunabwehr und schützt möglicherweise auch vor Krebserkrankungen sowie vor zu hohem Blutdruck und Cholesterinspiegel.

Lignane Phytoöstrogene mit einer schwachen östrogenähnlichen Aktivität. Möglicherweise haben diese Substanzen eine Anti-Tumor- und eine antibiotische Wirkung. Darüber hinaus nimmt man an, dass Lignane PMS-Symptome lindern und das Osteoporoserisiko senken können. Sie stecken in Leinsamen, Leinöl, Sojaprodukten und Getreide.

Limonen Sekundärer Pflanzenstoff, der in Zitronen, Limetten und Orangen entdeckt wurde. Vermutlich trägt er dazu bei, die Entstehung von Krebserkrankungen zu hemmen und den Schutz vor Lungenkrankheiten zu erhöhen.

Linolensäure Eine unentbehrliche Fettsäure, die zur Gruppe der Omega-3-Fettsäuren gehört. Sie ist in fettreichen Fischen, Walnusskernen und in Leinöl enthalten.

Linolsäure Eine unentbehrliche Fettsäure, die zur Gruppe der Omega-6-Fettsäuren gehört. Natürliche Quellen sind die meisten Pflanzenöle wie Sonnenblumen- oder Distelöl. Ebenso wie Linolensäure wird Linolsäure der Fertignahrung für Säuglige zugesetzt, da Babys und Kleinkinder am ehesten durch einen Mangel gefährdet sind.

Lipoproteine Aus Eiweiß und Lipiden bestehende Moleküle, die dafür sorgen, dass wasserunlösliche Fette mit dem Blutstrom transportiert werden können.

Lutein und Zeaxanthin Karotinoide, die in pflanzlichen Lebensmitteln mit kräftig gelber, oranger und grüner Farbe entdeckt wurden. Die beiden Substanzen senken vermutlich das Risiko, an einer Makuladegeneration und grauem Star (Katarakt) zu erkranken. Lutein kommt überwiegend in grünen Blattgemüsen vor wie Grünkohl, Spinat und Brunnenkresse, aber auch in Mais und Eigelb. Zeaxanthin steckt in vor allem in grünem Gemüse, roten Paprikaschoten und Maiskörnern.

Lykopin Ein Antioxidans, das zahllosen Pflanzen ihre rote Farbe verleiht. Es steckt z. B. in Tomaten, Wassermelonen und rosa Grapefruit; trägt vermutlich zum Schutz vor Krebs bei. Ein spezieller Schutz vor Prostatakrebs konnte in Studien nicht belegt werden.

Makronährstoffe Allgemeiner Begriff für jene Nährstoffe, die der Körper in verhältnismäßig großen Mengen benötigt, um daraus Energie zu gewinnen. Es handelt sich dabei im Wesentlichen um Kohlenhydrate, Proteine und Fette.

Mehrfach ungesättigte Fettsäuren Fettsäuren, die in hoher Konzentration in Pflanzenölen wie Distel- und Sonnenblumenöl, aber auch in Nüssen und Fettfischen wie Lachs und Makrele enthalten sind. Zu den mehrfach ungesättigten Fettsäuren gehören auch die unentbehrlichen Fettsäuren, die man mit der Nahrung aufnehmen muss. Eine Ernährung, die reichlich mehrfach ungesättigte Fettsäuren enthält, senkt den Cholesterinspiegel und kann dazu beitragen, das Risiko für eine koronare Herzkrankheit zu verringern.

Metabolit Jede Substanz, die im Rahmen des Stoffwechsels eine Rolle spielt, sei es als Stoffwechselprodukt oder als Ausgangsmaterial in Form von Nährstoffen, die der Körper aus der Nahrung gewinnt.

Mikrogramm (µg oder mcg) Gewichtseinheit, die einem millionstel Gramm (einem tausendstel Milligramm) entspricht.

Mikronährstoffe Allgemeine Bezeichnung für Nährstoffe wie Vitamine und Mineralstoffe, die für die Gesundheit und Funktionstüchtigkeit des Körpers unabdingbar sind, aber nur in sehr kleinen Mengen benötigt werden.

Mikroorganismen Kleinste Lebewesen, die nur unter dem Mikroskop zu erkennen sind. Zu ihnen gehören Bakterien, Viren, Pilze u. a.

Milligramm (mg) Gewichtseinheit, die einem tausendstel Gramm entspricht.

Milliliter (ml) Maßeinheit, die einem tausendsel Liter entspricht.

Monoterpene Eine Gruppe der sekundären Pflanzenstoffe, zu denen u. a. Limonen gehört. Monoterpene sind vermutlich in der Lage, krebserregende Substanzen zu entgiften, das Wachstum von Krebszellen zu verhindern und den Cholesterinspiegel zu normalisieren. Gute Quellen sind Kirschen und Zitrusfrüchte sowie Kümmel, Dill und Pfefferminze.

Neurotransmitter Chemische Botenstoffe, die von den Enden der Nervenzellen freigesetzt werden und den Nervenimpuls an die nächste Nervenzelle weiterleiten. Auf diese Weise laufen die Signale durch den ganzen Körper.

Nitrate Stickstoffhaltige Verbindungen, die in manchen Nahrungsmitteln von Natur aus enthalten und an sich ungefährlich sind. Nitrate werden als Konservierungsstoffe vielen Fleischprodukten zugesetzt. Sie dienen auch als Düngemittel in der Landwirtschaft, was zur Folge hat, dass Nitrate aus dem Erdboden ins Grundwasser und darüber ins Trinkwasser gelangen können. Der Nitratgehalt des Trinkwassers ist gesetzlich festgelegt.

Nitrite Diese Verbindungen werden Lebensmitteln zugesetzt, um sie haltbar zu machen. Bakterien können Nitrat aus der Nahrung oder dem Trinkwasser zu Nitrit umwandeln. Die Bakterien können sich in Nahrungsmitteln, aber auch im Magen befinden. Nitrit kann von einer bestimmten Konzentration an gesundheitsgefährdend wirken.

Nitrosamine Substanzen, die entstehen, wenn Nitrite und Amine miteinader reagieren. Nitrosamine haben sich in Tierversuchen als krebserregend erwiesen. Dass auch beim Menschen eine Verbindung zwischen Nitrosaminen und Krebserkrankungen besteht, konnte bislang noch nicht bestätigt werden.

Ölsäure Wird die einfach ungesättigte Fettsäure anstelle von gesättigten Fettsäuren aufgenommen, hat sie vermutlich einen positiven Effekt auf den Cholesterinspiegel. Ölsäure ist in Avocados sowie Raps- und Olivenöl enthalten.

Oxalsäure In größeren Mengen aufgenommen, kann Oxalsäure gesundheitsschädigend sein. Rhabarberblätter enthalten Oxalsäure in so hoher Konzentration, dass sie giftig sind. In geringen Mengen ist Oxalsäure auch in Rhabarberstielen, Spinat, Sauerampfer, Mandeln und Schokolade enthalten. Oxalsäure bindet Kalzium und Eisen, weshalb es die Kalzium- und Eisenaufnahme beeinträchtigen kann.

Oxidation Chemischer Prozess, bei dem sich ein Stoff mit Sauerstoff verbindet, wobei eine Vielzahl von Reaktionen abläuft. Sichtbar wird dieser Vorgang z. B., wenn sich ein aufgeschnittener oder geschälter Apfel an der Luft braun verfärbt. Sog. Reduktionsmittel wie Ascorbinsäure (in Zitronensaft) können die Oxidation verhindern.

Peristaltik Kontraktionen der Darmmuskulatur, durch die der Nahrungsbrei schubweise und wellenförmig durch den Verdauungstrakt transportiert wird. Die Peristaltik kann nicht willentlich gesteuert werden.

Phytate Sie kommen in Getreide und Hülsenfrüchten vor. Phytate können mit der Nahrung aufgenommene Mineralstoffe wie Kalzium, Eisen und Zink binden, weshalb diese dem Körper dann nicht mehr zur Verfügung stehen.

Polyphenole Eine Gruppe organischer Verbindungen, z. B. Tannine, die in zahlreichen Lebensmitteln wie Tee, Kaffee und Rotwein enthalten sind. Sie binden Eisen, das der Körper dann nur schwer aufnehmen kann.

Primärstoffwechsel siehe Stoffwechsel

Prostaglandine Hormonähnliche chemische Stoffe, die an vielen biochemischen Prozessen beteiligt sind, einschließlich allergischer Reaktionen, Gerinnselbildung, Entzündungen und Schmerzempfindlichkeit sowie Muskelkontraktionen (z. B. der Gebärmutter).

Proteinqualität Je mehr unentbehrliche (essenzielle) Aminosäuren in einem Protein sind, desto wertvoller ist es. Weniger wertvolle Proteine können sich gegenseitig zu wertvollen Proteinen ergänzen; sie sind komplementär.

Purine Eine Gruppe organischer Substanzen, zu denen u. a. auch Koffein und Harnsäure zählen. Patienten, die an Nieren- oder Blasensteinen oder an Gicht leiden (Erkrankungen, die durch das Auskristallisieren von Harnsäure entstehen), sollten auf purinreiche Lebensmittel verzichten.

Quercetin Äpfel, Beeren, Rotwein, rote Zwiebeln und Weintrauben enthalten reichlich Quercetin, ein wirkungsvolles Flavonoid, das vermutlich das Risiko für Krebserkrankungen, Herz-Kreislauf-Erkrankungen und grauen Star reduziert.

Resveratrol Sekundärer Pflanzenstoff, der sich vor allem in der Schale von roten Weintrauben befindet. Resveratrol wird auf seine Wirkung im Hinblick auf zu hohe Cholesterinspiegel sowie die Senkung des Risikos für Arteriosklerose, Schlaganfall und Krebs untersucht.

Ribonukleinsäure (RNS) Diese Substanz ist in jeder lebenden Zelle vorhanden. Sie hat die Aufgabe, genetische Informationen der DNS/DNA so in die Zellen zu übermitteln, dass gezielt die richtigen Proteine gebildet werden. Die englische Abkürzung ist RNA (*ribonucleic acid*).

Salicylate Sind Salze der Salicylsäure, die als Wirkstoff in vielen Schmerzmitteln enthalten ist. Manche Menschen reagieren auf die in Nahrungsmitteln (vor allem in Früchten) und Medikamenten enthaltenen Salicylate allergisch mit Asthmaanfällen und Heuschnupfen.

Sekundäre Pflanzenstoffe Eine Gruppe von zahlreichen, chemisch sehr unterschiedlichen Stoffen, die ausschließlich in Pflanzen vorkommen. Im Gegensatz zu Nährstoffen wie Kohlenhydrate, Proteine und Fette, die im Primärstoffwechsel der Pflanze entstehen, werden sekundäre Pflanzenstoffe im Zuge des Sekundärstoffwechsels hergestellt. Sie erfüllen eine Vielzahl an Funktionen in der Pflanze. So dienen sie der Abwehr von Schädlingen und Krankheiten, als Wachstumsregulatoren und auch als Farbstoffe. Sekundäre Pflanzenstoffe (auch Phytochemikalien oder bioaktive Substanzen) haben unterschiedlichste gesundheitsfördernde, aber auch -schädigende Effekte. Vermutlich gibt es 60 000–100 000 verschiedene Substanzen, die zu den sekundären Pflanzenstoffen gerechnet werden. Bislang konnte nur ein Bruchteil davon identifiziert werden.

Sekundärstoffwechsel Stoffwechselreaktionen, die (im Gegensatz zum Primärstoffwechsel) nicht direkt zu den lebenserhaltenden Prozessen eines Organismus gehören. Bei Pflanzen entstehen im Rahmen des Sekundärstoffwechsel die sekundären Pflanzenstoffe.

Serotonin Ein Neurotransmitter, der schlaffördernd wirkt, viele Körperfunktionen reguliert (z.B. die Schmerzwahrnehmung) und auch die Produktion der Hypophysenhormone stimuliert.

Spurenelemente Mineralstoffe, die der Körper (im Gegensatz zu den Mengenelementen) nur in minimalen Mengen benötigt, um funktionstüchtig zu bleiben. Zu den Spurenelementen gehören Eisen, Jod, Fluorid, Zink, Selen sowie Kupfer, Mangan, Chrom und Molybdän.

Stärke Ein komplexes Kohlenhydrat. Stärke besteht aus Glukosebausteinen und ist die wichtigste Energie- und Kohlenhydratquelle für die menschliche Ernährung. Besonders stärkehaltig sind Getreideprodukte wie Brot, Nudeln und Reis sowie Kartoffeln.

Steroide Eine bestimmte Art der Lipide. In der Natur kommen Steroide sowohl in Form der männlichen und weiblichen Sexualhormone als auch als Gallensalze vor. Eine Reihe synthetischer Steroide (z. B. Kortison) wird als entzündungshemmendes Arzneimittel eingesetzt. Anabolika ähneln den männlichen Sexualhormonen. Sie lassen bei Sportlern rasch Muskelmassen anschwellen und verhelfen überdies zu mehr Ausdauer. Gelegentlich werden Anabolika von Sportlern illegal eingesetzt, um ihre Leistung zu steigern.

Stimulanzien Alle Arzneimittel, Nahrungsmittel und Getränke, die in der Lage sind, die Abläufe im Körper vorübergehend zu beschleunigen, können als Stimulanzien bezeichnet werden. Im engeren Sinn allerdings meint man damit Stoffe, die die natürliche Wirkung von Adrenalin imitieren, also Körper und Gehirn in erhöhte Reaktionsbereitschaft versetzen. Alltägliche Stimulanzien sind Koffein, das in Tee (schwarzem und grünem), Kaffee, Colagetränken und Schokolade enthalten ist, sowie Nikotin.

Stoffwechsel (Metabolismus) Der Begriff umfasst alle chemischen und physikalischen Abläufe, die im Körper stattfinden, um ihn funktionstüchtig zu erhalten. Man unterscheidet grob zwei Arten von Primärstoffwechselprozessen: zum einen Vorgänge, mit deren Hilfe komplexe chemische Stoffe in einfache Bestandteile aufgespalten wer-den, um Energie zu liefern (Katabolismus); zum anderen Prozesse, bei denen komplexe Stoffe in den Organen und Geweben aufgebaut werden, um Energie zu speichern oder um im Körper für Wachstum und Reparaturen zu sorgen (Anabolismus).

Sulfite Schwefelverbindungen, die eingesetzt werden, um Nahrungsmittel haltbar zu machen. Werden Sulfite mit einer Säure gemischt, setzen sie gasförmiges Schwefeldioxid frei, das Hefezellen abtötet und überdies bleichend wirkt. Bei empfindlichen Menschen kann Schwefeldioxid Asthmaanfälle auslösen.

Synthese Prozess, bei dem aus einzelnen Bestandteilen komplexe Stoffe zusammengesetzt werden. Bei der Proteinsynthese werden aus Aminosäuren im Körper neue Proteine gebildet.

Thrombozyten Wenn ein Blutgefäß beschädigt wird, eilen Thrombozyten (Blutplättchen), die im Knochenmark produziert und in großer Zahl mit dem Blutstrom transportiert werden, zu Hilfe. Sie verklumpen an den Wundrändern und reparieren so kleinere Schäden. Ist die Wunde zu groß, als dass die Thrombozyten sie allein verschließen könnten, lösen sie chemische Reaktionen aus, die rote Blutkörperchen an die beschädigte Stelle rufen, die dort verklumpen.

Toxine Gifte, die von lebenden Organismen produziert werden, meist von Bakterien. Toxische Substanzen können aber auch anorganische Stoffe wie Blei und Quecksilber sein.

Transfettsäuren Fette, die von Natur aus in Fleisch und Milchprodukten vorkommen, aber auch bei der Herstellung gehärteter Pflanzenfette entstehen, die bei Raumtemperatur fest bleiben sollen. Untersuchungen deuten darauf hin, dass der Verzehr großer Mengen künstlicher Transfettsäuren möglicherweise das Risiko einer koronaren Herzerkrankung erhöht, da das LDL-Cholesterin steigt und das HDL-Cholesterin gesenkt wird. Allerdings sind die Ergebnisse dieser Untersuchungen umstritten, da eindeutige Beweise dafür bislang nicht vorliegen.

Triglyzeride In dieser Form werden die meisten Fette aufgenommen und im Körper gespeichert. Erhöhte Triglyzeridwerte im Blut werden mit Herzerkrankungen in Zusammenhang gebracht.

Viren Infektiöse Mikroorganismen, die zahlreiche Krankheiten verursachen können, vom Schnupfen über Grippe und Windpocken bis hin zu Herpes, Aids und Kinderlähmung. Viren vermehren sich, indem sie in eine Zelle eindringen und sich dort immer wieder reproduzieren. Bei gesunden Menschen bildet die befallene Zelle den Eiweißstoff Interferon, der das Virus an seiner Ausbreitung hindert. Bei Menschen mit einem geschwächten Immunsystem funktioniert dieser Abwehrmechanismus nicht immer wirksam. Antibiotika können Viren nicht abtöten.

Virustatika Arzneimittel, die gegen Viren wirksam sind. Ein Beispiel ist Aciclovir, das zur Behandlung von Gürtelrose u. a. Herpeserkrankungen eingesetzt wird. Bestimmte Nahrungsmittel wie Knoblauch und Melisse enthalten natürliche Stoffe, die ebenfalls antivirale Eigenschaften haben.

REGISTER

Seitenzahlen in **Fett** verweisen auf den Haupteintrag

F

G

Q, R

S

IMPRESSUM

DEUTSCHE AUSGABE
Übersetzung: Regine Brams, Cornelia Klaeger
Fachliche Beratung: Dipl. oec. troph. Cornelia Klaeger
Producing: Redaktionsbüro Cornelia Klaeger, München

READER'S DIGEST
Redaktion: Anne Diener-Steinherr (Projektleitung)
Grafik: Peter Waitschies
Bildredaktion: Sabine Schlumberger
Prepress: Frank Bodenheimer
Redaktionsdirektor: Michael Kallinger
Chefredakteurin Buch: Dr. Renate Mangold
Art Director: Susanne Hauser

PRODUKTION
arvato distribution: Thomas Kurz

DRUCKVORSTUFE
BORN London Limited

DRUCK UND BINDEN
Mohn Media Mohndruck GmbH, Gütersloh

Die in diesem Buch enthaltenen medizinischen Informationen sind kein Ersatz für eine ärztliche Diagnose und Behandlung. Der Verlag empfiehlt allen Patienten mit Krankheits- bzw. Schmerzsymptomen, sich an einen Arzt zu wenden. Das vorliegende Buch ist sorgfältig erarbeitet worden. Dennoch erfolgen alle Angaben ohne Gewähr. Weder Autoren noch Verlag übernehmen eine Haftung für eventuelle Nachteile oder Schäden, die aus den im Buch enthaltenen praktischen Hinweisen resultieren.

US 4577
Printed in Germany
ISBN 978-3-95619-226-5

Besuchen Sie uns im Internet
readersdigest-verlag.de
readersdigest-verlag.ch
readersdigest-verlag.at

BILDNACHWEIS
o. = oben, u. = unten
Shutterstock.com: Einband Vorder- und Rückseite, 2, 4, 5, 6, 7, 8, 10–11, 12, 16, 19, 26, 27, 28, 29, 30, 31, 33, 35, 36, 37, 38, 40, 45, 46–47, 48, 49, 53, 55, 60, 66, 69, 71, 76, 77, 79, 80, 82, 85, 87, 88, 89, 93, 97, 99, 103, 152 u., 108, 109, 111, 112, 114, 118, 123, 125, 129, 131, 134, 136, 139, 143, 145, 147, 150, 152, 155, 156, 158, 161, 162, 163, 165, 166, 170, 171, 172, 173, 174, 175, 180, 184, 185, 187, 189, 192, 195, 196, 197, 198, 200, 203, 210, 211, 215, 217, 219, 221, 222–223, 225, 232, 237, 238, 244, 245, 248, 249, 256, 274, 281, 283, 285, 287, 289, 293, 295, 296, 299, 302, 303, 311, 313, 314, 323, 325, 329, 330, 333, 335, 339, 341, 343, 345, 347, 349, 351
Getty Images: 183, 142, 106 o., 194, 207, 252, 273
Jupiter Images: 91
iStockphoto.com: 212
Louise Mazzoni/Austral International: 339
Alle anderen Bilder: Reader's Digest